スタンダード薬学シリーズⅡ 1

薬 学 総 論

I. 薬剤師としての基本事項

日本薬学会編

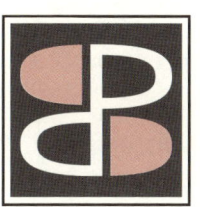

東京化学同人

薬剤師として求められる基本的な資質

　豊かな人間性と医療人としての高い使命感を有し，生命の尊さを深く認識し，生涯にわたって薬の専門家としての責任をもち，人の命と健康な生活を守ることを通して社会に貢献する．
　6年卒業時に必要とされている資質は以下のとおりである．

【薬剤師としての心構え】
医療の担い手として，豊かな人間性と，生命の尊厳について深い認識をもち，薬剤師の義務および法令を遵守するとともに，人の命と健康な生活を守る使命感，責任感および倫理感を有する．

【患者・生活者本位の視点】
患者の人権を尊重し，患者およびその家族の秘密を守り，常に患者・生活者の立場に立って，これらの人々の安全と利益を最優先する．

【コミュニケーション能力】
患者・生活者，他職種から情報を適切に収集し，これらの人々に有益な情報を提供するためのコミュニケーション能力を有する．

【チーム医療への参画】
医療機関や地域における医療チームに積極的に参画し，相互の尊重のもとに薬剤師に求められる行動を適切にとる．

【基礎的な科学力】
生体および環境に対する医薬品・化学物質等の影響を理解するために必要な科学に関する基本的知識・技能・態度を有する．

【薬物療法における実践的能力】
薬物療法を主体的に計画，実施，評価し，安全で有効な医薬品の使用を推進するために，医薬品を供給し，調剤，服薬指導，処方設計の提案等の薬学的管理を実践する能力を有する．

【地域の保健・医療における実践的能力】
地域の保健，医療，福祉，介護および行政等に参画・連携して，地域における人々の健康増進，公衆衛生の向上に貢献する能力を有する．

【研究能力】
薬学・医療の進歩と改善に資するために，研究を遂行する意欲と問題発見・解決能力を有する．

【自己研鑽】
薬学・医療の進歩に対応するために，医療と医薬品を巡る社会的動向を把握し，生涯にわたり自己研鑽を続ける意欲と態度を有する．

【教育能力】
次世代を担う人材を育成する意欲と態度を有する．

刊行の趣旨

　2006年に始まった薬学部6年制教育は，2002年に作成された薬学教育モデル・コアカリキュラム（以下，コアカリ）を全大学共通の教育基準として実施されています．その学習内容を具体的に記載した，"日本薬学会編 スタンダード薬学シリーズ"はコアカリの"学習者（学生）主体"の"どこまで到達すべきか"を示した到達目標（GIO/SBOs）に準拠する新たなスタイルの教科書として，6年制教育の発展に一定の役割を果たしてきました．

　しかしながら，およそ10年経過し，その間にコアカリの到達目標（GIO/SBOs）に関して，薬剤師教育の"コア"としての適切性や難易度上の疑問，最新の科学や医療の知識・技術の進歩および薬事法などの法規範改正に対応する内容への見直しの要望，また，実務実習コアカリについて現在の医療現場での指導に不向きなSBOの修正や事前学習，薬局実習，病院実習の3編に分かれていることによる内容の重複や薬剤師の職能の全体像の理解がしにくいとの意見，など多くの問題が顕在化してきました．

　これらの問題を解決するために，2013年12月，文部科学省の"薬学系人材養成の在り方に関する検討会（座長 永井良三）"は，大学や現場薬剤師の意見を聞きながらコアカリを改訂しました．その意義は，6年制薬剤師教育のコアカリキュラムとしたことで，新たに卒業時までに到達すべき目標として"薬剤師として求められる基本的な資質"（左ページ）を制定し，その学習のために大項目，中項目，小項目のGIO/SBOsを勉強するという学習成果基盤型の編成としたことです．大項目は，A 基本事項，B 薬学と社会，C 薬学基礎，D 衛生薬学，E 医療薬学，F 薬学臨床，G 薬学研究 の7項目です．AとBは薬剤師に関わる基本事項を6年継続的に履修する，C～Eは薬剤師職能に必要な医薬品の薬学的ケアの基盤となる科学の基本であり，Fとの関連付けで履修する，Fは薬剤師に必須な薬局，病院の実務を統括的に履修する，G 薬学研究 は薬剤師に必要な科学力と研究能力の醸成のため履修する，などに配慮して学習すると効果的な成果が得られるように工夫されています．

　本教科書シリーズは，"日本薬学会編 スタンダード薬学シリーズII"として，今般の改訂コアカリに沿った内容で編集されています．その編集方針は，1) 改訂コアカリ（2013）に準拠し，SBOごとの記述とする，2) 薬剤師としての基盤を構築するための基礎的科学力の育成を主眼とするが，コアカリ範囲外であっても教育上必要と思われる内容は，コアカリ範囲と区別して記述する，3) SBOsについて，基本的には新規な内容とする，4) 本文の他に，本文を用いて解答できる例題，例題で得た知識をさらに応用する練習問題や応用問題を適宜配置する，5) 薬学生が興味をもてるように，化学と医薬品の関連性を欄外やコラムで記載する，などを考慮してまとめられています．

　新規の教科書シリーズが，生涯にわたり自ら課題を探究していく能力を身に付けられるような学習指針となり，それにより学生が安全で適切な薬物療法に責任をもち，地域の保健福祉をはじめ社会貢献できる人材として育つことを期待します．

　本教科書シリーズ刊行にあたり，出版にご尽力をいただいた株式会社東京化学同人編集部の住田六連氏をはじめ編集部の方々に厚くお礼を申し上げます．

2015年1月

市　川　　　厚

スタンダード薬学シリーズⅡ　編集委員会

総監修	市　川　　　厚	京都大学名誉教授，武庫川女子大学名誉教授，薬学博士
編集委員	赤　池　昭　紀	和歌山県立医科大学 客員教授，京都大学名誉教授，薬学博士
	伊　藤　　　喬	昭和大学薬学部 教授，薬学博士
	入　江　徹　美	熊本大学大学院生命科学研究部 教授，薬学博士
	太　田　　　茂	和歌山県立医科大学 教授，広島大学名誉教授，薬学博士
	奥　　　直　人	帝京大学薬学部 特任教授，静岡県立大学名誉教授，薬学博士
	鈴　木　　匡(ただし)	名古屋市立大学大学院薬学研究科 教授，薬学博士
	中　村　明　弘	昭和大学薬学部 教授，薬学博士

スタンダード薬学シリーズ　編集委員会

市　川　　　厚　　赤　池　昭　紀　　入　江　徹　美
工　藤　一　郎　　笹　津　備　規　　須　田　晃　治
永　沼　　　章　　長　野　哲　雄　　原　　　　　博

まえがき

　薬学教育モデル・コアカリキュラムは,平成 25 年度改訂版より 6 年制薬学教育課程が対象となり,薬剤師養成のための教育内容が精選され,ガイドラインとして提示された.今回の改訂においては,卒業時の学習成果を明確にしたうえでカリキュラムを構築する"学習成果基盤型教育（outcome-based education）"の考え方が取入れられ,"薬剤師として求められる基本的な資質"が新たに明示された.すなわち,薬剤師は"豊かな人間性と医療人としての高い使命感を有し,生命の尊さを深く認識し,生涯にわたって薬の専門家としての責任をもち,人の命と健康な生活を守ることを通して社会に貢献する"ものと位置づけ,6 年卒業時には以下の 10 の資質を身につけていることとした：① 薬剤師としての心構え,② 患者・生活者本位の視点,③ コミュニケーション能力,④ チーム医療への参画,⑤ 基礎的な科学力,⑥ 薬物療法における実践的能力,⑦ 地域の保健・医療における実践的能力,⑧ 研究能力,⑨ 自己研鑽,⑩ 教育能力（とびら裏参照）.薬学教育モデル・コアカリキュラムでは,これらの"基本的な資質"を身につけるための一般目標（general instructional objective, GIO：学生が学修することによって得る成果）と,GIO を達成するための到達目標（specific behavioral objective, SBO：学生が GIO に到達するために,身につけておくべき個々の実践的能力）が明示されている.

　また,薬学教育モデル・コアカリキュラム平成 25 年度改訂版は,A 基本事項,B 薬学と社会,C 薬学基礎,D 衛生薬学,E 医療薬学,F 薬学臨床,G 薬学研究の 7 項目で構成されている.スタンダード薬学シリーズⅡの第 1 巻 薬学総論 の内容は,A と B に相当する.A 基本事項では,"薬剤師の使命","薬剤師に求められる倫理観","信頼関係の構築","多職種連携協働とチーム医療","自己研鑽と次世代を担う人材の育成"について学修する.B 薬学と社会では,"人と社会に関わる薬剤師","薬剤師と医薬品等に係る法規範","社会保障制度と医療経済","地域における薬局と薬剤師"について学ぶ.これら A と B に含まれる内容は,短期間の学修で身につくものではなく,入学後早期から卒業に至るまで継続して修得していくべき内容である.

　特に A の学修内容（目標）は,"薬剤師として求められる基本的な資質"のすべてと強くかかわっており,6 年間をかけて到達すべきレベルが記載され,各学年における学修を積み重ね,年次進行に伴い医療人である薬剤師としての理解を深め,態度を醸成していくべきものである.そこで,本書"Ⅰ.薬剤師としての基本事項"は,A を構成する各 SBO において,基礎から専門,そして実践へのステップが具体的にイメージできるように,各ステップに応じた問題・討議テーマ・事例などを"例題","演習","応用・発展"として提示した.本書を 6 年間にわたって繰り返し活用し,"薬剤師としての基本事項"を十分に修得して,卒業時には"薬剤師として求められる基本的な資質"を身につけてほしい.

　本書の内容は,将来どのような分野に進んだ場合にも必要となる薬剤師としての基本的な資質と能力に関するものである.6 年制学部・学科に入学後から卒業まで手元に置き,単に参照するだけでなく,学修した内容や気付きを余白に書込んだり貼付したりして,自身オリジナルの"薬剤師としての基本事項"の書を完成させてほしい.本書が"薬剤師と

しての基本的な資質"を身につけていくあなたの成長過程を記録したポートフォリオの一部となることを願っている．

最後に，内容が大きく改訂された本書の各 SBO についての原稿依頼に快く応じていただいた執筆者の方々に心から御礼申し上げるとともに，企画・編集・発行に際して多大なご尽力を賜った東京化学同人の住田六連氏，石田勝彦氏，植村信江氏に感謝する．

2015 年 3 月

中 村 明 弘　　石川さと子　　小澤孝一郎
亀井美和子　　長谷川洋一

関連する SBO の欄外表記について

本書の内容は，6 年間かけて学ぶ全領域にわたる基本的なものであるので他領域との関連づけが重要である．

欄外の随所に 関連するSBO として，E1(1)①，F(1)①などのようにコアカリの記号で他領域との関連を示した（E，F はコアカリの大項目，(1) は中項目を表す．本書では (1) が部に，①が章に対応している）．

これらの記号と本シリーズの他巻との対照を以下に示す．

コアカリの領域	対応する本シリーズの巻	詳細な対応*
A 基本事項	第 1 巻 薬学総論 I	viii ページ
B 薬学と社会	第 1 巻 薬学総論 II	xiv ページ
C 薬学基礎		
C1 物質の物理的性質	第 2 巻 物理系薬学 I	
C2 化学物質の分析	第 2 巻 物理系薬学 II	
C2(4)，C3(4)	第 2 巻 物理系薬学 III	
C3 化学物質の性質と反応	第 3 巻 化学系薬学 I	
C4 生体分子・医薬品の化学による理解	第 3 巻 化学系薬学 II	
C5 自然が生み出す薬物	第 3 巻 化学系薬学 III	
C6 生命現象の基礎	第 4 巻 生物系薬学 I	
C7 人体の成り立ちと生体機能の調節	第 4 巻 生物系薬学 II	
C8 生体防御と微生物	第 4 巻 生物系薬学 III	
D 衛生薬学	第 5 巻 衛生薬学	
E 医療薬学		ix ページ
E1 薬の作用と体の変化	第 6 巻 医療薬学 I	
E2 薬理・病理・薬物治療	第 6 巻 医療薬学 I〜IV	
E3 薬物治療に役立つ情報	第 6 巻 医療薬学 V	
E4 薬の生体内運命	第 6 巻 医療薬学 VI	
E5 製剤化のサイエンス	第 6 巻 医療薬学 VII	
F 薬学臨床	第 7 巻 臨床薬学	ix ページ
G 薬学研究	第 8 巻 薬学研究	ix ページ

＊密接に関連する領域（特に E, F, G）との詳細な対応を別ページに掲げた．

第1巻　薬　学　総　論
Ⅰ．薬剤師としての基本事項

領域担当編集委員

石 川 さ と 子	慶應義塾大学薬学部 准教授，博士(薬学)
小 澤 孝 一 郎	広島大学大学院医系科学研究科(薬) 教授，薬学博士
亀 井 美 和 子	帝京平成大学薬学部 教授，博士(薬学)
中 村 明 弘*	昭和大学薬学部 教授，薬学博士
長 谷 川 洋 一	名城大学薬学部 教授，博士(薬学)

（＊ 編集責任）

執　筆　者

赤 池 昭 紀	和歌山県立医科大学 客員教授，京都大学名誉教授，薬学博士 [SBO 24]
荒 川 基 記	日本大学薬学部 専任講師，博士(薬学) [SBO 34～37]
有 田 悦 子	北里大学薬学部 教授，博士(臨床薬学) [SBO 46]
石 井 伊都子	千葉大学医学部附属病院 教授，博士(薬学) [SBO 52～56]
石 川 さ と 子	慶應義塾大学薬学部 准教授，博士(薬学) [SBO 57～61]
伊 藤 智 夫	北里大学薬学部 教授，Ph.D. [SBO 23]
井 上 賀 絵	慶應義塾大学薬学部 准教授，博士(理学) [SBO 57～61]
入 江 徹 美	熊本大学大学院生命科学研究部 教授，薬学博士 [SBO 62, 63]
漆 原 尚 巳	慶應義塾大学薬学部 教授，博士(医学) [SBO 38～40]
小 澤 孝 一 郎	広島大学大学院医系科学研究科(薬) 教授，薬学博士 [SBO 20～22]
上 村 直 樹	東京理科大学薬学部 教授，博士(薬学) [SBO 64, 65]
亀 井 美 和 子	帝京平成大学薬学部 教授，博士(薬学) [SBO 10, 25, 26]
岸 本 桂 子	昭和大学薬学部 教授，博士(薬学) [SBO 13]
木 下 牧 子	医療法人愛の会光風園病院 副理事長，博士(医学) [SBO 1～3]
後 藤 惠 子	東京理科大学薬学部 教授，保健学修士 [SBO 44, 45]
澤 田 康 文	東京大学 客員教授，薬学博士 [SBO 8]
永 井 良 三	自治医科大学 学長，医学博士 [SBO 11]
中 島 宏 昭	公益財団法人世田谷区保健センター 所長，医学博士 [SBO 4～7]
野 呂 瀬 崇 彦	北海道科学大学薬学部 准教授，経営管理学修士 [SBO 41～43, 47～49]
長 谷 川 洋 一	名城大学薬学部 教授，博士(薬学) [SBO 66, 67]
平 井 み ど り	神戸大学名誉教授，医学博士 [SBO 50, 51]
福 島 紀 子	慶應義塾大学名誉教授，博士(医学) [SBO 13]
古 川 裕 之	前山口大学大学院医学研究科 教授　博士(薬学) [SBO 16～19]
松 島 哲 久	大阪薬科大学名誉教授，文学修士 [SBO 27～33]
松 田 勉	興和株式会社医薬事業部 監査・保証本部長，博士(医薬学) [SBO 12]
宮 本 法 子	東京薬科大学 客員教授，博士(医学) [SBO 14, 15]
山 本 信 夫	公益社団法人日本薬剤師会 会長，株式会社保生堂薬局 代表者 [SBO 8, 9]

（五十音順, ［ ］執筆担当箇所）

本書の構成とコアカリ[*1]との対照

本書の構成	対応するコアカリの内容
第Ⅰ部 　第1章　SBO 62, 63 [*2] 　第2章　SBO 57〜61	A　基本事項 （5）自己研鑽と次世代を担う人材の育成（後半は第Ⅵ部へ） 　【② 薬学教育の概要】1, 2 [*3] 　【① 学習の在り方】1〜5
第Ⅱ部 　第3章　SBO 1〜7 　第4章　SBO 8〜15 　第5章　SBO 16〜22 　第6章　SBO 23〜26	（1）薬剤師の使命 　【① 医療人として】1〜7 　【② 薬剤師が果たすべき役割】1〜8 　【③ 患者安全と薬害の防止】1〜7 　【④ 薬学の歴史と未来】1〜4
第Ⅲ部 　第7章　SBO 27〜30 　第8章　SBO 31〜33 　第9章　SBO 34〜37 　第10章　SBO 38〜40	（2）薬剤師に求められる倫理観 　【① 生命倫理】1〜4 　【② 医療倫理】1〜3 　【③ 患者の権利】1〜4 　【④ 研究倫理】1〜3
第Ⅳ部 　第11章　SBO 41〜49 　第12章　SBO 50, 51	（3）信頼関係の構築 　【① コミュニケーション】1〜9 　【② 患者・生活者と薬剤師】1, 2
第Ⅴ部 　第13章　SBO 52〜56	（4）多職種連携協働とチーム医療 　【多職種連携協働とチーム医療】1〜5
第Ⅵ部 　第14章　SBO 64, 65 　第15章　SBO 66, 67	（5）自己研鑽と次世代を担う人材の育成 　【③ 生涯教育】1, 2 　【④ 次世代を担う人材の育成】1, 2

[*1]　薬学教育モデル・コアカリキュラム（平成25年度改訂版）：文部科学省ホームページに掲載．
[*2]　SBO番号はコアカリの順に従った．本の構成上，コアカリの（5）の内容の一部を冒頭へ移した．
[*3]　SBO見出し番号の下にA(5)②2などと表記してコアカリとの対応を示した．
[*4]　本書中 関連するSBO のマークの下に示したアルファベットのうち，E, F, Gについては次ページ参照．

【用語の表記について】
　① 学術用語は原則として"文部科学省学術用語集（薬学編および医学編）"に従ったが，それ以外の表記もよく用いられる下表の用語は，左端の表記とした．
　② 医薬品名は原則として一般名を用い，商標登録された商品名を用いた場合はⓇを付した．

本巻で使用	学術用語集	コアカリ	その他
覚醒剤	覚醒剤	覚醒剤	覚せい剤
がん	癌	がん化学療法，がん細胞 胃癌，肺癌	
調剤薬鑑査	（調剤薬）監査	調剤薬監査	調剤薬鑑査[a]
処方箋監査	（処方）監査	処方せん監査	処方監査[a]
処方箋	処方箋	処方せん	処方せん[a]

a)　日本薬剤師会 編，"第十三改訂 調剤指針"，(2011).

関連SBOとして示したE, F, G領域を扱う巻

E は第6巻 医療薬学 I～Ⅶに収載
(各分冊は以下のコアカリの部分を含む．関連するコアカリとの対応はE1(1)①などで示す．)

第Ⅰ分冊 薬の作用と体の変化および薬理・病態・薬物治療 (1)
薬の作用と体の変化〔E1〕
(1) 薬の作用（① 薬の作用／② 動物実験／③ 日本薬局方）
(2) 身体の病的変化を知る（① 症候／② 病態・臨床検査）
(3) 薬物治療の位置づけ
(4) 医薬品の安全性

薬理・病態・薬物治療 (1)〔E2〕
(1) 神経系の疾患と薬（① 自律神経系に作用する薬／② 体性神経系に作用する薬・筋の疾患の薬, 病態, 治療／③ 中枢神経系の疾患の薬, 病態, 治療／④ 化学構造と薬効）

第Ⅱ分冊 薬理・病態・薬物治療 (2)〔E2（つづき）〕
(2) 免疫・炎症・アレルギーおよび骨・関節の疾患と薬（① 抗炎症薬／② 免疫・炎症・アレルギー疾患の薬, 病態, 治療／③ 骨・関節・カルシウム代謝疾患の薬, 病態, 治療／④ 化学構造と薬効）
(3) 循環器系・血液系・造血器系・泌尿器系・生殖器系の疾患と薬（① 循環器系疾患の薬, 病態, 治療／② 血液・造血器系疾患の薬, 病態, 治療／③ 泌尿器系, 生殖器系疾患の薬, 病態, 治療／④ 化学構造と薬効）

第Ⅲ分冊 薬理・病態・薬物治療 (3)〔E2（つづき）〕
(4) 呼吸器系・消化器系の疾患と薬（① 呼吸器系疾患の薬, 病態, 治療／② 消化器系疾患の薬, 病態, 治療／③ 化学構造と薬効）
(5) 代謝系・内分泌系の疾患と薬（① 代謝系疾患の薬, 病態, 治療／② 内分泌系疾患の薬, 病態, 治療／③ 化学構造と薬効）
(6) 感覚器・皮膚の疾患と薬（① 眼疾患の薬, 病態, 治療／② 耳鼻咽喉疾患の薬, 病態, 治療／③ 皮膚疾患の薬, 病態, 治療／④ 化学構造と薬効）

第Ⅳ分冊 薬理・病態・薬物治療 (4)〔E2（つづき）〕
(7) 病原微生物（感染症）・悪性新生物（がん）と薬（① 抗菌薬／② 抗菌薬の耐性／③ 細菌感染症の薬, 病態, 治療／④ ウイルス感染症およびプリオン病の薬, 病態, 治療／⑤ 真菌感染症の薬, 病態, 治療／⑥ 原虫・寄生虫感染症の薬, 病態, 治療／⑦ 悪性腫瘍／⑧ 悪性腫瘍の薬, 病態, 治療／⑨ がん終末期医療と緩和ケア／⑩ 化学構造と薬効）
(8) バイオ・細胞医薬品とゲノム情報（① 組換え体医薬品／② 遺伝子治療／③ 細胞, 組織を利用した移植医療）
(9) 要指導医薬品・一般用医薬品とセルフメディケーション
(10) 医療のなかの漢方薬（① 漢方薬の基礎／② 漢方薬の応用／③ 漢方薬の注意点）
(11) 薬物治療の最適化（① 総合演習）

第Ⅴ分冊 薬物治療に役立つ情報〔E3〕
(1) 医薬品情報（① 情報／② 情報源／③ 収集・評価・加工・提供・管理／④ EBM／⑤ 生物統計／⑥ 臨床研究デザインと解析／⑦ 医薬品の比較・評価）
(2) 患者情報（① 情報と情報源／② 収集・評価・管理）
(3) 個別化医療（① 遺伝的素因／② 年齢的要因／③ 臓器機能低下／④ その他の要因／⑤ 個別化医療の計画・立案）

第Ⅵ分冊 薬の生体内運命〔E4〕
(1) 薬物の体内動態（① 生体膜透過／② 吸収／③ 分布／④ 代謝／⑤ 排泄）
(2) 薬物動態の解析（① 薬物速度論／② TDMと投与設計）

第Ⅶ分冊 製剤化のサイエンス〔E5〕
(1) 製剤の性質（① 固形材料／② 半固形・液状材料／③ 分散系材料／④ 薬物および製剤材料の物性）
(2) 製剤設計（① 代表的な製剤／② 製剤化と製剤試験法／③ 生物学的同等性）
(3) DDS（薬物送達システム）（① DDSの必要性／② コントロールドリリース（放出制御）／③ ターゲティング（標的指向化）／④ 吸収改善）

F は第7巻 臨床薬学 I～Ⅲに収載

第Ⅰ分冊
(1) 薬学臨床の基礎（① 早期臨床体験／② 臨床における心構え／③ 臨床実習の基礎）
(2) 処方箋に基づく調剤（① 法令・規則等の理解と遵守／② 処方箋と疑義照会／③ 処方箋に基づく医薬品の調製／④ 患者・来局者応対, 服薬指導, 患者教育／⑤ 医薬品の供給と管理／⑥ 安全管理）

第Ⅱ分冊
(3) 薬物療法の実践（① 患者情報の把握／② 医薬品情報の収集と活用／③ 処方設計と薬物療法の実践（処方設計と提案）／④ 処方設計と薬物療法の実践（薬物療法における効果と副作用の評価）

第Ⅲ分冊
(4) チーム医療への参画（① 医療機関におけるチーム医療／② 地域におけるチーム医療）
(5) 地域の保健・医療・福祉への参画（① 在宅（訪問）医療・介護への参画／② 地域保健（公衆衛生, 学校薬剤師, 啓発活動）への参画／③ プライマリケア, セルフメディケーションの実践／④ 災害時医療と薬剤師）

G は第8巻 薬学研究に収載
(1) 薬学における研究の位置づけ／(2) 研究に必要な法規範と倫理／(3) 研究の実践

目　　次

第1巻　薬　学　総　論
I．薬剤師としての基本事項

第Ⅰ部　薬学教育の概要と学習の在り方

第1章　薬学教育の概要　A(5)②······2
- **SBO 62**　"薬剤師として求められる基本的な資質"について，具体例をあげて説明できる······2
- **SBO 63**　薬学が総合科学であることを認識し，薬剤師の役割と学習内容を関連づける（知識・態度）······8

第2章　学習の在り方　A(5)①······14
- **SBO 57**　医療・福祉・医薬品にかかわる問題，社会的動向，科学の進歩に常に目を向け，自ら課題を見いだし，解決に向けて努力する（態度）······14
- **SBO 58**　講義，国内外の教科書・論文，検索情報などの内容について，重要事項や問題点を抽出できる（技能）······19
- **SBO 59**　必要な情報を的確に収集し，信憑性について判断できる（知識・技能）······24
- **SBO 60**　得られた情報を論理的に統合・整理し，自らの考えとともにわかりやすく表現できる（技能）······29
- **SBO 61**　インターネット上の情報がもつ意味・特徴を知り，情報倫理，情報セキュリティーに配慮して活用できる（知識・態度）······33

第Ⅱ部　薬剤師の使命

第3章　医療人として　A(1)①······38
- **SBO 1**　常に患者・生活者の視点に立ち，医療の担い手としてふさわしい態度で行動する（態度）······38
- **SBO 2**　患者・生活者の健康の回復と維持に積極的に貢献することへの責任感をもつ（態度）······42
- **SBO 3**　チーム医療や地域保健・医療・福祉を担う一員としての責任を自覚し行動する（態度）······46
- **SBO 4**　患者・患者家族・生活者が求める医療人について，自らの考えを述べる（知識・態度）······50
- **SBO 5**　生と死を通して，生きる意味や役割について，自らの考えを述べる（知識・態度）······55
- **SBO 6**　一人の人間として，自分が生きている意味や役割を問い直し，自らの考えを述べる（知識・態度）······58

・SBO は Specific Behavioral Objective の略で，学習の到達目標のこと．
・本書の第Ⅰ部〜第Ⅵ部は，薬学教育モデル・コアカリキュラム（平成25年度改訂版）のA(1)〜(5) にそれぞれ対応する．詳しい対応を前付のviiiページに示した．本の構成上，A(5)の内容の前半を第Ⅰ部として冒頭に移した．

| SBO 7 | さまざまな死生観・価値観・信条などを受容することの重要性について，自らの言葉で説明する(知識・態度) | 61 |

第4章　薬剤師が果たすべき役割　A(1)② ……… 65
SBO 8	患者・生活者のために薬剤師が果たすべき役割を自覚する(態度)	65
SBO 9	薬剤師の活動分野（医療機関，薬局，製薬企業，衛生行政など）と社会における役割について説明できる	69
SBO 10	医薬品の適正使用における薬剤師の役割とファーマシューティカルケアについて説明できる	75
SBO 11	医薬品の効果が確率論的であることを説明できる	79
SBO 12	医薬品の創製（研究開発，生産など）における薬剤師の役割について説明できる	83
SBO 13	健康管理，疾病予防，セルフメディケーションおよび公衆衛生における薬剤師の役割について説明できる	87
SBO 14	薬物乱用防止，自殺防止における薬剤師の役割について説明できる	93
SBO 15	現代社会が抱える課題（少子・超高齢社会など）に対して，薬剤師が果たすべき役割を提案する(知識・態度)	98

第5章　患者安全と薬害の防止　A(1)③ ……… 104
SBO 16	医薬品のリスクを認識し，患者を守る責任と義務を自覚する(態度)	104
SBO 17	WHOによる患者安全の考え方について概説できる	111
SBO 18	医療に関するリスクマネジメントにおける薬剤師の責任と義務を説明できる	116
SBO 19	医薬品がかかわる代表的な医療過誤やインシデントの事例を列挙し，その原因と防止策を説明できる	119
SBO 20	重篤な副作用の例について，患者や家族の苦痛を理解し，これらを回避するための手段を討議する(知識・態度)	124
SBO 21	代表的な薬害の例（サリドマイド，スモン，非加熱血液製剤，ソリブジンなど）について，その原因と社会的背景およびその後の対応を説明できる	131
SBO 22	代表的な薬害について，患者や家族の苦痛を理解し，これらを回避するための手段を討議する(知識・態度)	139

第6章　薬学の歴史と未来　A(1)④ ……… 148
SBO 23	薬学の歴史的な流れと医療において薬学が果たしてきた役割について説明できる	148
SBO 24	薬物療法の歴史と，人類に与えてきた影響について説明できる	153
SBO 25	薬剤師の誕生から現在までの役割の変遷の歴史（医薬分業を含む）について説明できる	159
SBO 26	将来の薬剤師と薬学が果たす役割について討議する(知識・態度)	165

第Ⅲ部　薬剤師に求められる倫理観

第7章　生命倫理　A(2)① ……… 170
| SBO 27 | 生命の尊厳について，自らの言葉で説明できる(知識・態度) | 170 |

- **SBO 28** 生命倫理の諸原則（自律尊重，無危害，善行，正義など）について説明できる ……… 176
- **SBO 29** 生と死にかかわる倫理的問題について討議し，
  自らの考えを述べる（知識・態度）……………………………………………… 181
- **SBO 30** 科学技術の進歩，社会情勢の変化に伴う生命観の変遷について概説できる ……… 191

第8章　医療倫理　A(2)② ……………………………………………………………… 198
- **SBO 31** 医療倫理に関する規範（ジュネーブ宣言など）について概説できる ……………… 198
- **SBO 32** 薬剤師が遵守すべき倫理規範（薬剤師綱領，薬剤師倫理規定など）
  について説明できる ……………………………………………………………… 204
- **SBO 33** 医療の進歩に伴う倫理的問題について説明できる ……………………………… 210

第9章　患者の権利　A(2)③ …………………………………………………………… 215
- **SBO 34** 患者の価値観，人間性に配慮することの重要性を認識する（態度）……………… 215
- **SBO 35** 患者の基本的権利の内容（リスボン宣言など）について説明できる …………… 218
- **SBO 36** 患者の自己決定権とインフォームドコンセントの意義について説明できる ……… 223
- **SBO 37** 知りえた情報の守秘義務と患者などへの情報提供の重要性を理解し，
  適切な取扱いができる（知識・技能・態度）………………………………………… 228

第10章　研究倫理　A(2)④ ……………………………………………………………… 233
- **SBO 38** 臨床研究における倫理規範（ヘルシンキ宣言など）について説明できる ………… 233
- **SBO 39** "人を対象とする研究において遵守すべき倫理指針"について概説できる ………… 240
- **SBO 40** 正義性，社会性，誠実性に配慮し，法規範を遵守して研究に取組む（態度）……… 247

第Ⅳ部　信頼関係の構築

第11章　コミュニケーション　A(3)① …………………………………………………… 254
- **SBO 41** 意思，情報の伝達に必要な要素について説明できる ……………………………… 254
- **SBO 42** 言語的および非言語的コミュニケーションについて説明できる ………………… 259
- **SBO 43** 相手の立場，文化，習慣などによって，
  コミュニケーションのあり方が異なることを例をあげて説明できる ……………… 264
- **SBO 44** 対人関係に影響を及ぼす心理的要因について概説できる ……………………… 270
- **SBO 45** 相手の心理状態とその変化に配慮し，対応する（態度）………………………… 275
- **SBO 46** 自分の心理状態を意識して，他者と接することができる（態度）………………… 280
- **SBO 47** 適切な聴き方，質問を通じて相手の考えや感情を理解するように
  努める（技能・態度）……………………………………………………………… 286
- **SBO 48** 適切な手段により自分の考えや感情を相手に伝えることが
  できる（技能・態度）……………………………………………………………… 292
- **SBO 49** 他者の意見を尊重し，協力してよりよい解決法を見いだすことが
  できる（知識・技能・態度）………………………………………………………… 299

第12章　患者・生活者と薬剤師　A(3)② …………………………………………… 304
- **SBO 50** 患者や家族，周囲の人々の心身に及ぼす
  病気やケアの影響について説明できる …………………………………………… 304
- **SBO 51** 患者・家族・生活者の心身の状態や多様な価値観に配慮して行動する（態度）…… 309

第Ⅴ部 多職種連携協働とチーム医療

第13章 多職種連携協働とチーム医療　A(4)① ……316
- **SBO 52** 保健，医療，福祉，介護における多職種連携協働およびチーム医療の意義について説明できる……316
- **SBO 53** 多職種連携協働にかかわる薬剤師，各職種および行政の役割について説明できる……319
- **SBO 54** チーム医療にかかわる薬剤師，各職種，患者・家族の役割について説明できる……322
- **SBO 55** 自己の能力の限界を認識し，状況に応じて他者に協力・支援を求める（態度）……328
- **SBO 56** チームワークと情報共有の重要性を理解し，チームの一員としての役割を積極的に果たすように努める（知識・態度）……330

第Ⅵ部 自己研鑽と次世代を担う人材の育成

SBO 57〜SBO 63（A(5)①，②）は第Ⅰ部へ……2

第14章 生涯学習　A(5)③ ……334
- **SBO 64** 生涯にわたって自ら学習する重要性を認識し，その意義について説明できる……334
- **SBO 65** 生涯にわたって継続的に学習するために必要な情報を収集できる（技能）……338

第15章 次世代を担う人材の育成　A(5)④ ……341
- **SBO 66** 薬剤師の使命に後輩などの育成が含まれることを認識し，ロールモデルとなるように努める（態度）……341
- **SBO 67** 後輩などへの適切な指導を実践する（技能・態度）……345

付　　録

演習と応用・発展の解答，解説

索　　引

第1巻　薬学総論 I, II　全体の構成

I．薬剤師としての基本事項

第 I 部　薬学教育の概要と学習の在り方　〔A(5)①,②〕
　第 1 章　薬学教育の概要
　第 2 章　学習の在り方

第 II 部　薬剤師の使命　〔A(1)〕
　第 3 章　医療人として
　第 4 章　薬剤師が果たすべき役割
　第 5 章　患者安全と薬害の防止
　第 6 章　薬学の歴史と未来

第 III 部　薬剤師に求められる倫理観　〔A(2)〕
　第 7 章　生命倫理
　第 8 章　医療倫理

　第 9 章　患者の権利
　第 10 章　研究倫理

第 IV 部　信頼関係の構築　〔A(3)〕
　第 11 章　コミュニケーション
　第 12 章　患者・生活者と薬剤師

第 V 部　多職種連携協働とチーム医療　〔A(4)〕
　第 13 章　多職種連携協働とチーム医療

第 VI 部　自己研鑽と次世代を担う人材の育成
　　　　　　　　　　　　　　　　　〔A(5)③,④〕
　第 14 章　生涯学習
　第 15 章　次世代を担う人材の育成

II．薬学と社会

第 I 部　人と社会にかかわる薬剤師　〔B(1)〕
　第 1 章　人と社会にかかわる薬剤師

第 II 部　薬剤師と医薬品等に係る法規範　〔B(2)〕
　第 2 章　薬剤師の社会的位置づけと
　　　　　　　　　　　　　責任に係る法規範
　第 3 章　医薬品等の品質，有効性及び
　　　　　　　　　　　安全性の確保に係る法規範
　第 4 章　特別な管理を要する薬物等に係る法規範

第 III 部　社会保障制度と医療経済　〔B(3)〕
　第 5 章　医療，福祉，介護の制度
　第 6 章　医薬品と医療の経済性

第 IV 部　地域における薬局と薬剤師　〔B(4)〕
　第 7 章　地域における薬局の役割
　第 8 章　地域における保健，医療，福祉の連携
　　　　　　　　　　　　　　　　体制と薬剤師

＊〔　〕内は薬学教育モデル・コアカリキュラム（平成 25 年度改訂版）との対応を示す．

Ⅰ 薬学教育の概要と学習の在り方

> 一般目標：生涯にわたって自ら学ぶことの必要性・重要性を理解し，修得した知識・技能・態度を確実に次世代へ継承する意欲と行動力を身につける．
> （コアカリのA基本事項（5）自己研鑽と次世代を担う人材の育成は，以下のように本書の第Ⅰ部と第Ⅵ部に分けて収載した）
>
> 【① 学習の在り方】……………………第Ⅰ部　第 2 章
> 【② 薬学教育の概要】…………………第Ⅰ部　第 1 章
> 【③ 生涯教育】…………………………第Ⅵ部　第 14 章
> 【④ 次世代を担う人材の育成】………第Ⅵ部　第 15 章

　薬学教育モデル・コアカリキュラムの平成25年度改訂版では，"薬剤師として求められる基本的な資質"として10の資質が設定された（とびら裏参照）．このうち⑨自己研鑽と⑩教育能力を身につけるための学習内容に相当するのが，薬学教育モデル・コアカリキュラム A基本事項 の"(5)自己研鑽と次世代を担う人材の育成"で，【① 学習の在り方】，【② 薬学教育の概要】，【③ 生涯学習】，【④ 次世代を担う人材の育成】の4項目から構成されている．これらの内容は薬学教育モデル・コアカリキュラムの順序に従うと本書の最後に位置することとなる．薬学教育モデル・コアカリキュラムにおける各項目やSBOの順序は学習する順序を示しているわけではないので，どのSBOから学習してもよい．とはいえ，本書は初年次から教科書・参考書として使用されることを考慮し，【② 薬学教育の概要】と【① 学習の在り方】を第Ⅰ部として最初に掲載することとした．

　第1章 薬学教育の概要は，"薬学教育"の全体像を俯瞰する内容であり，まず最初に読んでほしい．そして"薬学"の学習を積み重ねながら，個々の学習内容が"薬学"においてどのように位置づけられるかを考え，ジグソーパズルを組立てるように自分のなかで"薬学"を構築していってほしい．

　第2章 学習の在り方は，大学において学習を行っていくうえで重要となる技能や態度に関するSBOが中心である．各SBOで記載された学習を低学年から実践することを心掛け，6年間をかけて学習技能と意欲・態度を身につけてほしい．本章で身につける学習の在り方は，大学での6年間だけでなく，生涯にわたって実践していくことが必要なものである．

〈中村明弘〉

第1章 薬学教育の概要

> **SBO 62**
> A(5)②1
> "薬剤師として求められる基本的な資質"について，具体例をあげて説明できる．

学生へのアドバイス

"薬剤師として求められる基本的な資質"は，大学6年間の学習の道標であり，生涯にわたって薬剤師として社会に貢献するための羅針盤である．日々の学びを"薬剤師として求められる基本的な資質"に照らし合わせて，自分は今，何合目に達したかを確認しながら，山登りを楽しんでもらいたい．

■このSBOの学習に必要な予備知識

1. "薬剤師として求められる基本的な資質"は，6年卒業時に身につけておくべき資質として，薬学教育モデル・コアカリキュラムに銘記されている．
2. 薬剤師法第1章第1条に，"薬剤師は，調剤，医薬品の供給その他薬事衛生をつかさどることによって，公衆衛生の向上及び増進に寄与し，もって国民の健康な生活を確保するものとする"と薬剤師の任務が銘記されている．SBO: B(2)①3

■このSBOの学習成果

"薬剤師として求められる基本的な資質"について，自らの言葉で具体的に説明できるようになり，日々の学びにおいて，常にこれらの資質を意識することによって，6年卒業時までの長い道程を迷わずに，自分自身の到達点を確認しながら歩める．

62・1 "薬剤師として求められる基本的な資質"が設定された背景

医療・生命科学などにかかわる学術・科学技術の進歩は著しく，薬剤師に求められる知識や技能はますます膨大となり，専門分化すると同時に高度化している．大学教育の限られた時間のなかで，これらの膨大な知識や技能などを網羅的に修得することは困難である．このような状況を踏まえて，2013年度に改訂された薬学教育モデル・コアカリキュラムでは，あなたが将来どのような分野に進んだ場合にも共通に必要となる薬剤師の基本的な資質と能力を修得するために6年制薬学教育の内容を精選し，ガイドラインとして提示されている．

OBE outcome-based education

* 大学での"事前の準備"，"授業の受講"，"事後の展開"という過程からなる主体的な学びは"学修"とされ，通常の"学習"と区別して用いられる．

今回のカリキュラム改訂では，**学習成果基盤型教育（OBE）**の概念が取入れられた．OBEとは，学修者*が到達すべき目標（卒業目標，学習アウトカム）を明確に設定し，これらの目標を達成できるようにカリキュラムを設計する教育手法である．近年，国内外で医療人養成教育に取入れられつつある考え方である．薬学教育モデル・コアカリキュラムには，社会のニーズや医療を取巻く情勢を踏まえて，10項目の"薬剤師として求められる基本的な資質"が銘記されている（表62・1）．

図62・1に示すように，これらの"基本的な資質"を身につけるために，A〜Gの大項目が設定され，各大項目には中項目が示され，さらにその中項目を達成す

GIO general instructional objective

SBO specific behavioral objective

るために，一般目標（**GIO**：学修することによって得る成果）と，GIOを達成するための到達目標（**SBO**：GIOに到達するために，身につけておくべき個々の実践的能力）が設定されている．あなたは，個々の授業科目で設定されているSBO，GIOから出発し，中項目，大項目を学びながら，山頂に位置する"薬剤師として求められる基本的な資質"を目指す山登りの出発地点にいる．

62・2 医療プロフェッショナルとしての資質

表62・2（p.4）は，日本における医療人養成教育カリキュラムに示されている"基本

表62・1 薬剤師として求められる基本的な資質[†]

豊かな人間性と医療人としての高い使命感をもち，生命の尊さを深く認識し，生涯にわたって薬の専門家としての責任をもち，人の命と健康な生活を守ることを通して社会に貢献する．6年卒業時に必要とされている資質は以下の通りである．

基本的資質	内　容
薬剤師としての心構え	医療の担い手として，豊かな人間性と生命の尊厳について深い認識をもち，人の命と健康な生活を守る使命感，責任感および倫理観を有する．
患者・生活者本位の視点	患者の人権を尊重し，患者およびその家族の秘密を守り，常に患者・生活者の立場に立って，これらの人々の安全と利益を最優先する．
コミュニケーション能力	患者・生活者，他職種からの情報を適切に収集し，これらの人々に有益な情報を提供するためのコミュニケーション能力を有する．
チーム医療への参画	医療機関や地域における医療チームに積極的に参画し，相互の尊重のもとに薬剤師に求められる行動を適切にとる．
基礎的な科学力	生体および環境に対する医薬品・化学物質等の影響を理解するために必要な科学に関する基本的知識・技能・態度を有する．
薬物療法における実践的能力	薬物療法を主体的に計画，実施，評価し，安全で有効な医薬品の使用を推進するために，医薬品を供給し，調剤，服薬指導，処方設計の提案等の薬学的管理を実践する能力を有する．
地域の保健・医療における実践的能力	地域の保健，医療，福祉，介護および行政等に参画・連携して，地域における人々の健康増進，公衆衛生の向上に貢献する能力を有する．
研究能力	薬学・医療の進歩と改善に資するために，研究を遂行する意欲と問題発見・解決能力を有する．
自己研鑽	薬学・医療のシンポに対応するために，医療と医薬品を巡る社会的動向を把握し，生涯にわたり自己研鑽を続ける意欲と態度を有する．
教育能力	次世代を担う人材を育成する意欲と態度を有する．

[†] 薬学系人材養成の在り方に関する検討会：薬学教育モデル・コアカリキュラム（平成25年度改訂版）

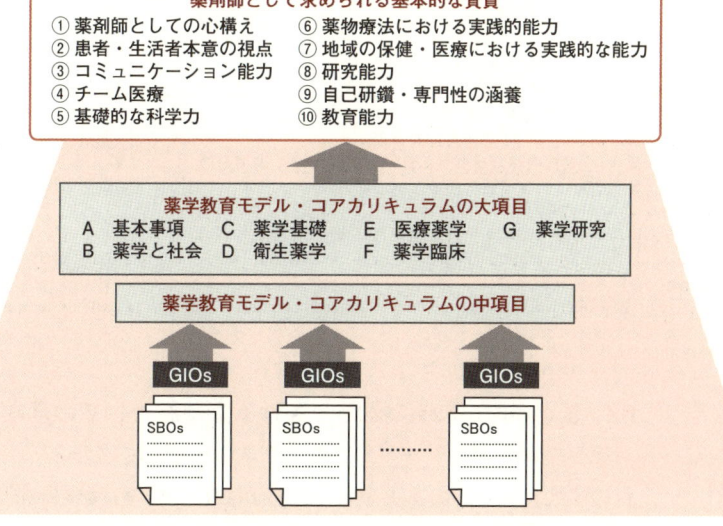

図62・1　薬学教育モデル・コアカリキュラムの構成（薬学系人材養成の在り方に関する検討会，"薬学教育モデル・コアカリキュラム（平成25年度改訂版）"を参考に作成）

的な資質"と，世界保健機構（WHO）および国際薬剤師・薬学連合（FIP）が提唱する理想的な薬剤師の"Roles"ならびにオーストラリア薬剤師会が掲げる"Competency standards"をまとめたものである．薬剤師，医師，歯科医師，看護師が大学卒業時に求められる基本的な資質の表現は若干異なるが，医療人としてチーム医療を実践するうえでの共通事項が明確に示されている．さらに，薬剤師としての"Roles"あるいは"Competency standards"として示されている事項は，薬学部卒業時までに修得した基本的な資質を基盤として，生涯にわたって研鑽していくうえでの羅針盤となる．

表62・2 医療人として求められる基本的な資質

薬剤師として求められる基本的な資質[1]	医師として求められる基本的な資質[2]	歯科医師として求められる基本的な資質[3]	看護師に求められる実践能力と卒業時の到達目標（案）[4]	Roles of pharmacists[5]	National Competency Standards for Pharmacists in Australia[6]
薬剤師としての心構え	医師としての職責	歯科医師としての職責	ヒューマンケアの基本的な能力	Caregiver	Professionalism and ethical practice
患者・生活者本位の視点	患者中心の視点	患者中心の視点	根拠に基づき，看護を計画的に実践する能力	Decision-maker	Communication, collaboration and self-management
コミュニケーション能力	コミュニケーション能力	コミュニケーション能力	健康の保持増進，疾病の予防，健康の回復にかかわる実践能力	Communicator	Leadership and management
チーム医療への参画	チーム医療	チーム医療	ケア環境とチーム体制を理解し活用する能力	Manager	Review and supply prescribed medicines
基礎的な科学力	総合的診療能力	総合的診療能力	—	Life-long-learner	Prepare pharmaceutical products
薬物療法における実践的能力	地域医療	地域医療	—	Teacher	Deliver primary and preventive health care
地域の保健・医療における実践的能力	医学研究への志向	研究志向	—	Leader	Promote and contribute to optimal use of medicines
研究能力	自己研鑽	自己研鑽	—	Researcher	Critical analysis, research and education
自己研鑽					
教育能力					

[1] 薬学系人材養成の在り方に関する検討会：薬学教育モデル・コアカリキュラム（平成25年度改訂版）
[2] モデル・コア・カリキュラム改訂に関する連絡調整委員会／モデル・コア・カリキュラム改訂に関する専門研究委員会：医学教育モデル・コア・カリキュラム——教育内容ガイドライン——（平成22年度改訂版）
[3] モデル・コア・カリキュラム改訂に関する連絡調整委員会／モデル・コア・カリキュラム改訂に関する専門研究委員会：医学教育モデル・コア・カリキュラム——教育内容ガイドライン——（平成22年度改訂版）
[4] 厚生労働省：看護教育の内容と方法に関する検討会報告書（平成23年2月28日）
[5] World Health Organization with International Pharmaceutical Federation: Developing pharmacy practice, A focus on patient care, Handbook - 2006 Edition
[6] Pharmaceutical Society of Australia: National Competency Standards Framework for Pharmacists in Australia 2010.

62・3　6年卒業時に必要とされる薬剤師としての基本的な資質

　薬学教育モデル・コアカリキュラムの項目立て（表62・1）をみると，薬学教育の集大成の場である大項目"F 薬学臨床"や"G 薬学研究"は，"薬剤師として求められる基本的な資質"のすべての項目を含む内容となっている．以下に，各資質について表62・1の内容を少し掘下げてみよう．

薬剤師としての心構えや患者・生活者本位の視点は，プロフェッショナルとしての医療人に共通して求められるものである．薬剤師法第1章第1条（薬剤師の任務）など薬剤師に関する法令や倫理規範を遵守し，薬剤師としての業務・任務を遂行する包括的な能力を身につけたうえで，"どのように行動・実践するか"が重要である．常に患者や生活者の視点に立ち，医療の担い手としてふさわしい行動をとる薬剤師であることが求められる．この資質を修得するには，薬学教育モデル・コアカリキュラムの大項目のなかで，おもに"A 基本事項"，"B 薬学と社会"，"F 薬学臨床"などを通して，入学後早期から卒業まで繰返し学ぶ姿勢，日頃の心掛けが必要である．

　コミュニケーション能力に関しては，人の行動とその成り立ち，動機づけ，ストレス，生涯発達，パーソナリティー，人間関係など，人の行動と心理に関する基本的な知識と考え方を準備教育などで修得したうえで，"A 基本事項"で，患者・生活者，ほかの職種との対話を通じて相手の心理，立場，環境を理解し，信頼関係を構築するために役立つ能力を身につけることが望まれる．さらに，学年進行に伴って身についた薬学の専門知識を基盤として，"F 薬学臨床"では，医療現場の状況変化に臨機応変に対応して，より高度なコミュニケーション能力を発揮することが要求される．たとえば，薬局来局者の訴えや病状を適切に把握し，医師への受診勧奨，救急対応，要指導医薬品・一般用医薬品および検査薬などの推奨，生活指導など，適切な対応を相談者にわかる言葉で伝え，相手に好ましい行動・選択を導くコミュニケーション能力である．薬局が地域の健康支援拠点としてこれまで以上に機能するには，この能力は必要不可欠である．

　チーム医療への参画や地域の保健・医療における実践的能力では，"A 基本事項"や"B 薬学と社会"で，医療・福祉・行政・教育機関および関連職種の連携の必要性を理解し，チームの一員としてのあり方を身につけることから始まり，"D 衛生薬学"や"E 医療薬学"も含めた"F 薬学臨床"では，医療機関や地域で，多職種が連携・協力する患者中心のチーム医療に積極的に参画するために，チーム医療における多職種の役割と意義を理解するとともに，情報を共有し，よりよい医療の提案と実施ができることが求められている．ここで，"チーム"とは，医療が"病院完結型"から"地域完結型"に移行するなかで，病院内での医療チームにとどまらず，地域の薬局や行政も包含して，地域の保健，医療，福祉，介護および行政などに参画・連携して，地域における人々の健康増進，公衆衛生の向上に貢献するチームワークである．

　基礎的な科学力は，医学，歯学，看護学における教育カリキュラムでは明確には項目立てされていないもので，薬学教育に特徴的な資質であり，"基本的な資質"の基盤となる．薬学は総合科学であるとの認識をもとに，あなたがいずれの分野に進むにせよ必要である薬や化学物質と生命にかかわる物理系薬学，化学系薬学，生物系薬学の知識と技能を学ぶ"C 薬学基礎"，人々の健康・公衆衛生，生活環境・環境保全を学ぶ"D 衛生薬学"，薬の作用・体内動態・疾病治療，製剤化を学ぶ"E 医療薬学"などの薬学を形づくる科学に関する基本的な知識・技能・態度を備えることが求められる．

薬物治療における実践的能力は，薬剤師職能の核にあたる部分である．"F 薬学臨床"(3) 薬物療法の実践の GIO は，"患者に安全・最適な薬物療法を提供するために，適切に患者情報を収集した上で，状態を正しく評価し，適切な医薬品情報を基に，個々の患者に適した薬物療法を提案，実施，評価できる能力を修得する"と記載されている．まさに，修得したすべての薬学的知識や技能を総動員して，医師との協働作業のもとで，薬剤師は処方設計・提案に積極的にかかわり，薬物療法における効果と有害作用を適切に評価することによって，薬物治療のすべての段階へ主体的に参画し，安全で有効な医薬品の使用を推進することが求められている．

研究能力は，**基礎的な科学力**と同様に，ほかの医療職種の教育に比べて薬剤師養成教育で重視されている．"G 薬学研究"の GIO は，"薬学・医療の進歩と改善に資するために，研究を遂行する意欲と問題発見・解決能力を身につける"と示されている．実際に研究を遂行するうえでは，関連法規範や研究倫理規定を遵守し，利益相反マネージメントを適切に行う必要がある．医療現場での参加型実務実習とともに，卒業研究が充実することによって，"創薬"→"医薬品の適正使用"→"育薬"への従来のベクトルに加えて，"育薬"から"創薬"へのフィードバックのベクトルが強化され，この双方向のベクトルが機能的に循環することにより，らせん階段を登るように高みに向かうことが期待される．

自己研鑽や**教育能力**は，"A 基本事項"(5) 自己研鑽と次世代を担う人材の育成の GIO において，"生涯にわたって自ら学ぶことの必要性・重要性を理解し，修得した知識・技能・態度を確実に次世代へ継承する意欲と行動力を身につける"と示されている．あなたが，経験豊かな先輩薬剤師をロールモデル（模範となる対象）として尊敬し，その域に到達しようと励むのと同じように，生涯研鑽を通じて自分自身を高め，後輩のロールモデルとなるように努めてもらいたい．

62・4 ま と め

薬学を学ぶあなたは，卒業・修了後も生涯にわたってさまざまな現場で経験を積み継続的に研鑽することによって，"薬剤師として求められる基本的な資質"の広がりと深さを増していき，視界が広がっていくものと思われる．あなたは，薬剤師国家試験に合格すると，国家資格としての薬剤師の出発点に立つ．将来，あなたが薬剤師としてどのように行動するかによって，医療の質が決まる．

演習 62・1 ある街角でれんが積みの作業をしている職人に，"あなたは何をしているのですか"と聞いたところ，以下のような答えが返ってきた．
1．ご覧のとおり，れんがを積んでいるんだよ．
2．壁を作っているのさ．
3．教会を造っているんだよ．
あなたは，どの職人と一緒に仕事をしたいですか．

演習 62・2 今，履修している授業科目で学ぶ内容は，"薬剤師として求められる基本的な資質"のどの部分を形づくるうえで必要なのか，自分自身の成長記録として書きとどめていこう．

応用・発展 62・1
表 62・2 における医療人として求められる基本的な資質の比較表において，その共通項および違いについて，このような資質が設定された背景にあるものを考察・討論しなさい．

応用・発展 62・2
学習成果基盤型学習の提唱者である R. M. Harden 氏は，その著書のなかで，T. Fuller 氏の言葉 "A good archer is not known by his arrows but by his aim" を引用している．ここで，"archer" を "pharmacist" に置き換えると，あなたにとっての "aim" は何ですか．小グループで討論しなさい．

> **SBO 63** 薬学が総合科学であることを認識し，薬剤師の役割と学習内容を関連づける．（知識，態度）
> A(5)②2

学生へのアドバイス

薬学は，人類が病気と闘う武器（医薬品）と戦術（薬物療法）を手に入れるための学問であり，その使命を達成するためにあらゆる領域の科学を動員する総合科学である．日々の学びをジグソーパズルの作成にたとえながら，一つ一つの断片（ピース）を適切な場所に配置して，最終的に自らが目指す薬剤師像を完成させる醍醐味を味わってほしい．

■このSBOの学習に必要な予備知識

1. "A 基本事項"(1) 薬剤師の使命，GIO "医療と薬学の歴史を認識するとともに，国民の健康管理，医療安全，薬害防止における役割を理解し，薬剤師としての使命感を身につける．"
2. 所属する学部・学科の"アドミッションポリシー"，"カリキュラムポリシー"および"ディプロマポリシー"

■このSBOの学習成果

総合科学としての薬学が時代の要請を反映して変遷してきたことを理解し，日々の学びのすべてが，将来，薬剤師として社会に貢献するために欠かせない内容であることを認識できる．

63・1　総合科学としての薬学がたどってきた道程

"薬学は総合科学である"との表現は，多くの薬学部・薬系大学のアドミッションポリシー（入学者受入れ方針）にみられる．ここでは，どのような科学が現在の薬学を形づくっているか，それらはどのように機能的に補完・体系化されているかを考えてみよう．

20世紀前半の日本における近代薬学の起点は，その当時の時代背景や医療ニーズを色濃く反映して"品質のよい薬づくり"であった．1964年に日本薬学会が編集した"薬学研究白書"には，日本の薬学は有機化学あるいは天然物化学によって大きな成果を上げてきたが，これからは生化学，薬理学，分子生物学などの生物系薬学に力を入れなければならないと記されている．さらに，"薬学の研究は医薬の創製，生産，その管理を目標としている．これに必要な基礎学を動員体系化した総合科学が薬学であるべきである"と述べられている．しかし，その時点では薬学を構成する"総合科学"のなかに，現在の"医療系薬学"の概念は含まれていなかった．

近年，疾病構造の変化，医療ニーズの多様化，医療技術（透析，移植，遺伝子診断，遺伝子治療，iPS細胞の臨床応用など）の目覚ましい進展と相まって，薬学・薬剤師を取巻く社会環境も大きく変化してきた．1992年には医療法の改正により，薬剤師が医療の担い手として明記され，"医療系薬学"が重視されるようになってきた．現在，薬物治療の高度化を背景に，革新的な医薬品の創出を目指す創薬科学と医療と創薬科学をつなぐ臨床薬学・医療薬学の実践が社会的に大きな期待を集めている．

日本学術会議薬学委員会報告"薬学分野の展望"（2010年）では，"薬学は，人体に働きその機能の調節などを介して疾病の治癒，健康の増進をもたらす医薬品の創製，生産，適正な使用を目標とする総合科学である"と記載されている．一般に，総合科学では基礎と応用，理論と技術は相互に補完的な関係にあり，薬学においては化学，物理学，生物学などを主たる基礎学とし，それらを包括し融合

的に展開する薬学固有の学問体系が成立している．たとえば，広義の"医療系薬学"の教育・研究領域は，表63・1に示すような広範な学問分野から構成される．

表63・1　広義の"医療系薬学"の教育・研究領域

薬剤学系	薬剤学，製剤学，医薬品製造学，薬物動態学，薬物送達学（DDS）
薬理学系	基礎薬理学，ゲノム薬理学，臨床薬理学，薬物治療学，医薬品安全性学，病態生理学，疾病病理学
医療薬学系	臨床薬学，医薬品管理学，医薬品情報学，個別化医療学，地域健康管理学
生薬学系，健康科学系	生薬学，漢方医薬学，伝統医薬学，食品薬学・化粧品学
臨床分析学系	臨床分析化学，臨床検査学，放射線医薬品学，画像診断学
衛生化学系	環境薬学，公衆衛生学，食品衛生学，感染予防医薬学
臨床開発薬学系	臨床試験・治験，薬剤疫学，医療統計学・生物統計学
医薬品評価科学，行政薬学，社会薬学系	薬学倫理学，薬剤経済学，中毒学

† 日本学術会議薬学委員会"医療系薬学分科会"：報告"医療系薬学の学術と大学院教育のあり方について"（2008年）

このように，総合科学としての薬学の歴史を振返ると，従来の基礎科学が薬学の発展にいかに寄与し，現在の薬学がどのような科学の領域を包含しつつ，その使命を達成しているかを俯瞰的に理解できる．さらに，それらの理解に基づいて，将来の薬学が社会にどのように貢献すべきか，そのためにはどのような学問を包含すべきかを考えるヒントが得られる．

63・2　薬剤師の将来像と社会貢献

総合科学としての薬学の概念が時代の要請に従って進化し，その広がりと深さを増してきた歴史的経緯があるように，医療において薬剤師の役割も時代とともにダイナミックに変化してきた．2006年，薬剤師養成を主眼とする6年制薬学教育制度が導入され，2012年4月からは新制度による薬剤師が社会に巣立ち，医療を支えるチームの重要な一員となった．

薬学教育制度改革の進捗を踏まえて，日本学術会議薬学委員会では，急速に発展しつつある医療のなかで今後薬剤師が担うべき職能と社会への貢献，キャリアパスの一つとして専門薬剤師認定制度のあり方，ならびに医薬品や医療機器の開発，適正使用の基盤となるレギュラトリーサイエンス*における薬学の役割などに関する提言や報告を発信している（表63・2）．

2012年9月に開催された日本学術会議薬学委員会"チーム医療における薬剤師の職能とキャリアパス分科会"主催シンポジウムにおける患者，医師，行政関係者などを含めたさまざまな立場からの発言をもとに，"薬剤師の職能将来像と社会貢献"に関する提言が発信された．提言の内容は，図63・1に要約される．薬剤師の職能において，医療専門職としての倫理観の涵養と自律を基盤として，医療の場における薬剤師の新たな機能が求められる．

* 科学技術の成果を人と社会に役立てることを目的に，根拠に基づき的確な予測，評価，判断を行い，科学技術の成果を人と社会とも調査の上で最も望ましい姿に調整するための科学．

表63・2 日本学術会議から発信された薬学に関する提言・報告

公表年	担当委員会など	提言・報告など
2008年	薬学委員会 "医療系薬学分科会"	報告 "医療系薬学の学術と大学院教育のあり方について" http://www.scj.go.jp/ja/info/kohyo/pdf/kohyo-20-h60-3.pdf
2008年	薬学委員会 "専門薬剤師分科会"	提言 "専門薬剤師の必要性と今後の発展──医療の質の向上を支えるために" http://www.scj.go.jp/ja/info/kohyo/pdf/kohyo-20-t62-12.pdf
2010年	薬学委員会	日本の展望──学術からの提言2010 報告 "薬学分野の展望" http://www.scj.go.jp/ja/info/kohyo/pdf/kohyo-21-h-2-9.pdf
2011年	薬学委員会	提言 "国民の健康増進を支える薬学研究──レギュラトリーサイエンスを基盤とした医薬品・医療機器の探索・開発・市販後研究の高度化を目指して" http://www.scj.go.jp/ja/info/kohyo/pdf/kohyo-21-t130-8.pdf
2014年	薬学委員会 "チーム医療における薬剤師の職能とキャリアパス分科会"	提言 "薬剤師の職能将来像と社会貢献" http://www.scj.go.jp/ja/info/kohyo/pdf/kohyo-22-t184-1.pdf

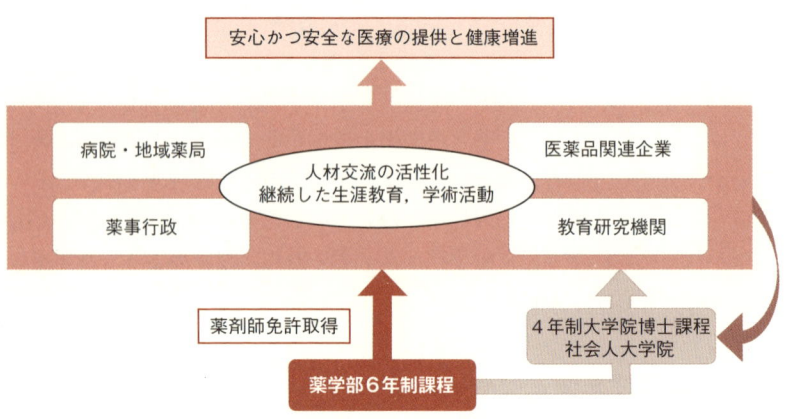

図63・1 薬剤師の職能将来像と社会貢献（日本学術会議薬学委員会 "チーム医療における薬剤師の職能とキャリアパス分科会"：提言 "薬剤師の職能将来像と社会貢献"（2014年）を参考に作成）

　たとえば，医療現場では，多くの医療職の協働すなわちチーム医療において，薬剤師には高度化された学部教育と生涯教育を基盤とする薬物治療とりわけ個々の患者に適した処方提案や医薬品の安全確保，副作用防止などへの貢献が期待され，病院においては病棟での活躍，地域医療においてもプライマリケアや慢性疾患の管理に対する地域薬局の関与を一層進める必要がある．また，食や環境問題においても，薬剤師の職能を通じた社会貢献が望まれる．

　病院や地域薬局以外にも，薬学の専門性を発揮する職場として，薬事行政，医薬品関連企業，教育研究機関など幅広い分野での活躍・人材交流が期待される．将来，臨床マインドと研究マインドをバランスよく備えた薬剤師（pharmacist-scientist）の活躍の場が広がるものと思われる．これら職種が，薬学の専門性を活かし，心を一つにして取組むことによって，"国民（患者）への安心かつ安全な医療の提供と健康増進" という使命を達成できる．

63・3　日々の学びを薬剤師の職能に関連づける

　総合科学としての薬学の特徴は，基礎から臨床応用まで幅広い学問体系であり，分野融合や分野横断的に教育・研究をできることが強みである．創薬から育薬までにわたり，薬学を構成する科学の知識や技能が有機的・機動的に統合されると，非常に大きな力を発揮し，成果をあげることができる．

　SBO 62 で述べたように，"薬学教育モデル・コアカリキュラム（平成 25 年度版）"では，"学習成果基盤型教育（OBE）"の概念が取入れられ，社会の要請や医療を取巻く社会情勢を踏まえて，10 項目の"薬剤師として求められる基本的な資質"が銘記されている．図 63・2 に示すように，6 年間の学修のなかで，"基本的な資質"と最も深くかかわる大項目は"F 薬学臨床"である．ほかの大項目は，"F 薬学臨床"と体系的に関連づけて学ぶことが大切である．つまり，総合科学としての薬学で学ぶ内容は，それを臨床現場に適用して意味をなす．日々の学びのなかで，常に薬剤師としての将来像との連結を意識してほしい．その過程の積み重ねや臨床経験により，自分自身のニューラルネットワーク（知識や技能の連結）は強靱になり，自信へとつながる．

OBE　outcome-based education

　大項目のなかでも，"A 基本事項"，"B 薬学と社会"，"E 医療薬学"，"D 衛生薬学"などは，"F 薬学臨床"および将来の薬剤師像と関連づけることが比較的容易である．ここでは，"C 薬学基礎"の内容が，どのように薬剤師の役割と結びつくのか考えてみよう．

　"C 薬学基礎"の学習目標は，"基本的な資質"のなかで"基礎的な科学力"の

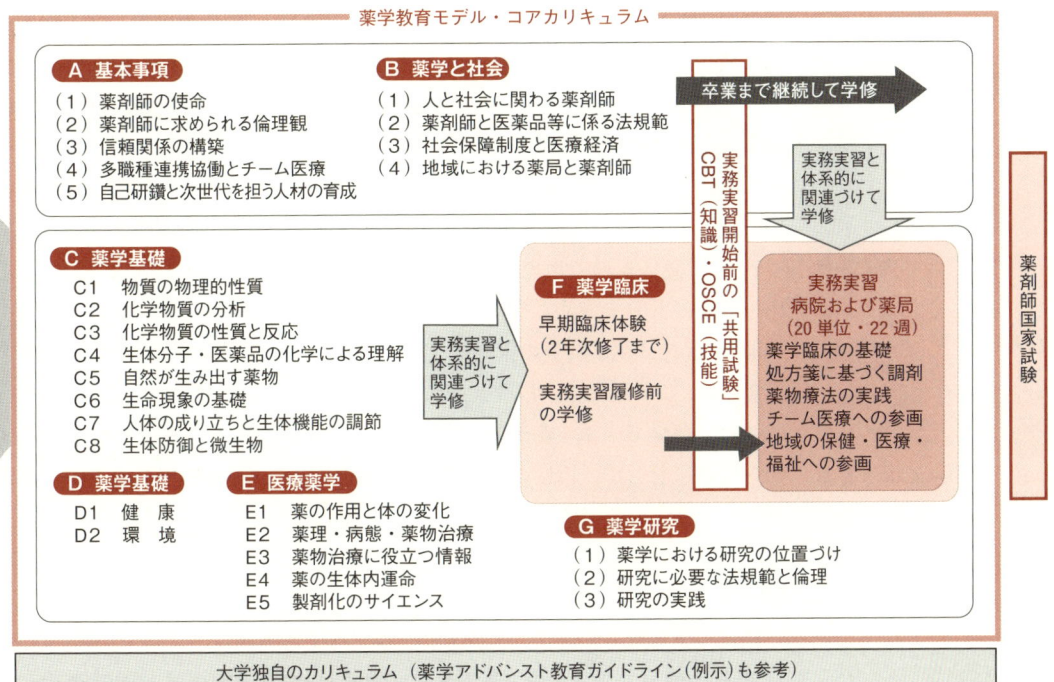

図 63・2　薬学教育モデル・コアカリキュラムに準拠した 6 年制薬学教育の概要
（2014 年 12 月 19 日"薬学実務実習に関するガイドライン"等に関する説明会資料より）

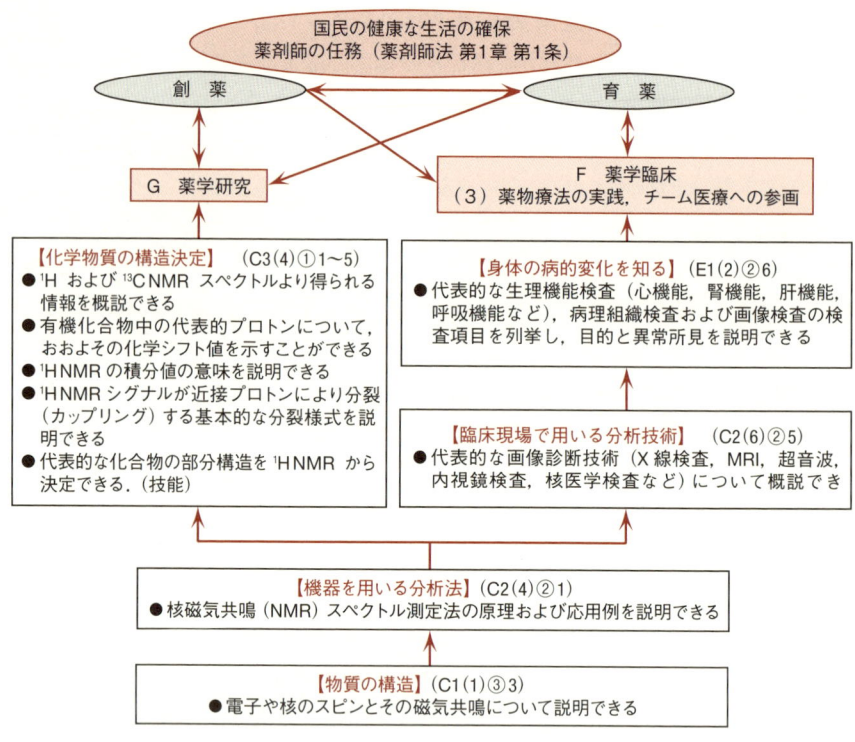

図63・3 核磁気共鳴（NMR）を例にした学習内容（到達目標）と薬剤師の役割の関係

涵養にある．それ以外にも，薬物療法や地域医療などに関する多くの資質とも関連し合っていることはいうまでもない．たとえば，"C 薬学基礎""C1 物質の物理的性質"[*1] では，医薬品を含む化学物質を構成する原子，分子の性質や挙動を司る基本的な原理をおもに取扱う．化学物質に対する定性・定量的概念の修得は薬剤師としての職能の根幹にかかわる．

たとえば，【物質の構造】（C1(1)③3）"電子や核のスピンとその磁気共鳴について説明できる．"で学ぶ原理は，核磁気共鳴（NMR）スペクトル測定法に応用され[*2]，"臨床現場で用いる分析技術"[*3] や "身体の病的変化を知る"[*4] の項で臨床へのかかわりを深め，"F 薬学臨床"[*5] へとつながる．一方で，NMR スペクトル測定法は，"化学物質の構造決定" の有効な手段となり，"G 薬学研究"[*6] にも貢献する．この延長線上に創薬や育薬の実践があり，薬剤師の職能に結びつく（図63・3）．薬学で学ぶ "基礎的な科学力" は，将来，さまざまな現場で遭遇する未知の問題に対して，ほかの医療職との協働のもと，薬学独自の視点から解決策を見いだす力となる．

*1 本シリーズ "第2巻物理系薬学Ⅰ"．
*2 本シリーズ "第2巻物理系薬学Ⅲ"．
*3 本シリーズ "第2巻物理系薬学Ⅱ"．
*4 本シリーズ "第6巻医療薬学Ⅰ"．
*5 本シリーズ "第7巻臨床薬学"．
*6 本シリーズ "第8巻薬学研究"．

63・4 まとめ

総合科学としての薬学の広がりは，さまざまな方向性をもっている．たとえば，1) 学術領域としての化学，物理学，生物学などの基礎学から医療系薬学，情報科学，社会科学などへのベクトル（基礎から応用へ），2) 原子・分子レベルから，細胞，個体，ヒト集団としての社会へのベクトル（ミクロからマクロへ），3) 探

索研究,非臨床試験,臨床試験,市販後の育薬研究へのベクトル(医薬品開発から適正使用へ)などが考えられる.本SBOの冒頭で6年間の学びをジグソーパズルにたとえた.ジグソーパズルは,通常2次元平面に作成するが,上記のように三つのベクトルがあると仮定すると,薬学の視界は2次元から3次元へと展開する.日々の学びから得られる一つ一つのピースの座標をしっかり見極めて,その連関を強固にしていく,たゆまぬ努力が何よりも大切である.

演習63・1 現在,履修している授業科目のなかから,あなたが好きな科目を一つ選択し,その授業内容が,"F薬学臨床"とどのように関連するか,ひいてはあなたの目指す薬剤師像のどの部分を形づくるピースになるか考えなさい.

応用・発展63・1
小グループ討論を通して,各自が考えた"演習63・1"の内容を,グループメンバーに発表し,互いの内容を共有・意見交換しなさい.

応用・発展63・2
表63・1に示した日本学術会議から発信された薬学に関する提言や報告のなかから関心があるものを一つ選び,その提言や報告の内容に対するあなたの考えを取りまとめなさい.

応用・発展63・3
"応用・発展63・2"で取りまとめた内容をグループメンバーに発表し,薬剤師の将来像について共有・意見交換しなさい.

応用・発展63・4
将来,薬剤師が"国民(患者)への安心かつ安全な医療の提供と健康増進"に貢献するためには,どのような新たな学問分野を取入れ,医療の場でどのように実践すべきか,グループ討論しなさい.

第2章 学習の在り方

> **SBO 57**　医療・福祉・医薬品にかかわる問題，社会的動向，科学の進歩に常
> A(5)①1　に目を向け，自ら課題を見いだし，解決に向けて努力する．（態度）

学生へのアドバイス

　薬学を学んでいると，最新の医療技術，社会福祉制度の現状，新たな医薬品の開発などのニュースが目に入るようになるだろう．一方で，医療事故，医薬品の副作用，倫理的な問題，高齢社会が抱える問題などに関するニュースも多いことに気付くのではないだろうか．薬学を修めるものとして，めまぐるしく変化する社会環境のなかで患者や生活者の役に立つ人材になるために，新しい事象に常に関心をもち，そのなかに潜在している課題を見いだして解決への糸口をつかむように努力してほしい．

■このSBOの学習に必要な予備知識

1. 薬剤師，薬学出身者は，自らの知識・技能・態度をもって社会に貢献する意識をもたなければならない．
2. 社会的動向や科学の進歩に伴って保健・医療・福祉に関する諸問題が日々発生している．
3. 問題解決のための考え方，社会のなかでの専門職の位置づけや倫理観は，時代とともに変化する可能性がある．専門職にはそれに対応して行動することが求められる．

■このSBOの学習成果

　薬剤師，薬学を修めた専門職の役割を果たすために，社会においてどのような問題があるかを常に考え，周囲との関係に配慮しながら，その問題を解決するための方策を検討する姿勢を身につけている．

関連するSBO

SBO 1, 3, 9, 13, 15, 16〜22, 30, 33, 64, 65（本書のSBO番号）
F(5)①〜④
G(1)〜(3)
（B〜Gの表記については前付のviページを参照）

57・1　社会からみた薬学出身者の役割とその位置づけ

　薬は健康を守り，病気を治すために重要であると認識されている社会において，薬学出身者は，薬の正しい知識をもち，薬を管理することができる専門家として貢献することを期待されている．マスメディアを通して多くの情報が得られる時代になったものの，一般の生活者がより信頼するのは，薬剤師が提供する情報である．すなわち，薬剤師，薬学出身者にはそれだけの責任がある．

57・2　医療人として身につけるべき姿勢

＊ **保健・福祉の現場**：保健とは，人の健康を保つことであり，地域保健や学校保健に薬剤師が貢献している．また在宅医療など介護福祉の分野にも薬剤師が参画する事例が増えている．

　薬局や病院などの医療現場，保健・福祉の現場＊で働いている薬剤師以外にも，薬学出身者の多くは直接的，間接的に患者や生活者とかかわっている．たとえば，製薬会社での新薬開発は，新しい薬を必要とする患者がいるからこそ，その意義がある．すなわち，薬学を修めたすべての薬学出身者は将来医療人になるという意識をもち，素養を身につけるように努力しなければならないのである．

　では，医療人としてふさわしい態度とはどのようなものだろうか．医療に携わるとは，医療行為を意味するのではなく，患者・生活者の立場に常に立って考え，行動することをさす．将来医療に携わるために，学生生活を通して以下の三つの態度を身につけることを目指してほしい．

- 好奇心をもち，自発的に学ぶ姿勢
- 問題を見いだし，解決する姿勢
- 相手に寄り添う姿勢

57・2・1　好奇心をもち，自発的に学ぶ

　保健・医療・福祉分野における技術の進歩は目覚ましく，新しい技術が開発さ

れるたびにそれまでの常識が更新される．大学で最新の知識を学んだとしても，数年後には修正しなければならないこともあるだろう．古い知識や技術に固執していると，患者に最善の医療サービスを提供することができず，健康被害などの問題をひき起こす危険もある．すなわち，医療人にとって自分がもつ知識に満足することなく，常に学び続ける姿勢は必須である．特に，医療に関する情報に関しては，患者・生活者と，薬剤師・製薬企業との間には情報の非対称性[*1]がある．すなわち，薬学出身者には社会に情報を提供するうえで大きな責任があることを心にとめ，学び続けることの重要性を認識してほしい．

　大学で授業を受け，与えられる課題をこなすだけでは，社会に出て学び続ける態度を自然に獲得することはできない．社会は教員という指導者のいない環境であり，学ぶ姿勢には自発性が要求される．このため，日頃から身のまわりのことに好奇心をもち，新しい情報を得る訓練を学生のうちから始めるとよい．基本になるのは，教科書や新聞，インターネットの記事で見かけた単語や話題を納得できるまで調べてみることである．生活のなかで，食品や化粧品などの成分表を眺め，どのような化合物がどのような目的で使われているのかを調べてみると，大学で学ぶ知識がさらに幅広くなる．深い知識とその活用力は，次項で説明する問題解決能力にも関係する．何ごとに対しても好奇心をもち，自ら調べ，得られた知識をより深く，活用できるものにする習慣をつけよう．

[*1] 情報の非対称性：ある情報について関係のある二者間で，知識や情報に大きな隔たりがあることをいう．医薬品や医療機器について，薬学を学んでいる立場だと簡単に理解できる内容でも，一般の生活者にとって正確に理解するのが困難なことが非常に多いことを意識すべきである．

例題 57・1　OTC[*2]医薬品の種類と成分について調べる　自分や家族が使っているかぜ薬や目薬などについて，どのような成分，添加物が含まれているか．知らない成分については，使用目的や注意事項，成分の構造式なども調べてみよう．
ヒント　OTC医薬品の成分は，医薬品の容器や外箱に記載されていることが多い．インターネットで調べれば多くの情報が得られるが，その前に説明書（添付文書）にまず目を通し，記載内容を確認してみよう．

[*2] OTC (over the counter)：OTC医薬品（OTC薬），OTC検査薬という用語として使われる．これらは，処方箋がなくても薬局で購入することができる．

57・2・2　問題を見いだし，解決する

　社会に出ると，学生時代に経験しなかった問題に直面し，自分で考えて解決しなければならない場面に遭遇する．これらは，試験問題とは異なり，正しい解決方法も結論もないことがほとんどである．問題を"解決する"とは，現実社会のなかで，より多くの人が納得できる最善の結果を導くように対処することであり，医療分野だけでなく，すべての分野において問題解決能力が求められる[*3]．複雑で困難な問題に対応できる能力はすぐに培われるものではなく，さまざまな経験を積み重ねながら醸成していかなければならない．

　問題解決能力を培うために，実際に社会で起こった問題を題材として，自分であればどう解決したか，ほかの人だったらどう解決するかについて考え，実際の解決策やその結果と比較してみよう．日常生活のなかで目の当たりにする事例を自分の問題と捉え，冷静に分析する練習を重ねると，自然と対処する思考能力が養われる．しかし，これだけでは問題を"見いだす"能力は身につかない．目の前の現象を次のような複数の観点から見つめ直してみると，それまで見えてこな

[*3] 医療人がもつべき問題解決能力は，人としての倫理観を基盤として養われるべきである．
（SBO 1〜4，8，27，28を参照）

かった側面が浮彫りになり，問題点，課題がみえてくるかもしれない．①〜④を分析し，解決すべき課題がみえてきたら，次に⑤⑥も考えてみよう．

> ① 問題に直接かかわっている人間の状況や心情
> ② 表に出てこない間接的な人間の存在
> ③ 問題が起こった背景
> ④ 問題が起こった結果，変化したこと
> ⑤ 現実の解決策の妥当性
> ⑥ 現実とは異なる解決策の可能性

薬学を学ぶ者として，保健・医療・福祉関係の問題を深く考える機会は非常に重要である．さまざまな課題を適確に把握し，客観的に情報を収集していくうちに，その問題にかかわる人の多様性についても学ぶだろう．頭のなかに知識を詰込むだけでなく，その知識をさまざまな問題の解決に活かすように考える時間も大切にしてほしい．

例題 57・2 医療・医薬品に関する問題を調べて考える 新聞やインターネット上の報道記事を利用して，過去に起こった医療・医薬品に関する事件・問題を調べ，どのような結果に至ったか，上記①〜⑥に沿ってグループで討議してみよう．それらには倫理的な問題，社会的な問題がどうかかわっていただろうか．解決していないとすれば，その原因は何だろうか．自分たちなりの対応策を提案してみよう．
ヒント 医療過誤，医療倫理，医療制度の問題，薬物乱用など，多くの社会的な問題が見つかるだろう．調べた内容に何も疑問をもたずに終わってしまうのではなく，背景にどのような社会的な事情があったのか，関係者の対応は最善だったのか，ほかに問題点はないか，など注意深く考えるとよい．

57・2・3 相手に寄り添う姿勢

関連する SBO
SBO 43〜45

患者や生活者，さまざまな立場の人に寄り添い，相手の心情を理解するという姿勢は，コミュニケーション能力の一端でもあり，三つの姿勢の軸でもある．

高校，大学，アルバイト先など，これまでに所属してきたコミュニティー（集団）では，集団を構成する者同士に何らかの共通項があったはずである．そこでは互いの環境や背景を推し量り，自分の経験を踏まえて比較的容易に相手との意思疎通を図ることができたに違いない．しかし，医療人として，さまざまな人と直接または間接的にかかわるとき，相手の多様な立場や状況だけでなく心理状態も想像できなければ，相手に最適なサービスを提供することはできない．

たとえば，"毎朝，血圧を下げる薬を飲むことになっている患者が，実はもらった薬の半分以上も飲んでいなかった"という事例があったとする．患者の症状が悪化した場合，本人だけが悪いのだろうか．この患者に介護や看病が必要な家族がいたり，経済的理由で生活が苦しい状態だったりしたらどうだろうか．飲んでいないという事実は変わらなくても，この患者に対する印象はかなり変わるだろう．この患者に薬を提供するとき，医療者はどのように思い，どのように対応す

るのが適切であったか，考えてみよう．

　薬学部で医薬品や疾病に関する多くの知識を学ぶうちに，薬・医療に関する自分の常識は，患者や生活者の常識とかけ離れていく可能性がある．相手の気持ちに配慮せず，薬について専門的な知識を一方的に提供することは，先に述べた情報の非対称性を生み出し，医療人の態度としては明らかにふさわしくない．"相手に寄り添う"とは相手に優しくすればよいのではない．相手の置かれた状況や立場を客観的に捉え，相手がどう思うかを想像したうえで，自分の行動，言動を考えることである．相手の心情を想像することは難しく，一朝一夕でできるようになるものでもない．自然に相手に寄り添うことができるように，家族や友人と謙虚に向き合うことから始めてほしい．

57・3　問題解決能力を身につける

　問題解決能力とは，すでに存在する問題を解決するだけでなく，問題を見いだす力でもあり，能力を発揮するためには，自分の知識・技能に自信をもち，常に最新の情報にアンテナを張って学び続けることが求められる．医療現場には，患者，家族，医師や薬剤師以外にも，多様な考えや背景をもつさまざまな人がかかわっており，容易に解決することができない問題が山積している．患者安全の観点からも，発生する可能性のある問題を想定し，あらかじめ対処を検討することが求められる．これらの対応を完全にマニュアル化することはできないが，経験を積んで自身の問題解決能力に磨きをかけることは可能である．

　薬学部での学びに，PBL（**問題基盤型学習**）やTBL（**チーム基盤型学習**）とよばれる学習方法*が導入されて久しい．これらは能動的な学習を通して問題解決能力を身につける学習方法とされるが，与えられた問題をただ友人と話し合うのは，真の意味でのPBLではない．その問題の根底には何があるのか，なぜその問題が生じたのか，解決することによって，何に，どのような影響を及ぼすのか，などを考え，積極的に情報を収集するとともに，情報を整理してグループ討論を行う．討論に臨む前には十分に自習を行い，グループ学習によって多くの知識を統合し，よりよい解決策を生み出すことが期待されている．グループ，チームとして情報を共有し，意思決定するプロセス，およびグループにおける自分の役割を理解することは，将来医療人として問題解決を行う訓練にもなるだろう．

　本SBOで述べた内容に共通するのは，謙虚な姿勢をもち続けるということである．医療人として社会に貢献したいという，優しく誠実な想いを形にするのは容易ではない．しかし，謙虚な気持ちを大切にして努力を続け，必ず社会に貢献し活躍する人材になってほしい．

PBL
problem-based learning

TBL　team-based learning

* 小グループ学習またはチュートリアルなどともよばれる．

応用・発展 57・1
科学技術の進歩により可能性がみえてきた新しい薬物療法や疾病の治療法について，現在の動向を調べ，解決しなければならない問題点を抽出しなさい．また，その問題を解決するためには，どのような障壁があるか，など，具体的な解決策について考えなさい．

応用・発展 57・2
実務実習で遭遇した事例について，①〜⑥の観点から考え，薬学生が問題解決能力を養うために活用できる模擬事例として再構成しなさい．最終的に，患者，生活者の氏名は仮名とし，実際の事例が特定されないように配慮した結果としてまとめなさい．

応用・発展 57・3
介護福祉に関して，現在の社会的動向を新聞や各種報道記事，関連書籍などを用いてまとめ，薬学的な視点から問題点を抽出し，解決策を提案しなさい．

関連する SBO
E 3(2)②1, 2

コラム1　SOAP

医療現場における問題解決技法の一つに SOAP がある．これは患者の主観的情報（S; subjective），客観的情報（O; objective），情報の分析過程と期待される結果（A; analysis/assessment），および医療計画（P; plan）と進めながら，患者にとってよりよい医療を実現する手法である．薬剤師は，薬歴を管理しながら，患者との面談から得られた情報を整理し，患者が抱える問題を見いだしたうえで，その解決策として適正な薬物療法計画を提案することができる．実務実習では，SOAP の考え方だけでなく，実際の記載について学んでほしい．

> **SBO 58** 講義，国内外の教科書・論文，検索情報などの内容について，
> A(5)①2 重要事項や問題点を抽出できる．（技能）

学生へのアドバイス

　大学での学びや，卒業後の生涯学習においては，さまざまな授業を受け，多くの文献を読み，自ら情報を検索することが必要である．講義は，学生にとって教員から情報のエッセンスを受取る機会であるが，その内容を自分の内面に定着させるためには，受取った情報を整理し，重要な点を見いだす必要がある．これは，教科書，論文や社会などからの情報についても同じであり，簡単な内容だとしても，そこから要点や問題点を抽出する過程を経なければ，将来役に立つ知識にはならない．薬学を学ぶ者の態度として，目の前にある問題ときちんと向き合う姿勢をもち，さらなる知識を積み重ねていくための土台づくりをしていってほしい．

■このSBOの学習に必要な予備知識

1. 自立した学習者は，知識を積極的に，幅広く取入れることが求められる．
2. 授業で触れた知識を深く理解するためには，さらに情報が必要となることが多い．
3. 授業で配付される資料は，多くの場合，その授業の内容をまとめてはいるが，学習者の知識の定着を目的として整理されたものではない．
4. 大学で学ぶ内容はすべて，学習者が将来社会で活躍するための基盤となる．

■このSBOの学習成果

　講義で聴講した内容，教科書などの図書，または文献の内容から，重要事項や問題点を見いだすことができ，その内容について自らの理解度を認識し，必要に応じて理解の促進につながる情報を積極的に調べる姿勢が身につく．

58・1　学びの姿勢とは

　薬学を学ぶ過程で身につけなければならない**知識・技能・態度**は，専門的で多岐にわたり，かつ膨大な量に及ぶ．これらの能力は単に"覚えればよい"，"できればよい"，"気を付ければよい"ではなく，学習者の内面に身につけなければならない．たとえば，知識といっても，知っているという**想起**のレベルから説明できる**解釈**のレベル，そして活用することができる**問題解決**のレベルに至るまで，その深さが異なり[*1]，これを意識すると学ぶときに目標を明確にすることができる．大学で学ぶ目的は，習得した知識・技能・態度を融合させて新たな問題を見いだし，解決策を考えること，それによって社会に貢献する人材となることである．広く，かつ深い専門的な知識を学ぶ薬学部の授業において，学習者は要点を抽出し，それらについて思考することが求められている．自ら必要な情報を探し出していく必要もあるだろう．授業では，自立した学習者として，教員の話や問いかけられた内容を理解しているか，納得できないところはないかなど，常に自分に問いかけながら学ぶ努力をしよう．集中力を研ぎ澄ませて聴講する努力なしに，目的を達成することはできないと認識してほしい．

知　識　knowledge
技　能　skills
態　度　attitude

[*1] ブルーム(B. Bloom)による教育目標のタキソノミー（分類学）という考え方である．

58・2　授業の内容から重要事項を抽出する

　大学では，**講義，実習，演習，グループ学習（チュートリアル），自習**など，さまざまな学習方法が取入れられている[*2]．講義では，教科書や教員の話から知識を習得し，グループ学習ではさまざまな情報を吟味して利用する．一方で，卒業研究などでは，学術論文を読む機会が多くなるだろう．学習者は，これらのさまざまな情報源から，重要事項や問題点を効率よく抽出しなければならない．

[*2] さまざまな学習方法を組合わせることによって，効果的に学ぶことができる．講義は受動的学習，グループ学習や自習は能動的学習といわれる．技能を身につけるためには，実習が重要であろう．

58・2・1 講義の要点をつかむ

対面式の講義では，途中で話を聞き逃すと全体が理解できなくなることが多い．予習と復習がおおいに役立つことはいうまでもない．集中して教員の話を聴き，要点を抽出することは，教員の言葉を一字一句書き取ることではなく，プリントや資料，板書の内容などの情報を効果的に利用して内容をまとめることである．

講義に利用される視覚的情報は，おもに板書とスライドである．講義者にとって，話すときと同じ速さで板書するのは不可能であり，黒板やホワイトボードには要点だけ抜き出して書くことが多い．一方，スライドにはあらかじめ必要な内容がまとめられており，講義者が書く時間は必要ないため，聴き手にとって，一定時間に耳から入る情報が多すぎる場合がある．

例をあげてみよう．図58・1は統計学の講義で取扱う回帰直線に関する内容である．スライドに比べ，板書での情報量が少ない傾向がみてとれる．

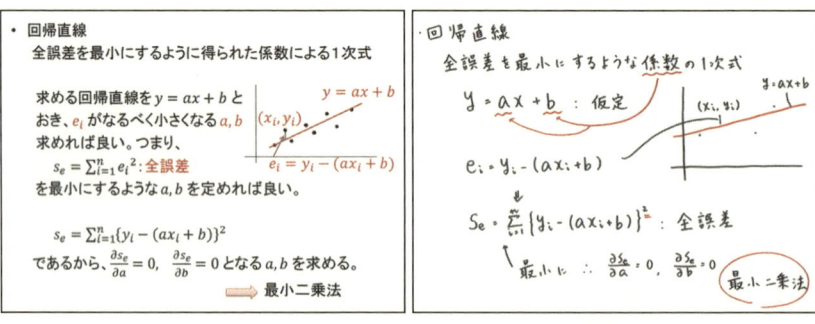

スライドの例 　　　　　　　板書の例

説明の例： ここにプロットした二次元データ (x_i, y_i) を眺めると，多少のずれはありますけどほぼ直線関係にあるように見えますね．そこで，その関係をこの赤い直線，$y = ax + b$ で表せるとしましょう．この直線はそれぞれのデータを反映しているはずなので，直線上の y の値 $ax_i + b$ と実際の値 y_i との差 e_i が最小になるように定める必要があります．ただし，この差はデータが直線の上下どちらにあるかによって正負の値になりますから，単純にこの値をすべて足しただけでは，直線からの全体のずれ加減はわかりません．ここで，s_e を見てください．e_i を2乗して，符号の問題を解決しているわけです．いま求めたいのは a, b の値ですが，s_e を変数 a, b の関数と考えると，どちらも下に凸の二次関数になっています．s_e を変数 a, b で偏微分した値が0となる a, b とは，s_e つまり誤差が極小値をとるときの a, b のことで，これが回帰直線の係数になるわけです．

図58・1　講義で用いる視覚的情報と講義者が説明する内容

これらのスライドや板書の内容を提示されただけで，話の内容をくみ取ることはできるだろうか．必要最低限のことは書いてあるが，理解を促すようなヒントはほとんどない．最近ではスライドのコピーが配付されることも多くなったが，あとから配付資料を見ても，項目間のつながりを把握することは難しい．資料にマーカーを引くだけで学習したつもりになってはならない．これらの視覚的情報は，教員の言葉のなかにあるヒントがあってこそ，内容を確実に理解することができるだろう．講義を聴くときは，提示された情報にはない講義者の言葉を書きとめ，授業が終わったらなるべく早くわかりやすくまとめ直したほうがよい．手間のかかる作業と思うだろうが，ヒントがまったく書かれていないノートやプリントを丸覚えしたり，一から自分で勉強し直したりすることを考えれば，どちら

がより効果的であるかわかるだろう．これが**積極的に講義を聴き，要点をつかむコツ**なのである．

例題 58・1 講義の内容を把握する 図 58・1 の講義者の話を，スライドの内容を見ながら読み，書きとめておくべき内容を抜粋しなさい．
ヒント 項目はすべて書いてあることから，その項目の補足情報を付け加えればよい．e_i と s_e との間にギャップがあるので，"e_i を単純に足すと，プラスマイナス 0 になるかも"，偏微分の式も突然書いてあることから，たとえば "s_e は a, b の下に凸の二次関数．頂点が極小値" と書いておけばよいだろう．

58・2・2 教科書・参考書を活用する

多くの授業では，教科書や参考書が指定されている．これらは学習者の力強い味方であり，授業に持参するだけでなく，有効に活用しなければならない．一方，これらの図書は専門書であり，ただちに理解できるものは少ない．内容を理解する過程で，基盤となる基本的知識を確認し，問題意識をもってものごとを見つめる姿勢を身につけることができるだろう．難しいからと敬遠せず，自分の知識を広げ能力を伸ばすために，理解する努力を惜しまないでほしい．

教科書を手元に置いて講義を聴くときは，講義者が強調している箇所を把握して印をつけ，復習の際に役立てよう．教科書は重要事項が目立つように書かれているが，教科書を補強する内容となる講義者の話は，講義中にメモするか，教科書に書込むとよい．重要なキーワードだけを覚えて理解できるほど薬学の専門科目は簡単ではなく，講義内容を理解する過程が重要である．授業中に解決しない疑問点は，あとから調べる努力も必要だろう．一方，疑問点を生じずに教科書・参考書を読み進めることができたら，その内容を人に対してわかりやすく説明することができるか試してみよう．ものごとを人に伝えるためには，それだけ自分で学ばなければならない．これができない場合，実はその内容の本質を理解できておらず，今後の知識の活用にはつながらないことを示している．本当に理解しているかどうか，自問自答しながら読み進めていこう．また，多くの科目を学び進めながら，それぞれのつながりを見いだしてみよう．たとえば，有機化学の知識は，薬物の物性や受容体の相互作用，体内動態を理解するために重要である．これだけでも有機化学と物理化学，薬理学，薬剤学がつながることになる．個々の知識を融合し，相互関係をつかみ取るように心掛けてほしい．

関連する SBO
SBO 62, 63

例題 58・2 知識のつながりを見いだす 上記の例を参考にして，これまでに大学で学んだ内容，これから学ぶ内容について，ほかの科目・項目とのつながりを考えてみよう．
ヒント 各大学のシラバスや，薬学教育モデル・コアカリキュラムの一覧が役に立つだろう．自分が学ぶ薬学教育全体を俯瞰し，低学年で学ぶ物理・化学・生物の領域から，薬物治療，実務の領域に至るまで，学ぶ内容にさまざまな接点があることを理解してほしい．

58・3 収集した情報から問題点を抽出する
58・3・1 情報検索の内容から，問題点を見いだす

情報検索では目的によって情報源を選択しなければならない[*1]．たとえば，授業で学んだ化学療法のレジメン（計画書）や実務実習で扱った医薬品の添付文書情報などは，適切なデータベースを利用して調べることができる．これらの情報の多くはすでに評価されたものであるが，そのなかで自分が疑問を感じることがあれば，さらに別の視点での検索が必要になる．一方，社会で問題になっている内容を調べると，さまざまな論説を比較し，自分なりに解釈して，その問題をかみ砕いて理解しなければならない[*2]．インターネットで調べたら〇〇のサイトに載っていた，という理由で，深く考えずに，自分が理解できたと思い込んではいけない．なぜそう書かれているのか，その根拠は何なのか，異なる意見はないのか，などを考えながら，その情報を客観的に眺めよう．どのような内容でも，一つ，二つは"？"と思うことがあるはずである．

58・3・2 論文を読み，内容を的確に把握する

学術論文は，先人の研究内容を理解し，自分の研究に活かすために必要不可欠であり，慎重にかつ自分が理解しているか疑いをもって読み進めていこう．通常，論文の導入部には，研究の背景や未解決の問題点，研究の目的が書かれている[*3]．その後，研究の材料と方法，研究結果の事実が報告される．つづいて，その結果に対する考察と研究実施に関しての制限事項，今後の課題などが書かれていることがほとんどである．

学術論文，特に英語の論文に関して概要を把握するコツは，繰返して読み，会得していくしかない．まず，その論文を読む目的によって論文を読み進める順序を変えてみよう．自分の卒業研究の背景を知りたければ，導入部から読み，引用している参考文献についても目を通すと参考になる情報が多い．また，図や表がある場合は，それを説明する文[*4]とともに先に見ておくと，その論文の結果の全容を把握しやすい．考察が長い場合は，最初の段落と最後の段落に先に目を通したり，参照されている結果を同時に見ながら読み進めることも有効であろう．

また，英文を直訳すると内容を把握しにくい場合もある．たとえば，preparationという単語は，一般的な英語では"準備"と訳すが，有機化学の分野では synthesis と同じように"合成"を意味する[*5]．このような場合でも前後の文章から意訳してみるとよい．"準備"では意味が通らないはずである．"英語の論文を読む＝すべてを和訳する"ではない．和訳できたとしても，内容の理解が伴わなければ，論文を読んだことにならないのである．英文を読んで理解できない概念や内容は，日本語で書かれた情報を自分で調べ，できるだけ内容を把握するように心掛けよう．研究室であれば，先輩や指導教員に尋ねることも必要である．日常の学習と同じように，人にわかりやすく説明できるようになるまで理解し，その論文で明らかになった新しい事実と考え方から，自分が見習うべき点や問題点を抽出するとよい．今までの知識を応用して論文に書かれた内容を理解すれば，教科書などには書かれていない最新の知識を手に入れることができるのである．

[*1] 情報の収集と吟味については SBO 59，情報の加工については SBO 60 を参照すること．

[*2] SBO 57 の記述も参考にしてほしい．

[*3] 学術論文は以下のように構成されていることが多い．
序論　introduction
実験材料と方法　materials and methods
実験結果　results
考察　discussion
結論　conclusion
参考文献　references
謝辞　acknowledgement

[*4] figure legend

[*5] ほかにも薬学分野の専門用語と一般的な用語で意味が異なることがあったら，互いに報告するとよい．たとえば，guinea pig は何と訳したらよいだろうか？

> **例題 58・3 論文や図書の内容を把握する**　日本語または英語の総説論文，あるいは参考書のなかの一章について，段落一つずつにタイトルをつけてみよう．
> **ヒント**　段落とは，複数の文章で内容にまとまりがある単位のことであり，段落がまとまって節，章という大きなまとまりになっていく．つまり，段落で区切られているということは，内容にも区切りがあるということである．一文一文を丁寧に読むことも大切だが，段落ごとのまとまりを把握しながら読み進めていく訓練も必要だろう．

　大学での学びで習得する内容は，簡単に理解できるもののほうが少ない．しかし，わかりづらいといって，頭ごなしに拒否しては損をする．情報を聞き流さず，読み飛ばさず，自分の頭で理解する努力をした結果，多くの知識を会得し活用することが可能になる．その過程において，目的とは異なる思わぬ発見や新しい知識に遭遇するかもしれない．それも専門的な情報から重要事項を拾い上げていくときの楽しい出合いである．生きた学習を，自ら考え行動する姿勢を身につける意味でも，わからない文章，単語に出合ったら，納得のいくまで調べる習慣をつけてほしい．

応用・発展 58・1
自分が授業で記入したノートを見直し，教員がその授業で何を一番伝えたかったのか，整理してみなさい．また，わからなかったキーワード，興味をもったキーワードを拾い上げ，参考書でその内容を調べなさい．

応用・発展 58・2
卒業研究のテーマに関する英語の原著論文について，論文の背景，これまでに明らかになっていること，その論文が明らかにしようとしていること，方法の概略，明らかにした内容，今後の課題，などについて，A4で2枚以内にまとめた資料を作成しなさい．この際，英語の訳文を記載するのではなく，発表の補助資料となるように意識して作成しなさい．

SBO 59　必要な情報を的確に収集し，信憑性について判断できる．
A(5)①3　（知識・技能）

学生へのアドバイス
　"調べる"という行動は，誰にとっても日常的である．その目的は，興味をもった話題の掘下げ，学習内容の理解，より説得力のある発表の準備などさまざまだろう．情報を調べる方法，すなわち，情報検索の手段と特徴を理解していれば，自分が必要とする情報を，適切に効率よく収集することができる．知識基盤社会である現代には，膨大な情報が存在し，収集した情報が適切であるかを各人で判断しなければならない．なかには事実と異なったり憶測で書かれていたりする情報も多い．玉石混淆のなかから信頼できる情報を確実に選ぶことができる客観的な判断力を身につけ，情報リテラシーを磨いてほしい．

■このSBOの学習に必要な予備知識
1. 学習や研究に必要な情報は，適切な情報源から収集する必要がある．
2. 大学の図書館は最も身近な情報源の一つである．
3. 社会にあふれている情報には，信頼できるものと信頼できないものがある．
4. インターネットで検索しても存在しない情報がある．
5. 情報は活用されて初めて，その目的を果たす．

■このSBOの学習成果
　目的に応じた適切な情報源を利用して，的確に情報を収集することができる．また，集めた情報についてさまざまな角度から考察し，客観的に信憑性を判断したうえで，目的に応じて活用することができるようになる．

情報　information, intelligence

関連するSBO
E3(1)①〜③
F3②
薬学準備教育ガイドライン
(8)情報リテラシー①8
G(1)③
G(3)①,④

*1 リテラシー（literacy）とは，ものごとを認識し，解釈して応用できる能力のことをさす．情報リテラシー，コンピューターリテラシー，サイエンスリテラシーなどのように特定の領域を表す語と合わせて利用される．

*2 研究や実習において，実験で得られるデータも収集すべき情報と考えることができるが，実験データの取扱いについてはここでは省略する．

59・1　情報収集の目的

　情報とは，ある意味をもつ内容のかたまりであり，人と人，人とコンピューターなどで相互に交換されることによってその目的を果たす．学習，研究を進めるためには，自分の考えを論理的に組立てたり，専門的な内容を補ったり，特定のテーマの現状を確認したりなど情報収集する機会が多い．社会に出てからも同様であり，学生時代に情報源の活用方法と収集した情報の信憑性を判断するリテラシー（情報リテラシー）[*1]を身につけることが必須である．

　薬学生が収集する情報には，授業の予習・復習や課題作成に必要な情報，論文を読んだり実験を進めたりするのに必要な情報のほか，課外活動や趣味に関する情報などがあるだろう[*2]．薬局や病院での実務実習では，医薬品や医療機器の情報収集が日常的であることを学ぶはずである．どのような場合でも，収集した情報をどのように使うか，つまり，情報収集の目的は何かを明確にしておかなければならない．自分の興味や勉強のためなら，自分が納得のいく情報を集めればよい．しかし，研究成果をまとめ，その内容や考えを人へ伝える場合はそれだけではない．自分が納得できたとしても，相手を納得させることができなければ，価値をもった適切な情報であるとはいえない．

　たとえば，"Aという医薬品がある症状に有効である"ことを人に伝える場合を考えてみよう．患者・生活者に伝える場合はAの効果をわかりやすく説明し，生活に影響を及ぼす可能性のある副作用について説明を加える必要がある．しかし，相手が医師である場合，有効成分や効能に関する詳細なデータについても必要だろう．つまり，提示したい事実が同じでも，情報の受け手によって提示すべき内容が変わってくる．人に伝えるために情報を収集するときには，相手の立場や状況をあらかじめ認識しておくことが必須である．

59・2　情報の種類と利用可能な情報源

　身のまわりにある情報には，情報を生み出す本人が見聞きしてつくられるオリジナルの情報（**一次情報**）と一次情報をとりまとめてつくられた**二次情報**に分類される．たとえば，新聞記者が自分で取材して作成した記事や研究者が実験によって得たデータは一次情報と考えることができる．二次情報を客観的に評価し，加工したものは**三次情報**である．これらの情報を収集するための資料は，研究者が自分の実験データをとりまとめて公表する原著論文などの**一次資料**，一次資料を検索するために作成されたデータベースなどの**二次資料**，そして，医薬品の添付文書など，特定の視点でさまざまな情報をとりまとめた**三次資料**に分類される[*1]．

　情報検索の第一歩は，手近な情報源の利用である．現在，多くの情報源がインターネット上にあり，これらオンラインの媒体（メディア）は，情報社会における最も手近で有効に活用すべき情報源である．それに対して，大学の図書館などにあるオフラインの情報，たとえば専門分野の書籍などには有用な情報が掲載されており，新聞社や放送局が発信する情報は速報性に長けている．情報社会において，インターネットによる情報検索は当然の手段であるが，注意すべきなのは，すべての情報がインターネット上にあるわけではないということである．さまざまな情報源の特徴を理解し，効率よく，かつ効果的な情報収集を目指してほしい．

[*1] 医薬品情報（drug information）における情報源，一次資料，二次資料，三次資料などの詳細については，E 3(1)②で学ぶ．

59・2・1　情報源としての報道

　時々刻々と変化する社会のニュースや国際情勢などを知りたいとき，新聞社や放送局などによる報道は大変有用な情報源である．重大な事件が発生したときは，まず報道を活用すべきだろう．報道機関による情報発信は，ときには即時性が優先されるが，長期間にわたる詳細な取材に基づいて行われることもある．取材範囲も地域から世界中にわたっているため，複数の報道を活用すれば幅広い情報を入手できる．また，過去の情報を収集するとき，たとえば 5 年前の医療過誤に関する調査で，当時の状況を確認するときは，**新聞記事のデータベース**の利用を考えるとよい．インターネット上に存在する情報の多くは，報道記事に基づいている．新聞社の Web サイトでは，活字媒体の新聞と同じ記事に加えて，最新のニュースを掲載しているため，さらに速報性が高い．

59・2・2　図書館にある情報資源

　調べる対象が漠然としているとき，さまざまな情報が集約されている図書館が有効である．図書館の所蔵資料の多くを占める書籍や辞典類などは，編集という作業を通して情報が精査され，取りまとめられている．国内外で出版されているさまざまな専門分野の学術図書のうち，特に大学の授業で利用される教科書や参考書は，新しい情報を学ぶことができるように常に編纂が加えられ，学生にとって必須の情報源である．

　大学や地域の図書館には，書籍やマルチメディア資料[*2]など，さまざまな情報が保管されている．各図書館の所蔵資料は，**オンライン蔵書検索システム（OPAC**[*3]**）**で検索することができる．しかし，検索システムの利用で容易に資料

[*2] マルチメディア資料: CD や DVD，ビデオなど，文字情報だけでなく視覚情報と聴覚情報が含まれた資料

[*3] online public access catalog

を探し出すことができる一方，検索用のキーワードが適切であり，自分が欲しい資料かどうかは，実際に自分の目で資料を見るまでわからない．ほとんどの図書館は日本十進分類法*1で蔵書を整理しており，目的の資料の周囲には関連資料が並んでいる．同じ内容でも，平易に書かれた一般向けの資料，専門的な内容が深く書かれている資料など，さまざまである．手に取った資料に本当に欲しい情報があるか，よく吟味しよう．

*1 日本十進分類法によると，自然科学は400番台の記号で表され，化学は430，医学・薬学は490である．

例題 59・1　身近な図書館の利用　大学の図書館に足を運び，有機化学の参考書，医薬品の公定書である日本薬局方，薬学に関係する定期刊行物（和文誌および英文誌）などを探してみよう．
ヒント　図書館の資料は，専門分野別に並んでいるが，辞典類，教科書，薬剤師国家試験に関係する資料などは別のコーナーに置かれていることもある．図書館のWebサイトや図書館内の案内を確認し，全体を把握するとよい．

59・2・3　学術情報と特許

学術情報とは，学問の専門的な内容に関する研究成果が公開されたものであり，専門分野ごとの定期刊行物（学術雑誌）に掲載された論文や学会発表などがそれにあたる．研究を行ううえでは，テーマに関する過去の成果や最新の動向を調査したり，実験方法に関する情報を収集したりする目的で，学術情報に必ず触れることになる．学術雑誌に掲載されている情報には，総説，原著論文，短報*2などがある．研究者は，自分の研究成果を社会に発表するために原著論文を執筆するが，そのときには関連研究の先行研究*3から現状までをくまなく調べ，自分の研究内容の独創性を確認する必要がある．一方，独創性の高い研究成果は特許につながる場合がある．情報を収集した結果，原著論文ではなく特許情報が見つかったときは，特許庁の**特許電子図書館**サービスや国際特許であれば各国の特許データベースを利用して，内容を確認することができる．

図書館では，さまざまな学術雑誌を直接手に取り，情報を拾い読むことができるが，世界中で発信されている学術情報を網羅することはできない．このために，抄録誌とよばれる二次資料が活用されてきたが，現在ではインターネット上で公開されている**学術データベース***4を利用して情報検索する手段が主である．英文の情報のみ，和文の情報も含む，学会情報も含むなど，データベースごとに対象となる情報の特徴を理解して効率よく検索できるように心掛けよう．また，冊子体だけでなく，**電子ジャーナル**とよばれるオンラインの形態で提供される学術雑誌が増え，検索結果から直接本文を閲覧することも可能である．

*2 学術雑誌 journal，総説 review，原著論文 original paper，短報 letter

*3 **先行研究**: 同じ領域ですでに行われ，発表されている研究のこと

*4 薬学に関連する学術データベースの詳細については，E 3(1)②を参照．

59・3　インターネット上の情報源

情報を収集する手段として，一般的に最も利用されている媒体は，まぎれもなくインターネットだろう．公的機関や企業のWebサイト，または個人的な投稿記事など，インターネット上の情報は多種多様であり，インターネット全体が一つの情報源と考えることもできる．膨大な情報のなかから必要な情報を探すために

は検索エンジンの利用が必須であり，キーワードを入力すれば関連する Web ページの候補が一瞬で表示される．この手軽さと迅速さは大きな利点である．最近では，雑誌や新聞記事をインターネット上で閲覧することも可能であり，記事の全文を読むサービスもある．また，総務省は**法令データ提供システム**を提供しており，関係法規などの原文を確認することができる．

一方，適切なキーワードを用いないと，いつまでも必要な情報が見つからないということもありうる．たとえば，"専門薬剤師"と入力して検索すると，"薬剤師の専門性"という語が含まれるサイトも結果に含まれる．"専門薬剤師"に関するサイトを探すときは，["専門薬剤師"]のように検索語を[""]でくくるフレーズ検索を行う．一般的な語句をキーワードに用いると検索結果が非常に多くなるため，AND 検索，OR 検索などを活用するとよい．

インターネットを情報源として利用すると，きわめて多くの情報を，際限なく収集することができる．しかし，これらの情報が本当に信じられるものかを判断する能力を備えていないと，あふれる情報に埋もれることになる．さらに，インターネットでは，誰かがインターネット上に電子的に公開した情報しか存在しない．検索しても存在しない情報もあることを忘れてはならない．

59・4 情報の有効性・信憑性を判断する

情報は，自分で解釈し，信じることができて初めて活用することができる．実験で得られた事実の場合，それが正確に記録され，客観的な証拠として評価されれば，**科学的根拠**[*1] として他者からの信頼を得ることができる．インターネットなどを利用して情報を収集し，活用する場合は，その情報を信頼してよいか，すなわち，**信憑性**が高い情報かについて判断しなければならない．

新聞やブログの記事の場合，同じ主題でも執筆者によって解釈が異なり，表現の仕方や読み手の印象も変化する．人によって生み出された一次情報は作成者の主観そのものであり，二次，三次と情報が加工されることでさらに多くの人の主観が追加されることになる．それぞれの主観が少しずつ異なっていても，一つの内容に対して複数の主観を積み重ねることで客観性が生まれるといえる．すなわち，情報を収集する場合，ある一つの情報で満足するのではなく，複数の情報源を吟味し，偏った情報収集を避ける姿勢が，客観性を保つためにも必要である．

学術論文や専門書は，多くの参考資料に基づいて執筆者[*2] の意見や成果をまとめて発表され，ピアレビュー[*3] とよばれる公正な査読システムを通過した学術論文は，独創性が高く，客観性，信頼性が高いと判断できる．これに対して，インターネット上の情報は容易に複製可能であり，他人の意見を複製してそのまま掲載している Web サイトもある．これをチェックする仕組みはなく，情報の流用が重なって本質が失われていることがあるため，元となった情報を確認し，見極める姿勢が欠かせない．元の情報をたどることができない場合は，その情報自体を信じてよいか考えるとよい．

科学技術は常に進歩している．どのような媒体でも，情報が掲載された時点では最新の情報であっても，時間がたてば変化する可能性がある．過去の情報は，

[*1] エビデンスともいう．evidence-based medicine（EBM）は，根拠に基づく医療．

[*2] 著者（author）ともいう．学術論文の場合，執筆者，論文タイトル，掲載誌名，巻，開始−終了ページ，発表年が資料として運用する際に必要な書誌事項である．

[*3] peer review：学術研究論文が信頼できるもので世の中に公表すべきかどうか，専門家（多くの場合複数人）が評価する仕組み．査読とよばれる．

歴史や背景を知るうえで有益であるが，情報を収集するときの原則は**最新の情報を得る**ことである．インターネットを利用すると，種類も量も豊富な情報を短時間で収集することができる．しかし，単に情報を収集するだけでなく実際に活用するには，信頼できる情報だけを拾い上げる能力を身につけなければならない．

情報検索を繰返していくと，信憑性の高い情報が目につくようになるはずである．目の前の情報を常に客観的な疑いをもって吟味し，有効に活用する力をつけてほしい．情報は活用されて初めて，その目的を果たすものである．

例題 59・2　インターネットで信頼できる情報を探す　インターネットで"肺がんの化学療法"に関する情報を検索し，信憑性が高いと思ったWebサイトを実際に確認しなさい．複数のサイトを閲覧したあとに，それぞれのサイトに対して感じた印象について，友人と意見を交換し，信憑性を判断する基準について，自分たちなりの考えをまとめなさい．

ヒント　"がん"は，インターネット上で特に多い話題の一つである．情報提供元としては，公的研究機関や学会などの学術団体のほかに，病院や治療を受けた患者など，多岐にわたることを実感してほしい．どのような情報が必要か，情報検索の目的をきちんと把握していることも重要である．

コラム2　公的機関による統計データの活用

ある主題を説明するために，人口動向や疾病の罹患率，死亡率などの統計情報が必要となる場合がある．検索で見つけた情報に含まれるデータを利用することも可能であるが，国内でさまざまな府省が管理している統計データのほとんどが"政府統計の総合窓口 e-Stat"から入手することができる．また，厚生労働省が毎年実施している国民健康・栄養調査では，日本人の生活習慣の状況がわかる．このほかに，がんに関する統計情報は"がん情報サービス"*で公開されている．見つかった情報をそのまま利用するのではなく，自分自身で多くのデータのなかから必要な情報を取出してわかりやすく表現することも必要な技能だろう．

* 国立がん研究センターがん対策情報センターが公開している情報サービス

応用・発展 59・1
大学で利用可能な学術情報データベースを利用し，卒業研究のテーマについて先行研究を検索しなさい．また，一般的な検索エンジンでも同様の検索を行い，専門外の人に向けた情報があるかを確認しなさい．

> **SBO 60**　得られた情報を論理的に統合・整理し，自らの考えとともに
> A(5)①4 　わかりやすく表現できる．（技能）

薬学生へのアドバイス

情報検索や実験などによって収集した情報は，自分だけで所有するのではなく，他者にわかりやすく伝えることで価値が生まれてくる．このとき，伝える相手のことを考え，どの情報が必要で，どのような表現がわかりやすいのかを考える必要がある．薬学部で身につける知識や技能をよりいっそう生かすためにも，自分の考えを加え，もっている情報を整理し，社会に発信するための技能が重要である．日々の課題や発表などの機会を通し，収集した情報を有効に活用する能力を磨いてほしい．

■ このSBOの学習に必要な予備知識

1. 収集した情報の信憑性は，自分が責任をもって判断し，確認すべきである：SBO 59
2. 情報を提供するということは，自らが情報源になるということである．
3. 情報の統合や整理の仕方は，その情報を利用する目的によって変わることがある．
4. わかりやすく表現する手段は，情報を伝える状況や相手によって変化する：SBO 41〜48

■ このSBOの学習成果

収集した情報のなかから，目的に応じて適切なものを選び出して論理的にまとめ，表現する相手にわかりやすい形に加工して提示することができる．

60・1　情報が果たす役割

SBO 59 では**情報の収集**についておもに述べた．本 SBO では自分の伝えたい主張をさまざまな情報を用いて表現する際，それらの情報を相手に有効にかつ十分な理解を得られるように提示する過程，すなわち，**情報の加工・提供**について考えていく．

薬学出身者は，薬局，病院，企業などで自分の知識や考えを相手に伝える機会が多い．たとえば，患者への服薬説明，OTC 医薬品*についての周知，医師や他の医療関係者への医薬品情報の提供，研究成果の発表などである．このとき，大学の友人など自分と同じ背景や考え方をもった相手に対して発表するのであれば，情報を伝えることが難しいと思うことは少ないかもしれない．しかし，自分とはまったく異なった環境や立場にある相手に情報を伝える場合は，伝えたい内容を正しく十分に理解してもらうために相当の工夫と努力が必要である．どのような相手に対しても自分の知識や意見を確実に伝えることができるように，課題や研究発表などを通して，**伝える技能**を身につけていかなければならない．

自分の考えや主張を相手に伝えようと思ったとき，よりよい表現とはどのようなものか考えてみよう．たとえば，"医薬品 A がよく効く"という発表を聴く人は，"よく効く"ことが力強く強調されるだけでは，かえって不信感をもつだろう．しかし，ほかの医薬品を使ったときよりも症状が改善されたという情報が加わると，聴き手は医薬品 A の有効性を認識しやすくなるだろう．

何かを伝えようと思ったとき，そこで使われる情報が相手の理解促進のために重要な鍵を握る．情報には，次の四つの役割がある．

> 1) 相手の興味を引く
> 2) 主張や考えを明確にする
> 3) 信憑性を高くする
> 4) 理解を促進させる

関連するSBO
SBO41〜49, 59
薬学準備教育ガイドライン
(9)①〜③
G(3)⑤, ⑥

* OTC: over the counter の略．OTC 医薬品は医師の処方箋がなくても購入できる．

この役割を果たすために十分な情報を過不足なく取入れたとき，伝えたいメッセージがより明確で魅力的になるはずである．

60・2　論理的に表現するために

　収集した情報を統合し活用するためには，手元にある情報すべてをそのまま使うのではなく，必要性，重要性に応じて整理しなければならない．このとき，目的と伝えたい主張を明確にし，情報を表現するときの構成について念頭に入れ，ときどき確認したほうがよい．自分がそのとき必要と思った情報でも，伝える相手や表現方法によって質や量がふさわしくない場合があるからである．

　情報を効果的に伝えるために必要となる，基本的な**表現の構成**は次の四つに大別される．

1）動機や背景
2）一番伝えたい内容・主張
3）その内容を裏付ける証拠，理由
4）主張から得られる結果や考えられること

　たとえば，自分が調べた内容について発表する場合，まず，テーマを選んだ理由や問題点を提示し，実際の内容を説明してから，最後に発表を聴いた相手へのメッセージを強調して締めくくることが多いだろう．実験報告書や学術論文であれば，目的→実験と結果→考察→結論という流れが一般的である[*1]．これらの項目の順序や量は表現方法によって異なるが，目的に沿って最も効果的であるように考えればよい．ただし，論理的に表現するために，最初（序論）と最後（結論）で主張すべき点が変わってはいけない．

60・3　情報の仕分けと加工

　情報を仕分けるとは，収集した情報を見つめ直し，§60・1で示した役割1)〜4)のどれに関係するかを考えながら整理することである．情報の過不足もこの段階で確認できる．このプロセスには**KJ法**[*2]や**マインドマップ**[*3]などの手法を利用できるが，パーソナルコンピューター(PC)やスマートデバイスの機能を活用[*4]したり，情報の概略を小さな紙に書き，図60・1のように整理していく方法もある．どこにも当てはまらないと思う情報も，すぐに捨てるのではなく，一時的に別のところに保管し，あとからもう一度検討してもよいだろう．

*1 学術論文の一般的な構成：序論 introduction，実験材料と方法 materials and Methods，実験結果 results，考察 discussion，結論 conclusion．これらに加えて，参考文献 references，謝辞 acknowledgement が記載される．

*2 KJ法：多くの情報を整理，統合化して関係づけることにより，問題解決につなげる手法．

*3 マインドマップ：一つの概念から発想する情報を視覚化して全体像と詳細を捉える手法．

*4 PCやスマートデバイス（スマートフォンやタブレット）には，クラウドサービスと連携させて情報を蓄積，整理する機能が用意されている．

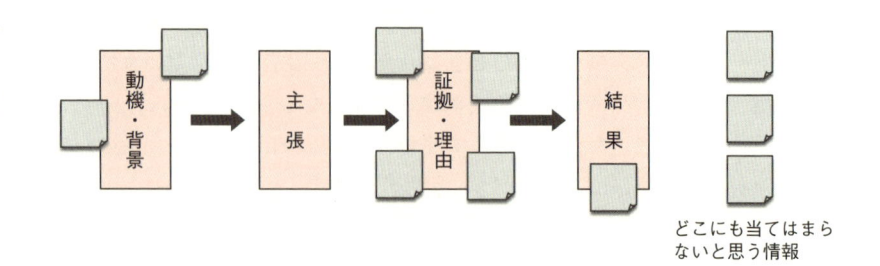

図60・1　表現の構成に合わせて情報を仕分けする

第 2 章 学習の在り方　31

例題 60・1　情報を整理して，話の流れをつくる　"インフルエンザの予防"または"生活習慣病の予防"に関する情報について，KJ 法やマインドマップを使って整理しなさい．さらに，まとめた内容を，① 中学生，② 薬学生，③ 社会人，④ 高齢者に対して情報提供することを想定して優先事項を選び，話の流れをつくりなさい．

ヒント　KJ 法は多くの情報の類似点から相互関係を見いだし，統合していくのに適しており，マインドマップは一つの概念から詳細な内容に考えを広げながら情報の全体像を俯瞰することができる．同じ主題で両者の特徴を比較してみるとよいだろう．また，伝える相手の知識，背景などによって強調すべき内容，強調の仕方などを工夫し，効果的に情報伝達できる流れについて考えてほしい．

　一口に**情報**と言っても，実験データやアンケートの結果，定義や知識を記述したもの，インターネットによる検索結果など，さまざまな種類がある．これらの情報は，そのままの形や量で示しても相手にわかりづらい場合があるため，その情報の本質を考え，相手が理解しやすい形に加工*1 してから提示するとよい．たとえば，必要なデータを選んでグラフ化する，対比する情報を色分けする，フォントの種類や大きさを変えて強調する，図式化する，などにより，情報を伝える相手が直感的にわかることを目指すとよい．自分の解釈を加えることで情報に新たな付加価値が生まれ，新たな情報の一つになる．文献やインターネット上の情報など，すでに公開されている内容を利用する場合は，条件を満たしていることを確認すれば，情報源を明確に提示して**引用***2 すればよい．

*1 **情報の加工**：情報の統合や簡略化によって，目的に沿って新たな情報の形をつくり出すことをさす．加工の過程にはテキストの追加や画像処理などが含まれるが，加工によって情報の本質が歪んだり，誤った解釈を誘導したりしてはならない．

*2 **引用と転載**：自分の主張を成立させるために必要な情報が他者の著作物である場合，定められた厳格な条件を満たす場合は，著作者の許可を得ずに利用することができる．引用の範囲を超えた利用は"転載"となり，著作者の許諾が必要である．

> **コラム 3　グラフによるデータの表現**
>
> 　データをグラフで表現するとき，そのデータが数値なのか項目なのか，データ変化の傾向を表現するのか，全体に対する比率を表現するのかなど，データの特徴と伝えたい内容に応じて，最適なグラフの種類を選ばなければならない．表計算ソフトに用意されているグラフの種類のうち，自分が伝えたい意図を的確に表現できるのはどれか，確認するようにしよう．

例題 60・2　変化の傾向を表すグラフ　自分が合成した化合物について，ある酵素の働きへの影響を調べた結果，化合物の濃度が高くなると酵素活性が低くなった．グラフ A〜D のうち，データの傾向を最も適切に示しているのはどれか．

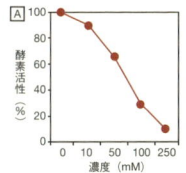

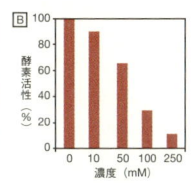

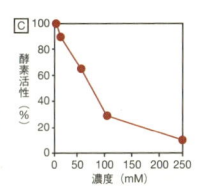

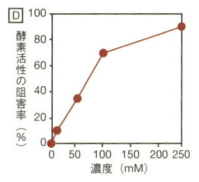

解　答　C．[解説] 折れ線グラフ A は横軸が項目軸である．棒グラフ B では，高濃度の場合に酵素活性が低いという事実を示すのみである．$X-Y$ の関係を示すグラフ C*3 は横軸が数値軸であり，化合物の濃度と酵素活性の関係を示しているといえる．D は酵素活性の阻害率をプロットしているため，C とは変化の傾向が逆である．阻害率であることが明確であれば，グラフ D も実験結果を正しく示していることになる．グラフには，複数回の実験で得られた誤差やデータ数，統計解析（有意差検定）の結果などを加えると，より説得力のある表現となる．

*3 表計算ソフトによって，"散布図"，"$X-Y$ 折れ線グラフ"など名称が異なる．

60・4　情報の提供

　情報を加工したら，それらを統合して一つの表現としてまとめ，相手に情報を提供する段階になる．表現をするうえで最も重要なのは，主張したい内容について筋道を立てて簡潔に表現することであろう．限られた時間のなかで相手に内容を正しく理解してもらうために努力を惜しんではならない．

　情報を表現する手段は，伝える相手や表現する内容によってさまざまである．話をするだけのときもあれば，PC のプレゼンテーションソフトを用いた発表，ポスターを利用した発表のほかに，レポートや報告書，論文などもある．効果的に情報提供するために，効率よく準備を進めよう．

　口頭で説明を行うときに準備するスライドや配付資料には，§60・2 で述べた表現の構成に合わせてキーワードとなる言葉や図表を記載する．実際に説明するときには，聴き手の反応を確認しながら，重要な部分は特にゆっくり話したり，繰返し強調したりして進めるとよい．スライドは，視線の動き[*1]や一般的な感覚[*2]にできるだけ逆らわないように作成し，話すときには聴き手に提示する視覚的情報と耳から得る情報が矛盾しないように注意することも大切である．一方，ポスターや報告書の場合は，直接説明しなくても相手が情報の内容を理解できるように意識しよう．たとえば，段落やインデントを用いて内容の包含関係を明確にする，特に伝えたい情報の見せ方を工夫する，図表に適切な説明文を加える，などである．表現の構成が矛盾しないように注意することはいうまでもない．

　自分の考えや整理した情報を誤解なく，十分に相手に理解してもらうことは，どのような表現方法の場合でも容易ではない．しかし，わかりやすく伝えようとする意志をもたなければ，その考えや情報には何の価値も生まれず，相手の時間を無駄にしてしまうだろう．情報を表現する機会に直面したときには，相手の知識や状況をよく考え，自分が何を伝えたいのかを十分に把握して情報を整理し，相手にとって有益なものとなるように努力してほしい．

[*1] 人はまず左上を見て，それから右下に向かって視線を動かすといわれている．

[*2] たとえば，寒暖を色で示すとき，寒い＝赤，暖かい＝青で表現されていたら，見た人はどう感じるだろうか．

応用 60・1
以下の目的で行う情報提供について，具体的な表現方法を考えなさい．
① 1 型糖尿病の患児に，血糖値を調節することの大切さを理解してもらう．
② 2 型糖尿病の 45 歳男性に，生活習慣改善の必要性を認識してもらう．

発展 60・1
自分の卒業研究について，① 研究室のセミナーで進捗状況を報告する，② 研究室を志望する後輩に内容を説明する，③ 研究成果を学会で発表する，それぞれの場合における表現方法の違いや注意事項について述べなさい．

SBO 61 インターネット上の情報がもつ意味・特徴を知り，情報倫理，
A(5)①5　　情報セキュリティーに配慮して活用できる．（知識・態度）

学生へのアドバイス

　インターネットを利用するときに留意すべき点は，基本的には現実の世界と同じである．しかし，インターネットという環境がもつ固有の特徴から，現実では起こらないようなトラブルや犯罪が多発している．日常生活や学術研究活動にはインターネットの活用が欠かせなくなった今，インターネット上の情報がもつ特徴を理解し，患者や生活者の情報を取扱う責任をもつべきなのは，薬学生であっても当然のことである．倫理観とセキュリティーの意識をもって行動することは，将来医療に携わる薬学生としての社会に対する義務である．

■このSBOの学習に必要な予備知識

1. インターネットには，利点だけでなく欠点もある．
2. インターネット上に流出した情報を完全に消すことはできない．
3. 医療関係者が取扱う患者に関する情報は高度の個人情報である．

■このSBOの学習成果

　医療に携わる者として，さまざまな情報の取扱いに留意すべきであることを認識する．インターネット上の情報の利用，情報発信に責任をもち，相手にどのような影響を与えるかを理解したうえで，相手に配慮して行動できるようになる．

61・1　インターネット上の情報

　インターネットとは，世界中に張り巡らされた巨大なコンピューターネットワークである．インターネットに接続すれば容易に情報を送受信することができ，利用可能な端末もパーソナルコンピューター（PC），スマートフォンやタブレット端末など多岐にわたる．インターネットという大きな情報源には，公的機関や企業だけでなく，個人が発信する情報も数多く存在し，われわれは"思いたったらすぐに"さまざまな最新情報を手に入れることができる．インターネットは，それがない生活は考えられないくらい，現代になくてはならない便利な道具の一つである．

　一方で，インターネット上の情報やその扱い方に関して問題が多いことも事実である．インターネットはコミュニケーションの手段であるにもかかわらず，利用する際に向き合うのはPCなどの機器であり，その先にいる相手を想像しづらい状況が生じる．さらに，特別に関心をもたれるような情報を発信しないかぎり，個人を特定されることは少ないため，利用者はインターネット上を匿名性の高い世界と錯覚してしまう傾向にある．さらには，自分が発信した情報に対して多くの人が関心をもってほしいという自己顕示欲をもつ人もいる．世界中に張り巡らされているインターネットには世界共通の法律や罰則はなく，利用者の常識で成り立っている．日常の情報の授受は身近な人や同じ考え方の人との間で行うことが多い．この結果，以下のような事例が発生している．

- 本人の同意を得ずに他人の画像や記事などを掲載する
- 他人の書いた記事を，そのまま自分の記事として掲載する*
- 責任のない情報や事実と異なる，または偏った情報を発信する
- 現在の事実とは異なる過去の記事を更新しない

また，原因は異なるが，不正アクセスなどの犯罪行為や利用しているソフトウェ

* 剽窃（ひょうせつ）

関連するSBO

薬学準備教育ガイドライン
(8)情報リテラシー①, ③
B(2)①8
E(1)③
E(2)①, ②
G(3)

*1 開発当時に想像できなかったプログラム上の弱点．セキュリティホール

アの脆弱性*1 によって**個人情報・機密情報の漏えい・流出やプライバシーの侵害**が起こり，自分で意識しない間に被害者または加害者になる場合もある．すなわち，現代社会においては，個人そのものが情報として扱われると考えることもできる．

> **例題 61・1　個人情報が流出する原因**　インターネット上に個人情報が流出した過去の事件について，流出の内容と規模，原因を調べなさい．
> **ヒント**　個人情報として，氏名，住所や生年月日などのほか，家族の情報，クレジットカードの情報，学生の成績などがある（§ 61・2・4）．外部に漏えいする原因として，セキュリティー対策の不備もあるが，電子データを保存している媒体の紛失や悪意のある個人の意図など，人的な原因も考えられる（§ 61・3）．実際の事例について確認してみよう．

61・2　情報倫理: 情報を正しく活用するために

インターネットの世界における情報の取扱いには，Web サイトの閲覧などによるインターネットからの情報の受取りと，電子メールの送信やソーシャル・ネットワーキング・サービス（SNS）での発言といったインターネットへの情報の発信の双方向がある．いずれにおいても，インターネットの先に相手がつながっていることを念頭に置き，相手に不快感を与えないように，自分がその立場に立ったと仮定して行動しなければならない．**情報倫理***2 は，情報社会において，あらゆる人の権利を尊重するために，あらゆる人が身につけるべき道徳規範である．文字，音声，画像，映像などの情報に関する自分の言動，行動に責任をもち，以下に述べる点に留意することが肝心である．

*2 情報モラルともいう．

61・2・1　著作権・肖像権を侵害しない

著作権とは，人間の創造的活動によって生み出された**著作物***3 に対して自動的に付与される権利で，著作権法によって定められている*4．インターネット上に存在している情報の多くは著作物であり，著作権者が存在する．文字情報やアイディア，画像を著作権者の許可なく利用することは犯罪行為であり，著作権侵害の事例はあとを絶たない．著作権を侵害されると，著作者は正当な利益を受けることができないだけでなく，精神的なダメージを受ける場合もある．画像を本人の許可なく公開したことが犯罪につながったケースもある．

他人の著作物を利用するときは，原則として著作権者の許諾などが必要であるが，著作物を例外的に利用できる場合として，著作権法第 32 条に**引用**が規定されている．授業や研究などにおいて，インターネットから収集した情報や教科書・参考図書などのオフラインの情報などを利用して資料や論文を作成するときは，引用の要件*5 を満たしていることを必ず確認して，著作権を侵害しないように注意を払わなければならない．特に引用する情報の出所の明示は引用する際の義務であり，必要な情報を明示することが，結果として自分の著作物の信頼性を高めることにつながる．なお，著作物のなかにはコンピューターのソフトウェアも含

著作権　copyright

*3 事実そのものには著作権は生じないが，それを創造的に表現した作品には著作権が生じる．

*4 厳密には著作者人格権と著作権（財産権）に分けられる．著作権制度については，文化庁の Web サイト参照．

*5 ① 公表された著作物である，② 引用の目的が明確である，③ 正当な範囲内のみである，④ 自分の著作物と主従関係がある，⑤ 引用部分が明確化されている，⑥ 出所が明示されている，などの条件がある．

まれる．ソフトウェアの使用許諾の範囲外で不正にコピーしたり，不正コピーだと知って利用する*1 ことも著作権侵害にあたるので注意が必要である．

　これに関連して，自分の肖像を他人から勝手に利用されない権利である**肖像権**や私生活の情報を勝手に公開されない権利である**プライバシー権**があるが，これらを規定する法律はなく，人格権の一部として認められている．人物が特定可能な写真を，本人の承諾なしにSNSに投稿するなどの行為は，肖像権を侵害する可能性がある*2．写真や動画などの取扱いに関しては，当事者がどのように思うかを考えて慎重に行動すべきである．

　デジタル化やネットワーク化の普及によって著作物の複製，頒布が容易になったことから，著作権は身近な問題となっている．最近では，著作物の複製や頒布に関して明確に意思表示されているケースもある*3．私的利用の感覚で行動して著作権，肖像権を侵害してしまうのではなく，さまざまな情報には必ず持ち主がいること意識して著作物の利用に関する基本的な注意を守り，安易な行動で相手を傷付けないようにしなければならない．

*1 ファイル共有ソフトを使って著作物の違法コピーを入手することは著作権法違反である．

*2 著名人の写真をインターネット上からコピーし，自分の発表スライドに貼付ける，などはパブリシティ権の侵害になる．

*3 新聞社のWebサイトなどには，サイト上の情報の利用についての規定が書かれている．また，学術雑誌の出版社は，発表された論文の利用について解説したページを設けている場合もある．

61・2・2　正確な情報を発信する

　インターネット上に発信された情報はすぐに拡散し，完全に取消すことは困難であるため，情報発信者は責任をもって正確な情報を提供する義務がある．たとえ，SNSへの個人的な投稿であっても，匿名掲示板への書込みであっても，虚偽の情報によってその情報を閲覧する人に迷惑をかけたり，被害を与えたりしてはならない．"間違っていたら訂正すればよい"が通用しないことを念頭に置き，信憑性の高い正確な情報を提供するように細心の注意を払う必要がある．インターネット上の情報を利用する立場であれば，SBO 59を参照して信頼できる情報源であるかを吟味するとよい．

61・2・3　誹謗中傷および差別的表現をしない

　人に対して，さらには企業などの組織に対して，根拠なく相手を傷付ける評価を下したり，差別するような発言をしたりしてはならない．これは，将来，医療に携わる薬学生にとって絶対に許されない態度である．価値観は人によって異なり，置かれている環境や状況も多様である．通常の交流範囲で自分の価値観が正しいと思えるのは大きな間違いである．自分の個人的な意見を発信するときは，たとえ匿名だとしても，直接の相手だけでなく，その意見を読むさまざまな立場になったつもりで何度も読み直し，他人のプライバシーを侵害したり，多くの人に不愉快な思いをさせることがないかを確認しなければならない．自分で判断できない場合は，問題が発生あする前に，発言を控えることも考えてほしい．

61・2・4　個人情報を漏えいさせない

　個人情報とは，氏名・生年月日・年齢・住所・電話番号など，個人を特定できる情報，あるいはほかの情報と組合わせて個人を特定できる情報のことであり，個人のプライバシーに関する情報は，本人の許可なく他者に提示してはならない．

関連するSBO
B(2)①8

特に医療関係者には**守秘義務**があり，患者・生活者の個人情報，プライバシーには十二分に配慮しなければならない．自分の健康に関する情報を他人が知り，その情報をもとに商品の売り込みを受けたら，患者が精神的な負担を感じるのは自明だろう．日頃から，自分，家族，友人の個人情報をしっかりと管理するのは当然であるが，実務実習中に病院や薬局で遭遇したことや患者の情報などについては，その内容，画像なども含めて，絶対に実習外の時間，場所で話したり，SNSやインターネット上に書込んだりしてはならない[*1]．また，個人情報などの入ったPCや記録媒体[*2]を紛失すると，意図せず個人情報が流出することにつながるので取扱いには細心の注意が必要である[*3]．

*1 SNSの利用にあたっては，自分の投稿や写真の公開範囲を適切に設定し，不必要な情報公開を防ぐ．

*2 USBメモリー，SDカードなど．

*3 スマートフォン，携帯電話は個人情報のかたまりだと考えると，それらの紛失は大問題となる．一定時間後にはロックするように設定するなど，セキュリティー対策を万全に施しておくとよい．

61・3　情報セキュリティー：大切な情報を守るために

これまでの内容を意識していても，PCや記録媒体，アカウントやパスワードなどを適切に管理していなければ，次のような影響が生じる可能性がある．

・PCに保存した個人情報や機密情報が流出する
・アカウントを不正利用され，インターネット上に保存した情報が流出する
・PCに保存したデータが改ざんされたり，削除されたりする
・他人から借りたUSBメモリーからコンピューターウイルスに感染する
・アドレス帳を利用して，ウイルス付メールが自動送信される
・メールの送受信時に通信が傍受され，機密情報が漏えいする
・知らない間に，ほかのPCやネットワークへの妨害行為を繰返す

インターネットを利用する以上，これらの危険性とは常に隣合わせである．セキュリティーの意識をもち，PCのウイルス対策，ソフトウェアの脆弱性対策，無線LANの暗号化対策などを徹底し，同じパスワードを使いまわさない，重要なデータは暗号化するなどを心掛けてほしい[*4]．自分だけは大丈夫という意識を捨て，スマートフォンもPCと同様だと認識しよう．

インターネットはわれわれの生活には不可欠かもしれないが，多くの利用者が簡単な操作でインターネットの恩恵にあずかることができるように開発されたため，予想できない犯罪が多発している．医療に携わる人間として，相手を思いやる姿勢を身につけることは当然であり，インターネットを中心とした情報社会でも常に相手への配慮を忘れずに行動してほしい．

LAN　local area network

*4 万が一，ウイルス感染が疑われるときは，迷わずインターネットへの接続を解除し，被害を最小限に食止めることも大切である．

応用・発展 61・1
クラス内の連絡手段として，SNSを利用することになった．情報の送受信でどのような点に注意すべきか，あらかじめ決めておくことは何か，などを討議してまとめ，発表しなさい．

応用・発展 61・2
自分が利用しているPC，スマートフォンなどのセキュリティー対策について確認し，友人同士で確認し合ってみよう．

II 薬剤師の使命

　一般目標：医療と薬学の歴史を認識するとともに，国民の健康管理，医療安全，薬害防止における役割を理解し，薬剤師としての使命を身につける．

　薬学教育モデル・コアカリキュラムの平成25年度改訂版より新たに設定された"薬剤師として求められる基本的な資質"において，薬剤師は"豊かな人間性と医療人としての高い使命感を有し，生命の尊さを深く意識し，生涯にわたって薬の専門家としての責任を持ち，人の命と健康な生活を守ることを通して社会に貢献する"とされている．この"医療人としての高い使命感を有し"を目指す学習内容が第II部であり，"医療人として"，"薬剤師が果たすべき役割"，"患者安全と薬害の防止"，"薬学の歴史と未来"の4章から構成されている．

　第3章の**医療人として**のSBOはすべて態度の領域を含む目標であることに注目してもらいたい．各SBOに記載された内容を理解するだけでなく，行動することが重要である．大学での学修で身につけた医療人としての資質を常に行動で示すことを心掛けてほしい．

　第4章の**薬剤師が果たすべき役割**に関する学習は，低学年における早期臨床体験（F(1)①）などから始まり，各学年で講義・演習・実習などで学修を積み重ねることにより，その到達レベルを高めることができる．決して1回の授業の学修でとどまることなく，各学年で繰返し各SBOの到達度を自己評価し，到達レベルの向上に努めてほしい．

　第5章の**患者安全と薬害の防止**は，資質としての"人の命と健康な生活を守る"につながる内容であり，SBOの17から22の学修に基づいてSBOの6"医薬品のリスクを認識し，患者を守る責任と義務を自覚する"という態度を身につけてほしい．

　第6章の**薬学の歴史と未来**では，今日に至るまでの薬学や薬剤師の歴史を振返り，現在の状況に関する認識を深め，未来に向けて思考を広げてほしい．

　第II部の各SBOは大学での6年間だけでなく，薬剤師として生涯にわたって継続すべき目標であり，記載された内容を学修の足掛かりとして，内容を深めたり範囲を広げたりして到達度を高めていってほしい．"薬剤師の使命は？"と自身やまわりの人々に問い続け，思考を積み重ねることが，資質の一つである"薬剤師としての心構え"を醸成することにつながっていくであろう．　　（中村明弘）

第3章 医療人として

> **SBO 1** 常に患者・生活者の視点に立ち，医療の担い手としてふさわしい態度で行動する．（態度）
> A(1)①1

学生へのアドバイス

"常に患者・生活者の視点に立つ"ことは，医療人として最も基本的な姿勢（態度）である．医療を必要とする人々の真のニーズを理解するためには，この姿勢が何よりも重要である．他者の視点に立つということは決して簡単なことではないが，そう努力する姿は患者・生活者に信頼と安心をもたらす．そして患者・生活者の信頼は私たちの姿勢（態度）を強化する．このようなかかわりのなかで，私たちは医療人として成長するのである．

■ このSBOの学習に必要な予備知識
1. 支援を必要とする人々に寄り添う心の重要性の理解：SBO 50
2. 科学する心と人に寄り添う心のバランスの意義：準備教育ガイドライン(2)
3. EBMとNBMの基礎知識：E 3(1)④

■ このSBOの学習成果
1. 医療人としての基本的姿勢の獲得
2. 科学者としての謙虚さの修得

---

* 薬剤師の業務の対象には，患者だけでなく，地域で暮らす人々が含まれている．

パターナリズム
paternalism

自律性の尊重

1・1 "常に患者・生活者*の視点に立つ"とは

まず，常に患者・生活者の視点に立つということは，どういうことなのか，考えてみたい．

パターナリズム（父権主義）という言葉がある．19世紀の医療の世界はパターナリズムが支配していたといってよい．病をもち救いを求めてきた病者に対し，しっかりとした知識と技能を身につけ，そして慈愛の心に満ちた医療者がそのすべてを支えるという，父と子の関係である．父は子のすべてを理解し，父の優れた能力によって無防備で弱者である子を救うという考え方である．今でも時に医療現場で聞かれる"おまかせします"という患者・家族の声は，このパターナリズムに基づく患者医師関係を表す言葉といえる．特に非常に困難な決定を行う際，誰かに助けてほしい，誰かにすがりたいという気持ちは自然な感情の発露であろう．

しかし，近代社会の文化の変遷は，子といえども単なる弱者ではなく，一つの人格をもった存在であるという"個の尊厳"が強調される世界をもたらし，親子関係も対等な関係へと変化しつつある．当然，患者と医療人の関係も，保護者と被保護者というパターナリズムではなく，対等な関係へと変化してきた．医療人は常に，自分の視点のみに立った意思決定ではなく，相手の視点をしっかり理解し，価値観に配慮し，立場をおもんぱかり，その意思決定を尊重することが求められているのである．==患者の**自律性の尊重**が今の医療の世界を支える基本原則の一つであり，すべての医療人に求められている基本的姿勢といえる．==

しかし，私たちが患者の苦しみをすべて理解することはおそらく不可能であり，多様な人生を歩んできた患者の人生の価値観のすべてを理解することもおそらく困難であろう．"患者の視点に立つ"と言葉でいうのは簡単であるが，実際にはそれほど容易なことではない．この言葉は，相手の視点を理解しようと努力し，なるべくその視点からの風景を眺めようとする姿勢を表していると理解できる．お

そらくこれは生涯にわたって身につけなければいけない姿勢ではないだろうか．20代に得たこの姿勢と人生の経験を十分積んだ60代の姿勢にはおのずと質的な違いがある．これからの人生への希望に満ちた20代と，自分自身もさまざまなできごとを経験し，また多くの患者の人生のひとこまをともに過ごしてきた60代の思いが同じであるはずがない．しかし，20代にこの姿勢の種をまいておかなければ，実は実らない．若い時期にこそ，相手の立場を，視点を，人生への思いを理解しようとする姿勢（態度）を身につけておかなければ，それからの長い医療人としての人生の充実は得られない．職業人として一人立ちするまでの準備期間中にまずその姿勢（態度）を修得することが非常に重要である．

人はさまざまな生を生きている．1000人いれば1000の人生があり，そのすべてを理解することは不可能といえる．私たちに求められているのは，自分とは異なる人生を歩いてきた人々への共感と敬意であろう．価値観も異なるかもしれない．生活習慣も異なるであろう．私たちが正しいと思っていることが，あるいは正しくないとする世界もあるかもしれない（コラム4参照）．

共感と敬意

薬剤師としての人生を歩むにあたり，おそらくコラム4のような深刻な状況に直接かかわることはまれであろう．ただ患者やその家族はこれほどの想いをもっ

コラム4　患者の立場に立つことの重み

私がまだ研修医のころ，難病である肺高血圧症の30歳の女性が結婚した．肺高血圧症は当時有効な治療方法はなく，予後不良な疾患であった．私の先輩医師は結婚を祝福しながらも絶対妊娠してはいけない，妊娠出産はあなたの命を奪うであろうことを，患者さんとその夫に何度も説明した．彼女はわかりましたと返事をしながらも，3年後に妊娠した．早期の人工妊娠中絶を勧める医師に対し，彼女は"自分は長生きできないことを知っている．だから，もしこの出産で命を落とすことになっても，自分の命の証をなんとか残したい"と訴え，妊娠の継続を強く望んだ．その強い想いにうたれた主治医は，産婦人科医，循環器医，麻酔科医の協力を仰いだ．当初は無謀だといって相手にしなかったこれらの医師たちも彼女の強い想いに圧倒され，ともにチームを形成してくれた．妊娠は継続され，7カ月で帝王切開が行われ，無事男の子が出産した．その後，彼女は肺高血圧症が悪化したが，子育てにいそしみ，その子が10歳のときに他界した．臨終の場で，夫はその子とともに妻へ心からの感謝の言葉を伝えた．そして妻を支えたすべての医療者にも妻に代わってと言って，感謝の言葉を伝えてくれた．

このエピソードは30年たった今でも，忘れることはできない．子供を連れてうれしそうに外来に通う彼女の姿をありありと思い出すことができる．しかし，患者の立場に立つということは，自分もその立場を共有するということであり，もしこの出産が不幸な結果に終わっていたら，どうなっていたか．それは，患者の決めたことだからと，冷静に距離を置くことができるであろうか．いや，きっとその決定を共有したことを悔やむことになったのではないかと今でも複雑な思いはある．

私たち医療人は，医療の専門職として，たとえ患者の立場に立ちその意思を尊重しながらも，医療人としての責任は重い．このエピソードは，まだ若かった私に多くのことを教えてくれた．そして今もなお"患者の立場に立つ"という言葉の重み，医療人としての責任の重みを思い起こさせる，貴重な教えとして心にある．

（木下牧子）

て病気と闘っていることは，医療人として十分理解しておくべきである．患者・生活者の視点に立つということは決してやさしいことではないが，そう努力することが医療人の責務であり，同時に私たち自身の医療人人生を豊かにするものであることも理解してほしい．私たちが，患者・生活者の視点に立とうと努力している姿，その視点を理解しようとしている姿は，患者・生活者に信頼と安心の思いをもたらし，その患者・生活者の信頼と安心の心は私たちに正しく跳ね返る．信頼を肌で感じることで私たちの想いはさらに強化され，また信頼を得ることの喜びは，私たちに新たな力をよび起こす．このような患者とのかかわりのなかで，私たちは医療人として成長してゆくのである．

1・2 物語に基づく医療（NBM）

"患者の視点に立つ"ことに，重要な示唆を与えてくれる概念を紹介する．

医学・薬学は科学（science）である．科学とは正しさを追求する学問といってもよい．その一例として注目を集めたのが，1992 年に英国のガイアットら[*1]が提唱した EBM という概念である．EBM は 5 段階，すなわち 1) 問題の抽出と定式化，2) 文献検索，3) 文献の批判的吟味，4) 患者への適用，5) 評価からなる（表 1・1）．

*1 G. Guyatt, D. Sackett

EBM
evidence-based medicine
（根拠に基づく医療）

関連する SBO
E 3(1)④

表 1・1　EBM（根拠に基づく医療）の 5 段階

段　階	内　　容
第 1 段階	患者の問題を抽出・定式化
第 2 段階	定式化した問題を解決する情報の検索
第 3 段階	得られた情報の批判的吟味
第 4 段階	患者への適用
第 5 段階	すべての段階の評価

問題を正しく抽出するためには，患者を全人的に多面的にとらえなければならない．正確な病歴聴取と身体診察などといった基本的診察能力の必要性はいうまでもない（第 1 段階）．臨床推論を経て正しく抽出された問題の解決に必要な文献を検索するのが第 2 段階である．科学としての医学・薬学は，この質の高い文献（evidence）を創出することに多くの力を注いでおり，科学としての存在意義はまさにここにある．第 3 段階も同様に，正しさをどう証明するか，どう解釈するかの段階であり，科学者としての資質が問われる段階といえる．しかし次の第 4 段階は，いわゆる自然科学とは離れた視点である．つまり第 3 段階までは，一つの正しい答えにどう収束してゆくかという過程であるが，第 4 段階の正しい答えは一つではないのである．先に述べた一人一人の患者の存在が大きな意味をもつ．

1998 年，EBM を実践していた英国のグループ[*2]からこの第 4 段階の重要性と再検討の必要性が指摘され，NBM という概念が提唱された．EBM の実践グループから提唱されたことが大きな意味をもつ．人はさまざまな生を生きている．1000 人いれば 1000 の人生があり，これは決して 平均 ± 標準偏差 では表せない．文献（evidence）と経験から得た"正しさ"をその一人一人の人生に届けるためにどうするか．一人一人の人生の物語に耳を傾けること，つまり患者の視点に立ち，そ

*2 T. Greenhalgh, B. Hurwitz

NBM
narrative-based medicine
（物語に基づく医療）

の物語を共有することがEBMの最終段階として非常に重要だと彼らは主張している．この科学としての正しさと一人一人の物語が，車の両輪のように患者を支える必要がある．以下に事例を示す．

> **事例**　進行大腸がんを診断し，最適な治療法を示す文献を検索し，現段階で最大の効果をもたらす化学療法を決定する．ここまでが第3段階である．第4段階を考えてみよう．患者は40歳で，小学生の子供をもつ母親だったとする．その患者はリスクがあっても最大の効果をもたらす化学療法を躊躇なく選ぶだろう．しかし，もしその患者が人生を堪能した80歳であれば，残された時間を化学療法で苦しい思いをするよりも，豊かで穏やかな時間を過ごしたいと思うかもしれない．第4段階には，いくつもの答えがあり，どれも正しいのである．

　患者・生活者の視点に立つことの重要性と困難さについて述べた．では，SBO 1の後半部の"医療の担い手としてふさわしい態度で行動する"とはどういうことなのだろうか．人にはさまざまな価値観と人生があると述べた．とすれば，医療の担い手としてふさわしい態度にもさまざまな形があるのかもしれない．しかし，ゆずれない核の部分があるのではないかと考えたとき，医療人プロフェッショナリズムという言葉が浮かぶ．

　SBO 2にもかかわることなので，医療人プロフェッショナリズムについてはSBO 2で詳しく述べる．

SBO 2 患者・生活者の健康の回復と維持に積極的に貢献することへの責任感をもつ．（態度）
A(1)①2

学生へのアドバイス

薬剤師の責務は，薬を必要としている人へ，より効果的でより安全な薬を届け，健康の回復と維持に貢献することである．6年間の学部生活を通じて，この責務を正しく理解すると同時に，薬剤師としての誇りとその責務を果たすことの喜びを学ぶことにより，医療人としての出発点に立つ資格を得ることができる．

■ このSBOの学習に必要な予備知識
1. 患者・生活者のニーズの体感：F(1)①1
2. プロフェッショナリズムの基礎知識

■ このSBOの学習成果
1. 薬剤師としての責任の自覚
2. 薬剤師としての誇りの修得
3. 生涯にわたる学習者としての自立

2・1　医療人の使命；プロフェッショナリズム

ヒポクラテスの誓い
（SBO 4 を参照）

医師の世界では長く，**ヒポクラテスの誓い**が医師としての社会的使命を表す言葉とされてきた．欧米の内科3学会は21世紀を迎えるにあたり，社会の変化も念頭に置いた新しい医師集団としての行動規範が必要ではないかと考え，2002年に**新ミレニウム医師憲章**を発表した．表2・1にその三つの基本的原則，10の責務を示した．

新ミレニウム医師憲章
medical professionalism

表2・1　新ミレニウム医師憲章

三つの基本的原則
1. 患者の福利優先の原則
2. 患者の自律性に関する原則
3. 社会正義（公正性）の原則
10の責務
1. プロフェッショナルとしての能力に関する責務
2. 患者に対して正直である責務
3. 患者情報を守秘する責務
4. 患者との適切な関係を維持する責務
5. 医療の質を向上させる責務
6. 医療へのアクセスを向上させる責務
7. 有限の医療資源の適正配置に関する責務
8. 科学的な知識に関する責務
9. 利害衝突に適切に対処して信頼を維持する責務
10. プロフェッショナル（専門職）の責任を果たす責務

† 2002, 米国・欧州内科3学会（ABIM, ACP-ASIM, and European Federation of Internal Medicine）, *The Lancet*, **359**, 520 (2002), *Ann. Intern. Med.*, **136**, 243 (2002).
日本語訳　内科専門医会誌, **18**, 45 (2006).

欧米とは文化・社会基盤が異なるものの，そこで述べられている言葉はまさに医師に限らず，医療人の使命と取るべき態度を示したものといえる．

プロフェッショナリズム
professionalism

プロフェッショナリズムの語源はキリスト教の宗教用語からきている．Professという言葉は，神から召命を受け，誓言とともにその役目に就くという意味であり，神の命により神の教えに従い，1) その教えを広める宗教家，2) 人々の争いごとを裁く法律家，3) 人々の命を守り，病を癒す医師の3職種がプロフェッショ

ナルとされた．つまり神から委託された崇高な使命をもつ専門職業人という意味であり，現在では神に代わり，社会から委託された崇高な使命をもつ専門職業人と定義することができる．

専門職業人として医療人には優れた知識と技能が必要とされる．そしてこの知識と技能をオスラー博士＊は"サイエンス（science）"とよんだ．そして医療人にはこれに加えて，真摯(しんし)な態度・習慣も求められ，この3者を"アート（art）"と彼はよんだ．このアートを身につけ，目の前の患者を救うことが医療人の使命（mission）であり，逆にこの三つの要素がなければ，目の前の患者を救うことはできない（図2・1）．

＊ W. Osler（1849～1919年）：現在の医療の考え方の基本となる"全人的医療"をとなえたカナダ人医師．ベッドサイドでの医学生教育を実践するなど医学教育の祖ともいわれている．"Medicine is an art based on science"というオスラー博士の言葉は多くの場面で引用されている．

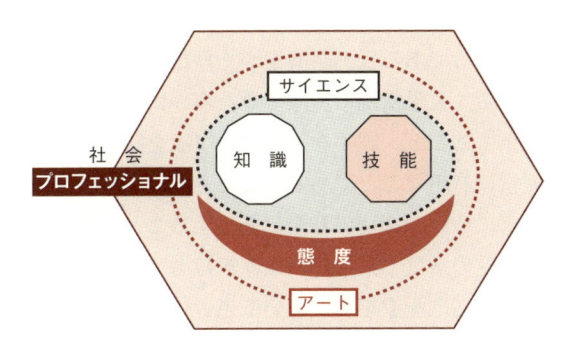

図2・1 サイエンスとアート "目の前の患者を救うためには，サイエンス（優れた知識と技能）と真摯な態度を併せもったアートが必要"というのがオスラー博士の教え．現在のプロフェッショナリズムは目の前の患者を救うことに加え，社会的責任（公平性や医療経済，透明性など）を常に考慮する必要がある．

現代のプロフェッショナリズムは，さらに，そのartを取巻く社会という存在を意識したものといえる．目の前の患者を救うことが大前提であるが，同時に有限な資源の適切な分配や公平性，社会正義など，医療人には社会に対する責任もあることを明らかにうたっているのである．

新ミレニウム医師憲章をもう一度詳細にみてみよう．三つの基本原則の **1：患者の福利優先の原則**や **2：患者の自律性に関する原則**は，SBO 1で述べた患者中心の医療，患者の視点に立った医療に相当するであろう．そして **3：社会正義（公正性）の原則**が，広く社会を意識した視点といえる．より具体的な10の責務では，優れた知識と技能を生涯にわたって身につける責務（①）や，正直であること（②）守秘義務（③），患者との適切な関係（④）など基本的な患者医師関係が述べられているが，⑤以降はもう少し広い領域での責務について述べられている．⑤の医療の質を向上させる責務には，医療安全，チーム医療などが含まれており，医療へのアクセス（⑥）や有限な医療資源の適正配置（⑦），利益相反COI（⑨）などは目の前の患者への責務というよりは，その患者をも包む社会全体への責務といえる．また，科学的な知識に関する責務（⑧）にはエビデンスの創出などが含まれており，最後のプロフェッショナル（専門職）の責任を果たす責務（⑩）には，集団としてその構成員の資質を社会に保証する責務も含まれているのである．

つまり，私たち医療人には，質の高い医療サービスを提供し，目の前の患者一人一人を救うという基本的な責務と同時に，その患者を取巻く社会を意識し，継

自律性 autonomy

社会正義 social justice

COI conflict of interest

エビデンス evidence
科学的根拠

続して質の高い医療が公平に提供できるような集団としての責務も求められているのである．

2・2 プロフェッショナリズムの学習方法
2・2・1 振返る能力を身につける

では，医療人としての薬剤師はこのような大きな責務を担う職業であることを，どう学んでいくのだろうか．

専門職としての使命感をどう育むか．大事なのは，なぜ自分が薬学を選んだのかを節目ごとに思い起こすことではないか．薬学部に入学したとき，実務実習に出る前，薬剤師としての出発点に立つときなど，その節目ごとにおそらくその想いの中身も重さも異なるであろう．新薬をつくり出すことは薬剤師が中心となるべき重要な使命である．大学病院で治療困難な病いに苦しむ人々に，少しでも優れた薬物療法を提供すること，誤薬などの医療事故を防ぐための先進的努力もまた患者にとって非常に有用なことである．また避けられない副作用を早期に発見したり，重篤な薬害について適切に社会に発信することも薬剤師に求められている使命であろう．慢性の病気で長期にわたり複数の薬を内服せざるをえない患者の相談にのることや，在宅医療を受けている患者に服薬指導をすることは，どれほどその人々の助けとなることだろう．薬局で何気なく健康相談にのることも薬剤師が力を発揮できる場面である．

このようなさまざまな立場での，さまざまな想いの底には，薬剤師としての一つの確固とした核がある．それは，人々が医療人に求めているニーズに応えようとする意志である．人々は何かの救いを求めて，何か困ったことの解決を求めて病院や薬局を訪れる．おいしいものを求めてレストランを訪れたり，美しい服を求めて洋装店を訪れる人々のニーズとは少し異なるということを，薬剤師人生の節目節目で振返ること，そして，そのニーズに応えることが医療人としての使命であることを再確認する機会をもつことが重要である．

専門教育の初期には，このような機会をあらかじめ設けるカリキュラムが必要であり，さまざまな配慮のもと，自らが考え，仲間で討議し，先輩の背中を見る機会をもつことが重要である．しかし，さらに重要なのは，専門教育の期間中に，すなわち薬剤師として独立した歩みを始めるときまでに，自分を振返る習慣を身につけることではないだろうか．医療人とは生涯にわたって長き道を歩み続けなければならない職業である．高みを目指して自分で歩んでゆかなければならない．そのために自らを振返り，自らの優れた点を伸ばし，至らぬところを補う力を身につけること，すなわち，卒業時には専門家としての自立と同時に，生涯にわたる学習者としての自立を達成しなければならないのである．その習慣を身につけ，折に触れ，医療人としての自らの使命に思いはせる必要がある．

2・2・2 自己達成感の喜びを知る

もう一つ重要なことは，使命とは，私たちに求められているものであると同時に，私たちに生きがい・手ごたえという大事な贈り物を届けてくれるものである

使命　mission

ということである.

　社会の医療人に対するニーズとは，端的にいえば，"病をもつ人が抱える身体・心理・社会上の問題の解決を支援してほしい"と言い表すことができる.そのニーズに応えることが私たちの責任であると同時に，ニーズに応えることができたとき，それは私たちにとって大きな喜びとなり，私たちの使命感を支える.責任感とはそうした喜びや達成感と裏腹の関係にあるのではないだろうか.

　病院内では，薬剤師は医師や看護師と比べ，直接患者に接することは比較的少ない.創薬分野ではなおのことである.しかし，常にこの"薬"の向こうに，その"薬"を必要とする患者とその生活があることを思い描いてほしい.その支援を求める患者の姿が，私たちの責任感・使命感をより確かなものにする.時にその責任は非常に重く強い覚悟を必要とすることもある.誤薬や調剤ミスは許されず，またつぎつぎに開発される新薬の知識に精通するには生涯にわたって知識・技能を高め続ける努力も必要とされる.若いころに学んだ知識が，その後に否定されることもまれではない.しかしその責任が重ければ重いほど，私たちの手に残る手ごたえ，充実感もまた大きいことを忘れてはならない.そして，そのような責任を伴う仕事を誇りに思ってほしい.薬剤師としての使命・責任感に関する事例を一つ示す.

> **事例**　認知症病棟に入院していた78歳の男性が高熱を出した.主治医は誤嚥性肺炎を疑い，抗菌薬を処方したが発熱は治まらない.胸部X線写真でも明らかな肺炎像は認められない.ケースカンファレンス（症例検討会）で，看護師から全身の筋緊張が高く，体位変換をするときに配慮が必要であるとの報告があった.薬剤師はその報告を聞き，この患者が1カ月前に非常勤の精神科の医師の診察を受け，向精神薬が投与されていることを報告，薬剤性悪性高熱症の可能性はないかと質問した.主治医は患者のクレアチンキナーゼが高値であることを確認.向精神薬の中止により，患者は速やかに解熱した.

　この薬剤師は何を得ただろうか.診断に至る推論が正しい答えを生み出したことに知的満足を得ただろう.しかし，それだけではないはずだ.彼は自分の臨床推論が一人の患者を救ったことの喜びを得たはずだ.高熱から解放され穏やかな表情を見せる患者の姿に喜びを感じたはずだ.同時に，チーム医療の一員として使命を果たしたことの満足感も味わったに違いない.このような喜びは，私たちの職業人人生に確かなエネルギーを満たしてくれるのである.

　薬剤師としての業務の向こうに，患者の姿を思い浮かべることが，薬剤師としての使命・責任感を確かなものにする一番のエネルギー源となるのではないだろうか.臨床の現場だけでなく，創薬分野で働く人たちも，たとえば新しい生物製剤である抗リウマチ薬の臨床試験において，その治療成績の高さに満足すると同時に，長年の耐えがたい疼痛から解放された患者の喜びも共有してほしい.そうした喜びが，医療人としての使命を支え，薬剤師人生を豊かにしてゆくのだと思う.

ニーズ　needs

SBO 3 チーム医療や地域保健・医療・福祉を担う一員としての責任を自覚し行動する．（態度）
A(1)①3

学生へのアドバイス
　医療に対する社会のニーズは非常に大きく，このニーズに応えるためには，チーム医療の充実が不可欠である．質の高いチーム医療には，チームのメンバーがそれぞれの専門性を高め，緊張感をもった協働を通じて志を共にした仲間とともに，患者・社会のニーズに応える努力が必要とされる．

■ この SBO の学習に必要な予備知識
1. 医療人チームを形成する各職種の任務内容の理解：SBO 54
2. 相手を尊重するという基本的姿勢の重要性の理解：SBO 45, 49
3. 基本的コミュニケーション能力の理解：SBO 41〜49

■ この SBO の学習成果
1. 自らの専門性を高める自発的努力の修得
2. 相手への敬意に基づいた協働の修得
3. 高度なコミュニケーション能力の基本部分の修得

関連する SBO
SBO 52〜56
F(4)①, ②

3・1　チーム医療とは

　医療に対する社会のニーズは非常に大きい．超高齢社会を迎え，医療ばかりでなく，福祉へのニーズも年々高まっている．そのなかで患者・生活者を支えてゆくには，一つの職種だけでは対応困難なことは明らかであり，**チーム医療**の重要性は増すばかりである．しかもそのチームが対応する領域は，急性期医療から介護・福祉，予防医療までと広域に広がり，チームの職種もさまざまである．医師，看護師，薬剤師，放射線技師，検査技師，リハビリテーション（理学療法士，作業療法士，言語聴覚療法士），栄養士，臨床心理士，ソーシャルワーカー，ケアワーカー，ケアマネージャー，医療事務スタッフ，救急救命士，消防士，警察官，さらには地域の人々など，これ以外にも多くの人々がかかわっている．そうしたさまざまな人々がチームを組むことで，地域保健・医療・福祉など幅広い領域の諸問題に対し，優れたサービスを提供することができるのである．

　ではチーム医療とは，何かもう一度考えてみよう．上にあげた多職種がただ単に共に働くことをいうのであろうか．

　チーム医療には表 3・1 に示した三つの要素が必要とされる．

表 3・1　チーム医療に必要とされる 3 要素

1. それぞれの専門性を高める
2. 緊張感をもった協働をする
3. 目的を共有する（志を共にする）

3・2　それぞれの専門性を高める

　チーム医療にまず求められることは，自らの専門職としての能力を十分高めることである．チームの一員として，それぞれの分野に関する高い専門性があるからこそ，チームを形成する意義があり，ほかのメンバーからの信頼も得られる．薬剤師として"薬のことは任せてくれ"と自信をもって表明できるように，自らを高めてゆく，たゆまぬ努力が求められる．

　チーム医療においては，自分の専門領域の知識や技能をもとに協働することが

基本であるが，相手の専門性を尊重し，そこから学ぶという姿勢も必要である．相手の高い専門性に触れることで，チームのメンバーは互いに新たな学びを得ることができるのである．

ある薬剤師から"薬剤師は医師の処方を変えてなんぼのものだ"という言葉を聞いたことがある．少し乱暴な表現ではあるが，この言葉の裏には薬剤師として圧倒的な矜持，誇りが秘められており，私はこのような薬剤師と共に働きたいと心から思った．

3・3 緊張感をもった協働

チーム医療の本質は，1＋1が2以上になることである．1＋1＝2であるなら，それは単に二人の専門家が共に働いている（共働）だけであり，それをチーム医療とはよばない．残念ながら多くの現場ではこの次元のチーム医療が多く，さらに残念なことに，1＋1が2以下になっている場合もある．互いに遠慮しあったり，相手を不用意に傷つけるような発言をしたりする場合がそれである．

1＋1が2以上になるためには，緊張感をもった協働が必要となる．高い専門性をもったメンバーが，単なる仲よしグループではなく，緊張感をもって共に働くこと，いわゆる"鎬を削る"というせめぎ合いが求められる．真摯に相手に向き合うこと，意見が一致しなくても逃げないことである．安易に妥協するのではなく，なぜ一致しないのか，十分に話し合い，合意点を見つけるぎりぎりの努力を続けることで，新たな知恵やエネルギーが生み出される．

このような衝突がプラスのエネルギーを生み出すためには，優れたコミュニケーション能力が必要とされる．相手を傷つけることなく，否定することなく，合意形成のために建設的な意見交換をする能力は，最も難度の高いコミュニケーション能力といえる．表3・2には患者とのコミュニケーションに必要とされる能力を示したが，これは同僚とのコミュニケーションにも適応される．

関連するSBO
SBO 41～49

表3・2　患者とのコミュニケーションに必要とされる能力

a.	聴く能力
b.	表現能力；聴いてもらえる能力
c.	感情面への配慮
d.	悪いニュースの伝え方
e.	異なった意見の受容
f.	対象者への敬意

a. 聴く能力　まずは相手の意見を十分に聴くことである．分野が異なると価値観や用語の意味が異なることがあり，相手の真意が理解できない場合もある．また価値観が異なると，話のはじめを聞いた時点で，その後に続く文脈を誤解したり無視してしまうこともある．チームメンバーの意見を，先入観や偏見なく，その背景にある想いとともに"聴く能力"は非常に重要な能力である．

b. 表現能力；聴いてもらえる能力　医療の現場では時間を争う場面も多い．そのような厳しい現場で，簡潔かつ正確に自分の意見や想いを相手に伝える能力

もまた重要である．相手の置かれている状況を的確に判断し，さらに可能なら相手の性格までも理解したうえでの発言であれば，より容易に相手の耳に届くと考えられる．

　　c．感情面への配慮　　先に述べたように医療の現場は非常に厳しく，分単位での行動を求められる場面もまれではない．また，終末期医療など必ずしもよい転帰が期待できない場面も多い．医療現場で働く人々は，肉体的にも精神的にも強い緊張を強いられている．そのような相手の心理状態，感情面への配慮も必要となる．大手術を目前にした外科医へは声を掛けるのもためらわれることが多い．長くケアした患者の最期を看取ったばかりの看護師への不用意な声掛けは，その感情を押しとどめていた堤を決壊させる可能性もある．共に働く仲間として，チームメンバーの感情面にまで配慮できるほど関係が成熟すれば，協働はより容易になるだろう．

　　d．悪いニュースの伝え方　　"悪いニュースの伝え方"はおもに患者・家族に予後不良な診断結果を伝えるときの配慮を示したものである．若干異なるニュアンスであるが，チームメンバーの失敗や間違いを指摘する場合にも配慮すべきポイントである．誰にとっても自らのミスを指摘されるのはつらいものである．しかし，医療現場ではミスは許されず，ダブルチェックは安全な医療の基本である．処方の疑義照会は薬剤師の非常に重要な業務であるが，相手のミスを頭ごなしに指摘するような照会では相手の心は閉ざされてしまう．十分に配慮したコミュニケーションをとれば，相手はむしろ指摘に対して感謝の言葉を述べるであろう．

疑義照会（SBO 8・2 参照）

　　e．異なった意見の受容　　たとえばがんの終末期患者への対応について，医師，看護師の考えが異なることがある．患者は延命治療を望んでおらず，苦痛の軽減のみを願っているとしよう．医師は積極的な治療は行わないと考えているが，看護師は患者の苦痛の軽減のためには積極的な介入が必要と思っている場合がある．逆の場合もある．多くの場合，互いの価値観の違い，情報の違いからこのように表面的には考えが異なり対立するようにみえるが，相手の考えやその背景にある価値観を忌憚なく話し合い，患者の真のニーズを共有することで合意に至ることが多い．意見は異なるほど貴重であるという姿勢が重要である．

　　f．対象者への敬意　　最後に最も重要なのが，チームメンバーに対する敬意である．それぞれの職種という境界線を越え，信頼できるチームメンバーへ尊敬の念をもつことは，人として当たり前の態度である．非常に残念ながら，医療の世界のヒエラルキー（序列意識）がこのような自然な態度を損なわせることがあるが，コミュニケーションの基本は相手に対する敬意であることは揺るがない．

3・4　目的を共有する（志を共にする）

　チーム医療では，目的を共有することが最も重要である．"このチームは何のために形成されているのか"を常に意識することである．医療人チームの基本的共通基盤は，SBO 2 で述べた医療人プロフェッショナリズムであり，医療人としての使命，責務を共有していることが前提である．志を共にすると言い表すことも

できるだろう．そのうえで，まず，個々の患者の真のニーズを捉えるためにそれぞれが努力し，それを共有し目標を設定する．目標到達に向けて役割分担を明確にし，常に情報を共有し，少しでも目標に向かって前進することを確認する．少しの意見のぶつかり合いがあっても，患者やその家族に最大の支援を提供するためであるという共通の基盤を互いに確認し合えれば，緊張感をもった協働がより容易になるのである．

このようにして，それぞれの役割をしっかり認識し，共にその任務を遂行することにより，私たちはチームとして医療に対する社会のニーズに応えることができる．チームのほかのメンバーの専門性から学び，その視点を理解することで，急性期医療から介護・福祉，予防医療までと広域に広がる社会のニーズを理解し，適切な対応能力を身につけることができる．そして，一人ではとうてい対応困難な，地域保健・医療・福祉など幅広い領域の諸問題に対し，チームとして優れたサービスを提供することができるのである．

SBO 4 患者・患者家族・生活者が求める医療人について，自らの考えを述べる．（知識・態度）
A(1)①4

学生へのアドバイス

私たちの医療の対象となる患者・家族・生活者が求める医療人とは，私たちが医療を受ける側になったときに出会いたいと思う医療人と同一である．皆さんはどんな医療人に出会いたいと思うか考えてみよう．

■このSBOの学習に必要な予備知識
1. 医療人の使命：SBO 2
2. 病気になるとはどういうことか：SBO 50

■このSBOの学習成果
自らがどうしてほしいかをまず考える習慣を身につけることで，患者や家族の気持ちをよりよく理解するようになる．その結果，医療人として適切な行動がとれるようになる．

関連するSBO
SBO 50

4・1 病気になるということ

病気を自覚するのは，一般的には体に何らかの不具合を感じたときである．不具合のために不快な思いをするが，通常は自らの免疫力で時間とともに症状は軽減または消失する．しかし，時間がたっても症状が改善しないと不安な気持ちが大きくなって医療機関を受診する．私たちがそんな不安な状態になったとき，医療人に対してどんなことを望むだろうか．もしまだ皆さんが大きな病気や怪我をした体験がなければ，おそらくこんな人がいいと理想像を想像してもよいし，体験があればあんな人がよかった，こんな人には診てほしくないと具体的に思い浮かべてもよい．一般的にいえば理想像は，こちらの状況を理解し，こちらの心情を思いやって，親身になって対応してくれる人ということになろう．その行為はもちろん専門的な知識に裏付けられ，何度も繰返すことで身につけた確実な技能，そして人を人として大切にしようとする態度から出てくる．

ところで症状が改善しないかしだいに悪化する場合，あるいは治癒の難しい病気であることが判明した場合，患者の不安はしばしば怒りに変わる．"なぜ私がこんな病気にならなければならないのか"という怒りだ．怒りが患者自身に向けられると患者は自らを責めさいなむ．ほかの人，たとえば家族や医療機関に向けられると，患者は家族や医療人を罵倒して激しく攻撃したりする．そんな場合，医療人はどう行動したらいいだろうか．多くの医師，薬剤師，看護師がそのような体験をもっているので，実習に行ったとき苦労話を聞かせてもらうとよい．

4・2 ある外科医の場合

身近な例をあげてみよう．手術に関してすこぶる腕のよい外科医がいた．患者や家族には簡単な説明をするが，治療方針はその外科医が決める．どうせ説明しても専門家ではないあなた方にはわからないだろうから，あとは任せておきなさいということで，とてもこちらから質問できる雰囲気ではない．手術を受けてみると手術時間は通常より短く，縫合したあとの傷口も実にきれいだった．術後退院して何度か通院したが，その都度傷口を確認するのみで生活状態を聞かれることもなく，何回目かに"はい，もう来なくてよろしい"と言われた．もしこんな外科医が主治医であったとしたらあなたはどう思うだろうか．実はこのような医

師に対する評価は，医師の間でも患者の間でも分かれる．ある医師は，"患者にとって最も大切なことは病気が確実に治ることだ．その医師が親切であるとか人柄がよいというのは二義的な問題で，患者にとっては医師の技能が優れていることこそが重要だ"と言う．これに対して別の医師は"技能はもちろん大切だが，患者の不安，思いをくみ取って共に最善の方法を考える医師でなければ医師とはいえない"と反論する．

一方，患者の側からみればどうか．"外科治療を受ける場合は医師の腕がよいことが一番大切であるから技能の優れた医師を選ぶ．手術だけはその外科医にしてもらうが，ほかのことはほかの医師に診てもらえばいい"という患者もあれば，"いや，そんな医師にはかかりたくない．そんな医師は患者の想いを大切にしようとしないから，体の病巣を切取ることはできても心の傷は癒せない"と考える患者もいる．あなたはどう考えるか．

4・3 薬店での体験

薬店での女性患者の体験．排尿時の不快感と痛みで病院を受診．検尿などの検査の結果，膀胱炎と診断された．薬を受けとるために薬店に行った．薬剤師は年配の女性で，処方箋を見ながら"お待たせしました．抗生剤*が出ています．1日3回，1回に1錠ずつです．食後15〜30分してから水かお湯で服用なさってください．今，咳や痰は出ますか"と聞いた．"いえ，尿が近くて痛みがあります"と小声で伝えたら，少し体を前にかがめて顔を近づけ，声を小さくして"つらいですね．お聞きになられたかもしれませんが，温かいお茶を多めに飲んで，洗い流すといいですよ"と言い，にっこりして"どうぞお大事に"と言った．女性患者はとてもうれしかったとのこと．"理解を示してくれるが，不必要な深入りはしない"という配慮に感心したとのことだった．

* 抗菌薬のこと．

次は別の薬店で男性患者の体験．突然起こった腰痛のため腰に巻くバンドを買いに行った．その店のオーナーと思われる男性薬剤師が痛みの具合を詳しく丁寧に聞いてくれて，腰に巻くバンドを選んでくれた．大変感じがよかったので，さっそくそのバンドを買って帰ろうとしたら，"バンドだけではよくならないし，痛みがつらいでしょうから痛み止めも飲んだほうが安心ですよ．この薬がいいでしょう．ただし痛み止めは胃が荒れるので，この胃薬をぜひ一緒に飲んでください．腰の痛みを予防するには健康食品も使っておくといいですよ"と言って健康食品の説明を始めた．断り切れずに聞いていると，勧める健康食品がしだいに価格の高いものになった．笑みを浮かべながらその薬剤師さんは"こんなに親切に説明してくれるお店はないですよ"と言う．断りづらくなったがバンドのみ購入して家に帰った．そして考えた．"あの薬剤師さんは私のことを心配していたのだろうか，それとも薬や健康食品を売ることが目的だったのだろうか．"

4・4 看護実習生の行為

呼吸器科病棟でのこと．70代後半の女性が肺がんで入院していた．がんはすでに腰椎に転移して両側下肢は麻痺し，歩くことができなくなっていた．腰椎への

転移のために痛みが強く，麻薬を使っても十分に抑えることができなかった．いつまでも続く痛みと，転移しているという現実から，患者は絶望的な気持ちになっていた．夜間，消灯になって周囲が暗くなると不安のためか頻繁にナースコールを押して看護師を呼んだ．そして"私痛いのよ．何とかしてよ．私死ぬのよ．わかる？"と繰返していた．ある晩，女性の看護実習生が病棟に来た．看護師について朝まで病棟業務を実習するのだ．この患者のナースコールが鳴ったとき看護師が出払っていたため，この実習生がベッドサイドに行った．"私は看護実習生の○○と申します"と挨拶すると，患者は"あなた学生さん？私痛いのよ．私死ぬのよ．何とかして"と言った．以後の状況は実習生を追って駆けつけた看護師の話である．実習生は何も答えられず黙っていたが，やがて"足を洗いましょうか"と言った．患者は何も答えなかったが，実習生は患者の腰から下にビニールを敷き，洗面器に2杯お湯を汲んで，動かなくなった足を片方ずつ洗面器のお湯につけ，自分の手に塗ったセッケンで洗った．足の指の間も洗った．この間二人とも無言だった．足を洗い終わったとき患者が言った．"ありがとう．私，もう死ぬなんて二度と言わない"翌日からの患者の表情は見違えるように明るくなった．数カ月後に亡くなるまで，患者の明るい表情は変わらず，"死ぬ"という言葉を言わなかった．

4・5　医療人としての使命，社会からの評価

パブリック　public

医療という仕事はパブリックなものである．パブリックな仕事というのは何かというと，**ヒポクラテスの誓い**（コラム 5）のなかにある "自らを利することを

コラム 5　ヒポクラテスの誓い

医神アポロン，アスクレピオス，ヒギエイア，パナケイアおよびすべての男神と女神に誓う．私の能力と判断にしたがってこの誓いと約束を守ることを．この術を私に教えた人をわが親のごとく敬い，わが財を分って，その必要あるとき助ける．その子孫を私自身の兄弟のごとくみて，彼らが学ぶことを欲すれば報酬なしにこの術を教える．そして書きものや講義その他のあらゆる方法で私のもつ医術の知識をわが息子，わが師の息子，また医の規則にもとづき約束と誓いで結ばれている弟子どもに分かちあたえ，それ以外の誰にも与えない．私は能力と判断の限り患者に利益するとおもう養生法をとり，悪くて有害と知る方法を決してとらない．

頼まれても死に導くような薬を与えない．それを覚らせることもしない．同様に婦人を流産に導くような道具を与えない．

純粋と神聖をもってわが生涯を貫ぬき，わが術を行なう．結石を切りだすことを神かけてしない．それを業とするものに委せる．

いかなる患家を訪れるときもそれはただ病者を利益するためであり，あらゆる勝手な戯れや堕落の行ないを避ける．女と男，自由人と奴隷の違いを考慮しない．医に関すると否とにかかわらず他人の生活について秘密を守る．

この誓いを守り続けるかぎり，私は，いつも医術の実施を楽しみつつ生きてすべての人から尊敬されるであろう．もしこの誓いを破るならばその反対の運命をたまわりたい．

（小川鼎三，"医学の歴史"，中央公論新社（1964）より引用）

第一義としない"ということである．人間誰でもまず自分の利を考える．これは自然なことである．それをあえて自らの利を求めることを二番目以降にしてまずは患者の利を考えるということである．神学，法学に身を奉じる神父や牧師，弁護士といった職業も同じ性質をもつ．医療人の使命を表4・1に示す．

表4・1 医療人の使命

① 治るはずの病気をきちんと治す
② 治らない病気になった人たちが私たちに会うことで，最期のときまで希望をもって生きることができるようにする
③ 私たちに続く人々を育てる

　治るはずの病気をきちんと治すということは患者にとっては当たり前のことであるが，医療人がこれをいつも確実に実践することは実に難しい．毎日たくさんの勉強をしても難しい．だから職種の異なる人たちとチームを組んでこれを果たす．さらに治るはずの病気を増やすために研究をする．また病気にならないように予防する．予防するための方策を研究する．これらの使命を果たすために必要なものは，膨大な知識と優れた技能である．学部を卒業後，臨床の場で日夜勉学に励むのは，これを身につけようとするからである．

　しかし，臨床の場に出てみると，どんなに知識と技能を尽くしても治らない病気になった人たちがたくさんいることに気づいてがく然とする．そしてそのような死が近づいている患者のそばに行くことをためらう気持ちになることがある．しかし，よく考えてみるとこの世の中に死なない人は一人もいない．いつか必ず死ぬ．とすれば，最期のときまで心に希望をもって生きる，さらにいえば喜んで死んでいける心の状態にすることも医療人の大事な使命である．§4・4にあげた看護実習生が患者の足を洗った行為は，まさにこの使命に沿ったものであったと考えられる．

　最後の"私たちに続く人々を育てる"という使命は，私たちが個々に学んだ知識，技能，態度（人間性）を後輩たちに伝え，後輩たちがそれをさらに発展させるということである．医療の継続性に貢献することである．

　さて，医療人の例をいくつかあげたが，社会は医療に携わる私たちをどのように見ているだろうか．その評価は，一般的には図4・1のようになされているのではないだろうか．

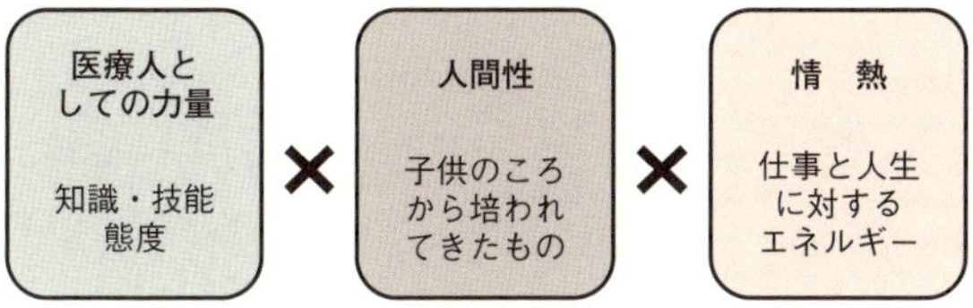

| 医療人としての力量 知識・技能 態度 | × | 人間性 子供のころから培われてきたもの | × | 情　熱 仕事と人生に対するエネルギー |

図4・1 医療人の社会からの評価　掛け算：どれか一つでも0があれば0になる．

つまり医療人としての力量（知識・技能・態度）と子供のころから培ってきた人間性，そして人生と仕事に対する情熱，この三つを足して考えているのではないかと思う．でも私は皆さんに，この三つは足し算ではなく，掛け算であると言いたい．医療人としての力が特に優れた人，あるいは人間性が特に優れた人などいろいろあってよい．三つが均等でなければならないということはない．それはその人の特色だから．しかし，ここで掛け算であれというのは，三つのうちどれか一つでも0であれば，すべてが0になるからである．0になれば私たちが役に立ちたいと思っている患者が誰も来なくなる．そうすると表4・1に示した医療人の使命である①と②が果たせないことになる．上にあげた外科医の例を思い起こして考えてみてほしい．

> **SBO 5** 生と死を通して，生きる意味や役割について，自らの考えを述べる．
> A(1)①5　（知識・態度）

学生へのアドバイス
　生きることの意味について考えることは生と死を考えることでもある．ほかの人の生と死に触れることが自分の生と死を考えるときに多くの示唆を与えてくれる．病気や大きな怪我をした人の話，戦争の体験談などを聞くことや，生死に関する本を読むことを勧めたい．

■ **このSBOの学習に必要な予備知識**
　尊厳死，消極的安楽死，積極的安楽死：SBO 29
■ **このSBOの学習成果**
　生きるということは選択しながら時間を使うことである．選択し行動し，また選択し行動する．選択の連続が人生である．"何を大切にして選択をするかで人生が変わる"ということを意識すると，毎日の生き方が変わる．

5・1　生と死の基準

はじめに現在"生"と"死"はどのように考えられているかについて概説する．

関連するSBO
SBO 29

5・1・1　生の基準

　生命の誕生の過程は精子と卵子の受精に始まる．精子と卵子は細胞ではあるがまだヒトではない．1回に射精される精子の数は数億個といわれているが，1個の卵子と受精できるのはそのなかのたった一つの精子である．受精できる精子の確率は数億分の1ということになる．精子と卵子が受精して新たな生命が生まれることになるが，受精卵から人として生まれるまでには，複雑かつ神秘的な経過をたどる．そのおもなものは以下の六つの過程である．

1) 精子と卵子が合体して受精卵となる
2) 受精卵が母体の子宮壁に着床する（受精しても子宮の壁にうまく付着しないと受精卵は成熟できない）
3) 脳・中枢神経の原基の発生（受精後14日くらい）
4) 胎児の心臓が拍動を開始（胎生8〜12週）
5) 胎生22週（ここまで成長すると母体外でも医学的な助けを受ければ生きていける）
6) 母体から生まれ出たとき（受精後10カ月と数日）

　さて，ヒトが人間としての人になるのは，上記1)〜6)のどの段階からであろうか．実はこの基準は万国共通ではなく，国によって異なる．ローマカトリックの大本山であるバチカン市国では，1)の受精卵となったときからを人と考えている．したがって受精卵を使用した実験はできない．日本では，5)の胎生22週以後を人と考えている．22週を超えて胎児が死亡した場合は人として扱われるので，死亡診断書が必要である．

5・1・2　死の基準

　では，死はどのように判断されているか．人の死を判定する基準には心臓死と脳死とがある．心臓死は心臓の機能が回復しないと判断された時点で，一方，脳死は心臓が動いていても脳の機能が回復しないと判断された時点で人の死と判断

する．従来どこの国でも，心臓死が人の死と考えられてきた．心臓が動かなくなれば体は冷たくなる．冷たくなった体に触れて家族は死を実感した．ところが治療の手段として臓器移植が考えられるようになると，人の死に対する考えも変わってきた．心臓が止まってから摘出した臓器よりも脳死と判断された時点で摘出した臓器のほうが，直前まで血液の供給を受けているので，臓器移植の成功率が高い．そこで脳死を人の死とする国が増えてきたが，日本では臓器移植を行う場合に限って，臓器提供者の死を心臓死ではなく，脳死の判定基準で判断すると定められた（表5・1）．

表5・1　心臓死と脳死

1. 心臓死: 下の3徴候を示したとき
1) 心臓の拍動停止
2) 呼吸の停止
3) 瞳孔の散大，対光反射の消失
（瞳孔に光を当てても，瞳孔が開いたままで縮まらない）
2. 脳　死: 脳の機能が完全に停止して回復しない
日本では臓器移植をする場合にのみ認められる
〔脳死判定基準（1985），臓器移植法（1997）〕
2010年改訂，本人の意思表示がなくても家族の了解があれば可能（本人の年齢制限なし）

5・2　人生と選択

さて，この生死の間で生きるのが人生である．生まれ出てから死ぬまでが一人一人の余命であり，この余命を生きるのが人生である．では人生とは何か．

ある番組で，100歳を超えてなお現役として活動している日野原重明医師が小学生に向かって，"君，人生って何だと思う"と尋ねた．小学生は無言だった．すると続けて"君は今日何をして遊んだの？"と尋ねた．小学生は"こうして遊びました"と遊びの内容を伝えた．日野原医師はすぐに"そう，それが人生なんだよ．人生っていうのは時間を使うことなんだ"と言われた．"人生とは時間を使うこと"，これは誰にとっても確かなことだ．さらにもう一つ，心理学者アイエンガー教授*の言葉を紹介したい．"選択することは動物にとってもヒトにとっても本能である"．アイエンガー教授は動物やヒトのさまざまな行動に対する研究から，選び取る，すなわち選択するということは動物にとってもヒトにとっても本能の一つであると考えた．この考えを加えると，"人生は選択しながら時間を使うこと"ということができる（図5・1）．

＊ S. Iyenger　米国コロンビア大学の女性教授，高校生のときに失明，著書"選択の科学"，文藝春秋（2007）

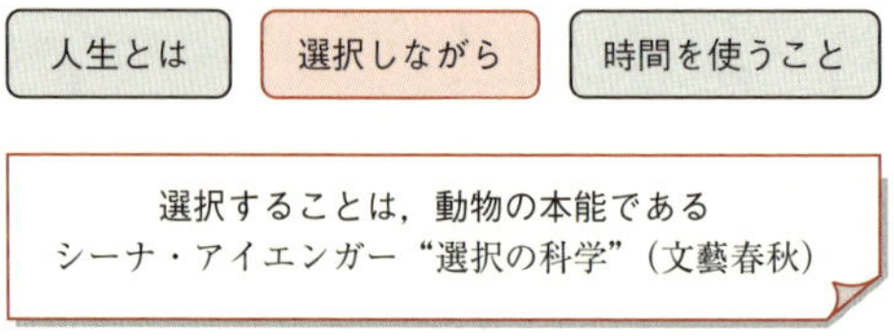

人生とは　→　選択しながら　→　時間を使うこと

選択することは，動物の本能である
シーナ・アイエンガー"選択の科学"（文藝春秋）

図5・1　人生とは

われわれは，あるときは意識して，あるときは意識しないで選択をしている．これら選択の連続が人生である．選択を意識して行う場合は，自分の好み，自分の置かれた状況，自分が大切にしていることなどを基準にして選択している．その人の生き方が選択に出てくるし，選択することがその人の人生を創るともいえる．選択することが人生に大きな影響を与えると聞けば，選択することが怖くなるかもしれない．しかし恐れることはない．選択に痛みを伴うことがあるとしても，失敗はないからである．失敗だと思って終わりにすれば失敗で終わるが，次の選択で変えていくことができるからだ（図5・2）．

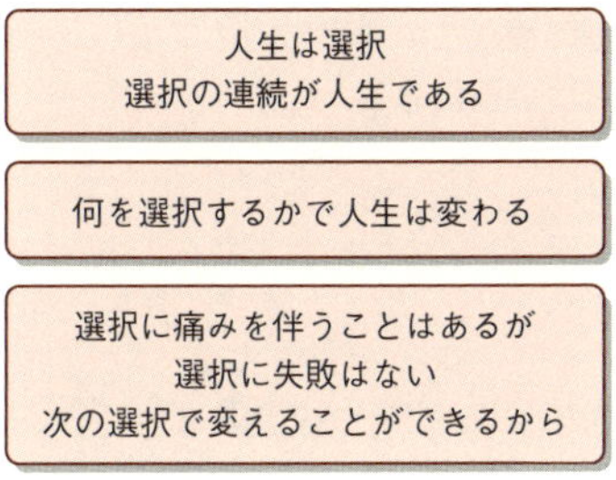

```
┌─────────────────────────┐
│     人生は選択            │
│  選択の連続が人生である    │
└─────────────────────────┘
┌─────────────────────────┐
│  何を選択するかで人生は変わる │
└─────────────────────────┘
┌─────────────────────────┐
│ 選択に痛みを伴うことはあるが │
│     選択に失敗はない       │
│ 次の選択で変えることができるから │
└─────────────────────────┘
```
図5・2　人生と選択

たとえば大きな失敗をしたとき，あるいは社会からは悪と思われることをしてしまったときでも次の選択肢が必ずある．何を選択するかで人は変わる．成功のあとよりも失敗のあとの選択のほうが人を変える．したがって人が何か失敗をしたときに，そのことでその人を判断するのではなく，そのあとその人がどう行動したかで判断したほうがよい．人はきわめて悪いことでもする可能性をもっているし，実際にしてしまうことがある．しかし悪いことをしたからそれで人間でなくなるわけではない．悪いこともする，それが人間だと自覚したのちに，ではどうするかと次の選択をすることで人は変わる．何かを経験し，これはどういうことだろうかと考え，そのことから人間とは何だろうかと学ぶ，そしてそれを次の経験に活かす．その繰返しが人生である．

5・3　生きることで果たす役割

この SBO のはじめにあなたへのアドバイスとして，ほかの人の人生体験を聞いたり，読んだりすることを勧めた．その際ぜひ体験された内容だけでなく，その折々になされた選択に心をとめて考えてほしい．ある人の"体験と選択"を長い目で見ると（長い目で見ることが大切），その人の人生がほかの人々に果たした役割と人が生きることの意味が見えてくる．そうすると，あなた自身の体験と選択，すなわち人生もほかの人々に何らかの影響を与える可能性があることに気付く．あなたの与える"何らかの影響"が，できればほかの人の人生に対する意味のある貢献であればこれに勝るものはない．"ほかの人の人生に意味のある貢献をする"，これこそが，数億分の1の確率でこの世に生まれてきたあなた自身の役割である．ここでいう"ほかの人"とは，あなたにとってはまず患者であり，家族であり，友人であり，さらに見知らぬ人，すなわち社会そのものである．そして"何らかの影響"はこれから先もあなた自身が創り出していくものである．

> **SBO 6** 一人の人間として，自分が生きている意味や役割を問い直し，
> A(1)① 6 　自らの考えを述べる．（知識・態度）

学生へのアドバイス

一般的にいって，特殊な状況に置かれなければ人は生きることの意味について徹底的に考えることをしない．特殊な状況とは，大病，大怪我を経験するか，視力，聴力，四肢など身体の大切な機能を失う，家族を失う，大失敗をする，大災害や戦争に巻込まれたときなどである．このような状況になればいやでも考えるであろうが，そうでなければそのような体験をした人（患者など）の話を真剣に聞くこと，体験について書かれた本を読むことが大切である．そこには人生についての貴重な示唆がある．

■このSBOの学習に必要な予備知識

いろいろな人の話を聞きたい，いろいろな本を読みたいという気持ちさえあれば予備知識はいらない．

■このSBOの学習成果

生きることの意味，生きることで他の人に与える影響，自分の果たす役割などを自覚することで，他の人の人生に対する敬意，配慮，惻隠の情（この言葉に初めて接したという人は辞書をどうぞ）をもつようになる．

　　一人の人間として，私が自分の生きている意味や役割を問い直すときにいつも思い出す二つの人生をここに掲げる．

6・1　ナチスの強制収容所で生き延びた精神医学者の体験

*1 V. E. Frankl: ウィーン大学教授（1905～1997年）

ヴィクトール・E・フランクル[*1]という名前を聞いたことがあるだろうか．第二次世界大戦中，800万人以上が虐殺されたといわれているドイツの強制収容所で生き延びた人である．オーストリア生まれの精神科医で，ユダヤ人であるというただそれだけの理由で強制収容所に送られた．ドイツの敗戦によって解放されるまでの3年間の体験を"或る心理学者の強制収容所体験"（1947年）として出版した．日本語訳は1956年に"夜と霧"（霜山徳爾 訳，みすず書房）という書名で出版された．その後1977年に原著が改定され，2002年に改訂版の新訳が同じ題名で同じ出版社から別の訳者によって出版された（池田香代子 訳）．霜山訳にはいくつかの収容所での被収容者のやせ細った多くの遺体，人体実験をされたあとの体の傷，大勢の人間を殺したガス室など凄惨な写真が載っている（この虐殺が知られるようになって，何人といえども相手の同意なしに人体実験をすることは許されないとするヘルシンキ宣言[*2]が出された）．池田訳では写真は省かれている．どちらも増刷を重ねて現在でも手に入れることができる．

*2 Helsinki Medical Oath, 1964年
（付録1参照）

　収容所でのできごとの一つとして一杯のスープの話が語られている．貨車で運び込まれた被収容者はドイツの将校の前を歩かされる．将校が指で右か左かを指示する．2割が右へ，8割が左へと指示された．左に行った人々は労働に耐えられないと判断された人々で，シャワーを浴びるからと衣服を脱がされ入った部屋で毒ガスを流されて殺された．右に行った人々は列車で別の収容所に送られ，そこで強制労働に従事させられた．著者は右を指示された．極寒の地で毎日の労働のために与えられる食事は1日1杯のスープのみ，それもなかには食べるものがほとんど入っていない．このスープを配るのは被収容者のなかから選ばれたカポーとよばれるユダヤ人で，意地が悪く粗暴だった．スープを受けとるとき，このカ

ポーに頭を下げなければスープがもらえない．スープを飲まなければ体は弱るし，発疹チフスなどの病気にかかりやすくもなる．動けなくなるとそのままそこで死を迎えるか，ガス室に送られて死ぬことになるので，みんな黙ってカポーに頭を下げた．そんな思いをして手に入れたスープを，病気になって働くことができず，スープを与えられない友人に，自分の分をすべて与えた人もいたという．

こんな収容所での生活を踏まえて，フランクルは生きるということについて，ニーチェの"なぜ生きるかを知っている者は，どのように生きることにも耐える"という言葉を掲げたあとで次のように述べている．
（以下，池田香代子訳のp.128～131から抜粋）

> 生きる目的を見出せず，生きる内実を失い，生きていてもなにもならないと考え，自分が存在することの意味をなくすとともに，がんばり抜く意味も見失った人は痛ましいかぎりだった．そのような人びとはよりどころを一切失って，あっという間に崩れていった．あらゆる励ましを拒み，慰めを拒絶するとき，彼らが口にするのはきまってこんな言葉だ．"生きていることにもうなんにも期待がもてない"．…
>
> ここで必要なのは，生きる意味についての問いを180度方向転換することだ．わたしたちが生きることからなにを期待するかではなく，むしろひたすら，生きることがわたしたちからなにを期待しているかが問題なのだ，ということを学び，絶望している人間に伝えねばならない．…
>
> 生きるとはつまり，生きることの問いに正しく答える義務，生きることが各人に課す課題を果たす義務，時々刻々の要請を充たす義務を引き受けることにほかならない．…
>
> 人間は苦しみと向き合い，この苦しみに満ちた運命とともに全宇宙にたった一度，そしてふたつとないあり方で存在しているのだという意識にまで到達しなければならない．だれもその人から苦しみを取り除くことはできない．だれもその人の身代わりになって苦しみをとことん苦しむことはできない．この運命を引き当てたその人自身がこの苦しみを引きうけることに，ふたつとないなにかをなしとげるたった一度の可能性はあるのだ．

一度読んだだけでは理解することは難しいかもしれない．フランクルはこうも言っている．"問題は私が人生に何を期待するかではなく，人生が私に何を期待しているかを死ぬまで問い続けることだ"．

私の経験だが，病院でがんの末期の患者さんから，"私はもう動くこともできずベッドに寝ているだけで，何の役にも立たない．ただ家族の負担になっているだけです．早く死にたい"と告げられた．フランクルの本を読んだあとだったのでこう答えた．"もう死ぬしかないというどうしようもない運命に出合ったときに，その運命にどう立ち向かうか，その姿勢があなたの家族に勇気を与える．そしてそれはあなたにしかできないことなのです．"

6・2 ある医師の最後の言葉

その医師はある大学の医学部長，病院長を経て定年退職し，新しくできる別の

大学の分院の院長として迎えられた．業務には厳しい人だったが，地域の人々のためにこうありたい，医療人としてこうありたいという夢を語ることのできる人だった．単身赴任で近くに部屋を借り，毎夜遅くまで夢の実現にあたっていた．病院の運営が軌道にのり始めた2年目の雨の夜，病院から歩いて帰る途中，交差点で右折してきた車にはねられた．雨で路面が光っていたことと，院長はいつもダークスーツを着ていたためにその若い運転手は気が付かなかったらしい．車のスピードがあったため，意識はあったが頭がい骨骨折，脳挫傷，全身の打撲で自分の病院に搬送された．救急，脳外科，外科，整形外科の医師が集まって緊急対応をしたがやがて意識がなくなった．頭部の検査結果から主治医は奥さんに生命をとりとめたとしても，もうもとの生活に戻ることはないと思いますと伝えた．ところが夫人の言葉は"いいえ，主人は私の言うことにかすかにですが，反応しています．私にはわかります．いつか必ず意識が戻ってきます．ですからそのときのために手，足のリハビリはやめないでください"というものだった．そこで主治医はリハビリを続けた．体はまったく動かず，目は開いていても動かすことはできなかった．もちろん会話はまったくできなかった．

　3カ月後，夫人が"右手の人差指がわずかに動くようになったので，私の呼びかけにイエスなら1回，ノーなら2回曲げてみてと言ったら，ゆっくりとですが指で答えます"と話した．そこで看護師が画用紙に"あいうえお"の50音図を書いた．夫人が文字を指さすと院長は指を動かして答えた．一つの文字を探すのに長い時間がかかるから，文章をつくるには大変な忍耐が必要だった．それでも回数を重ねるうちに少しずつ早くなっていった．院長は目が見え，耳が聞こえたが，顔，手，足はやはり動かず，発語もできなかった．文字に対する反応を指でブザーを押すことで伝えられるようになった．6カ月後には短い文章ができるようになった．院長がつくった文章の多くは"死にたい"というもので，これが2年ほど続いたという．

　3年目ころから家族に対する感謝の言葉が出てくるようになった．やがてリハビリ専門の病院に移って行かれた．そして事故から6年目，動けないまま，言葉を話すことができないままで亡くなられた．前の大学での最終講義で院長が学生たちに述べた言葉は，"病気を背負って生きていくということは大変なことです．だから患者さんを心から尊敬するように"であったという．院長は6年間にわたって患者として重荷を背負って生抜かれた．

　院長が亡くなられた日のご家族への最後の言葉を聞かせていただいた．

　わかれのときがきました．わたしはなんとしあわせものだったのでしょう．
　ありがとう．ありがとう．さようなら．さようなら．

> **SBO 7** さまざまな死生観・価値観・信条などを受容することの重要性について，自らの言葉で説明する．（知識・態度）
> A(1)①7

学生へのアドバイス
社会には多様な人々がいるということを認めると生きることが楽しくなる．すべての人が自分と同じ考えである必要はない．多様な人々がいるからこそ，環境や社会の変化に強いといえる．

■ **このSBOの学習に必要な予備知識**
まず相手の考えを聴き，それから自分の考えを静かに伝えるという気持ちさえあれば，予備知識はいらない．

■ **このSBOの学習成果**
多様性を認めることで人間関係が円滑に進み，新しいものが創造されやすくなることを実感するようになる．

さまざまな死生観・価値観・信条を受容した行動，受容する過程について，筆者自らの体験を語りたいと思う．これを参考にして，みなさんも受容した体験を友人と語り合ってほしい．

関連するSBO
SBO 51

7・1 修道女の死に際して

難病の一種で長年私の外来に通院していた70代の女性が，晩秋のある日，脳出血を起こして緊急入院した．意識はなかった．若いころに終生誓願をし，ずっと修道院で過ごしてきた人で，いつも物静かな，凛とした雰囲気に包まれていた．当時病院は24時間看護ではなかったので，重症の場合は家族に付添ってもらっていた．この方には姉がいたが，夜は修道院からきた友人の修道女が毎夜交代で付添ってくれた．いずれも50〜70代の女性たちだったから，一晩を簡易ベッドで過ごすのは大変だろうと思われた．みんなの願いと治療のかいもなく，患者は5日後に修道院の人たちや病院のスタッフに見守られて息を引きとった．遺体は病室から霊安室に移された．当時私たちの病院の霊安室には仏式の祭壇しか用意されていなかったので，主治医である私は困ってしまった．どうしたものかと迷ったあげく，最も年長と思われる修道女に"ここには仏教の祭壇しかないのですが，どうなさいますか"と聞いてみた．すると"そんなこと何もかまいませんよ"と言って，その年配の修道女を先頭に，ろうそくから線香に火をつけ，チーンと鐘をたたいて，祭壇の前に安置された遺体に手を合わせた．そして遺体と共に教会に帰っていかれた．後日私は教会での葬儀に招かれ，今度は教会のみなさんと共にお別れをした．

今も思い出すのは，年配の修道女の"そんなこと何もかまいませんよ"という言葉と，そう言われたときの表情である．何のためらいもなく，清々しいお顔であった．

7・2 議長として
7・2・1 学内闘争委員会の結成

学部5年のときに，学生で組織する"学内闘争委員会"の議長に選出された．学園闘争*が激しかった1970年のことだが，この闘争委員会は国の政治に対して

* 日米安全保障条約改定反対の闘争．1960年，1970年の改定時に全国的規模で展開された．

闘争するものではなく，自分の大学の理事会，教授会，評議員会のあり方に対する抗議と要望を貫くために結成された．私は2人目の議長だった．1人目は自ら立候補して議長になったのだが，"みんながついてこないのでやれない"といって辞めた．そこで数人の友人が集まって私に議長を受けるようにと言った．しかし，私には何の信条もイデオロギーもないから議長は無理だと断った．それでもやるようにと言うので，クラス会でみんなが本気なのかどうか知ってからにしたいと答えた．どのようにして知るのかと聞くので，本気であるなら自分の最も嫌なこと，すなわち自分の身を傷つけることをして決意を示してほしい．つまり血判を押すことだと言った．友人たちは和紙の巻紙，筆と硯，注射器と酒精綿，血液を入れる小さな皿，抗凝固薬を用意した．これは友人の一人が，決意はあっても針を自分の指先または耳たぶに刺して出血させることにためらいを感じる（特に女子学生は）仲間もいるだろうから，その場合は議長の血液をあらかじめ採血して固まらないようにしておき，この血を使って血判を押せばよいと提案した．

　クラス会が開かれ，私はみんなに聞いた．"退学になる可能性もあるのに，みんな本当にやる気があるのか"．すると全員が"ある"と答えた．これで議長を引受けた．そこで本当にやる気があるのなら，自分にとって一番嫌なことをやってみせてほしい．それは自分の身を切ることだといって，一人一人教室の前に出て毛筆で連判状に名前を書き，血判を押すことを提案した．多くのクラスメイトは驚いたが，十数人いた女子学生は全員自分の血で，100人ほどの男子学生はおよそ4割が自分の血で，残りは私の血を指先につけて血判を押した．そのあとで私はみんなに"血判状をつくったのは，みんなに今の自分の気持ちを確認してほしいためで，明日の朝になってやめたいと思ったらやめてもらっていっこうに構わない．血判を押したからといって今後の行動を拘束するつもりはない"と話した．

　このときたった一人，血判を押さない男子学生がいた．教室は騒然となり，彼をクラス会から除名すべきだという声が出た．私は，彼と仲のよい友人たちに頼んで別室で彼から事情を聞いてもらった．クラス会に戻ってきた友人たちは，クラスのみんなが一丸となって大学をよくしようと行動しているのだからと説得したが，彼はどうしても理由を話さなかった．これを聞いて，彼をクラス会から永久に除名すべきだという声が強くなった．困った私は，みんなに今度は私が彼と二人だけで話を聞くからもう少し待ってほしいと言って別室に行った．彼とはふだんあまり話したことはなかったが，"よっぽどのことがあるのだと思います．よかったら私に話してくれませんか．けっして誰にも言いませんから"と言った．彼は"親の事情があって，今大学に弓を引くことはできない．でも大学がよくなることには強く賛成している"と言って親の事情を話してくれた．そこで教室に戻って，"彼が事情を説明してくれた．私はその事情をよく理解できた．私が彼の立場だったらやはり参加しないと思う．でも彼は大学を改革することには強く賛成すると言ってくれた．私は彼の事情をみんなに話すことはできないが，議長の私が理解したということで彼のことを認めてくれないか"と話した．するとみんなは"わかった．それで十分．今後大学に対して行動するときに，彼がこの会に

加わっていないということを文書にして大学に渡し，彼に迷惑がかからないようにしよう"と決議した．これを聞いて彼は泣いた．あとで考えると，たった一人，血判を押さなかった彼を除名していたら闘争委員会はやがて自己崩壊していったと思う．

7・2・2 デモをするぞ！
　さまざまな要求を大学に伝えるために最初に考えたことは，学内外をデモ行進してわれわれの存在をアピールしようということだった．開学以来，デモが行われたことはない．毎週1回臨床講堂で，授業が終わったあとに集会を開いた．ほかの学年にも呼び掛けて公開にした．デモを行うことに対する意見を尋ねた．賛成，反対それぞれの意見が出始め，しだいに紛糾した．特に強く賛成，反対を主張していた同級生の二人がつかみかからんばかりの勢いになった．心配した仲間たちが，私に二人の論争を止めるようにと言った．私にはどちらの意見をとるべきかわからなかった．そこで"いや，二人は今一所懸命に意見を言ってくれている．みんなもう少し聴こう"と言って引延ばした．水が入った形になった二人はまた気合いを入れ直して議論を始めた．何の思想もイデオロギーももっていない私は，ひたすら二人の意見の共通点を探した．二人が自分たちでも疲れるくらい意見を言い合ったところで，私は，君たちはこういう点が同じではないだろうかと言った．具体的には，"大学をよくしたいという気持ちでは何も変わらないのではないか．ただやり方が少し違っているだけのように聞こえる"．二人は"そうだ！僕たちは何も変わらない"と言った．もし二人が十分に意見を出す前に私が共通点を指摘したら，二人とも納得しなかったのではないかとあとで思った．十分に語ってもらうことが大切だったのだ．

　さて，意見を述べ合った二人に感謝して，デモを決行するかどうか参加者の決をとった．すると賛成8割，反対が2割だった．"決まった．デモをやるぞ！"と大勢が拍手した．私は議長で，みんなの顔が見える位置にいるので，反対した仲間の表情がよく見えた．やっぱりデモは嫌だという顔だ．そこでみんなに"デモはやめよう"と言った．すると"お前，民主主義のルールを知らないのか．十分に話し合って，最後は多数の意見で決めるのだ"と反論された．"そのルールは知っている．でも僕らの仲間の何人かはやっぱり嫌だと思っている．だから今はデモはやめよう．全員で賛成できることから始めよう"と提案した．不思議なことに，多数の側が"そうだな．嫌だと思っている仲間がいるからな．よし，デモはもっと先にしよう"と言った．するとさらに不思議なことに，反対していた少数の仲間が，"みんながそんなに言ってくれるのなら，デモをやる"と言った．決をとり直したら全員が賛成だった．

　少数の側からみれば，多数の側は怖い．多数の側は少数の側をいつでも力で押さえ付けることができるから，少数の側の人々が感じている恐怖感を理解することができない．力の強い側が譲ってくれたので少数の側はうれしかったに違いない．そして事は進んだ．"最終的には強い側が譲る"，これは理性ではなく感情の問題だ．人は理性では動かないときでも，感情では動く．自分は感情的にならな

いほうがよいが，相手の感情は大切にしようと思った．

　今思い返すと，もしデモを決めるとき多数決で押し切っていたら，デモに反対だった学生の多くはデモに参加しなかったのではないか．すると次の行動を決める集会にも参加しないだろうから，次の集会は初めよりも少数の参加者で行うことになる．そこでまた多数決で事を決めると，仲間がどんどん減ってしまう．最後は自分だけになってしまうかもしれない．強い側に立った場合は，弱い側の人たちに譲るという余裕が必要のようだ．

　患者と医療人はたとえ1対1であっても，病気という弱みをもっている患者からみれば，圧倒的に多くの知識と技能をもつ医療人は強い側にみえるのではないだろうか．だから，私たちは患者に対して常に強い立場にいるということを心にとめておく必要がある．

　もう一つデモで学んだことがある．それは"自分が相手の立場にあったら同じことをしないだろうか．同じように考えるのではないだろうか"と想像することである．そう考えることで相手の立場を思いやることができる．組織体（たとえば大学，病院，薬局など）をテーブルとすれば，多くの関係者がテーブルを囲んで座っているときに，自分の好きな色だけで塗り尽くすことは不可能である．こうありたいという想いが共有できれば，あとはそれぞれが大切にしている色を少しずつ塗っていけばいい．そうして塗られたテーブルは独特の味わいのある色になるだろう．

第4章　薬剤師が果たすべき役割

> **SBO 8** 患者・生活者のために薬剤師が果たすべき役割を自覚する．
> A(1)②1　（態度）

学生へのアドバイス

薬剤師に求められる基本的な資質では，豊かな人間性と医療人としての高い使命感を有し，生命の尊さを深く認識し，生涯にわたって薬の専門家としての責任をもち，人の命と健康な生活を守ることを通して社会に貢献することが掲げられている．人の命と健康な生活を守るためには，科学力や薬物療法の実践のみでは不十分であり，人とかかわることが求められている．患者・生活者の立場に立つ，コミュニケーションするといったことを意識しよう．また，自分が患者・生活者だったら薬剤師に何を求めるかを考えてみよう．

■このSBOの学習に必要な予備知識

1. 健康管理，疾病予防，セルフメディケーションおよび公衆衛生における薬剤師の役割について説明できる：SBO 13
2. 人の行動がどのような要因によって決定されるのかについて説明できる：（B(1)①1）本シリーズ"薬学総論Ⅱ" SBO 1参照．
3. 人・社会の視点から薬剤師を取巻くさまざまな仕組みと規制について討議する（態度）：（B(1)①3）⇒ 本シリーズ"薬学総論Ⅱ" SBO 3参照．

■このSBOの学習成果

社会のニーズを把握することができるとともに，患者・生活者が何を求めているのか考えを述べることができる．そこから，薬剤師が果たすべき役割について説明し，実践できるようになるための目標を立てることができる．

8・1　薬剤師に対する評価

薬剤師が果たすべき役割とは何だろうか．それを知るために，薬剤師の業務を患者・生活者の視点，社会の視点に立って眺めてみよう．ここでいう"社会"とは，患者だけではなく，医師・看護師などの医療従事者も含まれる．すると，薬剤師の行為に対する評価は，"薬剤師さん，よくやってくれている，信頼できる，任せられる"という賞賛と，"薬剤師はどうしようもない，信頼できない，たるん

(a) 患者・生活者，社会から評価される場面
　　適正使用，危険回避

- 薬品情報の提供の充実
  - ○的確・適正な処方設計の支援
- 処方箋チェックの充実
  - ○疑義のある処方から適切な処方への変更
  - ○より的確・適切な処方への変更
- 服薬指導の充実
  - ○使用法の間違いの回避
  - ○コンプライアンスの改善
  - ○薬理効果のチェック
  - ○有害作用の発見
- 情報収集の充実
  - ○市販後臨床試験への参画
  - ○エビデンスの収集
- 正確な調製・調合
- 求めに応じた相談応需
  - ○健康に関する相談
  - ○24時間対応

(b) 患者・生活者，社会から責任を問われる場面
　　医療ミス，投薬ミス，調剤ミス

- 薬品情報の提供の不足・誤り
  - ×的確・適切な処方設計の支援ができない
- 処方箋チェックの不足・誤り
  - ×疑義のある処方から適切な処方への変更ができない
  - ×的確・適切な処方への変更ができない
- 服薬指導の不足・誤り
  - ×使用法の間違いの回避ができない
  - ×コンプライアンスの改善ができない
  - ×薬理効果のチェックができない
  - ×有害作用の見落とし
- 調製・調合の誤り
- 相談応需・応召義務への未対応
  - ×処方箋以外は対応しない
  - ×要指導医薬品，一般用医薬品を扱っていない
  - ×相談に応じない

図8・1　薬剤師に対する評価

でいる"という責任追及の二つに大別できることがわかるだろう．そこで，一般に評価される場面と責任を問われる場面について，薬剤師の態度との関係から考えてみよう．図8・1には医療機関における薬剤師の行為について，社会などから評価される部分と，逆に社会などから責任を問われる部分を示す．

8・2 患者・生活者，社会から評価される場面

社会などから評価される場面としてはまず，**処方設計**の支援をあげることができる（図8・1a）．もう少し具体的にいえば，医師をはじめとする医療従事者に対する医薬品情報提供を介した処方設計の支援などである．もちろん，製薬企業からの情報提供は必須だが，その要点をわかりやすく加工して医師にリアルタイムに提供できるのは医療現場の薬剤師しかいない．特にこれからは，**個別化医療**に向けた取組みが今まで以上に推進されることになるだろう．そこでは，それぞれの患者に対して最適な**薬物投与計画**（最小の副作用で最大あるいは十分な治療効果を得るための薬の使い方）を設定することにより，薬物治療の個別化を目指すことになる．そこでは，薬剤師は医薬品情報提供者としての役割を求められている．

つぎに**処方箋監査・疑義照会**があげられる．最新の医薬品情報に照らして明らかに問題がある処方は，変更してもらう必要がある．しかしそれだけではなく，個々の患者が何を求めているか，どのような問題を抱えているかを見いだし，個々の患者にとって的確・適切な処方となるよう医師に助言して，処方を変更してもらうことも必要である．こうした処方変更は，今までは医師に対する気兼ねなどもありなかなか実行されない場合も多かったが，これからの薬剤師にとっては，処方箋監査や疑義照会においても，患者の立場に立って行うという態度や姿勢が欠かせない．

患者に対する服薬指導もまた，薬剤師の態度が問われる場面である．服薬指導の重要性を十分に認識したうえで，それぞれの患者に応じた服薬法を助言し，**コンプライアンス**を改善するよう，積極的に取組む姿勢がなくてはならない．また，情報の提供だけではなく，患者インタビューなどを通じて，常に"薬物による治療効果が十分に得られているか"，"副作用，有害事象が起こっていないか"などを的確にチェックしていくなど，常に患者の立場に立つ姿勢をもって患者に接してほしい．加えて，飲み忘れ，服薬困難，医薬品および疾患に対する知識不足などのため**アドヒアランス**が低い患者に対しては，必要であれば医師と患者の間で，薬物治療を適正化するための橋渡しとしての役割を薬剤師が担うようにしたい．

一方，生活者にとって，健康な生活を守るためには，一般用医薬品や健康食品など，日常生活で医学とは別にさまざまなアイテムを提供することも求められる．そのなかで生活者の健康に関する情報を発信したり，健康チェックを通した受診勧奨など，かかりつけ薬局・薬剤師機能の発揮が求められる．こうした場面においては**医薬品情報**や**エビデンス**などが基盤となる．したがって，薬剤師は常に最新の医薬品情報やエビデンスを入手し，活用するよう心掛けなくてはならない．さらに，自ら医薬品情報を創出する態度をもつことも重要である．たとえば，医

関連するSBO
B(1)①②，F(3)

処方設計：医薬品の適応，相互作用などを踏まえて，用法・用量・投与日数などを決めること．

個別化医療（テーラーメイド医療またはオーダーメイド医療ともよばれる）：患者の生理的状態や疾患の状態などを考慮して，患者個々に治療法を設定する医療．特に，遺伝子診断などに基づく治療の個別化に関して使用されることが多いが，"年齢，性別，体重，腎機能などを考慮した薬物投与設計"も含まれる．（関連SBO：E3(3)⑤）

処方箋監査：処方箋に記載不備や内容に疑わしい点がないか薬学的見地からチェックすること．

疑義照会：処方箋中の疑わしい点について処方医に確認すること．

コンプライアンス：服薬遵守．患者が指示どおり正しく薬剤を使用している状況．

アドヒアランス：患者が積極的に治療方針の決定に参加し，その決定に従って治療を受けること．

エビデンス：ここでは，医薬品情報や治療方針などの基盤をなす科学的情報をいう．薬物治療におけるエビデンスには，臨床試験の結果はもちろん，さまざまな医学・薬学研究の成果が含まれる．

療現場における医薬品の使用実態の調査，市販後比較臨床試験への参画，新たな副作用・有害事象，使用法・適用法，使用上の注意，適応外使用法の発見などにも積極的に取組む姿勢である．これらはすべて医師，患者などから見える行為であり，薬剤師が患者・生活者，社会から評価されることにつながる．従来の調剤業務（医薬品の調製・調合）だけを間違いなくこなせばよい，という姿勢では，これからの薬剤師に対する社会的ニーズに応えることはできない．これからの薬剤師は，こうした患者や社会のニーズを理解し，奉仕や支援の精神を発揮するよう心掛けたい．それができない薬剤師は，患者・生活者，社会からの支持は得られない．

8・3　患者・生活者，社会から責任を問われる場面

関連する SBO
B(2)①8

　一方，患者・生活者，社会から責任を問われる場面としては，薬剤師による医療ミス，投薬ミス，調剤ミス，不適切な情報提供や指導などがある（図8・1b）．正確な調剤（医薬品の調製・調合）が行われなかった場合，調剤ミスから調剤事故が起こったときは患者・生活者だけでなく一般社会からも強く責任を問われるのはもちろんのことである．薬剤師の専門家としての責任が果たされていないので，時として新聞をにぎわし，最終的には訴訟となって被告となって，敗訴すれば責任を問われる覚悟が必要である．

　また，これまで社会から薬剤師の責務としてはあまり認識されてこなかった医薬品情報提供，処方箋監査・疑義照会，服薬指導などについてはどうであろうか？たとえば，医薬品情報の提供，処方箋チェック，疑義照会による問題点の回避などが不十分であったとか，服薬指導，患者インタビューが適正に行われなかったといった場合も，薬剤師は，患者・生活者や医師などの医療従事者は社会から強く責任を問われることになる．不適切な医薬品販売，投薬ミスに関する第一責任は薬剤師にある，という緊張感をもってこれらの業務に臨む姿勢が求められている．

　ここでは，処方箋チェックに対する薬剤師の姿勢を再認識してもらうために，いくつかの例をあげたい．まず，薬剤師の処方箋チェック（処方箋監査・疑義照会）に関する判例を紹介しよう．

> **事例1**　千葉地方裁判所は2000年9月，薬剤の過量投与により新生児が呼吸困難とチアノーゼに陥った事例で，常用量を大幅に上回る薬剤を処方した医師と，疑義照会をせずそのまま調剤を行った薬局薬剤師の双方に過失があったとして，両者に損害賠償の連帯支払いを命じた．

　処方薬の調剤に関して薬局薬剤師の過失を認定した判決は，日本では初めてだが，これからは処方箋どおりに調剤しても，薬剤師が責任を問われうる時代になることを認識してほしい．また，医師の処方誤りを薬剤師が見逃したり，あるいは十分な処方箋監査，疑義照会が行われずに間違った薬が患者に渡り，有害事象が発生した事例も報告されている．

> **事例 2** 徳島県で起こった事故は，処方箋の記載ミス（フェニトインの 10 倍過量投与）について薬局薬剤師が疑義照会を行いながら，結局は処方箋どおり調剤を行ってしまったものである．患者がそれを実際に服用したことで，痙攣（けいれん）や意識障害などの重篤な有害事象が発生してしまった．

このような形で"処方箋監査・疑義照会は薬剤師の役割"であるということが社会に認識されることは皮肉なことである．

つぎに，服薬指導や患者インタビューについて考えてみよう．つぎのような事例がある．

> **事例 3** ニトロダーム TTS という医薬品は，狭心症の予防などに用いられる硝酸薬のテープ（貼付剤）で，経皮吸収製剤である．主薬の放出を制御する膜を使い一定の放出速度が得られるため，作用時間が 24 時間続くという薬物送達システム（DDS）の製剤*である．ある高齢の患者は胸痛に対してこの貼付剤を処方されたため，"痛みなら同じで，市販の貼り薬と同様に筋肉痛，肩こりなどにも効くだろう"ということで，全身にべたべた貼ってしまった．家族がその光景を見て心配して薬剤師に問い合わせて実態が明らかとなった．

この事例は明らかに患者あるいはその家族に対する服薬指導に問題がある．幸いなことにこの患者には有害事象は出なかったが，このような硝酸薬の使用法はきわめて危険である．しかし，これを単に"薬の使用法を間違えた患者の話"と捉えるようでは，薬剤師の態度としては失格である．この原因は不十分な服薬指導によるものであり，薬剤師としては大いに反省すべき事例である．"この薬は貼り薬ですが，その部分の痛みを取るのではなくて，有効成分が皮膚から吸収されてから血液に入ってそれから心臓などに作用します．患者さんの胸の痛みは筋肉痛などとはまったく種類の違うものですから，絶対に一般の湿布薬のように貼ってはいけません．効きめがないばかりか薬の副作用が出てしまいます"といった，患者あるいはその家族に対する徹底した服薬指導が必要なのである．患者が医薬品を正しく使用できなかった場合，その責任は薬剤師にもあることを認識する必要がある．

8・4 ま と め

まず薬剤師としては，現時点あるいは将来において，患者・生活者のために薬剤師が果たすべき役割はどこにあるのかを十分に考えてほしい．そのためには，常に患者や医療従事者がもつ医薬品情報の提供，処方箋チェック，服薬指導に対する意見や要望などに，真摯に耳を傾ける姿勢も必要である．また，薬剤師が医薬品情報の提供，処方箋チェック，服薬指導を遂行するためには医薬品情報学，薬物動態学，製剤学，薬剤学などの知識が必要なことはもちろんだが，個々の薬剤師が患者・生活者の要求，社会のニーズをとらえ，それらに積極的に対応する姿勢をもたなくてはならない．

SBO 9 薬剤師の活動分野（医療機関，薬局，製薬企業，衛生行政など）と
A(1)②2　社会における役割について説明できる．

学生へのアドバイス

　薬剤師は，病院，薬局をはじめ，製薬企業や衛生行政，教育，研究機関など，その職域は広範に及んでいる．薬剤師を必要とする職域としてどのような分野があるか把握することは，社会のニーズを理解することにもつながる．それぞれの活動分野での役割を発揮するためには，薬剤師に求められる基本的な資質を発揮することでもある．

■ この SBO の学習に必要な予備知識
1. 患者・生活者のために薬剤師が果たすべき役割を自覚する（態度）：SBO 8
2. 医薬品の創製（研究開発，生産など）における薬剤師の役割について説明できる：SBO 12
3. 健康管理，疾病予防，セルフメディケーションおよび公衆衛生における薬剤師の役割について説明できる：SBO 13
4. 薬物乱用防止，自殺防止における薬剤師の役割について説明できる：SBO 14
5. 現代社会が抱える課題（少子・超高齢社会など）に対して，薬剤師が果たすべき役割を提案する（知識・態度）：SBO 15

■ この SBO の学習成果
　薬剤師が活動するさまざまな分野について，社会との関係を示しながら役割について説明することができる．

9・1　薬剤師の活動分野の変化

関連する SBO
B(2)②
B(4)①

　薬剤師は，他の医療職種に比べて多様な分野で活動していることから，それぞれの分野の業務を理解することは，自らの進路決定のみならず，将来の職場においての相互連携にとっても重要である．

　薬剤師の活動分野は，ほかの医療職種に比べて幅広く，多様な分野がある．しかし，ここ20年くらいの医療分野における薬剤師を取巻く環境の変化は，活動分

表 9・1　施設・業務の種別にみた薬剤師数および構成割合†

	総数 2012年 薬剤師数〔人〕	総数 2012年 構成割合（%）	総数 2010年 薬剤師数〔人〕	対前回増減数〔人〕	対前回増減率（%）	人口10万対〔人〕2012年	人口10万対〔人〕2010年
総　数	280,052	100.0	276,517	3,535	1.3	219.6	215.9
薬局の従事者	153,012	54.6	145,603	7,409	5.1	120.0	113.7
薬局の開設者または法人の代表者	18,358	6.6	18,884	△ 526	△ 2.8	14.4	14.7
薬局の勤務者	134,654	48.1	126,719	7,935	6.3	105.6	99.0
病院・診療所の従事者	52,704	18.8	52,013	691	1.3	41.3	40.6
病院・診療所で調剤業務に従事する者	50,415	18.0	49,211	1,204	2.4	39.5	38.4
病院・診療所で検査業務に従事する者	149	0.1	159	△ 10	△ 6.3	0.1	0.1
病院・診療所でその他の業務に従事する者	2,140	0.8	2,643	△ 503	△ 19.0	1.7	2.1
大学の従事者	5,249	1.9	7,538	△ 2,289	△ 30.4	4.1	5.9
大学の勤務者（研究・教育）	4,618	1.6	4,580	38	0.8	3.6	3.6
大学院生または研究生	631	0.2	2,958	△ 2,327	△ 78.7	0.5	2.3
医薬品関係企業の従事者	45,112	16.1	47,256	△ 2,144	△ 4.5	35.4	36.9
医薬品製造販売業・製造業（研究・開発，営業，その他）に従事する者	31,262	11.2	31,916	△ 654	△ 2.0	24.5	24.9
医薬品販売業に従事するもの	13,850	4.9	15,340	△ 1,490	△ 9.7	10.9	12.0
衛生行政機関または保健衛生施設の従事者	6,443	2.3	6,303	140	2.2	5.1	4.9
その他の者	17,517	6.3	17,780	△ 263	△ 1.5	13.7	13.9
その他の業務の従事者	6,271	2.2	6,066	205	3.4	4.9	4.7
無職の者	11,246	4.0	11,714	△ 468	△ 4.0	8.8	9.1

† 厚生労働省調査（2012年）．

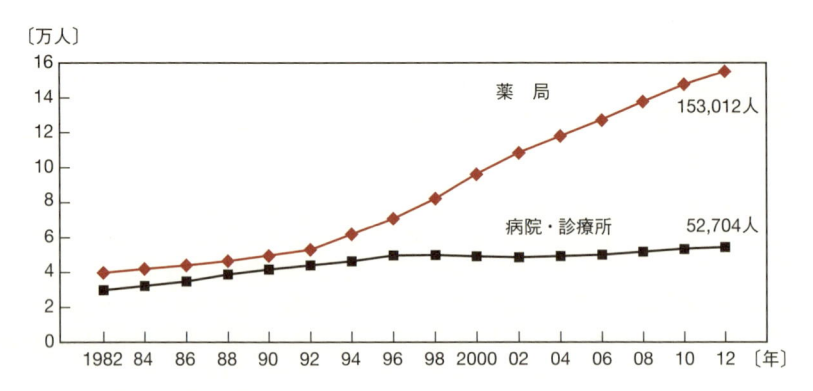

図9・1 施設の種別にみた薬局・医療施設に従事する薬剤師数の年次推移
厚生労働省調査（2012年）．各年12月31日現在．

野にも大きな変化をもたらしている（表9・1，図9・1）．

日本の医療においては，外来患者への投薬は長年にわたって疾病の診断をする医療機関で行われてきた．海外，特に欧米では，診断は医療機関で行うが，医薬品は医師の処方箋を介して**薬局**から提供される体制が古くからとられてきた．日本では，この体制を**医薬分業**と表現している．つまり，医師は診断の結果，医薬品の使用が必要であると判断した場合には，処方箋を患者に交付し，患者は処方箋を薬局に持参し，薬剤師により調剤された薬剤を受取って使用するというものである．この医薬分業，すなわち処方箋の発行がここ20年くらいの間に急増していることから，薬局を活動分野とする薬剤師が急速に増加してきていることに注目すべきである．

薬剤師の活動分野には，薬剤師でなければならない業務分野と，そうでない分野がある．薬局(医療機関)における**調剤**，医薬品の店舗販売業・卸売販売業における医薬品等の**管理**，医薬品製造業の製造所における**管理**（**医薬品製造販売業における品質管理および製造販売後安全管理**）は薬剤師でなければならない業務である．

9・2 薬局における薬剤師

薬局とは，医薬品医療機器等法＊（旧称：薬事法）により "薬剤師が販売又は授与の目的で調剤を行う場所をいう" と規定され併せて薬局は店舗販売業が販売できる一般用医薬品に加えて，要指導医薬品および薬局医薬品の販売を行うことができることとなっている．

薬局における薬剤師の必要人数は "薬局並びに店舗販売業及び配置販売業の業務を行う体制を定める省令"（以下，**体制省令**という）第1条の2により定められており，現在は "一日平均取扱処方せん数40に1人" とされている．

調剤とは，医師が患者に交付した処方せんに基づき，処方箋の内容を確認し，医薬品を患者に交付する行為であるが，薬剤師法により，調剤は薬剤師以外には禁止されている（医師が自らの処方箋により調剤することは例外的に認められている）．処方箋による調剤の割合は，ここ20年くらいの間に急激に増加しており，2013年度においては，**処方箋受取率**（いわゆる**医薬分業率**）は70％目前にまで達

関連するSBO
B(2)②
B(4)①
F(4)②

薬局

＊ 医薬品，医療機器等の品質，有効性及び安全性の確保等に関する法律

調剤

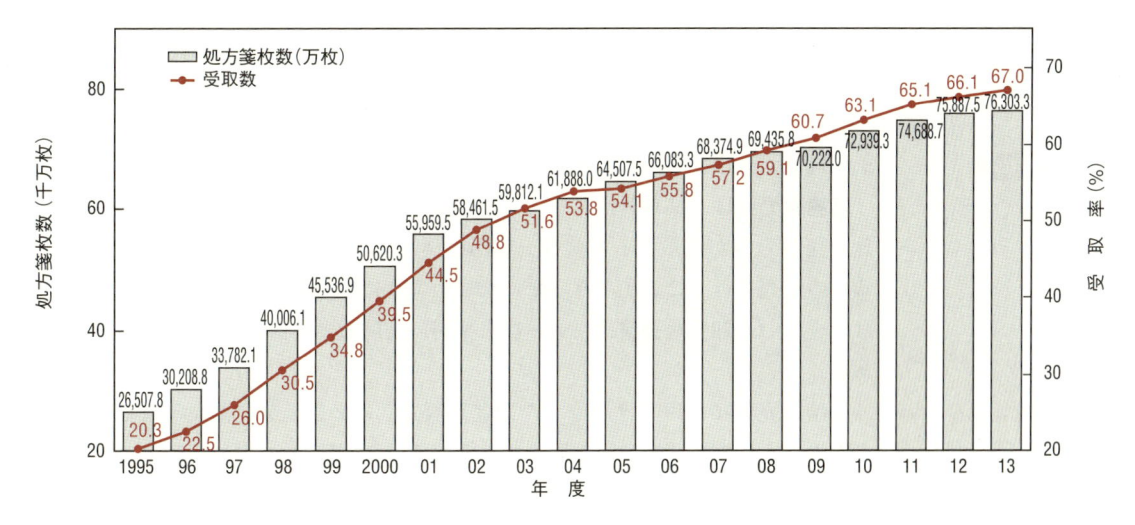

図9・2 処方箋枚数と受取率

している（図9・2）*．また，調剤業務の内容も大きく変化してきており，患者にとって**かかりつけ薬局**や**かかりつけ薬剤師**としての機能が求められてきている．また，薬局における業務のみではなく，在宅医療の進展により，患者の居宅に訪問しての薬剤管理業務も薬剤師の重要な業務と位置づけられ（表9・2），実施数は近年増加してきている．

＊ 2015年度以降，処方箋受取率は70％を越えている．

薬局の開設者が薬剤師である場合には自ら，そうでない場合は従事する薬剤師

表9・2 調剤業務の変化

〔第一世代〕	→ 〔第二世代〕	→ 〔第三世代〕	→ 〔第四世代〕	→ 〔第五世代〕
調 剤	処方内容の確認 調 剤	患者インタビュー 処方内容の確認 調 剤	患者インタビュー 処方内容の確認 処方内容の解析 調 剤	患者インタビュー カウンセリング 処方内容の確認 処方内容の解析 調 剤 後発医薬品の調剤 在宅調剤
用法指示	用法指示	服薬指導	服薬指導 薬剤情報提供	服薬指導 薬剤情報提供
		薬歴管理	薬歴管理／活用 リスクマネジメント 患者服薬情報提供	薬歴管理／活用 モニタリング リスクマネジメント 患者服薬情報提供
	医薬連携	医薬連携	医薬連携 薬薬連携	医薬連携 薬薬連携 他職種連携 コンサルテーション

から管理者を指定して，薬局の管理を行うことになっている．管理業務は医薬品の品質管理のみならず，勤務する薬剤師や従業員の監督，薬局の構造設備の管理，薬局業務全般の管理（医薬品安全管理責任者を兼ねる場合は医薬品の安全使用のための体制整備を含む）を行うほか，保健衛生上支障を生じるおそれがないよう

に薬局開設者に対し必要な意見を述べなければならないことが規定されている．この管理規定は，店舗販売業においても準用されている．

関連するSBO
B(2)②
F(5)③

9・3　店舗販売業・卸売販売業における薬剤師

店舗販売業は，薬剤師が従事する場合は一般用医薬品および要指導医薬品（登録販売者のみが従事する場合は一般用医薬品のうち第2類・第3類医薬品に限る）の販売を行うことができるが，薬局のように処方箋に基づく調剤を行うことはできない．**卸売販売業**は，もっぱら薬局，病院などへ医薬品を販売する業態である．

店舗販売業における薬剤師または登録販売者の必要人数に関する規定はなく，上記のように資格区分により販売できる医薬品が規定されているほか，開設者または管理者は薬局の場合と同様に，医薬品などの管理を行わなければならないこととされている．店舗販売業に従事する薬剤師の業務のうち管理以外のおもな業務は，一般用医薬品および要指導医薬品の販売であり，**セルフメディケーション***への積極的な参画が重要となってきているなか，医薬品の購入者に対する適切な情報提供や薬学的知見に基づく指導，場合によっては医療機関への受診勧告を行っている．薬剤師の業務は単に"物"を販売するだけではないことに注意してほしい．

*　セルフメディケーションについては，SBO 57・5を参照．

関連するSBO
B(2)①
F(4)①

9・4　医療機関における薬剤師

病院など**医療機関**における薬剤師の配置，必要人数および医薬品安全管理責任者の設置などについては，医薬品医療機器等法ではなく医療法による規制を受け，調剤業務などについては薬剤師法に基づいて実施される．業務内容は，従来は，外来患者および入院患者が使用する医薬品の調剤業務がおもな業務であったが，処方箋の発行（いわゆる**医薬分業**）が進展するなか，入院患者を対象とする調剤，入院患者の薬学的管理業務（病棟業務），注射薬の無菌調製，血液中の薬物濃度の測定，臨床薬理，チーム医療への参画などへ移行している．

上記以外の業務としては，医薬品〔血液製剤，麻薬，放射性同位元素（ラジオアイソトープ）を含む〕の管理・保管・補給，医薬品情報の収集・保管・管理，治験薬の管理や**臨床試験（治験）コーディネーター（CRC）**業務などがある（図9・3）．

CRC: clinical research coordinator

病院の薬剤師の必要人数の標準は，現在入院患者70人（精神病床および療養病床の場合は入院患者150人）に1人と薬剤の交付を受ける外来患者75人に1人を加えた数とされている．ただし，特定機能病院にあっては入院患者30人に1人に調剤数80に1人を加えた数となっている．

関連するSBO
B(2)②

9・5　医薬品製造販売業および製造業における薬剤師

医薬品製造販売業および**製造業**における薬剤師の業務は，医薬品の研究・開発，医薬品医療機器等法に基づく医薬品としての承認取得のための業務，市販後の安全対策，自社製品の情報提供（MR；**医薬情報担当者**），製造所における品質管理

MR: medical representative

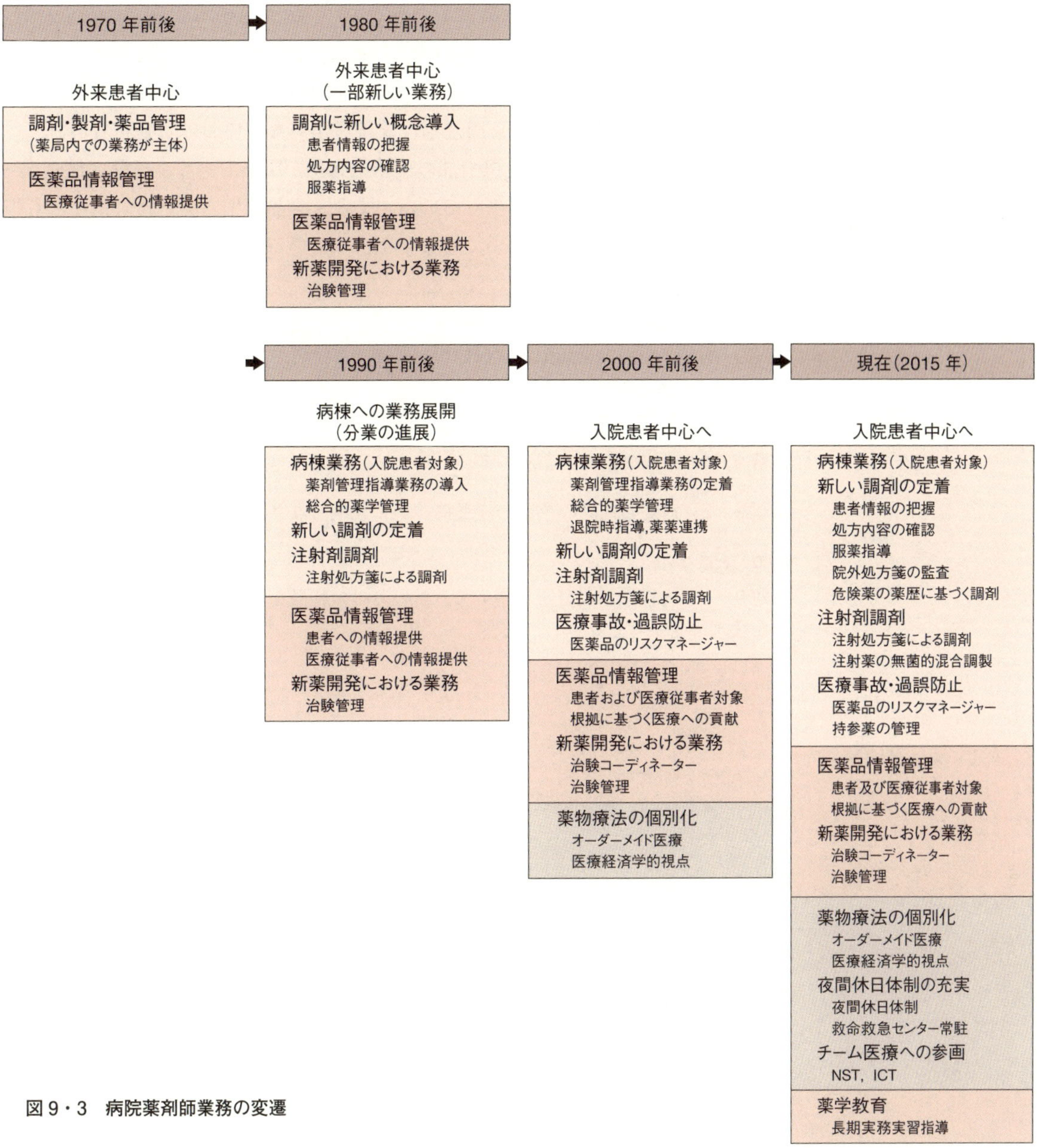

図9・3 病院薬剤師業務の変遷

などである．このうち，薬剤師でなければならない業務は，医薬品製造業における製造所の品質管理業務および**製造販売業**（自らの製造所をもたなくても承認を取得できる）における**総括製造販売責任者**が担う業務である．総括製造販売責任者は，医薬品の品質管理および市販後安全管理の両方に責任をもって対応することが求められている．

総括製造販売責任者

9・6 衛生行政における薬剤師

薬学の教育課程を修めたのち**行政**に勤務する者は，薬剤師の資格が必要な場合とそうでない場合とがある．

関連するSBO
B(2)②

国の行政においては厚生労働省が中心であり，医薬品の承認審査，安全対策，監視業務など薬事法関係業務，診療報酬・調剤報酬・薬価基準制度など医療保険関係業務，食品衛生法関係業務などに携わっている．また，厚生労働省からの出向として環境省，農林水産省，外務省，文部科学省などにおける勤務もある．

　地方行政においては，衛生担当部の薬務主管課が中心であり，医薬品製造業・販売業の指導などの業務を担当している．また，食品衛生，廃棄物対策なども担当しており，保健所などにおいても業務を行っている．

例題 9・1　薬剤師の活動分野　薬剤師の活動分野をあげなさい．
解　答　病院，薬局，製薬企業，保健所，県庁，市役所，大学，研究所，日本赤十字血液センター，SMO，CRO など

演習 9・1　薬局薬剤師の業務の変化について説明しなさい．

演習 9・2　病院薬剤師の業務の変遷について説明しなさい．

応用・発展 9・1
例題 9・1 であげた活動分野について，おのおのの特徴を整理し，薬剤師としての共通した役割は何か考えなさい．

SBO 10　医薬品の適正使用における薬剤師の役割とファーマシューティカルケアについて説明できる．
A(1)②3

学生へのアドバイス
国民の健康な生活を確保するうえで医薬品は欠かせないものである．しかし，医薬品は適正に使用しなければ期待する効果は得られず，健康被害が生じることもある．薬剤師は医薬品の適正使用を中心的に推進する立場にあり，ファーマシューティアルケアの概念に基づく行動が求められている．

■このSBOの学習に必要な予備知識
医薬品が適正に使用されなかったことで事故や事件が起こり，使用者に健康被害が生じている．医薬品の使用にはリスクが伴うことを認識し，医薬品が適正に使用されるために薬剤師としてどう行動すればよいかを考えることが大切である．

■このSBOの学習成果
1. 薬剤師には，医薬品のリスクから患者を守る責任があることを自覚する：SBO 16
2. ファーマシューティカルケアは薬剤師の役割の基本となる考え方であり，この概念に沿って行動することが，医薬品の適正使用の推進につながることを認識する．

10・1　医薬品の適正使用

関連するSBO
F(1)(2)(3)(4)

医薬品の使用には**ベネフィット**と**リスク**の両者が伴う．副作用などによる健康被害をできるだけ小さくし，かつ，期待する効果が最大限に得られるような使用が望まれるが，そのような使用を促すために必要なのが医薬品の適正使用である．1993年3月に出された"21世紀の医薬品のあり方に関する懇談会"の最終報告書においては，医薬品の適正使用を以下のように定義した．

> 医薬品の適正使用とは，的確な診断に基づき，患者の症候にかなった最適の薬剤，剤形と適切な用法・用量が決定され，これに基づき調剤されること，ついで患者に薬剤についての説明が十分理解され，正確に使用された後，その効果や副作用が評価され，処方にフィードバックされるという一連のサイクルの実現である．

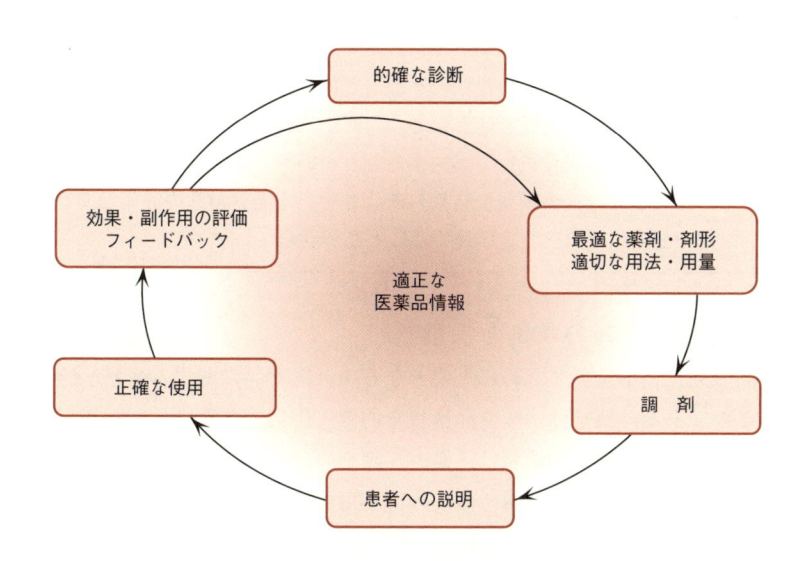

図10・1　医薬品の適正使用のサイクル

これを図にしたものが図 10・1 である．医薬品の適正使用を推進するためには，医薬品が患者に使用される前の診断，患者に最適な処方設計（薬剤，剤形，用法・用量），処方に基づく調剤，患者への説明，使用されたあとの評価（効果，副作用），および，評価した結果を処方にフィードバックすることの六つの段階があり，各段階において，望ましい行動を起こすことが求められる．

10・2 医薬品の適正使用への薬剤師のかかわり

関連する SBO
F(1)(2)(3)(4)

　図 10・1 の各段階における望ましい行動とは，どのようなことをさすのであろうか．まず，薬剤師が行う調剤から考えてみよう．調剤は，医師や歯科医師が特定の患者の特定の疾患のために処方した特定の薬剤を，品質，安全性および有効性を確保して投与するために行われるものである．調剤には，調剤前の処方箋監査，薬剤調製，服薬指導の要素が含まれている．処方箋監査は，患者に適した処方箋かどうかを判断するために行われる．薬剤師が，医薬品の情報や患者の年齢，疾患，併用薬，体質，生活環境などの背景を考慮して，薬剤，剤形，用法用量，相互作用などについて総合的に検討する．処方箋監査は多くの場合，薬剤が調製される前に行われる．薬剤調製においては，取違いや用量違いなどの過誤を起こさず，正確かつ品質が確保された薬剤を，患者に適した方法で提供できるように調製する．また，服薬指導は，患者が有効かつ安全な薬物療法を不安なく遂行できるように，薬物療法の意義と使用方法への理解を深め，有害事象が発現した際に患者自身が行動できるようにすることを目的として行われる．薬物療法は，患者自身が適正に使用しなければ期待する効果は得られないため，薬剤を交付する際の指導だけでなく，その後も経過を観察し，処方にフィードバックすることが大切である．

調剤の概念

　日本薬剤師会編による調剤指針での"調剤の概念"（下記）は，患者に交付したあとも経過の観察や結果の確認を行い，薬物療法の評価と問題を把握し，医師や患者にその内容を伝達することまでが調剤に含まれるとされており，医薬品の適正使用のサイクルと合致している．

> **調剤の概念**（日本薬剤師会 編 "第 13 改訂 調剤指針"）
> 　調剤とは，薬剤師が専門性を活かして，診断に基づいて指示された薬物療法を患者に対して，個別最適化を行い実施することをいう．また，患者に薬剤を交付した後も，その後の経過の観察や結果の確認を行い，薬物療法の評価と問題を把握し，医師や患者にその内容を伝達することまで含む．

10・3 医薬品情報の収集と提供

関連する SBO
B(2)①, ②
F(3)①, ②

　医薬品の適正使用を促すために重要となるのは医薬品に関する情報を的確に把握することである．薬剤師が医薬品情報を的確に把握できなければ調剤を遂行することはできない．医薬品情報は，処方，調剤のためだけでなく，患者および看護者を含む使用者が正しく使用するために不可欠なものである．医薬品ごとの品質，有効性，安全性の情報は，法律に基づいて医薬品を製造販売する業者が作成した**添付文書**などによって提供されるが，その情報を特定の患者に使用するため

の評価は，処方する医師と調剤する薬剤師が行わなければならない．特に薬剤師は，薬の専門家として，膨大な医薬品情報のなかから必要な情報を収集・評価し，医療従事者や患者に提供する役割を担っている．患者や看護者に対する調剤した薬剤の情報提供は，薬剤師法においても規定されている．また，調剤した薬剤だけでなく，**一般用医薬品**についても，医薬品医療機器等法（旧称：薬事法）において薬剤師または<u>登録販売者</u>による情報提供が義務づけられている．薬剤師法と医薬品医療機器等法は2014年の改正で，情報提供に加えて"薬学的知見に基づく指導を行わなければならない"と規定されたことにより，今後はさらに薬剤師の専門的見地からの患者の薬物療法の評価が幅広く実施されることになる．

コラム6 "育薬"と"薬育"

医薬品の適正使用に関連する言葉に"育薬"と"薬育"がある．"育薬"とは，販売されている医薬品の情報（患者背景，使用方法，効果および副作用など）を収集し蓄積して，製薬企業，医療従事者，患者などが，それぞれの立場で薬をより使いやすく有効性および安全性の高いものに育てていくさまざまな取組みのことをいう．一方，"薬育"とは，消費者が医薬品の特性などを十分に理解し，適正に使用することができるような知識の普及や啓発のために，薬に関する正しい使用法や副作用などの知識を，子供のうちから教育する取組みをいう．医療の現場以外の製薬企業や学校でも薬剤師の役割が期待されている．

10・4　ファーマシューティカルケアの概念

これまでに述べた医薬品の適正使用と薬剤師業務に関することは，ファーマシューティカルケアの概念と深いかかわりがある．ファーマシューティカルケアという言葉が，薬剤師の専門職としての行動哲学として広まったきっかけは，米国フロリダ大学のヘプラー教授らが1990年に発表した論文*であった．ヘプラーは，"ファーマシューティカルケアは，患者のQOLを改善するという明確な結果（アウトカム）をもたらすためにとられる薬物療法を，責任をもって遂行することである"と定義し，これを遂行するためには，薬剤師が患者や他の医療職種の人々と協力し，その患者に特定の治療効果をもたらす治療方針を計画，実施，モニターすることになること，また，薬剤師は患者に対して，その受けるケアの質に関して，直接的な責任をもっていることなどが述べられた．

この考え方は，米国の薬剤師に速やかに受入れられ，1993年には米国ヘルスシステム薬剤師会（ASHP）において声明が出され，具体的な定義がなされている．また，欧州の薬剤師にも速やかに伝播し，世界保健機関（WHO）においても薬剤師の行動哲学として定義された（下記）．

ファーマシューティカルケア

* C. Hepler, 1990年
提唱は1988年．

ファーマシューティカルケアの定義

〈米国ヘルスシステム薬剤師会（ASHP），1993年〉（付録2に収載）
薬剤師の使命は，ファーマシューティカルケアを提供することである．ファーマシューティカルケアは，患者のQOLを改善する明確な結果をもたらすために，

直接的に，また責任をもって，薬物療法に関連したケアを提供することである．

〈世界保健機関（WHO），1993年〉
ファーマシューティカルケアとは，薬剤師の活動の中心に患者の利益を据える行動哲学である．ファーマシューティカルケアは，患者の保健およびQOLの向上のため，はっきりとした治療効果を達成するとの目標をもって薬物療法を施す際の，薬剤師の姿勢，行動，関与，倫理，機能，知識，責務ならびに技能に焦点を当てるものである．

米国ヘルスシステム薬剤師会では，QOL，結果，責任，薬物療法に関連した，ケアといった用語も定義されており，このなかで"薬物療法に関連した"とは，"薬物療法そのものにとどまらず，個々の患者に対する治療の決定までを含む．したがって，投薬しないことが当然含まれるほか，薬物療法の選択，投与量，投与経路，投与方法，モニタリング，情報提供，服薬指導が含まれる"とされている．薬剤師が何を行ったのかではなく，薬剤師が行動した結果，患者の状況にどのような結果がもたらされたのかを評価することが，薬物療法の質の向上に結びつくことになる．また，薬物療法の質を改善することは，医療経済的な視点からも重要といえる．

10・5 医薬品適正使用を支える協力体制

医薬品の適正使用は，製薬企業（製造販売業者）などによる信頼性の高い医薬品情報の提供，医療従事者による医薬品情報の効果的な活用，患者の正しい理解など，それぞれの立場での取組みが必要である．薬剤師は，そのすべてにおいて医薬品の適正使用を促す立場にあり，能動的に協力体制の構築にかかわることが求められる．

例題 10・1 ファーマシューティカルケアは，□ を改善するために行われる．□ に入る語句はどれか．
1. 医師の労働環境　2. 看護師の能力　3. 患者のQOL　4. 薬剤師の権限
5. 医療政策
解答 3.

演習 10・1 医薬品の情報を収集する手段にはどのようなものがあるかあげなさい．

演習 10・2 医薬品が適正に使用されなかった場合，患者および社会にどのような不利益が生じるか考えなさい．

応用・発展 10・1
ファーマシューティカルケアの概念が，世界の多くの国に広まった背景を調べなさい．

応用・発展 10・2
他職種や他機関との関係を考慮したファーマシューティカルケアの概念に基づく薬剤師の行動を具体的にあげなさい．

SBO 11 医薬品の効果が確率論的であることを説明できる．
A(1)②4

学生へのアドバイス
臨床での医薬品の作用はさまざまである．動物実験でもデータの変動（ばらつき）は日常的に観察するが，臨床例におけるばらつきは動物実験よりも大きいことが多い．医薬品の効果が偶然（たまたま）だったのか，それとも偶然を超える現象なのかを推測しなければならない．したがって，臨床試験やコホート研究の統計を学ぶにあたってはばらつきに注意する．また研究を実施する際は，いかにしてばらつきを制御するかが重要である．

有効性や副作用の発生は，確率によって支配されている．基礎薬学的な理論だけでなく実践の結果（アウトカム）の理解の両方をバランスよく学ぶことである．それぞれの立場の長所と短所をわきまえて患者に対応しなければならない．

■このSBOの学習に必要な予備知識
1. 医薬品の作用には，一定のばらつきが存在する．統計的にこれを小さくするには，個々の過程で加わるばらつきを小さくするとともに，多数の症例で検討することが重要である．統計学でばらつきを表すには標準偏差が用いられる．標準偏差＝$\sqrt{(変動/n)}$であるから，症例数が増えれば，標準偏差は小さくなり，特定の要因の影響を観察しやすい．SBO: E 3(1)⑤1
2. 統計で求められる p 値は，帰無仮説が正しいと仮定したときに，たとえば2群間の平均値に差がないと仮定したときに，観察された事象が生じる確率である．解析によって有意とされた場合は，"仮説は正しいとはいえない"，"平均値の差がないとはいえない"ということであり，"差がある"と積極的に断定しているわけではない．有意でない場合は，"何もいえない"．SBO: E 3(1)⑤2
3. 臨床現場では，確率的な考え方だけでなく，決定論的に理解しようとしがちである．患者の理解度をよく考えて，指導をしなければならない．

■このSBOの学習成果
臨床試験や疫学研究の論理を理解できるようになり，医療者としての視野が広がる．また基礎薬学と臨床薬学の思考の違いについても考察できるようになる．さらに，服薬指導の際に，有効性と副作用を適切に説明できる（SBO: F(2)④11）．

11・1 医療としての薬学

あらゆる学術は科学を基盤とする．合理的な考え方を学ぶうえで，科学的な知識や思考は非常に有用である．しかし，科学のあり方は多様である．物質科学の基本は，自然や人体を機械としてとらえ，これを構成する要素の特性を調べて，全体を理解する（メカニズム論あるいは機械論的科学）．これは歴史的なものに未熟な経験論や全体論を克服するのに大きな力を発揮してきた．しかし，機械論的科学はきわめて有効な手段であるが，必ずしも決定的な力を発揮するわけではないことに注意が必要である．われわれが理解しているメカニズムは常に部分的なものにすぎないからである．また，生体は多くの要因の相互作用により構成される複雑系であるため，わずかな初期条件の違いが，結果として大きな違いとして現れる．実際，薬剤の作用についても，各過程に多くの**不確実さ**が伴うために，理論的に結果を予測できないことが多い．したがって，薬学的な理論を踏まえつつも，現実の作用については確率論的に考えることが重要である．観察した事象がどの程度偶然を超えた現象であるかを考察する習慣を身につけなければならない．そのためには，**推測統計学**を学ぶ必要がある．

機械論（SBO 30 参照）
経験論

不確実さ

推測統計学

従来の物質を対象とする薬学は，機械論的な研究と教育が中心だった．科学は一般的法則の追求を目的としており，個別の対象に対する作用の違いについては関心が薄い．したがって，薬学の臨床応用にあたっては，機械論，統計的推論，経験論のそれぞれの立場を尊重し，患者のために最適の医療を実践することが求

められる．これらを統合して実践することが，臨床薬学のアート（art）である．

11・2　近年の臨床試験の変化

臨床薬学には臨床研究が欠かせない．このため臨床研究の特徴を理解しておく必要がある．伝統的に多くの臨床試験は，血圧や血液検査値の改善をエンドポイント（評価目標）として行われてきた．しかしながら，1989 年に発表された CAST 研究が，臨床研究のあり方に大きな影響を与えた．この研究の目的は，心筋梗塞後の不整脈を抑制することにより予後を改善できるかを明らかにすることだった．一般に心筋梗塞後に心室性不整脈が多い患者の予後は不良である．そこで強力な Ic 型の抗不整脈薬を心筋梗塞後の患者に投与することによって，予後が改善するかを検討した．結果は予想に反し，生命予後が悪化した．これは抗不整脈薬がナトリウムチャネルを抑制するために，心収縮力も抑制するためと考えられた．このように理論はしばしば，現実を知ったのちに構築される．同様の衝撃的研究が 1991 年の PROMISE 試験である．これは慢性心不全の患者を対象とし，強心薬（PDE 阻害薬）による予後の改善効果を検討した研究である．これも予想に反して，強心薬投与群で予後が悪化した．

これらの研究から，慢性疾患に対する治療効果は，単に検査値で判断するのではなく，生命予後や重大な病状の変化を指標とし，その頻度で判定しなければならないことが明らかになった．しかし年間の重大な発作の発生率はきわめて低い．発作の頻度の差違が，偶然か薬剤によるものかを明らかにするには，膨大な症例数が必要となる．症例の背景因子の違いは，対象を無作為化することによって解決することができるが，標準偏差を小さくするには症例数を増やさなければならない．そのため，とくに心血管イベントを指標とする場合は，数千名の患者を対象とする無作為介入大規模臨床試験が必須となった．しかしながら，数千名の患者のデータや試験の進捗管理には，中央事務局，コーディネーターやモニタリング要員など，多くのスタッフと人件費を要する．データも個人のパーソナルコンピューターではなく，利用者の履歴が残る専用のデータ管理システムを使用しなければならない．

臨床試験は最初に計画した治験実施計画書（プロトコール）に従う．これは，研究における先入観や偏見を避けることと，都合のよいデータが得られたときに試験を終了することのないようにしなければならないからである．

11・3　推測統計学における p 値の考え方

たとえば二群間で平均値を比較するときに，両群が等しいという**帰無仮説**を設定する．p 値は，この帰無仮説が正しいと仮定したときに，観察された事象が母集団で起こる確率である．しかし，$p < 0.05$ でも，"二群間の平均値に差がある"とは断定できない．"差がないとはいえない"という論理である．一方，$p > 0.05$ の場合は，"差がない"のではなく，"何もいえない"ということである．推測統計学では仮説が棄却されてはじめて意味をもつのであって，仮説が棄却されないときは何もいえない．このように推測統計学では絶対的真理を追究するというよ

関連する SBO
E 3(1)④, ⑥

CAST 研究（Cardiac Arrhythmia Suppression Trial）: 心不整脈制圧試験

Ic 型: 抗不整脈薬の分類（ヴォーン・ウィリアムズの分離）の一つでフレカイニドプロパフェノンなどが該当する．

PROMISE 試験
prospective randomized milrinose survival evaluation study

PDE（phosphodiesterase）阻害薬: ホスホジエステラーゼ阻害薬

イベント（事象）

関連する SBO
E 3(1)⑤, ⑥

帰無仮説

p 値　p-value probability value

りも，いかに利用するかが重要である．

　統計的に有意であることと，臨床的に有意義であることとは，必ずしも同一ではない．特に，重篤な発作（イベント）の発症率が低い場合，治療薬によるイベント防止効果が統計的に有意であっても，臨床的意義を見いだすには別の評価が必要である．たとえば，年間 1000 人当たり 10 人の心臓発作が，ある治療で 7 人までに抑制されたとする．一方，年間 1000 人当たり 100 人の心臓発作が 70 人に抑制された集団の場合，どちらも相対的な減少率は 30％であるが，絶対的な減少率は前者では 0.3％，後者で 3％である．また，1 回のイベントを防止するのに治療を必要とする人数は，前者の集団では，1000／(10－7) 人，すなわち 333 人であり，後者では 33 人となる．これを NNT（**治療必要数**）という．医薬品の効果は相対的な改善率だけでなく，これらの指標を組合わせて判断しなければならない．

治療必要数（NNT）
number needed to treat

11・4　医療現場での確率の応用

関連する SBO
E 3(1)⑤，⑥，⑦

　医薬品の有効性や副作用は，集団の確率として表現され，個々人に対する影響を予測することは難しい．また，臨床研究の結果が統計的に有意であっても，検定は一定の確率で誤る可能性がある．試験の結果は，偶然（たまたま）得られたものかもしれないからである．これらのことを理解して，患者に説明しなければならない．

　臨床を支える学術は多岐にわたる．臨床現場では，メカニズム的理解，統計的理解，患者の価値観や医療従事者の経験，行政的視点などをすべて統合し，常に患者にとってのリスクと恩恵を中心に考えて，"個々の患者に最適の医療を提供する" ことが求められる．したがって医療は，画一的対応ではなく個別対応が重要であり，状況や経験によって判断も異なる．実際，臨床試験や**コホート研究**から得られた知識は，厳密にはその研究の対象者に適用できるのであって，それ以外の集団に適用できる妥当性を保証しているわけでは必ずしもない．医学検査の診断的意義も，発症頻度が高い集団と低い集団では異なる．したがって常に自分たちのデータを収集し，これに基づいて患者に対応しなければならない．

コホート研究

　生じた事象の原因を探ることは，伝統的な統計学では困難である．たとえば，ある症状の原因が特定の薬剤に起因する可能性を，確率で求めることは難しい．この問題には**ベイズ確率**が有効である．これは，たとえば，症状が出現したときに，特定の薬剤を以前使用していた確率を求めるという，いわゆる逆確率の問題である．すなわち特定の薬剤の使用者である確率を p_1，非使用者である確率を p_2 とする．なお，p_1 と p_2 を**事前確率**といい，$p_1+p_2=1$ である．また，薬剤使用者における**症状出現率**を q_1，非使用者での症状出現率を q_2 とする．q_1 と q_2 を**尤度**（らしさのこと）という．症状出現者がこの薬剤を使用していた確率は $p_1 q_1/(p_1 q_1+p_2 q_2)$ となる．これを**事後確率**という．ベイズ確率は条件つき確率ともいわれ，事象の原因を推定する方法として広く利用されている．これらのパラメーターは事前の調査から得られた数字を用いるが，確定した数字ではなく，新しい情報が加われば更新される．すなわち，事前確率とは情報のない時点で想定した

ベイズ確率

事前確率

症例出現率

尤度 (likelihood)

事後確率

確率，尤度は客観データに基づく仮説の確率，事後確率はデータにより更新された確率である．

　伝統的な推測統計学は，"両群に差がない"などの帰無仮説を設定し，母集団の分布に従って事象の生じる確率を計算する．その確率が低い場合にはまれなこととし，帰無仮説を棄却する．そのときにはじめて解析の結果は意味をもつ．一方，ベイズ統計学は，帰無仮説を設定せず，事後確率の大小により判断する．適用にあたっては，尤度や事前確率に関する何らかの予備データが求められるが，設定する数値しだいで結論が大きく異なるので，適用に注意が必要である．

　ベイズ統計学の応用は近年拡大している．複数の要因が確率で結びつけられる事象についても，各過程の因果関係に確率を付与すれば，起因する要因や将来起こる事象についての確率を計算することが可能である（ベイジアンネットワーク）．実際，臨床現場では直観的に多くの症状や所見にさまざまなリスクの重みづけをし，個々の患者について鑑別診断をしたり，将来のイベント発症を予測したりすることが日常的に行われている．これからの臨床薬学でも確率の科学を発展させ，同時にこれを実践できる人材の育成が必要である．

ベイジアンネットワーク

11・5　おわりに

　6年制の薬学教育では，臨床現場における問題に対応できる思考法を身につけることが求められている．物質科学としての薬学だけでなく，有効性や副作用についての確率論的な考え方が重要である．臨床現場で目前の問題を解決するということは，情報の不十分な場での意思決定の問題でもある．古典的な確率論や推測統計学だけでなく，ベイズ確率やベイズ統計学についても学ばなければならない．コンピューターの発達により大規模なデータを扱えるようになったため，複雑な医療現場の課題を解析できるようになった．臨床薬学においてもデータ収集と分析についての学習が今後ますます重要になる．

演習 11・1　米国の40代女性の乳がん患者の確率は0.4％，乳がん患者におけるマンモグラフィーの陽性率が80％，非乳がん患者における陽性率は10％である．これらのデータから，マンモグラフィー陽性といわれた個人が，乳がんである確率は何％か．

SBO 12 医薬品の創製（研究開発，生産など）における薬剤師の役割について説明できる．

A(1)② 5

学生へのアドバイス
日本は世界トップレベルの新薬創出国で，わが国で開発された医薬品が多くの患者の治療に使用され，世界の医療の向上に貢献してきた．しかしながら，いまだに有効な治療方法がない疾患も数多くあり，産学官が連携して画期的な新薬の開発に取組む必要がある．この SBO を通じて，薬学で学ぶすべての科目が医薬品の創薬に直結していることを理解することが重要である．

■ この SBO の学習に必要な予備知識
1. 医薬品の創製には，さまざまな段階（基礎研究，開発，承認審査，製造販売後）がある．
2. 多くの薬剤師（薬学出身者）が，研究機関，製薬企業，行政機関および医療機関で医薬品の創製に関係するさまざまな業務に携わっている．

■ この SBO の学習成果
医薬品の創製プロセスの概略，また，各段階の目的と実施される試験などの内容について説明できる．また，薬学で学ぶすべての科目が，各段階を理解するために必須であることを説明できる．

12・1 医薬品の創薬と薬剤師および薬学を学んだ者のかかわり

関連する SBO
B(2)② 2

医薬品の一般的な開発プロセスは図 12・1 のとおりである．候補物質の探索に始まり，さまざまな試験を経て開発品目が決められる．その後，開発品目について**非臨床試験**（薬理試験，薬物動態試験，毒性試験など），製造方法や品質規格などの検討，およびヒトを対象とした**臨床試験**（治験）が実施される．これらの結果に基づき，製薬企業は厚生労働大臣に対し医薬品医療機器等法に基づく**承認申請**を行う．さらに，承認後も製造販売後調査が行われ承認までに明らかにできなかった副作用などの調査が行われ，適正使用のための方策が継続的に講じられる．

非臨床試験
臨床試験
承認申請

新たな医薬品が世に出るまでには，通常 10 年以上の年月と多額の開発費を要する．また，薬学のみならず医学，化学，獣医学，統計学などのさまざまな多くの専門家がかかわっている．そのなかで，薬学出身者は，化学，分子生物学などに加え，薬理学，製剤学，薬物動態学，医療薬学などの他分野出身者にない専門性を活かして，製薬企業では医薬品の基礎研究や開発の各段階（候補物質の探索，非臨床試験，臨床試験，承認申請，製造販売後安全対策，製造および品質管理など）で幅広く活躍している．また，行政（厚生労働省，医薬品医療機器総合機構（PMDA），都道府県）では，多くの薬剤師および薬学を学んだ者が，医薬品の承認審査，製造販売後安全対策および品質管理などに携わり，さらに，医療機関の薬剤師は，医薬品の専門家として医療に従事するとともに，治験や製造販売後調

医薬品医療機器総合機構（PMDA）

基礎研究 → ・候補物質の探索 ・開発品目の選定 → ・非臨床試験（薬理/薬物動態/毒性） ・製造方法・品質規格などの検討 → 治験（第Ⅰ相・第Ⅱ相/第Ⅲ相試験） → 承認審査 → ・生 産 ・製造販売後安全対策

↑承認申請　↑製造販売承認

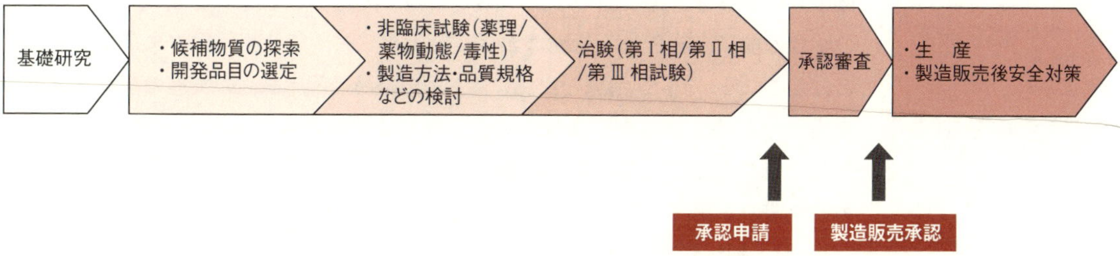

図 12・1　医薬品の一般的な開発プロセス

査にも深くかかわっている．

12・2 創薬の各段階
12・2・1 候補物質の探索，開発品目の選定

基礎研究の成果により発見された疾患に関連する**標的分子**（酵素，受容体，核酸，イオンチャネル，輸送体など）に対して作用をもつ化合物を，数多くの化合物（化合物ライブラリーなど）から**ハイスループットスクリーニング**などのスクリーニング手法で探索する．見いだされた化合物について，目的とする作用の強弱，選択性，物性などを評価し，作用発現にかかわる基本構造をもつリード化合物を設定する．そして，**リード化合物**に化学修飾を行い，薬理活性，薬物動態，安全性，物性などの試験結果から最適な開発品目を選定する．

12・2・2 非臨床試験

ヒトに対する臨床試験（治験）を行う前に，マウスなどの動物や培養細胞などを用いて薬理作用，毒性，薬物動態を検討するための非臨床試験を実施する．おもな試験は以下のとおりである．また，あわせて効率的な製造方法や品質，安定性などの検討も行われる．

a. 薬理試験 薬理試験は，被験物質がどのような効力をもつか，またその機序を明らかとするために実施する試験であり，効力を裏付ける試験（**薬効薬理試験**），**安全性薬理試験，副次的薬理試験**および**薬力学的薬物相互作用試験**などがある．

b. 毒性試験 毒性試験は，被験物質を臨床使用した場合に発生の可能性がある副作用を事前に予測することを目的として実施する．**単回投与毒性試験，反復投与毒性試験***，**生殖発生毒性試験***，**遺伝毒性試験***，**がん原性試験***などがあり，いずれの試験も医薬品の安全性に関する非臨床試験の実施の基準（**GLP***）を遵守する必要がある．

c. 薬物動態試験 被験物質を動物に投与し，体内動態（吸収，分布，代謝および排泄）を明らかとするために実施する．

12・2・3 臨床試験

非臨床試験の結果，有効性や安全性に大きな問題はないと評価された開発品目について，ヒトに投与して有効性や安全性を確認するのが臨床試験である．なお，臨床試験のうち，医薬品の承認申請のために実施するものを**治験**という．医薬品の承認の前に実施される試験は大きく第Ⅰ相試験，第Ⅱ相試験および第Ⅲ相試験に分類される．また，治験の実施に際し，医薬品の臨床試験の実施の基準（**GCP***）を遵守する必要がある．なお，治験の多くは製薬企業の主導で企画・実施され，製薬企業が委託した医療機関で患者への投与などが行われる．一方，医師または医療機関が企画・実施する場合もあり，その場合は**医師主導治験**という．

1) 第Ⅰ相試験

開発品目を通常，少数の健康成人に投与し，ヒトにおける安全性や薬物動態を

関連する SBO
B(2)②2

標的分子

化合物ライブラリー

ハイスループットスクリーニング

リード化合物

薬効薬理試験：期待した治療標的に関連した被験物質の作用もしくは効果の機序に関する試験で，臨床での有効性を薬理作用に基づき理論的に説明するために実施する．

安全性薬理試験：被験物質の治療用量およびそれ以上の曝露に関連した生理機能に対する潜在的な望ましくない薬力学的作用を検討する試験である．特に，生命維持に重要な影響を及ぼす器官系である心血管系，呼吸器系および中枢神経系への作用を検討する試験をコアバッテリー試験とよび，GLP を遵守する必要がある．

副次的薬理試験：期待した治療標的に関連しない被験物質の作用もしくは効果の機序に関する試験で，期待しない薬理作用を明らかとし，副作用の予測および対策のための情報を得るため実施する．

薬力学的薬物相互作用試験：臨床現場で併用される可能性のある医薬品との相互作用を明らかとするために実施する．

単回投与毒性試験（急性毒性試験）：被験物質をほ乳動物に単回投与したときの急性毒性を，質的・量的に明らかとするために実施する．

* 注は次ページ欄外参照．

確認する．

2) 第Ⅱ相試験（探索的試験）

開発品目を患者に投与し，有効性および安全性を確認し，至適な用法・用量を探索する．

3) 第Ⅲ相試験（検証的試験）

開発品目を多くの患者に投与し，有効性および安全性を検証する．多くの場合，プラセボまたは既承認薬との二重盲検比較臨床試験が実施される．

12・2・4 承認審査

製薬企業は，開発品目に関して実施した非臨床試験，臨床試験などの結果を踏まえ，品質，有効性および安全性を総合的に評価し，資料として取りまとめ，厚生労働大臣宛に承認申請を行う．その後，PMDAによる調査および審査，厚生労働大臣の諮問機関である薬事・食品衛生審議会での審議を経て，医薬品として適切と判断されれば，厚生労働大臣が製造販売を承認する．

12・2・5 製造販売，育薬

承認までに得られる知見には限りがあり，実際の医療現場で患者に医薬品が使用されてから，承認時にはわからなかった有効性や安全性の問題が明らかなることもまれではない．これは，治験においては，被験者数が通常は数百例から多くても1万例程度であり，慢性疾患に使用する医薬品でも治験における投与期間は，たとえば半年と短く，有効性および安全性を感度よく評価するため，また倫理上の観点から，小児，妊婦，高齢者，他の疾患を合併する者などは対象外とする場合が多いことなどが主たる原因である．

そのため，製薬企業は承認後においても医薬品の有効性，安全性，品質に関する情報を，医療現場，文献，国内外の規制当局などから幅広く収集，評価し，医療関係者（医師，薬剤師など）に適正使用のための情報を提供するなどの対策を講じている．なお，医薬品医療機器等法では副作用・感染症報告制度，市販直後調査，再審査制度，再評価制度，情報提供など，製薬企業が遵守すべきさまざまな製造販売後の制度などが規定されている．また，医療関係者は，添付文書をはじめとする各種の情報を踏まえて患者に最適な薬物療法を行うとともに，製薬企業などへの副作用情報の提供など，医薬品の適正使用に取組んでいる．さらに，厚生労働省およびPMDAは，製薬企業や医療関係者から報告された副作用報告などに基づき安全対策を講じるとともに医療関係者や国民への情報提供も行っている．なお，以上のように，承認後において安全性などに関する情報を積極的に収集・評価し，それらの結果に基づき適正使用のための対策を講じることで医薬品の有効性や安全性を高めていくことを**育薬**という．

加えて，医薬品の品質は，有効性および安全性を確保するうえでの大前提であり，製薬企業はGMPを遵守し，確たる品質の医薬品を安定的に医療現場に対し製造販売する義務がある．PMDAおよび都道府県も，承認時に加え承認後も製薬企業の品質管理が適切に行われているか調査し，問題があれば製薬企業に改善を

（前ページ＊の用語の注）

反復投与毒性試験：被験物質を哺乳動物に繰返し投与し，明らかな毒性所見を示す用量（毒性量）と毒性所見の認められない用量（無毒性量）を求めるために実施する．

生殖発生毒性試験：被験物質をほ乳類に投与したときの生殖・発生過程への影響を明らかとするために実施する．

遺伝毒性試験：DNAや染色体の構造や機能に障害を与えるかを調べる試験で，大腸菌などの細菌を用いる復帰突然変異試験やほ乳類培養細胞を用いる染色体異常試験などがある．

がん原性試験：マウスなどのほ乳類に被験物質を長期間投与し，発がん性の有無を明らかとするため実施する．

GLP（Good Laboratory Practice）：医薬品の安全性に関する非臨床試験の実施の基準

GCP（Good Clinical Practice）：医薬品の臨床試験の実施の基準

育薬

GMP（good manufacturing practice）：医薬品及び医薬部外品の製造管理及び品質管理の基準

指示している．

例題 12・1 医薬品の製造販売承認を得るまでのプロセスを述べよ．
解 答 候補物質の探索，開発品目の選定→非臨床試験→臨床試験→製造販売承認申請

演習 12・1 医薬品の開発に際し実施される非臨床試験，臨床試験（治験）に関する記述のうち，正しいのはどれか．
1. 薬効薬理試験は，GLP を遵守して実施しなければならない．
2. 胎児への影響を確認するため，生殖毒性試験を実施する．
3. 第Ⅲ相試験では，多くの場合，プラセボまたは既承認薬を対象薬とした二重盲検比較臨床試験が実施される．
4. 医薬品の承認申請のために企業が実施する臨床試験のみが治験である．
5. 臨床試験（治験）は，GCP を遵守して実施しなければならない．

応用・発展 12・1
世界で広く使用されている医薬品の開発の経緯について，PMDA のホームページに掲載されている新医薬品の審査報告書や申請資料概要などから調べなさい．

SBO 13 健康管理，疾病予防，セルフメディケーションおよび公衆衛生に
A(1)②6 おける薬剤師の役割について説明できる．

学生へのアドバイス
　薬剤師は，豊かな人間性と医療人としての高い使命感をもち，生命の尊さを深く認識し，生涯にわたって薬の専門家としての責任をもち，人の命と健康な生活を守ることを通して社会に貢献する存在である．また，薬剤師法のなかで，薬剤師は，調剤，医薬品の供給その他薬事衛生をつかさどることによって，公衆衛生の向上および増進に寄与し，もって国民の健康な生活を確保する役割を担っていることが明記されている．薬剤師は，医薬品の供給・適正使用，薬物治療への関与にとどまらず，地域社会における公衆衛生の向上に寄与することも求められる．

■このSBOの学習に必要な予備知識
薬剤師として求められる基本的な資質として，地域の保健・医療における実践的能力がある．地域の保健・医療における実践的能力とは，地域の保健，医療，福祉，介護および行政などに参画・連携して，地域における人々の健康増進，公衆衛生の向上に貢献する能力である．

■このSBOの学習成果
地域における薬局と薬剤師（B(4)），疾病の予防，栄養と健康（D1(2)(3)），化学物質・放射線の生体への影響（D2(1)），生活環境と健康（D2(2)），要指導医薬品・一般用医薬品とセルフメディケーション（E2(9)），地域の保健・医療・福祉への参画（F(5)）を学ぶうえで必要となる，薬剤師の役割を説明できる．

13・1　国民の健康な生活

　日本国憲法には，国民の生存権と健康に生きる権利（健康権）を保障し，国が国民の健康を守る責任をもつことが明記されている．

関連するSBO
B(3)①1
日本国憲法

> **第13条**
> すべて国民は，個人として尊重される．生命，自由及び幸福追求に対する国民の権利については，公共の福祉に反しない限り，立法その他の国政の上で，最大の尊重を必要とする．
> **第25条**
> 　第1項　すべて国民は，健康で文化的な最低限度の生活を営む権利を有する．
> 　第2項　国は，すべての生活部面について，社会福祉，社会保障及び公衆衛生の向上及び増進に努めなければならない．

　健康な生活とは，健康とは，どのような状態なのだろうか．世界保健機関（WHO）憲章では，健康について次のように定義している．

WHO憲章

"Health is a state of complete physical, mental and social well-being and not merely the absence of disease or infirmity."
（健康とは，病気でないとか，弱っていないということではなく，肉体的にも，精神的にも，そして社会的にも，すべてが満たされた状態にあることをいいます）

健康の定義

　また，上記の定義に加えて"人種，宗教，政治信条や経済的・社会的条件によって差別されることなく，最高水準の健康に恵まれることは，あらゆる人々にとっての基本的人権の一つです．世界中のすべての人々が健康であることは，平和と

安全を達成するための基礎であり，その成否は，個人と国家の全面的な協力が得られるかどうかにかかっている."と述べられている．

健康とは，単に病気ではない状態ではなく，社会参加への可能性や精神的な充実感など，生活の質を考慮したものである．

また，1986年にカナダのオタワで開催されたWHO国際会議において"ヘルスプロモーションに関するオタワ憲章"が採択された．このなかで，健康増進を個人の生活習慣に限定して捉えるのではなく，平和，教育，食料，環境などについて安定した基盤が必要であるなど社会的環境の改善を含むことが確認された．このように，時代や，国の文化・社会・経済的環境や生活環境などの違いや，個人の年齢，性別，社会・経済的，文化的背景などの個人的背景によっても健康の捉え方や健康増進へのアプローチは異なってくる．健康問題は，日常のあらゆる場面で密接な関連があるため，公衆衛生のみならず，社会福祉，社会保障など多岐にわたるものから支えられるものである．

また近年，日本における少子高齢化，長寿化，医療の高度化などに伴う医療費の増加や，急速な人口の高齢化に伴う，生活習慣病および，認知症や寝たきりなどの介護が必要となる者の増加は，深刻な社会問題である．特に日常的に介護などを受けずに自立して生活できる期間を長く保つこと，すなわち，**健康寿命**の延伸が大きな課題となっている．日本は現在，男女ともに平均寿命で世界最高水準に達するまでになり，これまでにどの国も経験したことのない超高齢社会を迎えた．平成25年の男の平均寿命は80.21年，女性の平均寿命は86.61年であり（平成25年度簡易生命表），健康寿命は男性が71.19歳，女性が74.21歳である．健康寿命は平均寿命よりも，男性は9.02歳，女性は12.4歳短い．平均寿命の延伸に伴い，健康寿命との差が拡大すれば，医療費や介護給付費を要する期間の増大による公的医療保険制度維持の困難や，**生活の質**の低下が懸念される．公的医療保険制度は，健康な生活を確保するための重要な社会保障システムである．公的医療保険制度を維持できなくなった場合，受けることができる医療サービスの制限，医療へのアクセスの制限などにより，健康水準の低下や健康格差が生じることが予測される．生活習慣病の治療領域に達しない予備群（境界領域期）の生活習慣病重症化の予防や，健康の管理・維持の促進による健康寿命の延伸は，将来の医療費のみならず介護給付費の削減，生活の質の向上につながる．このような

> **コラム7　健康定義について続く議論**
>
> 1998年にWHO憲章の健康定義について新しい提案がなされた．健康と疾病は別個のものではなく連続したものであるという意味づけから，"state"ではなく，静的に固定した状態ではないということを示す"dynamic"とし，"spiritual"という概念を，人間の尊厳の確保や生活の質を考えるために必要で本質的なものであるとする観点から付け加える案が検討された．しかし，1999年の総会において，現行の憲章は適切に機能しており，本件のみ早急に審議する必要性がほかの案件に比べて低いなどの理由で，健康の定義に係る前文の改正案を含めそのほかの憲章に係る改正案とともに一括して，審議しないまま事務局長が見直しを続けていくこととされた．

問題意識のもと，2013年6月に閣議決定された"日本再興戦略"のなかで，国民の健康寿命が延伸する社会を目指すことが示され，具体的な施策として，効果的な予防サービスや健康管理の充実により，国民が健やかに生活し，老いることができる社会の実現があげられた．WHO憲章でも述べられている，生活の質を考慮した包括的な意味での健康を目指す方向性が示された．

例題 13・1 日本国憲法の第 25 条について，下記の空欄を埋めよ．
第 25 条
　第 1 項　すべて国民は，［ a ］を営む権利を有する．
　第 2 項　国は，すべての生活部面について，社会福祉，社会保障及び［ b ］の向上及び増進に努めなければならない．
解 答　(a) 健康で文化的な最低限度の生活　(b) 公衆衛生

13・2　国民の健康への薬剤師のかかわり

薬剤師の任務は，薬剤師法第 1 条によって"調剤，医薬品の供給その他薬事衛生をつかさどることによって，公衆衛生の向上及び増進に寄与し，もって国民の健康な生活を確保するものとする．"とされ，一方，**医師，歯科医師**は，医師法第 1 条，歯科医師法第 1 条にて"(歯科)医療及び保健指導を掌ることによって，公衆衛生の向上及び増進に寄与し，もって国民の健康な生活を確保するものとする．"と規定されている．**看護師**は保健師助産師看護師法第 5 条にて"この法律において"看護師"とは，厚生労働大臣の免許を受けて，傷病者若しくはじょく婦に対する療養上の世話又は診療の補助を行うことを業とする者をいう．"とされ，**保健師**は，第 2 条にて"この法律において"保健師"とは，厚生労働大臣の免許を受けて，保健師の名称を用いて，保健指導に従事することを業とする者をいう．"とされている．

このように薬剤師は，医師や歯科医師と並んで，それぞれ独立した任務を負う者とされ，国民の健康な生活の確保を目的とし，医薬品の供給，調剤だけではなく，そのほか薬事衛生についても担い，公衆衛生の向上，増進に寄与することが求められている．

公衆衛生の定義として最もよく知られているのは，米国の公衆衛生学者であるウインスロウによるものである[*1]．"公衆衛生とは，コミュニティ(共同体)の組織的な努力を通じて，疾病を予防し，生命を延長し，身体的，精神的機能の増進をはかる科学であり，技術である"と定義している．公衆衛生は，集団の健康水準の向上を目標として社会が組織的に行うものであり，内容としては，環境の改善，感染症の予防，早期診断と予防的治療のための医療と看護サービスの組織化，保健教育，健康を維持するうえで必要な生活水準を保障する社会的機構の改善などである．

また，薬剤師綱領(日本薬剤師会が 1973 年制定)[*2]のなかで，薬剤師のあるべき姿，薬剤師の担う役割について示されている．

関連する SBO
B(2)① 3, 4

公衆衛生　public health
*1 C. Winslow, 1920 年

*2 SBO 32・2 を参照．

> **薬剤師綱領**（日本薬剤師会 1973 年 10 月制定）
> 1. 薬剤師は国から付託された資格に基づき，医薬品の製造，調剤，供給において，その固有の任務を遂行することにより，医療水準の向上に資することを本領とする．
> 2. 薬剤師は広く薬事衛生をつかさどる専門家としてその職能を発揮し，国民の健康増進に寄与する社会的責務を担う．
> 3. 薬剤師はその業務が人の生命健康にかかわることに深く思いを致し，絶えず薬学，医学の成果を吸収して，人類の福祉に貢献するよう努める．

　医療のなかの薬物治療は一人一人の患者を対象としているのに対し，公衆衛生は，健康教育，食生活改善，予防接種の実施，上下水道整備，社会保障制度の改善などを通して集団全体の健康状況を取扱う．薬剤師は医薬品にかかわる固有の任務を担い，医療に貢献し，個人の健康に寄与するとともに，薬事衛生にかかわることで国民の公衆衛生の向上，健康増進に寄与することも任務である．

例題 13・2　薬剤師綱領について，下記の空欄を埋めよ．
薬剤師綱領（昭和 48 年 10 月，日本薬剤師会）
1. 薬剤師は国から付託された資格に基づき，[a] において，その固有の任務を遂行することにより，[b] の向上に資することを本領とする．
2. 薬剤師は広く [c] をつかさどる専門家としてその職能を発揮し，[d] に寄与する社会的責務を担う．
3. 薬剤師はその業務が人の生命健康にかかわることに深く思いを致し，絶えず薬学，医学の成果を吸収して，[e] に貢献するよう努める．

解 答　[a] 医薬品の製造，調剤，供給　[b] 医療水準　[c] 薬事衛生　[d] 国民の健康増進　[e] 人類の福祉

関連する SBO
B(4)①,②
E(9)
F(4)(5)

セルフメディケーション：日本薬剤師会の定義によると，セルフメディケーションとは，自己の健康管理のため，医薬品等を自分の意思で使用することである．

＊ **基本法**：国の制度・政策に関する理念，基本方針を示すとともに，それに沿った措置を講じるべきことを定めている．当該分野の施策の方向づけを行い，ほかの法律や行政を指導・誘導する役割を果たす．

13・3　健康管理，疾病予防，セルフメディケーションおよび公衆衛生における薬剤師の役割

　日本における急速な高齢化などは私たちの生活にさまざまな影響を及ぼし，がん，心臓疾患，脳卒中など生活習慣に起因する疾病の予防や，社会環境のさまざまな変化によるストレスの増加に起因するこころの問題への対策は，取組まなければならない重要な課題である．このようななか，近年，保健・医療分野におけるさまざまな基本法＊が制定，施行されている．食育基本法，自殺対策基本法，がん対策基本法，肝炎対策基本法，アルコール健康障害対策基本法，アレルギー疾患対策基本法などである．また一方で，世界的に流行した新型インフルエンザの発生などの新たな感染症や，結核，百日咳などの感染症の再流行，デング熱などの輸入感染症の増加も危惧されている．このように，保健・医療に対する社会的要請は絶えず変化している．薬剤師は社会の変化に対応し，医薬品，薬事衛生が関連する保健・医療分野において，薬学的知識を活かし寄与しなければならない．

日本では，健康増進に関する取組みとして"国民健康づくり対策"が，1978年から展開されてきた．2000年には第3次国民健康づくり対策として"21世紀における国民健康づくり運動（**健康日本21**）"が策定された．これは，従来の疾病予防の中心であった**二次予防**（健康診査などによる早期発見・早期治療）や**三次予防**（疾病が発症したあと，必要な治療を受け，機能の維持・回復を図ること）にとどまることなく，**一次予防**（生活習慣を改善して健康を増進し，生活習慣病などを予防すること）に重点を置いた対策である．そして2003年には，生活習慣に関する正しい知識の普及や国民の健康の増進を図ることを目的に制定された**健康増進法**が施行された．この法律に基づき，国民の健康の増進の推進に関する基本的な方向や国民の健康の増進の目標を示す**国民の健康の増進の総合的な推進を図るための基本的な方針**が策定された．2013年からは第4次国民健康づくり対策（健康日本21（第2次））が開始され，先ほどの方針は全面改定された．改定された方針における目標項目は，

1) 健康寿命の延伸と健康格差の縮小
2) 主要な生活習慣病の発症予防と重症化予防の徹底
3) 社会生活を営むために必要な機能の維持及び向上
4) 健康を支え，守るための社会環境の整備
5) 栄養・食生活，身体活動・運動，休養，飲酒，喫煙及び歯・口腔の健康に関する生活習慣及び社会環境の整備

である．このなかで，"健康を支え，守るための社会環境の整備"のため，"地域住民が身近で気軽に専門的な支援・相談が受けられる民間団体の活動拠点数の増加"が目標として掲げられた．その拠点の例として，"地域住民の健康支援・相談対応などを行い，これを積極的に地域住民に周知している薬局"があげられ，具体的な取組みとして，禁煙支援，こころの健康支援，生活習慣病予防・早期発見，高齢者支援などの項目が掲げられている．薬剤師は，医療の担い手として調剤や服薬管理・指導，薬物治療における効果と副作用の評価，処方設計と提案などを通して医療への寄与，在宅医療・居宅介護などを通した地域医療への寄与といった役割を担っていると同時に，健康管理，疾病予防，セルフメディケーションなどを支援する役割を担い，地域住民の健康増進，地域保健，地域包括ケアの推進に寄与することも求められている．

また，日本国憲法第25条に示されているように，公衆衛生は，国民の権利としての健康を守る国家の機能として位置づけられている．公衆衛生の分野としては，母子保健，学校保健，成人・老人保健，産業保健，感染症，生活習慣病，精神保健福祉，食品衛生，栄養改善，環境衛生・環境保健，国際保健など多岐にわたる．薬剤師は，衛生行政機関または保健衛生施設（国，都道府県，**保健所**，地方厚生局麻薬取締部，地方衛生研究所，国立医薬品食品衛生研究所，公害担当部門などの衛生行政機関，保健衛生施設など），**学校薬剤師**などさまざまな立場から公衆衛生の向上・増進にかかわっている．

薬剤師は医療の一翼を担うことはもちろんのこと，健康管理，疾病予防，セル

国民健康づくり対策

健康日本21
二次予防
三次予防
一次予防

健康増進法

保健所：地域保健法に基づき，公衆衛生の向上・増進を図るため都道府県・指定都市などが設置する機関．保健所および市区町村の地域保健事業にかかわる常勤職員の配置状況をみると，保健師24,668人が最も多く，ついで薬剤師3,017人，管理栄養士3,009人，獣医師2,511人となっている（平成24年度末現在）．

学校薬剤師：学校保健安全法により，すべての幼稚園，小学校，中学校，高等学校，特別支援学校などに学校薬剤師を置くこととされている．学校薬剤師は，学校が快適で安全な環境であるように，学校の水や空気などの環境衛生検査や，喫煙，飲酒，薬物乱用防止教育や薬の正しい使い方の指導，健康相談，保健指導などを行う．

フメディケーション，公衆衛生といった国民の健康と生活にかかわる幅広い分野において果たすべき役割を担っている．

例題 13・1 第 4 次国民健康づくり対策（健康日本 21（第 2 次）における基本的な五つの方針を述べなさい．
解 答 1）健康寿命の延伸と健康格差の縮小 2）主要な生活習慣病の発症予防と重症化予防の徹底 3）社会生活を営むために必要な機能の維持及び向上 4）健康を支え，守るための社会環境の整備 5）栄養・食生活，身体活動・運動，休養，飲酒，喫煙及び歯・口腔の健康に関する生活習慣及び社会環境の整備

演習 13・1 健康寿命とはどのようなものであるか説明しなさい．

演習 13・2 健康管理，疾病予防にかかわる生活習慣としてどのようなものがあるか．また，薬局薬剤師はこれらの生活習慣改善に対してどのようなかかわりができるか述べなさい．

応用・発展 13・1
人々の健康増進，公衆衛生の向上に貢献するために必要な知識・技能について討議しなさい．

応用・発展 13・2
公衆衛生の向上のために，地方行政機関（保健所や県庁など）における薬剤師はどのような業務を担っているか討議しなさい．

> **SBO 14** 薬物乱用防止，自殺防止における薬剤師の役割について説明できる．
>
> A(1)②7

学生へのアドバイス

　薬学生が習得する薬物乱用防止は，学生自らが防止教育の担い手となることが求められている．

　薬物を"ダメ，絶対"と禁じるのみならず，人は依存するものとわかっていてもなぜ，やめることができず，使用し続けるのか，科学的に理解し，その心理面についても深く洞察することが必須である．自殺者3万人時代において，薬剤師がゲートキーパーとしての役割を担うことができる可能性を学ぶ．

■このSBOの学習に必要な予備知識
1. 薬物に関する規制（麻薬及び向精神薬取締法など）
2. 薬物の薬理作用や作用機序などの薬理学的基礎知識
3. 疫学調査などの文献読解と統計の読みとり

■このSBOの学習成果
1. 薬物乱用の現状や新たな危険ドラッグなどの危険性を知ることにより，社会的な問題点などを説明できる．
2. 日本の自殺の現状を把握し，今後，薬剤師が自殺のゲートキーパーの担い手となる可能性があることを説明できる．

14・1　薬物乱用の現状と薬剤師のかかわり

　薬物乱用は，世界的規模で拡大しており，一国のみの問題にとどまらない．さらに薬物乱用は，家庭や低年齢層に拡大し身近に迫り，乱用する本人を破滅させるにとどまらず，多くの人々の人生や生活を破壊する．

　日本での薬物乱用の現状をみてみると，覚醒剤等事犯検挙人員*は年間12000人を超えており，高止まりの状況であり，覚醒剤事犯においては再乱用者の比率が60％を超えていることは深刻な問題である．

　大麻事犯総検挙人員は約1700名と前年に比べ減少傾向にあり，20代以下の若年層の検挙人員の比率は，約50％の高比率となっている．また，危険ドラッグのなかで合法ハーブなどと称して販売される薬物は，乱用による健康被害のみならず交通事故などが続発しており，多くの社会問題をひき起している．

　薬物関連問題は思春期に端を発していることが少なくないことから，根本的な対策として青少年に対する薬物乱用の未然防止や再乱用防止対策を進め，薬物乱用を拒絶する社会を構築していくことを目指し，日本では"ダメ，ゼッタイ"，"覚せい剤やめますか，それとも人間やめますか"などのスローガンを掲げた薬物乱用防止教育が，養護教諭，学校薬剤師，警察職員，薬物乱用防止指導員などにより実施されてきた．

　学校教育における薬物乱用防止教育は，1989（平成1）年の学習指導要領によって制度化され，小・中・高校において薬物乱用防止に関する指導が強化されている．

　2013（平成25）年8月の"第四次薬物乱用防止五か年戦略"においては，合法ハーブなどと称して販売される薬物などや新たな乱用薬物への対応や薬物の再乱用防止対策の強化ならびに国際的な連携・協力の推進が示された．

　今後は，薬の専門職である薬剤師が，児童，生徒などに対して社会問題化している薬物乱用や医薬品を適正に使うことの重要性を教えることが求められる．小・中・高校の新学習指導要領において医薬品の薬物乱用に関する項目が盛込ま

関連するSBO
B(2)③2
F(5)②1

薬物乱用：薬物の乱用とは，❶薬を本来の目的（医療目的）から逸脱した用法・用量で使うこと．❷薬でないものを吸ったり飲んだりすること．❸酒などの嗜好品を健康，社会生活を破綻させるほど摂取すること．❹法律で禁止されている薬物を所持したり使用すること．があげられ，"薬物を社会規範から逸脱した目的や方法で自己摂取すること"と定義される．

＊　H 26.2厚生労働省医薬食品局監視指導・麻薬対策課調べ

れているが，薬物乱用防止教育のみならず薬の適正使用教育を合わせた教育を実施していくことが望ましく，このことが，ひいては国民の健康増進に寄与することにつながるものと考える．

14・2 医薬品の乱用・依存

これまで薬物乱用・**薬物依存**といえば，麻薬・覚醒剤などの違法な薬物の使用を意味していたが，今日では治療に用いられる医薬品が，薬物乱用ならびに依存の原因薬物としてあげられるようになった．

全国の精神科医療施設における薬物関連精神疾患の実態調査における"アルコールを除く精神作用物質使用による薬物関連精神障害患者"によると，依然として覚醒剤が約半数と高い割合で推移しているが，一方では有機溶剤は激減している．また，このような傾向のなかで近年上昇傾向がみられる薬物として，鎮静剤を主とする薬物関連障害症例であり，鎮静剤は2008（平成20）年において有機溶剤とほぼ同率となり，2010年には有機溶剤を上まわり第2位に上がった．2012（平成24）年からは，新たに調査開始となった危険ドラッグが第2位に浮上し，向精神薬はひき続き第3位に位置している（図14・1）．

> **関連する SBO**
> B(2)③1
>
> **薬物依存**：薬物依存とは，薬物乱用により脳に障害が起こり，薬物を繰返し使ううちに耐性が生じ，使用量や頻度が増え，使ったときの快感が忘れられなくなり，薬物を自分で止められない状態をいう．

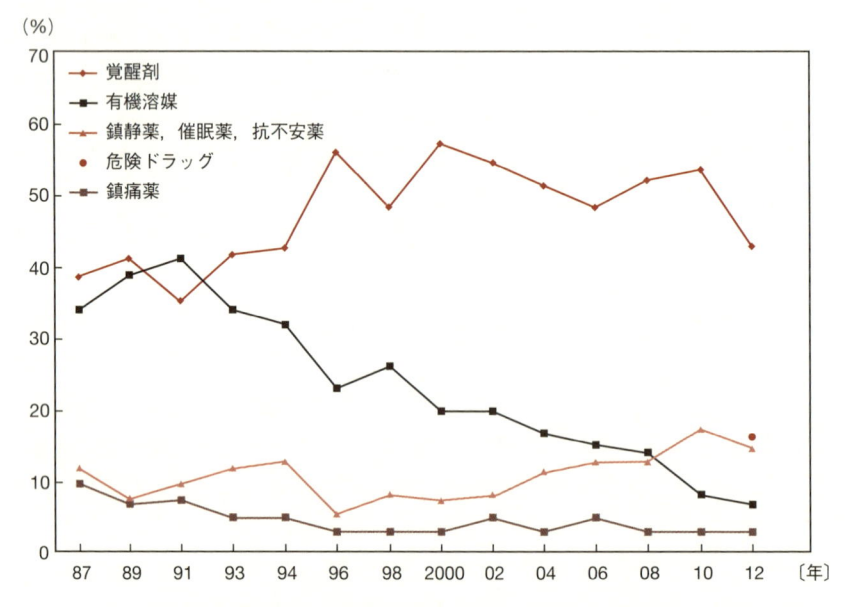

図14・1 薬物関連精神疾患の原因薬物 （松本俊彦，"全国の精神科医療施設における薬物関連精神疾患の実態調査"，平成24年度厚生労働科学研究費補助金（医薬品・医療機器等レギュラトリーサイエンス総合研究事業）分担研究報告書，p. 111-140, 2013を参考に作成）

特に向精神薬の乱用・依存者では，患者自身ですらも依存が形成されていることに気づいていない場合が多く，知らず知らずのうちに向精神薬が手放せなくなったり，最悪の場合には死に至るケースもあり，向精神薬の適正使用に対する教育が早急に求められている．

14・3　向精神薬の過量投与と自殺念慮

　向精神薬の過量投与と自殺念慮について，精神科治療と自殺に関する調査では，自殺者の 52% が精神科において治療中であり，全国自死遺族連絡会の報告調査では，自殺者の 69% は精神疾患を抱えており，自殺との関連性が顕著であり，精神科の受診者の約 6 割，また 39 歳以下の約 7 割弱には，処方された向精神薬を過量服薬していたという結果が明らかにされている．さらに，自殺企図を起こす患者は，向精神薬の多剤併用療法を受けているというデータもあげられている．向精神薬依存・乱用者は，覚醒剤常用者に比べ，向精神薬を自傷や自殺企図のために使用するケースが多く，このような自己破壊的行動の手段として医薬品を乱用している者が多い．このようなケースは向精神薬関連障害者が単なる薬物乱用・依存者であるだけではなく，自殺行動のハイリスク群であることが指摘されている．

14・4　日本における自殺対策の現状

　日本では，2008（平成 10）年に自殺者数が急増して以来，**年間自殺者数**が 3 万人台を推移している．ここ数年減少傾向を示したものの，日本における自殺率は依然として先進国のなかで圧倒的に高い．また，若い世代の自殺では，15～34 歳で死因の第 1 位が自殺となっているのは先進 7 カ国のなかでは日本のみであり，きわめて深刻な状況にある．

　このような状況を受けて，2006（平成 18）年に施行された自殺対策基本法は，自殺対策の基本理念を定め，国，地方公共団体，事業主，国民のそれぞれの責務を明らかにするとともに，自殺対策を総合的に推進して，自殺防止と自殺者の親族などに対する支援の充実を図り，国民が健康で生きがいをもって暮らすことのできる社会の実現に寄与することを目的として施行された．自殺対策基本法第 2 条の 4 では"自殺対策は，国，地方公共団体，医療機関，事業主，学校，自殺の防止等に関する活動を行う民間の団体その他の関係する者の相互の密接な連携の下に実施されなければならない．"と記されている．また，自殺対策基本法に基づき，政府が推進すべき自殺対策の指針として定める自殺総合対策大綱では，日本の自殺をめぐる現状を整理するとともに，〈自殺は追い込まれた末の死〉〈自殺は防ぐことができる〉〈自殺を考えている人は悩みを抱え込みながらもサインを発している〉という自殺に対する三つの基本的な認識を示している．

　自殺の背景には多様かつ複合的要因が関連するが，特に，うつ病などの精神疾患が関連することが多い．内閣府・警察庁の統計によれば，2011 年における自殺者について，自殺の原因・動機が特定された者のうち，うつ病への罹患が自殺の原因・動機の一つとして推定できるものは約 3 割に及んでいる．うつ病は誰でもかかりうる病気であり，うつ病などの気分障害患者数は 100 万人を超えていることから，自殺対策の推進にあたっては，うつ病などの状態にある者へ適切な支援を行う取組みが重要であるといえる．

　2012（平成 24）年に閣議決定された自殺総合対策大綱では，
"弁護士，司法書士等，多重債務問題等の法律問題に関する専門家，調剤，医薬品販売等を通じて住民の健康状態等に関する情報に接する機会が多い薬剤師，定

関連する SBO

B(2)③1

自殺念慮: 死にたいと思い，長い間そのことに思いめぐらすこと．

> ゲートキーパー：内閣府の定義によると，ゲートキーパーとは，"自殺の危険を示すサインに気づき，適切な対応（悩んでいる人に気づき，声をかけ，話を聞いて，必要な支援につなげ，見守る）を図ることができる人のことをいう．"

期的かつ一定時間顧客に接する機会が多いことから顧客の健康状態等の変化に気づく可能性のある理容師等業務の性質上，**ゲートキーパー**としての役割が期待される職業について，メンタルヘルスや自殺予防に関する知識の普及に資する情報提供等，関係団体に必要な支援を行うこと等を通じ，ゲートキーパー養成の取組を促進する"
と示されている．このように，自殺対策における重点施策の一つとしてゲートキーパーの養成が掲げられている．

> **関連する SBO**
> F(5)②1

14・5　自殺対策における薬剤師の役割

薬剤師法第1条には，"薬剤師は，調剤，医薬品の供給その他薬事衛生をつかさどることによって，公衆衛生の向上及び増進に寄与し，もって国民の健康な生活を確保するものとする"とある．ここでいう国民の"健康"とはいったいどのような状態をさすのだろうか．

> 健康の定義

世界保健機関（WHO）では，"健康とは，単に病気や虚弱でないというだけでなく，肉体的にも，精神的にも，また社会的にも全く申し分ない状態のこと"と定義している．

薬局には，地域住民が日常的に気軽に立寄って相談することができ，その職能と専門性を活かして薬剤師が直接対応できる場として，地域社会に貢献していくことが期待されている．薬剤師は日常的な業務のなかで，地域住民の健康増進に寄与する社会的責務を担う専門職として，また薬局は地域における健康支援の拠点としての役割を担うことが期待されているが，WHOによる健康の定義に立返れば，単に身体的な不調だけでなく，精神的な不調や社会的な悩みを抱えた状況においても，広く地域住民の健康課題に応えていくことが望まれる．

薬剤師は"国民の健康な生活を確保する"という役割を担うことから，自殺防止・自殺対策の分野においても積極的に取組むことが社会から求められている．2010（平成22）年に厚生労働省の自殺・うつ病対策プロジェクトチームから提出された過量服薬への取組みでは，薬剤師を"適切な医療に結び付けるキーパーソン"と位置づけ，不眠に悩む人への受診勧奨をはじめ，処方内容や処方履歴などから，向精神薬乱用が疑われる患者に対して，"よく眠れているか"などの声かけや，処方された薬が適量かどうかチェックし，処方医への疑義照会を積極的に行えるような仕組みを構築することなどを盛込んでいる．

> ＊　平成22年6月24日付障精発0624第1号

"向精神薬等の過量服薬を背景とする自殺についての通知"＊においては，**過量服薬への取組みの具体策として，薬剤師の活用があげられている**．ここでは，適切な服薬指導の徹底および向精神薬などの処方箋確認に係る疑義照会が行われるよう，周知を徹底するとともに，薬剤師を対象とした過量服薬の実態と対策に関する研修会を開くことを求めている．

自殺は，健康問題，経済・生活問題，人間関係の問題のほか，地域・職場のあり方の変化などさまざまな要因とその人の性格傾向，家族の状況，死生観などが複雑に関係しており，自殺に追込まれようとしている人が安心して生きられるようにして自殺を防ぐためには，精神保健的な視点だけでなく，社会・経済的な視

点を含む包括的な取組みが重要である．また，このような包括的な取組みを実施するためには，さまざまな分野の人々や組織が密接に連携する必要がある．

このような状況下，薬剤師は，薬物治療において患者に最後に出会う医療従事者であり，患者の症状や微妙な表情の変化から，過量服薬などのリスクに気付くことは可能である．薬剤師の服薬指導の際に，身体的な相談のみならず，精神的な不調や自殺念慮，依存症などの生活にかかわる相談も寄せられていることから，薬剤師には患者の心に寄り添うことのできるゲートキーパーとしての期待がますます求められている．

例題 14・1　薬物依存患者の使用薬物　2012 年度において，薬物依存患者が最も多く使用している薬物はどれか．
1. シンナー　2. 覚醒剤　3. 大麻　4. 危険ドラッグ　5. 向精神薬
解　答　2．［解説］2012 年度の薬物患者数は，覚醒剤利用者が第 1 位であり，次いで第 2 位は危険ドラッグ，第 3 位は向精神薬である．

例題 14・2　ゲートキーパーとしての役割　ゲートキーパーとして，悩んでいる人に対応する場合，適切でないものはどれか．
1. 声かけ　2. 話を聞く　3. 励ます　4. 支援先の紹介　5. 見守る
解　答　3．［解説］ゲートキーパーの役割とは，"自殺の危険を示すサインに気づき，適切な対応すなわち悩んでいる人に気づき，声をかけ，話を聞いて，必要な支援につなげ，見守ること"とされる．（内閣府の定義による）

演習 14・1　次の記述のうち，誤っているのはどれか．
1. 医療目的から逸脱した用法・用量で，薬を使用することは薬物乱用である．
2. シンナーなどの薬ではないものを吸ったり飲んだりすることは，薬物乱用である．
3. 覚醒剤乱用者が，再乱用するリスクは低い．
4. 保健所，保健センター，精神保健福祉センターでは，薬物問題の相談を受ける．

演習 14・2　15 歳から 34 歳までの死因の第 1 位はどれか．
1. 不慮の事故　2. 自殺　3. 心疾患　4. 悪性新生物

応用・発展 14・1
薬物依存とは，どのような状態をいうか，説明しなさい．

応用・発展 14・2
自殺対策基本法が何を目的として制定され，目的とするところは何か，その趣旨について説明しなさい．

> **SBO 15** 現代社会が抱える課題（少子・超高齢社会など）に対して，薬剤師が果たすべき役割を提案する．（知識・態度）
> A(1)②8

学生へのアドバイス

急速に進行する日本の少子・超高齢社会は，世界に類のないものであることを学び，これまでの医療体制では，対応が困難となることを認識しなければならない．薬剤師が従来の薬剤師業務を行うことに充足せず，国民の健康を確保するために必要とされることを学ぶ．

■このSBOの学習に必要な予備知識
1. 日本の人口動態
2. 少子・超高齢社会の定義
3. 少子・超高齢社会の対応と問題点
4. 少子・超高齢社会において，薬局・薬剤師が果たす役割
5. 地域包括ケアのあり方

■このSBOの学習成果
1. 少子・超高齢社会の実態を把握し，その問題点を説明できる．
2. ファーマシューティカルケアとは，患者のQOL（生活の質）を改善するという成果が目的であることを理解できる：SBO 10
3. 患者中心の医療を実現するために，地域包括ケアを推進していくために薬剤師にとっては欠かせない行動哲学であるファーマシューティカルケアを具体的に提案できる：SBO 10

関連するSBO
D 1(1)②

超高齢社会：65歳以上人口の割合が21%超をいう．

生産年齢人口：15〜64歳の人口．

団塊の世代：1947〜1949年に生まれた世代であり，第一次ベビーブーム世代ともよばれる．

15・1 少子高齢化・人口減少社会

世界的に先行する日本の**超高齢社会**は，時が進むにつれ新たな社会課題を生むことになる．

生産年齢人口の減少により，2010（平成22）年から2050（平成62）年では3100万人の減少となり，日本の成長力は鈍らざるをえない．超高齢化の進展は，医療・介護の需給バランスを崩すことにつながり，介護需要を拡大している．現在，家族や配偶者による介護は6割を超え，介護の負担が増大している．さらに，社会保障費に関しては，2008年の34.8兆円から2050年には52.3兆円へと増大し，財政を圧迫する事態となることが予測される．これまで，日本の発展を支えてきた社会保障制度などは，超高齢化により新たな社会課題を生じる．

それでは，まず日本の少子・超高齢社会における具体的な数字をみながら，現状を認識していく．

人口の推移をみてみると，2010（平成22）年の総人口は1億2806万人であり，近年は横ばい状態であり，減少傾向にある．2012（平成24）年に公表された国立社会保障・人口問題研究所"日本の将来推計人口（平成24年1月推計）"によると，総人口は，2030（平成42）年の1億1662万人を経て，2060（平成72）年には8674万人になるものと見込まれている．また，15〜64歳の人口（生産年齢人口）は2010（平成22）年の63.8%から減少を続け，2060（平成72）年には50.9%となり，1年間に生まれる子供の数は50万人を割ると予測される．一方，65歳以上の人口（高齢人口）は，2010（平成22）年の2948万人から，**団塊の世代**および第二次ベビーブーム世代が高齢人口に入った後の2042（平成54）年には3878万人とピークを迎える（図15・1）．

高齢人口の総人口に対する割合（高齢化率）は，2013（平成25）年に4人に1人を上まわり25.1%となったが，50年後の2060（平成72）年には39.9%となり，2.5人に1人が65歳以上となることが予想されている．

日本は，世界に先駆けて，急速な少子高齢化と超高齢化社会などの進行という課題に取組んでいかなければならない．

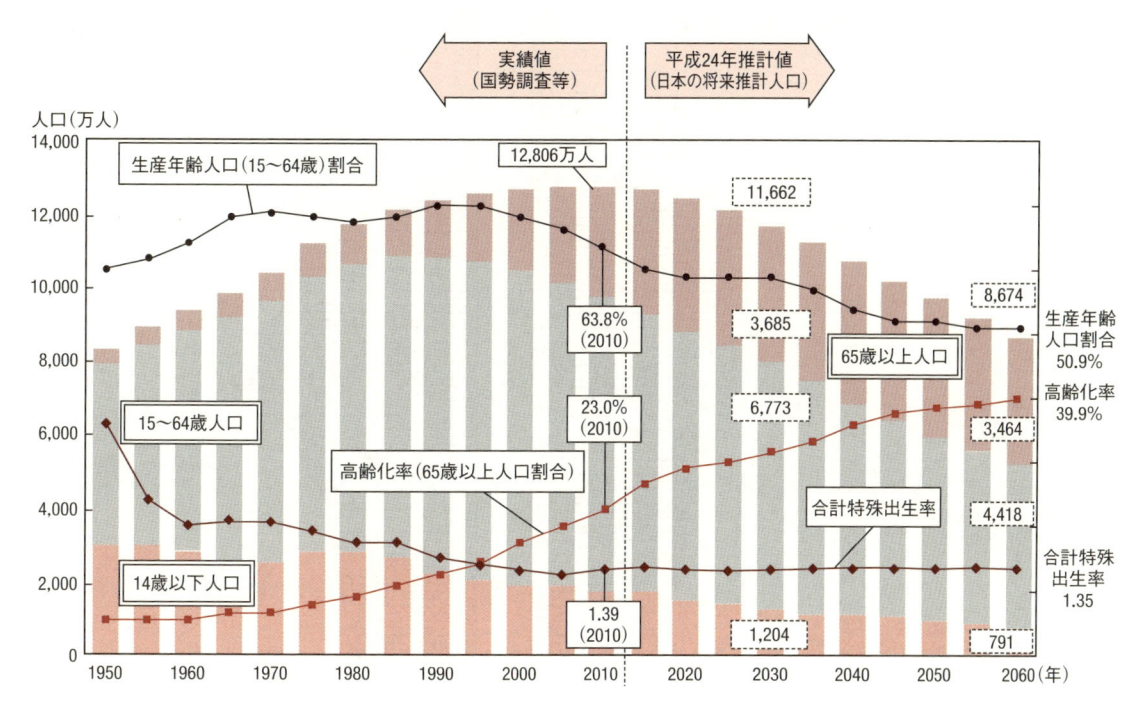

図15・1　日本の人口推移　（出典）総務省"国勢調査"及び"人口推計"，国立社会保障・人口問題研究所"日本の将来推計人口（平成24年1月推計）：出生中位・死亡中位推計"（各年10月1日現在人口），厚生労働省"人口動態統計"

15・2　少子・超高齢社会に対する制度

少子・超高齢化の急速な進行により高齢化率が上がると，2040（平成52）年ごろには，"国民2人で1人の高齢者を支える時代"となり，さらに急速に高齢化が進み，やがて，"1人の若者が1人の高齢者を支える時代"という厳しい社会が訪れることが予想される（図15・2）．

人口減少下での少子・超高齢化は地域社会の持続性を揺るがすことにもなることから，超高齢社会の到来に対し，日本では1995（平成7）年に**高齢社会対策基本法**が制定され，高齢社会対策の基本理念と施策，国と地方公共団体の責任などが定められた．

2000年には**介護保険制度**が導入され，介護が必要となった人たちを社会全体で支え合う仕組みもつくられた．2006（平成18）年の介護保険制度改正では，地域密着型サービスを創設，地域包括支援センターを設置し，地域での医療・介護サービス提供体制の再構築を推進する方向性を打出した．2008（平成20）年には，**後期高齢者医療制度**が施行されている．

介護保険制度は，世界のなかで寛大なシステムであることは認知されてはいるが，団塊の世代（約800万人）が75歳以上となる2025（平成37）年以降は，国民の医療や介護の需要が，増加することが現実化する．

関連するSBO
B(3)①
B(4)② 1
D 1(1)②

高齢社会対策基本法

介護保険制度

後期高齢者医療制度

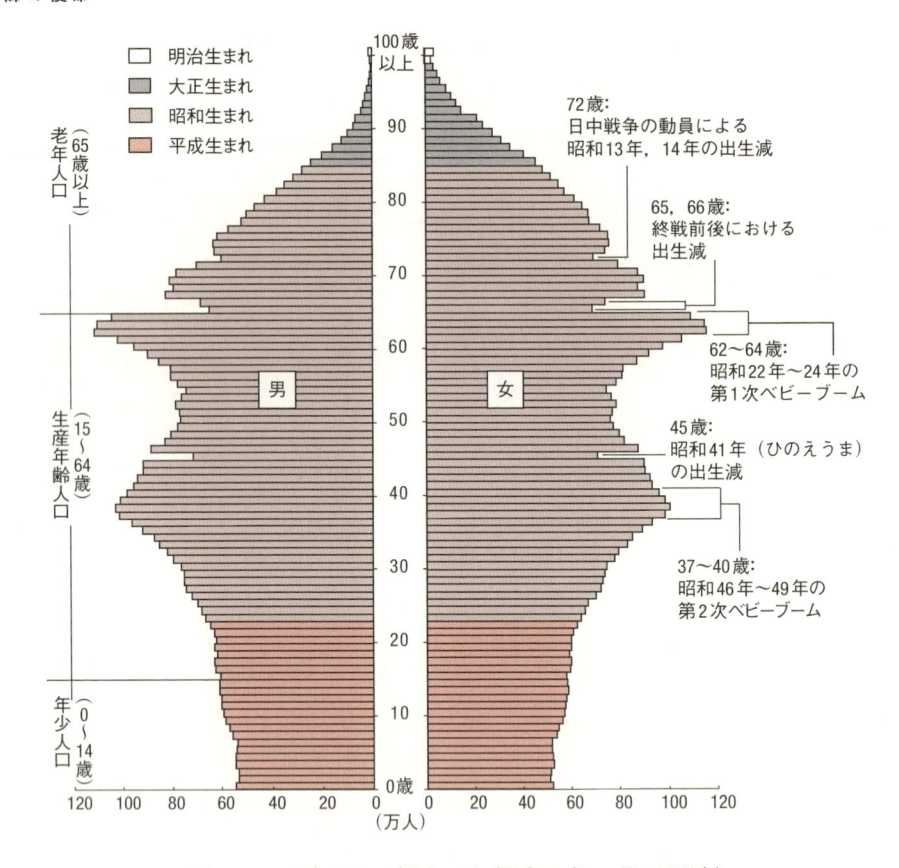

図15・2 日本の人口ピラミッド（平成23年10月1日現在）

　そこで，日本では2025（平成37）年を目標として，"高齢者の尊厳の保持と自立生活の支援の目的のもとで，可能な限り住み慣れた地域で，自分らしい暮らしを人生の最期まで続けることができる"よう，地域の包括的な支援・サービス提供体制（**地域包括ケアシステム**）の構築を打出した．

　2012（平成24）年に施行された介護保険法の第5条第3項に，"国及び地方公共団体は，被保険者が，可能な限り，住み慣れた地域でその有する能力に応じ自立した日常生活を営むことができるよう，保険給付に係る保健医療サービス及び福祉サービスに関する施策，要介護状態等となることの予防又は要介護状態等の軽減若しくは悪化の防止のための施策並びに地域における自立した日常生活の支援のための施策を，医療及び居住に関する施策との有機的な連携を図りつつ包括的に推進するよう努めなければならない"ことが明記され，**地域包括ケア**の理念が創設された．

地域包括ケア

　また，2012（平成24）年には，診療報酬及び介護報酬の改定が実施され，"地域包括ケアシステムの構築"の方向性が打出されている．

関連するSBO
B(4)②1

15・3　地域包括ケアシステムとは

　国は，団塊の世代が75歳以上となる2025（平成37）年をめどにして，重度な要介護状態となっても，住み慣れた地域社会で自分らしい暮しを人生の最後ま

で続けることができるよう，医療・介護・予防・生活支援・住まいが一体的に提供される地域包括ケアシステムの構築実現に取組んでいる．今後は，認知症高齢者の増加が見込まれることから，認知症高齢者の地域での生活を支えるためにも，地域包括ケアシステムの推進が期待されている．地域包括ケアシステムとは，"ニーズに応じた住宅が提供されることを基本とした上で，生活上の安全・安心・健康を確保するために，医療や介護，予防のみならず，福祉サービスを含めた様々な生活支援サービスが日常生活の場（日常生活圏域）で適切に提供できるような地域での体制"と定義されている．この場合，地域包括ケア圏域については，"概ね30分以内に駆けつけられる圏域"を理想的な圏域として定義し，具体的には中学校区が基本とされる．地域包括ケアを実現するためには，① 医療との連携強化，② 介護サービスの充実強化，③ 予防の推進，④ 見守り，配食，買い物など，多様な生活支援サービスの確保や権利擁護など，⑤ 高齢期になっても住み続けることのできる高齢者住まいの整備まで利用者のニーズに応じた継続的なサービス提供を行う必要がある．"地域包括ケアシステム"を支えるには，医師，歯科医師，薬剤師，看護師，保健師，介護福祉士，社会福祉士，介護支援専門員，ホームヘルパーなど専門職者から資格のない介護職まで含め，多くの人的連携が必須となる．このように多くの人的連携が必要とされるなか，薬剤師には，どのような役割が求められているのだろうか．

＊地域包括ケアシステム

15・4　地域包括ケアシステムにおける薬局・薬剤師の役割

薬剤師は薬物治療において，患者に最後に出会う医療従事者として期待されている．とりわけ，薬局に勤務する薬剤師は，調剤業務や医薬品販売に従事するだけでなく，来局者の相談に応じることも重要な業務である．薬局には，地域住民が日常的に立ち寄り，医療職種である薬剤師が直接対応できる場として，その職能と専門性を活かし，地域に貢献することが期待されている．

薬剤師法第1条"薬剤師は，調剤，医薬品の供給その他薬事衛生をつかさどることによって，公衆衛生の向上及び増進に寄与し，もって国民の健康な生活を確保するものとする"とあるように，薬剤師は薬の専門家，責任者としてその専門性を活かし，地域住民の健康に関し，必要な場合，保健・医療・福祉関連の他職種や行政，関係機関などと連携[*1]しながら，解決にあたらなければならない．

一方，薬剤師会では，"薬局が地域住民にとって一番身近で敷居が低く，いつでも健康づくりから介護まで相談しやすい場所"であることや，"薬物が原因で要介護状態にならないための番人を務める"ことができる機能をもつと理解し，"健康介護まちかど相談薬局"事業を実施するなど，地域社会において"健康に関する支援拠点"としての役割を担っている．さらに，超高齢社会に対応するための保健・医療・介護の体制整備が急がれるなか，薬局は，これらの地域の"健康支援拠点"としての役割を担っていくことを推進している

また，"チーム医療の推進に関する検討会報告書"[*2]によれば，今後，推進される地域医療における在宅医療に関しても，薬局薬剤師の関与が期待されている．薬剤師が在宅医療に参加することにより，医療安全の立場から患者の安全がより

関連する SBO
B(4)①②
F(4)②
F(5)① 1, 3, 4, 5

[*1] 当該地域の市役所などの相談窓口，医療機関，保健所，福祉事務所，地域包括支援センターなどへの連絡・紹介を行い連携する．

[*2] 平成22年3月19日 厚生労働省

確保され有益であると考えられる．在宅患者の薬学的管理指導について，患者や家族はもとより，医師以外の医療・介護関係者から相談や依頼を受けることがあり，よりいっそう薬剤師の参加が期待される．

15・5 地域包括ケアに求められるファーマシューティカルケア

厚生労働省は，2014（平成 26）年の診療報酬および調剤報酬の改定において，地域包括ケアに対する新しい項目を追加し，地域医療におけるチーム医療は実践の時期に入ったと考えられる．

地域包括ケアが推進されるなか，薬剤師は専門職を活かし，どのような意識でかかわっていくことが求められているのだろうか．ここでは薬剤師がとるべき姿勢が示されていると考えられる**ファーマシューティカルケア**についてみてみる．

ファーマシューティカルケアとは，米国のヘプラーが提唱した考え方*であり，世界保健機関（WHO）では，"ファーマシューティカルケアとは，薬剤師の活動の中心に患者の利益を据える行動哲学である．ファーマシューティカルケアは，患者の保健及び QOL（quality of life）の向上のため，はっきりした治療効果を達成するとの目標をもって薬物治療を施す際の，薬剤師の姿勢，行動，関与，倫理，機能，知識，責務並びに技能に焦点を当てるものである"と定義している．さらに，米国薬剤師会では"ファーマシューティカルケアとは，患者の QOL を改善するという成果が目的であり，そのために責任をもって薬に関するケアを直接患者に提供することである"としている．

薬学的観点からケアを行う薬剤師は，患者の話を傾聴し，ときには深く掘下げつつ必要な情報を収集し，患者との信頼関係を築かなければならない．具体的には服薬指導の際には，患者が理解しやすい方法で情報提供をする必要がある．患者の権利を尊重し，患者の心理状態やニーズに応じて服役指導の内容や方法を変えることも重視される．

ファーマシューティカルケアの患者の"保健及び QOL 向上のためのはっきりした治療効果を達成するという目標"に向かうという方針は，これからの時代に沿った患者中心の医療の実現にほかならず，今後，地域包括ケアを推進していくために薬剤師にとっては欠かせない行動哲学と考えられる．

関連する SBO
B(4)①, ②
F(4)②
F(5)①

ファーマシューティカルケア
* C. Hepler, 1988 年

WHO（World Health Organization）: 健康を基本的人権の一つととらえ，その達成を目的として設立された国連の専門機関の一つ．1948 年設立，本部はスイスのジュネーブ．

QOL: 生活の質．患者の日常生活上の機能と能力，およびそれらを総合した人としての満足感を意味しており，患者の身体的機能，心理的状態，社会的役割を遂行する能力などを総合した患者の状態を意味する．

例題 15・1　高齢化の進展による諸問題　日本の高齢化の進展により生じるものはどれか．
1. 医療・介護の需給バランスが安定する．　2. 介護の需要が減少する．
3. 家族による介護が減る．　4. 社会保障費が増大する．

解　答　4．[解説] 医療・介護の需給バランスを崩すことにつながり，介護需要を拡大することになり，介護については，家族や配偶者の 6 割以上が負担しており，増大している．さらに，社会保障費に関しては，年々増大し，財政を圧迫していく．

例題 15・2　少子高齢化制度の流れ　少子高齢社会の記述につき正しいものはどれか．
1. 高齢社会の到来に向けて高齢社会対策基本法が制定された．

2. 高齢社会対策基本法において施策は，すべて国の責任とされた．
3. 介護保険制度は，医療および介護が必要な人が対象となる．
4. 介護保険制度は，社会保険方式ではない．

解 答 1．［解説］高齢社会の到来に対し，1995（平成7）年に高齢社会対策基本法が制定され，高齢社会対策の基本理念と施策，国と地方公共団体の責任などが定められた．2000年には介護保険制度が導入され，介護が必要となった人たちを社会全体で支え合う仕組みがつくられた．

演習 15・1 地域包括ケアを実現するために適切でないのはどれか．
1. 医療職同士の連携　2. 介護サービスの充実　3. 高齢者の住まいの整備
4. 高齢者の見守り　5. リハビリの推進

応用・発展 15・1
団塊の世代が75歳以上となる2025（平成37）年以降は，国民の医療や介護の需要が，増加することが予想されている．このことに対して日本はどのような対策を講じているか，説明しなさい．

応用・発展 15・2
少子・超高齢化の急速な進行により高齢化率が上がると，地域社会の持続が困難になることが予想されている．具体的な例をあげ説明しなさい．

第5章　患者安全と薬害の防止

SBO 16 医薬品のリスクを認識し，患者を守る責任と義務を自覚する．
A(1)③1　　（態度）

学生へのアドバイス
医薬品は，利益（ベネフィット）と危険（リスク）のバランスを考慮して使用される．このリスクには，医薬品が本来もっている"副作用"だけでなく，ヒューマンエラーに伴う使用時のリスク（メディケーションエラー）もある．薬物治療において，患者の健康被害を最小化するためには，①副作用の監視と②メディケーションエラー対策の両方が必要である．

■このSBOの学習に必要な予備知識
1. 医薬品開発のプロセス
2. 製造販売後調査の制度
3. 薬物治療（処方，調剤，投与，監視・経過観察）の流れ

■このSBOの学習成果
薬物治療を受ける患者のリスクを最小化するために考慮しなければならないポイントと，そのために，医療チームの一員として，薬剤師が果たすべき役割を理解する．

関連するSBO
F(2)⑥7

監視　monitoring

メディケーションエラー
medication error

ヒューマンエラー
human error

関連するSBO
SBO 17

ベネフィット　benefit
リスク　risk

16・1　患者を守るための医薬品使用時の安全管理

患者の疾病治療における医薬品使用時の安全管理には，次の二つの視点が必要である．

① 副作用（本章では，"薬物有害反応"の意味で使用する）の監視
② メディケーションエラー防止対策

もともと医薬品がもつ"副作用"に対しては，患者観察や定期的な臨床検査を通した監視（モニタリング）を行うことが重要である．また，薬物治療を継続できないような重大な副作用が予測される場合，あるいは発生したときには，それを軽減するための対応を，薬剤師は医師とともに検討する必要がある．

一方，医薬品投与時の人的ミス（ヒューマンエラー）である"メディケーションエラー"は，医療現場において，1999年以降に注目を集めるようになった．そのきっかけとなったのは，1999年に公表された米国科学アカデミー医療研究所の報告書"To Err is Human"という報告書である．その日本語訳"人は誰でも間違える"（日本評論社）は，2000年に出版されている．

医療現場では，1999年から2000年にかけて大きな事故（心臓手術と肺手術の患者間違い，加湿器に滅菌精製水の代わりに消毒用エタノールを注入，懸濁した内服薬を乳児に静脈内注射など）が相ついだことから，行政，製薬企業，そして，医療関係者が積極的に取組むことになった．その結果，2010年ごろには，ヒューマンエラー防止のための基本的ルールはほぼ明確になった．そして，"人間は，ミスを起こす"ものであるという認識のうえに立ち，医学，薬学，看護学の卒前段階から安全管理教育が行われるようになっている．

16・2　副作用の監視と回避のための対応

医薬品は，もともと，患者にとって利益（ベネフィット）と危険（リスク）の両方をもっている．薬物治療における役割上，医師は，医薬品の効果（利益）に注目する傾向にある．したがって，薬剤師は，副作用（危険性）に注目すること

で，利益（ベネフィット）と危険（リスク）のバランスを保つことができる．

副作用は，健康被害という視点から，重要なものとそうでないものに分類できる．また，医薬品との因果関係が明確なものとそうでないものに分類される．薬剤師には，因果関係が明確で重篤な健康被害に直結する副作用に注目し，可能なかぎり，それらを回避することが求められる．また，因果関係が不確かなものについては，患者観察を通して，不足情報を集積する必要がある．特に，新薬については，投与される患者が増えることで，臨床試験段階で検出されなかった副作用（と薬物相互作用）が発現する可能性がある．したがって，発売後1年以内の新薬を投与されている患者に対しては，十分な観察が必要である．

また，臨床検査を定期的に実施していなかったために感染症が悪化したという事例，重篤な臓器障害の発見が遅れた事例が報告されている．副作用による重篤な健康被害を回避するためには，患者の経過観察と定期的な臨床検査の実施が必要である．

副作用に対応するための新しい動きとして，**医薬品リスク管理計画（RMP）** への関与も，薬剤師の今後の重要な業務領域となる．

16・3　メディケーションエラー防止への取組み

メディケーションエラーとは，"医療専門職，患者や消費者の管理下にある医薬品の処方，調剤，投与と監視（モニタリング）・経過観察における意図的でないエラーのことであり，医薬品使用時に認められる有害事象の最も一般的な予防可能な原因" と表現できる．

普通の人間（human）は，何か行動を起こせば，必ずといっていいほどエラーを起こす．薬剤師であれば，調剤を行えば調剤エラーを起こす．逆に，調剤をしない薬剤師は，調剤エラーを起こさない．つまり，人間というものは，仕事をするかぎりエラーから解放されることはない．この認識が，医療安全管理の出発点である．

"医療安全（**患者安全**）" が注目されるようになった2000年以前は，医療専門職のエラーによって患者に健康被害が発生すると，"誰がしたのか？"→"処罰"→"一件落着" という "犯人探し"，つまり，**責任指向型** の対応が主流であった．また，医薬品使用時の安全管理の焦点は，医薬品という "物" に当てられていた．

しかし，2000年以後，"人" に由来するエラー（ヒューマンエラー）に関心が高まり，当事者の行動に影響を与える因子（たとえば，医薬品の外観や名称の類似，作業確認方法や情報伝達方法などの業務手順，業務環境など）の関与が認識されるようになった．その結果，当事者個人の責任追及で終わるのではなく，"なぜ起こったか？（エラーの根本原因の分析）"→"どうすれば防げたか？（再発防止策の検討）"→"対策の実効・評価" というように **対策指向型**，つまり，問題解決という前向きな対応に変化した（図16・1）．

エラー再発防止のためには，"責任指向型" 対応ではなく，根本原因の除去に焦点を当てた "対策指向型" が有効であり，この変化は，医療安全管理おける非常に大きな意識改革である．

医薬品リスク管理計画
（リスクマネジメントプラン（RMP）；risk management plan）：個々の医薬品について安全性の検討課題を特定し，使用成績調査，市販後調査などによる調査・情報収集や，医療関係者への追加情報提供などの医薬品のリスクを低減するための取組みを，医薬品ごとに文書化したもの．対象となる医薬品は，2013年4月1日以降に製造販売承認される新期医薬品とバイオ後続品．（関連するSBO：F(2)⑥7)

患者安全　patient safety

根本原因　root cause

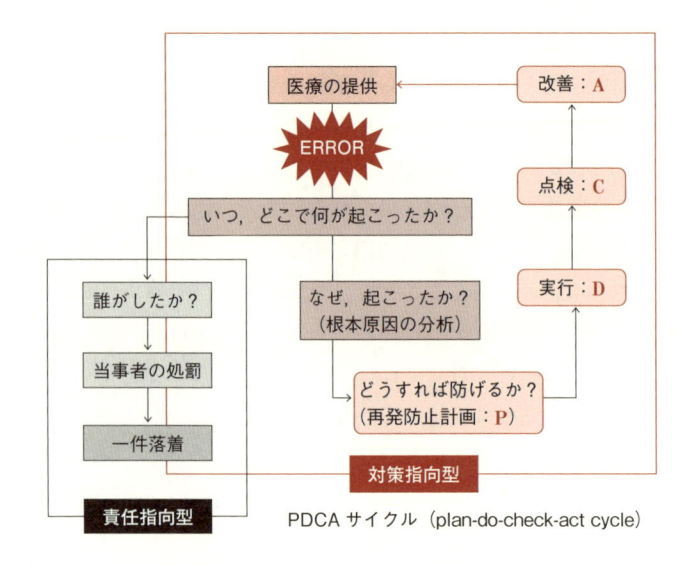

図16・1 エラーの防止：責任指向型から対策指向型へ

　また，2000年以降，医薬品使用時の安全管理に関して，行政レベルでの積極的な改善策が打出され，製薬企業と医療機関はその対応に努めた（表16・1）．その結果，製薬企業による製剤と容器の表示方法や販売名の改善が行われ，一方で，医療機関における医薬品使用時の安全管理体制の改善も大きく進んだ．薬剤師も，院内に設置された医療安全管理部門のメンバーに加わったり，2007年4月からは"医薬品安全管理責任者"として，院内での医薬品使用の安全管理に関してさまざまな業務を開始するようになった．

　2000年以降の取組みを通して，医薬品使用時の安全管理に必要な基本ルールは明確になったと思われる．その中心は，"確認"である．

　医薬品使用時に医療専門職が行う必要がある基本的な確認事項は，**5 Rights**（① **Right Patient**，② **Right Drug**，③ **Right Dose**，④ **Right Route**，⑤ **Right Time**）である．現在でも報告されるエラーは，この5 Rightsの確認が何らかの理由によって行われなかったものがほとんどである．

　しかしながら，医療現場においては，5 Rightsの確認が十分に行われたとしても，投与中の患者に異状が生じる場合がある．予想される薬物有害反応であれば，それを早期に発見し適切な対応を行わないと，注意義務違反と見なされることがある．つまり，リスクが予想される薬剤を投与されている患者に対しては，予想されるリスクを回避するために，投与後の経過観察あるいは監視（モニタリング）が必要となる．つまり，メディケーションエラー防止のために医療専門職に求められる基本ルールは，**5 Rights**の確認と**経過観察（5 R＋1 F）**あるいは**モニタリングの実施（5 R＋1 M）**である．

16・4　リスク評価に基づく薬学的介入

　一般に，エラーの影響度は，エラーによって生じた健康被害の大きさで評価される．医薬品投与に関しては，"ハイリスク薬"とよばれる生体への作用が強力な

関連するSBO

F(2)⑥1

5 Rights：薬物治療時における安全管理のための基本的確認事項．❶ Right Patient：正しい患者かどうか（この患者に投与してよいか）❷ Right Drug：正しい医薬品かどうか（この医薬品を投与してよいか）❸ Right Dose：正しい投与量かどうか（この量を投与してもよいか）❹ Right Route：正しい投与経路かどうか（この経路で投与してもよいか）❺ Right Time：正しい投与時間かどうか（この時間に（で）投与してもよいか）

経過観察　follow up

関連するSBO

F(2)⑥2, 8

表 16・1　2000 年以降の医薬品使用時の安全管理に関する行政の取組み内容

年　月	医薬品使用時の安全管理に関する行政の取組み内容
2000 年 9 月	厚生省医薬安全局長通知医薬発第 935 号 "医療事故を防止するための医薬品の表示事項及び販売名の取扱いについて" ★医薬品命名法の統一："商標" ＋ "剤型" ＋ "規格・含量"
2001 年 10 月	医療安全対策ネットワーク整備事業（ヒヤリ・ハット事例収集事業）の開始
2003 年 11 月	厚労省医薬食品局長通知（薬食発第 1127003 号） "医薬品の販売名・外観の類似性による医療事故防止対策の徹底について"
2004 年 7 月	医薬品類似性検討ワーキンググループを設置〔既存ワーキンググループ（規格，名称類似，注射薬，輸液，眼科用剤）を統合し，継続検討〕
2005 年 8 月	厚労省医薬食品局長通知（薬食発第 0808001 号） "二槽バッグ製剤の未開通投与防止対策について"
2005 年 9 月	医療用後発医薬品の承認申請にあたっての販売名の命名に関する留意事項について　（薬食審査発第 0922001 号） ★後発医薬品の命名法の統一："一般名" ＋ "剤型" ＋ "規格・含量" ＋ "会社名"
2006 年 9 月	厚労省医薬食品局安全対策課長通知 "医療用医薬品へのバーコード表示の実施について"
2007 年 3 月	厚労省医政局総務課長・医薬食品局総務課長連名通知 "医薬品の安全使用のための業務手順書作成マニュアルについて"
2007 年 4 月	すべての医療機関に "医薬品安全管理者" 設置
2008 年 3 月	"医薬品類似名称検索システム" 公開
2009 年 4 月	薬局ヒヤリ・ハット事例収集・分析事業
2010 年 1 月	"処方せんの記載方法の在り方に関する検討会報告書の公表について（周知依頼）" 2 局長通知 ★処方単位は "1 回量"
2012 年 6 月	"医療用医薬品へのバーコード表示の実施要項" 修正（内服薬・外用薬）

医薬品を投与する際のエラーによる影響が大きい．

"ハイリスク薬" としてあげられる医薬品は少なくない．これを一覧表にしても，簡単に記憶できるものではない．そこで，"ハイリスク薬" の理解のために，最大の健康被害である "死" について，"どうなると人間は死ぬか" という視点から考えることを提案する．

人間を死に至らせるものとして，以下の 5 点があげられる．

① 心臓が止まる
② 呼吸が止まる
③ 脳に酸素・栄養が供給されなくなる
④ 大量に出血する
⑤ 感染しやすくなる

間違った投与によって，この 5 点をひき起こす可能性があるのは，表 16・2 に示す医薬品グループである．また，短時間に急変するアナフィラキシーを誘発する医薬品も，"ハイリスク薬" である．このような視点で医薬品を評価することによって，新しい医薬品に対してもリスク度の評価が可能となる．

医薬品の投与を受けている患者に対しては，医薬品の特性（リスク度）と患者のリスク度（臓器機能，合併症，併用薬，認知機能など）を評価して，メリハリ

アナフィラキシー
anaphylaxis
（E 2(2)② 5 参照）

をつけた監視の継続が必要である（図16・2）．図16・2中の1，2，4という数字は，経過観察のための1日当たりの患者訪問回数と考えてもよい．

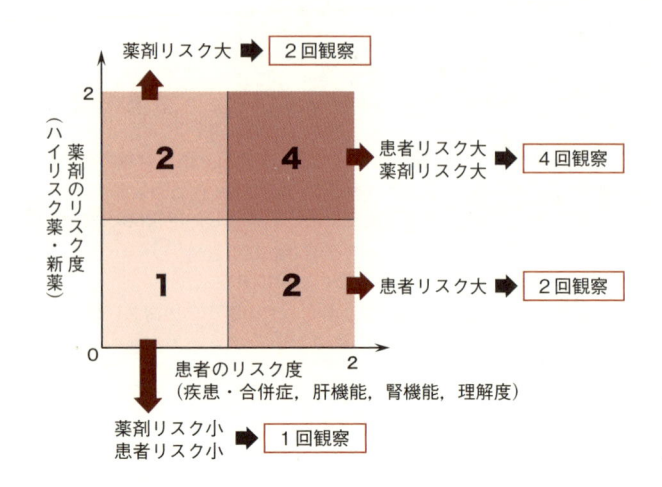

図16・2 薬剤と患者のリスク評価に基づく介入

医療専門職にとって必要なことは，このような"ハイリスク薬"を手にしたとき，いったん行動を止め，"この薬で間違いないか"，"この患者に投与してもよいか"，そして，"この投与量（速度）で間違いないか"の3点について確認することを基本ルールとして守ることである．この基本ルールを守ることで，重篤な健康被害の発生をかなり回避することができる．

表16・2 誤って投与されたときに重篤な健康被害を起こしやすい医薬品（ハイリスク薬）

1.	高濃度カリウム ⇒ 心停止
2.	インスリン ⇒ 低血糖 → 昏睡 ・経口血糖降下剤
3.	抗がん剤 ⇒ 骨髄抑制 → 感染症
4.	心臓に作用する薬剤 ⇒ 心停止 ・強心薬（ジギタリス製剤，アミノフィリン） ・不整脈治療剤（リドカイン，ベラパミル）
5.	血液凝固阻害薬 ⇒ 出血
6.	血圧降下薬 ⇒ 低血圧
7.	麻酔薬 ⇒ 呼吸停止

関連するSBO
F(3)④ 1, 4, 9

16・5 監視（モニタリング）・経過観察の重要性

2010年以降，治療薬投与中の患者の経過観察が不十分だったことに起因する健康被害事例の報道が目立つ．これは，"しなければならないこと"をしなかった，つまり，"医薬品添付文書"中で求められている"経過観察"を実施しなかった事例である．

医薬品投与時に求められる"経過観察"には，二つのタイプがある．
①投与開始直後の過敏症状（例：アナフィラキシー）に対する観察
②投与期間中の継続した経過観察

このうち，①の"過敏症状"の観察については，表16・3に示す薬剤を投与される患者が対象になる．①の場合は，遭遇する機会が少なくないので，医療専門職の意識づけは比較的進んでいる．

最近，関心を集めているのは，②の"継続した経過観察"である．最近の報道事例で目立つものは，医薬品添付文書で求められている定期的な臨床検査が実施されていない，あるいは，実施された臨床検査値を確認していないというものである．特に，抗体製剤が投与されている肝炎ウイルスキャリア患者における肝炎劇症化など，免疫抑制作用をもつ医薬品投与時の感染症再燃に対する監視が必要である．

キャリア（carrier）：保因者

また，注射時の薬液漏れに起因する"組織壊死"の事例に関する報道も見受けられる．薬液が血管外に漏れたとしても，一気に"組織壊死"までには進行しない．通常，漏れた部位の違和感・発赤・疼痛 → 熱感・腫脹 → 水疱・硬結 → 潰瘍という経過をたどる．組織障害が強い薬剤，血管の状態がよくない患者というリスク要因を評価して，注射部位の観察を適切に実施すれば，"組織壊死"にまで至ることにはならない．

表16・3 アナフィラキシーを起こしやすい医薬品グループ

薬剤グループ	医薬品の例
① ヨード系造影剤	
② β-ラクタム系抗菌薬	ペニシリン，セフェム，モノバクタム，カルバペネム
③ 局所麻酔薬	リドカイン
④ タンパク質など高分子物質を含む注射剤	インスリン，血液製剤（アルブミン，γ-グロブリン）
⑤ 界面活性剤を含む注射剤	シクロスポリン

16・6 患者をパートナーにする

関連する SBO
F(2)④ 3, 4, 10, 12

報告書"To Err is Human"には，"薬物治療の安全性を向上させるための戦略"の一つとして，以下のように書かれている．

> **患者に自分が受けている治療に関する知識をもたせる**
> 患者を医療のパートナーにすることは，正しい薬物療法を正しく行う医療の責任や説明義務を満たすだけでなく，誰もが完全な人間ではないので，まれではあっても起こりうる薬物療法上のエラーを防ぐ機会をつくるためにも必要なのである．

このことは，医療専門職の責任を放棄するものではない．現実をよく理解したうえでの戦略の一つである．

患者の視点に立つと，"医療過誤防止を助ける20のヒント"中の"薬"に関連した事項の確認が基本ルールである（表16・4）．特に重要なことは，患者自身が医療チームのメンバーになることであり，医療提供施設側としては，患者が何か疑問か質問をもったときに，遠慮なく医療専門職に求めることができる環境をつくる必要がある．異常は患者自身が最初に気付くことが多い．メディケーション

エラー防止のためには，医療専門職は，表16・4に示す患者からの確認と質問に対応することが求められる．

表16・4 "医療過誤防止を助ける20のヒント"中の"薬"関連記述部分

1.	事故防止に最も有効な方法は，患者が自分自身のヘルスケアチームの積極的なメンバーになること
2.	あなたの摂取しているすべてのもの（処方薬，市販薬，およびビタミン剤やハーブのような栄養補助食品）を医師が知っていることを確認しよう
3.	あなたの薬に対するこれまでのアレルギーや有害反応について医者が知っていることを確認しよう
4.	処方箋をもらったら，それが読めるかどうか確認しよう
5.	薬を処方されるときと受取ったときの両方で，薬についてわかるように説明してもらおう ① 何のための薬か？ ② どのように，どれぐらいの期間，薬を服用するのか？ ③ どのような副作用があるか，もし副作用が出たらどうしたらよいか？ ④ ほかの薬あるいは栄養補助食品と一緒に服用しても安全か？ ⑤ 服用中に避けなければならない，食物，飲料，行動は何か？
6.	薬局で薬を受取ったときは，それが自分の医者が処方した薬かどうか聞こう
7.	薬のラベルに書かれた指示内容に疑問があったら質問しよう
8.	水薬の場合は，何を使って計量すればいいか薬剤師に聞こう．使用方法がわからないときはそれも質問しよう
9.	あなたの薬で出る可能性のある副作用についての文書をもらおう
14.	質問や関心がある場合は，はっきり言おう

† "20 Tips to Help Prevent Medical Errors Patient Fact Sheet"を翻訳.
http://www.ahrq.gov/consumer/ 20 tips.htm

演習16・1 厚生省（現厚生労働省）医薬安全局長通知（医薬発第935号）をインターネットで検索し，その通知に書かれている安全対策の内容をまとめなさい．

演習16・2 独立行政法人 医薬品医療機器総合機構のホームページにアクセスし，"医薬品リスク管理計画"の概要を理解し，一つの医薬品について内容を確認しなさい．

SBO 17　WHO による患者安全の考え方について概説できる．
A(1)③ 2

学生へのアドバイス

医薬品使用の流れは，いくつかの独立したステップ（処方，調剤，投与，監視・経過観察）からなり，そこでは，医師，薬剤師，看護師，そして，患者という立場と役割が異なる者が関与する．この点を，十分に認識することが重要である．

■ **この SBO の学習に必要な予備知識**
1. WHO（世界保健機関）の役割
2. 医薬品使用の流れ（処方，調剤，投与，監視・経過観察）

■ **この SBO の学習成果**
1. 患者安全管理についての世界標準の取組みを理解する．
2. 薬剤師として必要な"医薬品使用時の安全管理"の基本概念を理解する．

17・1　WHO 患者カリキュラムガイド 多職種版が作成された背景

2009 年，医学生のための WHO 患者安全カリキュラムガイドが作成され，このカリキュラムガイド検証のためのパイロット研究が，WHO 倫理審査委員会によって承認された．2010 年 1 月，本カリキュラムガイドを多職種版として更新する試みが始まり，2011 年 9 月に，この更新版が，WHO 倫理審査委員会によって承認された（図 17・1）．

> WHO　World Health Organization
>
> WHO 患者安全カリキュラムガイド 多職種版　WHO Patient Safety Curriculum Guide: Multi-professional Edition

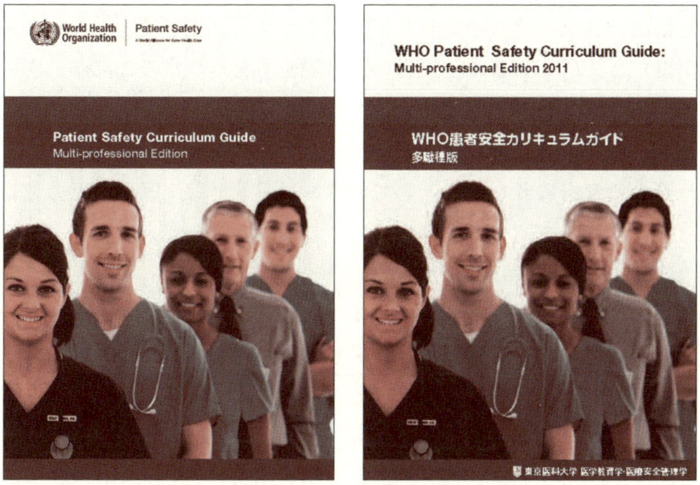

http://www.who.int/patientsafety/education/curriculum/en/　（2014 年 9 月 15 日現在）

図 17・1　WHO patient Safety Curriculum Guide：Multi-professional Edition 2011
（右は，日本語訳）

この WHO 患者安全カリキュラムガイド 多職種版は，医師，歯科医師，助産師，看護師，薬剤師，その他の関連医療専門職を対象にしたものである．また，本ガイドは，世界中の健康管理の学校と大学における患者安全教育を行うためのガイドであり，すべてのレベルの教員に対する情報を含み，患者安全の基本原則と概念を修得するための基盤となる．本ガイドは，下記 URL で参照できる．
http://whqlibdoc.who.int/publications/2011/9789241501958_eng.pdf（2014 年 9 月 15 日現在）

> 健康管理　healthcare

この日本語訳"WHO患者安全カリキュラムガイド 多職種版2011"も，東京医科大学医学教育学講座ホームページから全文が無料で参照できる(2014年9月15日現在)．

また，教育用資材も無料で提供されており，そのなかで，本カリキュラムガイドの狙いとして，表17・1に示すものがあげられている．

表17・1　WHO患者安全カリキュラムガイド 多職種版2011の狙い

- 医療系学生が"安全な職場実習"を行える準備を整える
- 医療の教育機関に患者安全に関する主要知識を提供する
- 患者安全をすべての医療専門職の育成カリキュラムで扱うべきテーマとする
- 教育の実施と統合のため，包括的なカリキュラムを提供する
- 医療系の教育者が患者安全を教える能力をさらに開発する
- 患者安全教育のための学習環境を整備する
- 世界すべての育成カリキュラムに患者安全教育を導入する
- 患者安全の教育についての国際的な認知度を高める
- 教育機関における安全教育研究について，国際協力を推進する

† 作成者：相馬孝博，東京医科大学医学教育学講座ホームページより (2014年9月15日現在)

17・2　WHO患者安全カリキュラムガイドの内容

このカリキュラムガイドは，世界中の医療教育機関で患者安全教育を実践するための包括的なプログラムであり，本カリキュラムガイドは，①**パートA（指導者向け指針）**と②**パートB（11項目の患者安全トピック）**の2部から構成されている．

① **パートA（指導者向け指針）**

医療分野の教育指導者を対象としている本パートでは，医療分野の教育者向けの知識およびツールを紹介し，各施設に患者安全教育を導入するうえで必要となる技能の習得に役立つ情報を提供している（表17・2）．

表17・2　カリキュラムガイド パートA掲載の情報

1.	背景
2.	本カリキュラムガイドにおけるトピックの選定方法
3.	本カリキュラムガイドの狙い
4.	本カリキュラムガイドの構成
5.	本カリキュラムガイドの実践
6.	患者安全学習のカリキュラムへの組込み方
7.	患者安全の教育と学習に不可欠な教育原理
8.	患者安全の理解につながる教育的活動
9.	患者安全の評価方法
10.	患者安全カリキュラムの評価方法
11.	インターネットを利用したツールと資源
12.	患者安全教育への国際的取組みを醸成するには

また，施設レベルの能力向上を目的とした系統的な教育のためのアプローチを提供している．各カリキュラムトピックの選定と教示方法に関する背景情報を提

示して，患者安全教育の統合に関する提案を示すとともに，各施設の既存のカリキュラムにこのパートをうまく適合させる方法を探し出すための手法を紹介している．

さらに，パートAでは，患者安全の教育および学習に不可欠となる教育原理についても詳細に紹介し，教育者が学生の評価と患者安全カリキュラムの評価を行うためのアプローチも提案している．

一方で，本プログラムを維持していくためには，すべての教育者による取組みが不可欠であることを，本書全体を通して強調している．同時に，患者安全の教育方法に関する明確な具体例を，パートA全体を通して示している．

② パートB（11項目の患者安全トピック）

医療分野の教育者と学生を対象としているパートBでは，すぐに教育・研修に導入できるトピック形式の患者安全教育プログラムを計11個収録している．これらをまとめて導入することもできれば，個々のトピックを導入することもできる．

これらのトピックは，患者安全の教育と学習が可能となる多種多様な状況をカバーしている．11個のトピックの一覧を表17・3に示す．

表17・3 カリキュラムガイド パートB掲載のトピック

トピック1	患者安全とは
トピック2	患者安全におけるヒューマンファクターズの重要性
トピック3	システムとその複雑さが患者管理にもたらす影響を理解する
トピック4	有能なチームの一員であること
トピック5	エラーに学び，害を予防する
トピック6	臨床におけるリスクの理解とマネジメント
トピック7	質改善の手法を用いて医療を改善する
トピック8	患者や介護者と協同する
トピック9～11への導入	知識を実践に活かす：感染制御，侵襲的処置と投薬の安全性
トピック9	感染の予防と管理
トピック10	患者安全と侵襲的処置
トピック11	医薬品使用の安全性を改善するということを憶えておくべきである
付録1と2	評価／試験の内容と形式の具体例を提示 指導者は，評価／試験の目的と学習アウトカムと目標に応じて形式を選択できる

17・3 医薬品投与に関すること

このカリキュラムガイドのなかで，薬物治療に関係する記述は，パートBのトピック11にある（原文p.243〜258，日本語訳p.239〜254）．この部分は，とてもわかりやすく説明されているので，原文と日本語訳の全文を照らし合わせながら一読することを推める．

トピック11において，"医薬品使用の安全性を高める方法"として，表17・4に示すものがあげられている．また，前述の東京医科大学医学教育学講座ホームページから，トピックに関する教育用資料も入手できるので，簡単に全体を把握したい場合には，こちらを参照するとよい．

学生のための安全な実習スキル
Safe practice skills for students

本ガイドラインには，"学生のための安全な実習スキル"という項目があり，以下のように記述されている（表17・5）．

表17・4 トピック11で示されている"医薬品使用の安全性を高める方法"

- 一般名を使用する（日本では，診療報酬上の理由で"商品名"を使用）
- 患者ごとに処方を個別化する
- 完全な薬歴を聴取する方法を学び，実践する
- リスクの高い薬剤を把握しておく
- 自身が処方する薬剤を熟知しておく
- 記憶補助を用いる（例：教科書，ハンドブック，iPad など）
- 五つのR: 5 Rights（patient, drug, dose, route, time）を必ず確認する
- 明確なコミュニケーションを行う
- チェックの習慣を身につける
- エラーがあれば報告し，そこから教訓を学ぶ

5 Rights
（SBO 16・3 を参照）

学生は通常，卒業するまで薬剤を処方したり，投与したりすることは許可されないが，医薬品使用時の安全性に関して，表17・5に示したように，学生が実習して準備を始められることは多数ある．そして，医薬品投与という行為がはらむ危険について理解することにより，医療専門職が多数の日常業務を実施する際の姿勢が違ってくる．

表17・5 学生のための安全な実習スキル†

- **処　方**　基本的な五つのRを確認し，自身が処方する医薬品をよく理解し，患者一人一人に合わせて治療法を決定する．そして，個々の患者の要因が薬剤選択や投与量に影響する可能性を考慮して，不必要な医薬品の使用を避け，リスクと利益のバランスを検討する．

- **記　録**　記録は明瞭で読みやすく，あいまいであってはならない．きれいな字で書くのが苦手な場合は印刷するのがよい．また，可能な場合は電子処方（処方オーダリング）システムの利用を検討する．記録には，患者の氏名，医薬品の名称と投与量，投与経路，投与時間，投与計画を記入するとともに，薬剤師と処方者のコミュニケーションを容易にするために，処方した医療専門職の連絡先を明記することも重要である．

- **記憶補助ツールの使用**　少しでも疑問に思ったら調べるようにし，利用可能であれば記憶補助ツールの選び方を学ぶとともに，効果的な技術的解決策を探し，使用する．

- **投薬をめぐるチームワークとコミュニケーション**　投薬はチーム活動であることを忘れてはならない．医薬品の投与プロセスに関与するほかの医療従事者と情報をやりとりし，間違った思い込みをもたないようにするとともに，エラーが発生しないかの警戒を怠らず，チームのほかのメンバーにも自身と他者の行為に目を配るように促さなければならない．

- **医薬品の投与**　さまざまな投与経路に関連した危険と安全予防策に精通すること．投与経路には，経口，舌下，口腔内，吸入，ネブライザー，経皮，皮下，筋肉内，静脈内，髄腔内，経直腸，経膣投与がある．医薬品を投与する際は必ず五つのRを確認する．

- **患者を医薬品投与に関与させ，教育する**　誤薬を最小限に抑えるうえで患者と介護者が貢献できるような機会と方法を探し，患者が伝えたいと思っていることに慎重に耳を傾ける．

- **用量計算の方法を学び，実施する**　単位を換算し，量，濃度，投与量を調整する方法に精通し，臨床的な条件に基づく計算の調整法を実践しなければならない．大きなストレスがかかる状況やリスクの高い状況では，次の方法を用いて計算間違いのリスクを減少させるよう心がける．

その方法とは，計算機を使用すること，暗算を避けて筆算を心がけること，同僚に同じ計算をしてもらい，答えが一致することを確認すること，その他の利用できる技術は何で

も用いる．調剤を行う際には，算出した投与量を必ず確認することが重要である．

● **薬歴を聴取する**　処方に先だって薬歴を必ず完全に聴取し，特に患者が複数の薬剤を使用している場合には，使用医薬品の一覧を定期的に再検討する．不必要な医薬品はすべて中止するとともに，診断プロセスでは，医薬品が症状の原因になっているおそれを常に念頭に置く．患者が意識不明であるなどの理由で患者本人から薬歴を聴取できない場合は，患者のかかりつけの薬剤師や一般開業医から入手できるかもしれない．状況によっては，医師の診察を受ける前に薬剤師が薬歴を聴取することがある．

可能性のある相互作用と禁忌の検出と軽減

● **薬物アレルギーの既往歴を聴取する**　どのような医薬品であっても，処方する前に必ず薬物アレルギーについて尋ねること．重篤な薬物アレルギーの既往がある場合は，医療専門職の誰かが処方する可能性のある医薬品にアレルギーをひき起こすリスクがないか，いったん手を止めて考えてみる．たとえば，重篤なペニシリンアレルギーがある患者に虫垂炎の疑いがあって，地域の医師が病院に紹介する場合，病院の医師がペニシリンを投与するおそれはないとはいえない．このような状況では，病院のスタッフに情報を伝える際にアレルギーについて強調し，患者には虫垂炎に対する通常の治療ではペニシリンが基本になると警告したうえで，使用する医薬品に注意して，もしペニシリンを投与されそうになったときには，遠慮せずにアレルギーのことを告げるように促すことが重要である．アレルギーにおける交差反応のリスクにも言及する必要がある．また，医薬品を投与する医療専門職も，事前にアレルギーについて患者に尋ねるべきである

● **副作用をモニタリングする**　処方，調剤または投与する医薬品の副作用を熟知し，先を見越して対処すること．また，発生しうる副作用について，副作用を認識する方法と，とるべき適切な行動について，患者を具体的に教育する必要がある．そして，患者に発生した臨床上の問題で，まだ分類できていないものを評価する際には，医薬品の副作用を鑑別診断に必ず含めるようにする．

● **メディケーションエラーとニアミスとから学ぶ**　エラーの調査と問題の解決を通じて学習することの意味は，エラーは一度発生すると繰返すものであることにある．個々の医療専門職と医療機関の双方がエラーの再発を防止するための戦略を検討する必要がある．そのためには，メディケーションエラー，有害反応，有害事象を報告する方法に精通するとともに，薬剤師は，よくある間違い，それらの間違いを予防するための方法や手順（病院の医薬品集から発音の似た薬剤を除外するなど）を検討するための多職種からなる会議を運営するとよい．

† WHO 患者安全カリキュラムガイド 多職種版 2011 日本語訳 p. 247〜248 を改変．

演習 17・1　インターネット検索で"WHO 患者安全カリキュラムガイド"にアクセスし，トピック 11 "医薬品使用の安全性を高める方法"を読み，内容のポイントをまとめなさい．

> **SBO 18** 医療に関するリスクマネジメントにおける薬剤師の責任と義務を説明できる．
> A(1)③3

学生へのアドバイス

薬物治療は，患者に行う治療の一つであり，患者は，ほかに，外科的治療，放射線治療，栄養療法，運動療法など，多くの異なる治療を受けていることが少なくない．薬剤師が薬物治療に焦点を合わせることは大切だが，病院・診療所で発生する薬物治療に関連するインシデント以外に対しても関心をもつことが重要である．

■このSBOの学習に必要な予備知識
1. 薬物治療以外に行われる治療方法とそれに伴うインシデント
2. 医療機関におけるインシデント報告制度

■このSBOの学習成果
医療における安全管理の範囲は広がっており，調剤プロセス以外の問題（犯罪，情報管理）と問題解決の重要性を理解できる．

関連するSBO
F(2)⑥3

インシデント　incident

18・1　エラーを隠さずに報告し，適切な対応をとる

業務を行うかぎりエラーは発生するが，患者の健康被害を可能なかぎり最小化するために，エラーを隠すことなく，施設の**インシデント**報告制度に従い，事実を正確に報告する．そして，エラーによる患者の健康被害を最小化するために，個人や部門としてではなく，施設として適切な対応を行う．そのためには，エラーを起こした個人の責任を追及するという方法ではなく，エラーの誘因や根本原因を分析し，検討した再発防止策を実行し，その効果を評価し，業務改善を行うという方法を取入れる．そのためには，エラーを報告しやすい職場の環境づくりが必要となる．

関連するSBO
F(2)⑥10

18・2　医療現場で発生しているインシデント

病院・診療所において報告されるインシデントには，医薬品投与，処置，検査，手術，転倒・転落があるが，ほとんどの施設で，医薬品投与に関連したインシデントの報告件数が全体の半分を超える．医薬品投与に関連するインシデントは，投与プロセス（与薬・点滴・注射）におけるインシデントが，処方プロセスと調剤プロセスにおけるインシデントに比べて，はるかに多い．また，看護師から報告される"転倒・転落"関連のインシデントのなかには，医薬品投与（睡眠薬，鎮静薬，抗がん剤など）との関連性が高いものも少なくない．医薬品投与に関連するおもなインシデントの報告者は，最終行為者の看護師である．

薬剤師は，薬剤師が起こしたエラーだけに注目するのではなく，"処方 → 調剤 → 投与・与薬 → 監視・経過観察"という一連のプロセスで発生するインシデントに注目し，根本原因の分析と再発防止のための提案を行う必要がある．

保険薬局においては，調剤プロセスでのインシデントが中心になるが，処方内容に関する疑義照会事例*や患者の服薬エラー（飲み間違い，服薬忘れなど）も，インシデント報告に含める必要がある．

---

*　日本医療機能評価機構では，疑義照会事例も同時に収集している．

18・3　院内の安全管理委員会への参加

　医療機関には医療安全管理に関する専門部署があり，複数の職種から構成される委員会が定期的に開催されている．病院・診療所に勤務する薬剤師は，医療安全管理に関する院内委員会メンバーとして出席し，施設内で発生している医薬品関連以外のインシデント発生状況も理解したうえで，薬剤師の領域である医薬品関連のインシデントへの対応に取組むことが重要である．特に，調剤プロセス以外のインシデントは，薬剤部門だけでは解決できないので，関係職種（医師，看護師）と一緒になって検討する必要がある．

　保険薬局に勤務する薬剤師は，地域の薬剤師会が主催・共催する医療安全研修会などに積極的に参加し，重要なインシデントに関する情報を共有することに努めるだけでなく，病院・診療所で発生しているインシデントについても関心をもつ必要がある．また，最近，抗がん剤の化学療法を受けている外来患者が増えているので，病院・診療所の薬剤部門との情報共有も大切である．

18・4　患者の安全確保のために薬剤師が取組むべきこと

関連する SBO
F(2)⑥1, 3

　病院・診療所に勤務する薬剤師は，"処方 → 調剤 → 投与・与薬 → 監視・経過観察"という一連のプロセスすべてにおいて，重要と思われるインシデント事例についての分析を行い，再発防止に向けた対策の提案を行う必要がある．その際，施設のリスクマネージャーと一緒にインシデントが発生した現場に出向き，関係する職種，あるいは患者から，発生状況に関する情報収集を行うことが，インシデント発生の根本原因のより正確な分析につながる．

　調剤業務に関連するインシデント以外は，ほかの職種（医師と看護師）の業務形態に問題点がある場合が多いので，薬剤部門だけでは効果的な再発防止策の検討はできない．したがって，施設のリスクマネージャーからの支援を得て，関係部門と同じテーブルにつき，各職種の視点から検討を行い，できるかぎりシンプルかつ実施可能な再発防止策を提案し，関係者の合意を得ることで実効性をもつ．

　保険薬局に勤務する薬剤師は，処方箋受付時に患者インタビュー（前回来局からの服薬に関するトラブル，異常の有無の確認，医師から受けた指導内容など）による情報収集を行い，それに基づいて，処方内容に問題がないことを確認したうえで，調剤プロセスへと進むことが重要である．また，今後，在宅患者の薬学的ケア業務が拡大する可能性があり，そこでは，新たなインシデント発生の可能性がある．保険薬局間でインシデント事例を共有し，事例から学ぶことは再発防止に効果的である．

18・5　医療関係者による犯罪への対策

　近年，医療関係者が絡む医薬品関連の事件報道が増加傾向にある．報道されているのは，氷山の一角だと推測している．医師や看護師の場合は，まず医薬品の不正な入手が問題になる．薬剤師の場合は，おもに薬局内に備蓄されている医薬品の"着服"などが問題である．

医薬品の不正な入手方法については，以下の2種がある．ともに，"刑法"の対象であり，"犯罪"行為である．
① **詐取**（金品をだまし取ること）
例）請求伝票などを用いて医薬品を請求し，自分のものにする．
　　患者名義で処方を行い，医薬品を自分のものにする．
② **窃盗**（他人の所有物をこっそりと盗み取ること）
着服（金品などをひそかに盗んで自分のものにすること．法的には"窃盗"に含まれる）
例）病棟，手術部や薬局に保管されている医薬品を盗んで自分のものにする．

医薬品の入手しやすさという点で，医師・看護師と薬剤師の間には，犯罪の性質に大きな違いが認められる．医師や看護師の場合は，"なりすまし処方"，"患者への処方"や"請求伝票の悪用"による医薬品の"詐取"あるいは病棟・薬局などに備蓄されている医薬品の"窃盗"がほとんどである．一方，医薬品に囲まれている薬剤師の場合は，薬局内に備蓄されている医薬品の"着服"，"窃盗"がほとんどである．

薬剤師で認められる"第三者への転売"では，医薬品卸売業者への転売が多い．また，医薬品だけでなく，暴力団などへの販売を目的とした使い捨ての注射器の不正入手と暴力団関係者への転売事例もある．

事件報道の内容をみると，計画的あるいは意図的な事例やかなり悪質な事例も見受けられる．医療関係者の犯罪が必ずしも患者の健康被害に結びつくわけではないが，報道されている事例のなかには，投与の必要がない患者へ意図的に医薬品投与した事例もあり，医療関係者による犯罪の防止に向けて，患者安全管理の視点から医薬品管理体制の整備への取組みが必要である．

18・6 患者の診療情報の管理

関連するSBO
SBO 37
F(1)②7

病気に関する情報（診療情報）は，誰にとっても，知られたくないものである．その診療情報に，医療専門職とその学生は，容易にアクセスできる．**診療情報へのアクセスのおもな目的（あるいは，動機）は，① 診療，② 研究，③ 好奇心の三つである**．このうち，"診療"目的の場合は，患者の利益に直結するものであり，**個人情報保護**を前提にアクセスは許可される．"研究"目的であれば，院内の倫理手続きと患者への**説明・同意**＊を前提に診療情報の限定的利用が可能である．しかし，"好奇心"による診療情報へのアクセスは禁止事項である．

＊ インフォームドコンセント（informed consent）：患者への説明・同意（SBO 36 を参照）

患者診療情報へのアクセス権限は，医療専門職（とその学生）にしか許されていない特別なものであることを十分に理解し，情報の利用・記憶媒体への記録について，求められる義務と，取扱い上の責任を果たす必要がある．

演習 18・1 過去1年間に発生した医薬品関連の事故・事件をインターネットで検索し，発生したできごとをまとめ，再発防止策を提案しなさい．

演習 18・2 独立行政法人 医薬品医療機器総合機構のホームページにアクセスし，過去1年の"医療安全情報"で取上げられた事例を，すべてリストアップしなさい．

> **SBO 19** 医薬品がかかわる代表的な医療過誤やインシデントの事例を
> A(1)③ 4　列挙し，その原因と防止策を説明できる．

学生へのアドバイス
　どこかの医療機関で発生したメディケーションエラーは，自分も同じことを繰返す可能性がある．過去のエラー事例の内容，その根本原因と再発防止策を学ぶことは，薬剤師として，患者の健康被害回避のために重要なことである．

■この SBO の学習に必要な予備知識
1. 独立行政法人医薬品医療機器総合機構（PMDA）の事業内容
2. 公益財団法人日本医療機能評価機構の事業内容
3. 医薬品投与時に使用する医療機器・医療器具

■この SBO の学習成果
　メディケーションエラーによる過去の重篤な健康被害事例について，その内容，考えられる根本原因，再発防止策を学ぶことにより，誤って投与したときに健康被害の大きい医薬品がどのようなものであるかを理解する．

19・1　過去に発生した重大なエラー事例から学ぶ

関連する SBO
F(2)⑥ 3, 10

　メディケーションエラーによる患者の重篤な健康被害は，テレビや新聞で大きく報道される．これらの報道事例は，けっして他人事ではなく，自分の病院・診療所・薬局でも起こる可能性があるものである．自分が所属する医療提供施設におけるエラー事例だけでなく，報道事例を含めて広く情報収集し，それらの事例から学ぶことは重要である．

　業務上のエラーの多くは，次の3タイプに分類される．

エラー　error

① **操作・手技をやり損ねた**（例: 静注用の血管確保ができなかった）
② **"してはならないこと"をした**（例: 高濃度のカリウム製剤を急速静注した）
③ **"しなければならないこと"をしなかった**（例: 輸液ポンプの速度設定の確認をしなかった）

　そして，この3タイプに共通するエラー誘因としては，**確認不足**，**知識不足**と**技量不足**があげられる．

　"知識不足"と"技量不足"への対応として，効果的な"現場教育"があげられる．この"現場教育"は，大学卒業後の開始では手遅れで，卒業前から開始する必要がある．卒前教育においては，座学を含め，現場感覚が薄れている大学教員ではなく，医療機関の医療安全管理部門，薬剤部門，ME 部門などの現場をよく知るスタッフが中心になって行うことが効果的である．また，"医薬品使用時の安全管理"に関して，卒前の"現場教育"で行う必要があるのは，以下の2点である．

ME　medical engineering

① 重大なエラー事例の分析を通して，"危険"に対する意識を高める
② 臨床で実際に使用する医薬品と医療機器を用いて，その使用方法と操作方法について体験を通して学ぶ

　②の"使用方法と操作方法の体験学習"には，可能なかぎり実物を手にして実施することが重要である．

　現場教育で取上げる事例として，以下の6項目が必要である．その具体的な事例として，テレビや新聞などで過去に報道されたメディケーションエラーに伴う

*1 例：古川裕之 監修，"STOP！メディケーションエラー"，学習研究社（2007年）

*2 SBO 16 の 5 Rights も参照．

重篤な健康被害や成書*1 で紹介されている事例を有効に活用する*2．

1) 投与患者の間違い事例（例：別患者への投与事例）
2) 投与薬剤の間違い事例（例：名称類似薬剤の誤投与事例）
3) 投与量の間違い事例（例：mL と mg の間違い事例，計算間違い事例）
4) 投与経路の間違い事例（例：経管投与薬剤の静脈内投与）
5) 投与時間の間違い事例（例：休薬期間が必要な薬剤の連日投与）
6) 不十分な経過観察事例（例：臨床検査の未実施）

これらの事例について，以下の2点の理解を目標に，エラーに伴う"危険"に対する評価能力を修得する．

① なぜ，エラーが発生したのか？→ 根本原因（root cause, underlying cause）の分析
② エラーによって，どのような危険が生じるか？→ "危険（risk）"に対する評価能力

関連する SBO
F3(1)②3
F(2)⑥3

19・2　インターネットを利用した医療安全情報の入手と活用

有用な医療安全関連情報は，独立行政法人 医薬品医療機器総合機構（PMDA）と公益財団法人 日本医療機能評価機構のホームページから入手できる．

PMDA が提供する医療安全情報としては，以下のものがある．

● **医薬品・医療機器に関連する医療安全対策**

1. 医薬品・医療用具に関連する医療事故防止対策について（"医薬品・医療用具等安全性情報 163 号"抜粋）
2. 取り違えることによるリスクの高い医薬品に関する安全対策について（"医薬品・医療用具等安全性情報 202 号"抜粋）

> ① タキソールとタキソテール（ともに抗がん剤）について
> 　※安全対策として追加した"ワンタキソテール"も加わり，新たな取り違えの危険性が発生
> ② アマリール（血糖降下薬）とアルマール（降圧薬）について
> 　※アルマールは，2012 年 6 月，"アロチノロール"に販売名を変更
> ③ ウテメリン（切迫流・早産治療薬）とメテナリン（子宮収縮止血薬）について
> 　※メテナリンは，2010 年 1 月，「メチルエルゴメトリン」に販売名を変更
> ④ キシロカイン 10％製剤と 2％製剤について
> 　※「点滴用キシロカイン 10％」は，2006 年 8 月末に薬価基準から削除
> ⑤ カリウム製剤（高濃度の注射用製剤）について

3. 厚生労働省から発出された医療安全対策に係る関連通知等（http://www.info.pmda.go.jp/iryoujiko/iryoujiko_index.html）

医療安全対策に関する厚生労働省からの関連通知を PDF 形式で提供している．

(例)
- 医療事故情報収集等事業平成 25 年年報の公表について（医政経発 0903 第 7 号，薬食安発 0903 第 1 号，2014 年 9 月 3 日）
- 「医療用配合剤の販売名命名の取扱い」及び「インスリン製剤販売名命名の取扱い」の一部改正について（薬食審査発 0710 第 6 号，薬食安発 0710 第 4 号，2014 年 7 月 10 日）
- 医療用医薬品への新バーコード表示に伴う JAN/ITF コード表示の終了について（周知徹底及び注意喚起依頼）（医政経発 0710 第 5 号，薬食安発 0710 第 7 号，2014 年 7 月 10 日）

● 医薬品・医療機器ヒヤリ・ハット*事例等検索システム（http://www.info.pmda.go.jp/hsearch/index.jsp）

本検索システムでは，全国の医療機関から報告されたエラー事例のうち"事例の具体的内容"，"事例が発生した背景・要因"，"実施した，あるいは，考えられる改善策"について，報告された記述をそのまま掲載している．また，"検討要因"と"事例検討結果"については，外部の専門家の意見を踏まえ，医薬品医療機器総合機構で取りまとめたものを掲載している．

* "ヒヤリハット"という用語は"ヒヤリとする"，"ハッとする"ということから生じた造語であり，日本国内でしか通用しないので，"インシデント（incident）"という用語を使用することを勧める．

● PMDA 医療安全情報（http://www.info.pmda.go.jp/anzen_pmda/iryo_anzen.html）

"PMDA 医療安全情報"は，医療専門家に対して，医薬品と医療機器を安全に使用するために注意すべき点などを図解式でわかりやすく解説したものである．内容は，これまでに収集されたヒヤリハット事例や副作用・不具合報告のなかから，同様の事象が繰返し報告されている事例，あるいは，添付文書改訂などを通知した事例などについて，医師，薬剤師，看護師，臨床工学技士などの医療専門

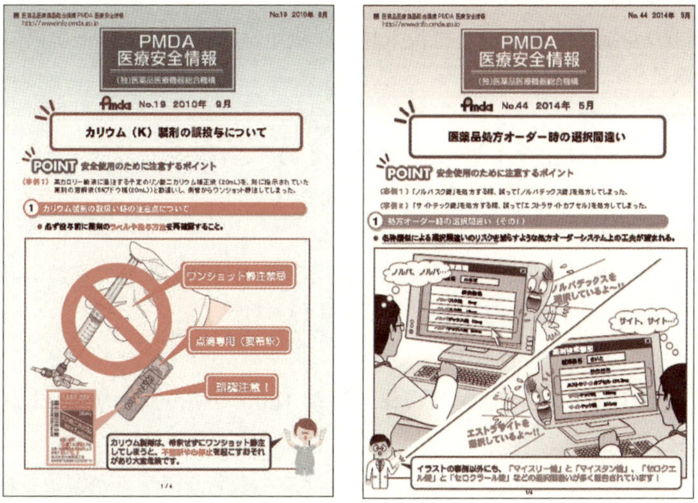

図 19・1 PMDA 医療安全情報 No. 19 "カリウム（K）製剤の誤投与について" 2010 年 9 月，No. 44 "医薬品処方オーダー時の選択間違い" 2014 年 5 月より．

職，人間工学分野などの専門家や医薬品・医療機器製造販売業界団体の意見を参考として，医療専門家に広く周知することを目的に作成されている．特に，薬剤師にとっては，なじみの薄い医療機器についての解説が役に立つ（図19・1）．

● **医療事故情報収集事業**（http://www.med-safe.jp/）
　公益財団法人 日本医療機能評価機構は，中立的第三者機関として，全国から収集した医療事故などの情報と，その集計・分析結果を報告書として取りまとめ，医療専門職，国民，行政機関など広く社会に対して情報を公開している（図19・2）．

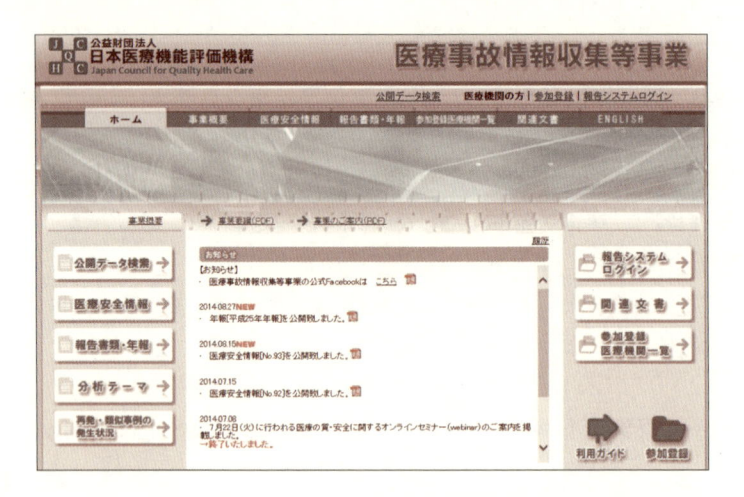

図19・2　公益財団法人 日本医療機能評価機構の医療事故情報収集等事業ホームページ

　具体的には，定期的な報告書と年報，月一回程度の"医療安全情報"の提供を行っており，ホームページから誰でも自由に参照できる．公開されているものは，以下のとおりである．

① **医療事故報告・検索システム**
　全国の登録医療機関から報告された医療事故とインシデント事例の検索ができる（図19・3）．
② **報告書・年報**
　ともに2005年から作成（報告書は年4回）されており，全文検索が可能である．年報については，英語訳も公開されている．
③ **医療安全情報**
　2006年12月から作成されており，基本的に月1回の発行である．過去のものを含め，全部が公開されている（図19・4）．

● **薬局ヒヤリ・ハット報告・検索システム**（http://www.yakkyoku-hiyari.jcqhc.or.jp/index.html）
　2009年4月から，保険薬局からのインシデント報告システムが開始され，報告事例（ヒヤリハット事例）の検索，報告書と年報の参照がホームページ上で行える（図19・5）．

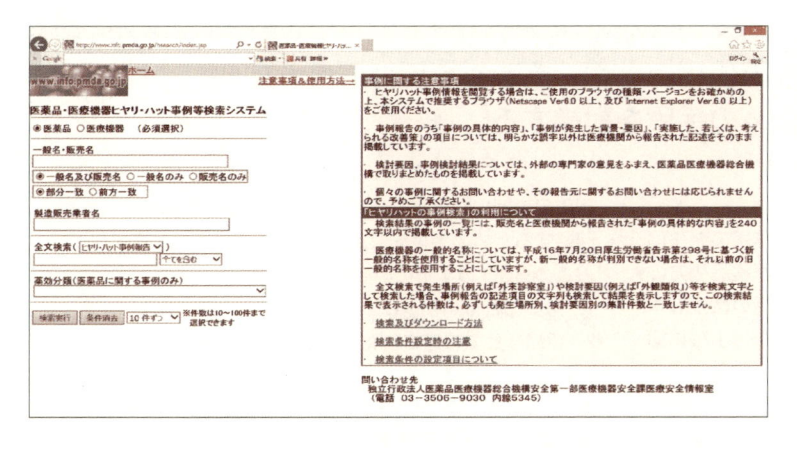

第 5 章　患者安全と薬害の防止　　123

図 19・3　医療事故情報収集等事業ホームページの報告事例検索画面

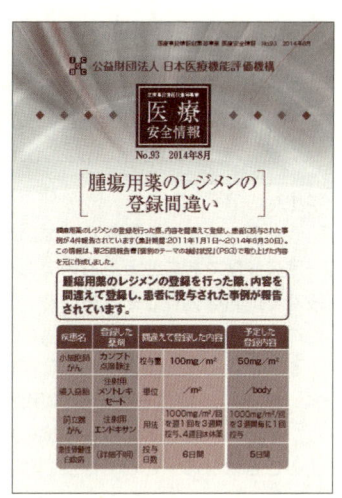

図 19・4　医療安全情報 No. 93, "腫瘍用薬レジメンの登録間違い"（2014 年 8 月）

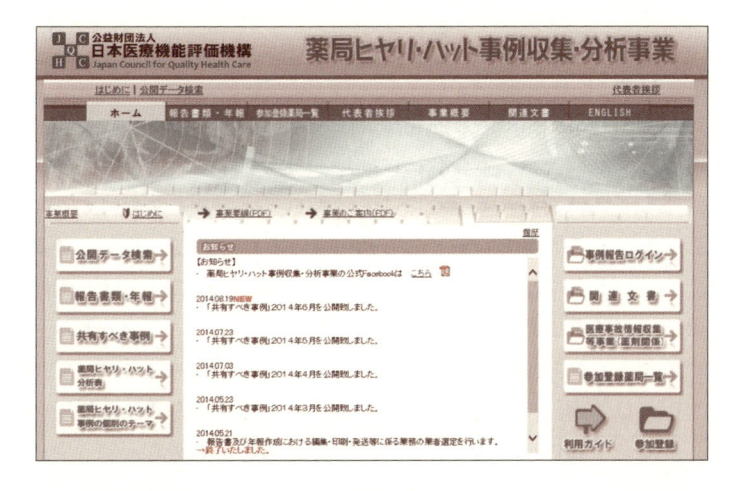

図 19・5　公益財団法人 日本医療機能評価機構 薬局ヒヤリ・ハット事例収集等事業ホームページ

> **SBO 20** 重篤な副作用の例について，患者や家族の苦痛を理解し，これらを回避するための手段を討議する．（知識・態度）
>
> A(1)③5

学生へのアドバイス

医薬品を使用するにあたっては，副作用の発生は一定の頻度で起こりうるものであり，医薬品処方の段階で問題を発見し未然に防ぐ，副作用の徴候を早期に発見するなど，副作用発生の頻度を最小限に抑えることは，薬剤師の大切な職能の一つである．一方，副作用，特に重篤な副作用が発生した場合には，患者本人はもとより，家族にも大きな苦痛を与えることになる．ここでは，副作用に対する考え方から発生した場合の対処法と副作用発生の回避方法まで，基本的な知識を学習し，それをもとに重篤な副作用の例について，患者や家族の苦痛を理解し，これらを回避するための手段を討議する．

■このSBOの学習に必要な予備知識
1. 医薬品とは何か：B(2)②1
2. 新聞などで報道された医薬品による副作用事例を探し，読む習慣：SBO 57
3. 自らのまわりで医薬品を服用している人への観察眼

■このSBOの学習成果
医薬品による副作用発生の現状と患者や家族の苦痛を理解し，副作用を回避するための手段を自ら考える心構えが身につく．

20・1 医薬品の主作用と副作用

医薬品とは，ヒトや動物の疾病の診断や治療，あるいは疾病の予防のために使用する薬品である．診断に使われる場合には，ヒトへ何らかの影響を与えることは少ないが，治療や予防に使われる場合には，効果を発揮させるためにヒトの身体に何らかの影響を与えることを目的として使用される．そして，注意が必要なことは，薬品そのものとしては主作用，副作用の違いはなく，これらは，人間が医薬品としての使用目的に応じて便宜的に区別しているだけという点である．すなわち，程度の差こそあれ，副作用のない医薬品はありえない．したがって，医薬品の使用においては，副作用が避けられないことを認めたうえで，主作用による利益を活かし，同時に副作用を最小限に抑える努力が必要である．

> **主作用**：医薬品使用の本来の目的となる作用．たとえば，抗がん剤の場合はがんの縮小や消失，抗ヒスタミン薬の場合にはアレルギー反応を抑えることが主作用となる．
>
> **副作用**：医薬品を使用する際に期待している作用以外に現れるもの．たとえば，抗がん剤の使用において標的となるがん細胞の増殖を抑える過程で白血球の増殖も抑えるために発生する白血球減少や，抗ヒスタミン薬の使用において発生する眠気などが副作用となる．そのほか，医薬品を使用したあとに，顔や身体に湿疹が出る，胃が痛くなる，眠気・倦怠感・口の乾きなどが出るなど，さまざまな症状が認められる．

さらに，医薬品の副作用には，医薬品自体の作用による副作用のほかに，本人の免疫異常（アレルギー体質を含む）による副作用，持病をもっている人が服用している医薬品との相互作用による副作用などもあり，薬剤師は，これらのこと

にも留意し，患者に医薬品の説明書をよく読み用法・用量を正しく守ることを指導することも重要である．

副作用を原因と発現機序により分類したものを表20・1に示す．

表20・1　原因と発現機序による副作用の分類

原因	・医薬品がもともともつ作用によるもの ・医薬品が生体内で代謝された化合物がもつ作用によるもの ・医薬品に含まれた不純物などがもつ特性によるもの ・患者の自律調節システムや免疫システムなどの身体の変調によるもの
発現機序	・主作用が何らかの原因で予測を超えた結果，発生するもの ・主作用ではない作用が何らかの原因で予測を超えた結果，発生するもの ・患者の代謝などの個人差により，血中濃度が副作用危険域を上まわった結果，発生するもの ・ほかの疾病治療に使用している医薬品との相互作用が生じた結果，発生するもの ・アレルギー体質など，患者の素因が原因で発生するもの

20・2　副作用が主作用に入れ替わった医薬品開発

抗ヒスタミン薬の開発史において，おもな副作用である眠気を抑制することは，使用の利便性を向上させるうえで製薬企業にとって大きな課題であった．抗ヒスタミン薬による眠気は，薬が血液脳関門を通過して脳内に移行し，中枢神経系に作用するために発生する．そのため，製薬企業は脳内移行の少ない医薬品開発を

コラム8　副作用の定義について

日本では一般的な用語として副作用が用いられることが多いが，日米EU医薬品規制調和国際会議（International Conference Harmonisation, ICH）では，薬による好ましくない反応は，"adverse event（有害事象）"，"adverse drug reaction（薬物有害反応）"と区別して定義されている．いわゆる"side effect（副作用）"は，医薬品の使用に伴って生じた治療目的に沿わない作用全般をさし，結果があいまいであることから，使用すべきではなく，"adverse event" "adverse drug reaction"と同義語とみなすべきではないとされている．ICHの定義では，"adverse event"とは医薬品との因果関係がはっきりしないものも含め，医薬品を投与された患者に生じたあらゆる好ましくない，あるいは意図しない徴候，症状，または病気をさす．一方，"adverse drug reaction"は医薬品に対する有害で意図しない反応，すなわち有害事象のうち医薬品との因果関係が否定できないものをさす．また，ICHガイドラインには定義されていないが，JCOG（Japan Clinical Oncology Group）では，医薬品のほか，放射線治療，手術などの治療あるいはその併用療法と有害事象との間の因果関係が否定できないものを"adverse reaction（有害反応）"と定義している．これらの関係を示すと右図のようになる．

目指した．一方で，抗ヒスタミン剤は古くより乗り物酔いの薬としても使用されており，その際には眠気は好ましい効果と考えられてきた．この点に着目し，抗ヒスタミン薬の一種であるジフェンヒドラミン塩酸塩の眠気という作用を利用し，睡眠導入剤としての"ドリエル®"が開発された．すなわち，従来は副作用と定義されていたものが主作用へ入れ替わったのである．状況は少し異なるが，サリドマイドも神経や血管の新生抑制が薬害の原因となった重篤な副作用であるが，この血管新生の抑制作用を利用して，現在では一定の条件のもとで，日本でも多発性骨髄腫の治療薬として使用されるようになっている．シルデナフィルも当初は狭心症治療薬としての開発が進められたが，開発過程において勃起不全薬"バイアグラ®"としての販売に切換えられたという歴史がある．したがって，その作用機序の観点から当然のこととして，硝酸剤との併用は禁忌である．

これらの例で明らかなように，主作用と副作用はあくまで便宜的な区別であって，医薬品が本来もつ性質としては何ら変わりないのである．このことを常に頭に置いて医薬品を使用することは，副作用回避の第一歩となる．

20・3 重篤な副作用

副作用の程度を表す表現として"重篤"という言葉が用いられるが，この重篤という概念は，薬事規制の場で用いられているものであり，日米EU医薬品規制調和国際会議（ICH）での国際ルールとしては，次のように定義されている．

1. 死に至るもの
2. 生命を脅かすもの
3. 治療のための入院または入院期間の延長が必要であるもの
4. 臓器や器官が永続的または顕著な障害・機能不全に陥るもの
5. 先天的な異常や先天的な欠損をきたすもの
6. その他，医学的に重要な状態と判断される事象または反応

重篤という定義は，医薬品が使用された患者さん個々の症状や所見に依存するものではなく，使用によりひき起こされた死亡，入院，障害，先天異常などの結果に対する外形的な評価である．一方，疾病の予後判定や治療方針決定の際には，重症，中等症，軽症という表現が使われるが，ここでの重症と重篤の違いを表20・2に示す．したがって，重症ではあるが副作用としては重篤ではない，あるいは逆の場合もありうる．

表20・2　重篤と重症の違い

	重　篤	重　症
目　的	薬事規制，安全対策など	疾病の予後判定，治療方針決定など
判断基準	死亡，入院，障害，先天異常などの結果	症状，所見など
基準の多様性	疾患，症状によらず一律の基準	疾患，症状ごとに個別の基準

† https://www.igaku-shoin.co.jp/misc/medicina/shohou 4706；表1を改変

表 20・3　日本において対応マニュアルが制定されている重篤な副作用

発生部位	症　状
皮　膚	スティーブンス・ジョンソン症候群，中毒性表皮壊死症（中毒性表皮壊死融解症），薬剤性過敏症症候群，急性汎発性発疹性膿疱症，薬剤による接触皮膚炎
肝　臓	薬物性肝障害
腎　臓	急性腎不全，間質性腎炎，ネフローゼ症候群，急性腎盂炎，腫瘍崩壊症候群，腎性尿崩症
血　液	再生不良性貧血（汎血球減少症），薬剤性貧血，出血傾向，無顆粒球症（顆粒球減少症，好中球減少症），血小板減少症，血栓症（血栓塞栓症，塞栓症，梗塞），播種性血管内凝固（全身性凝固亢進障害，消費性凝固障害），血栓性血小板減少性紫斑病（TTP），ヘパリン起因性血小板減少症（HIT）
呼吸器	間質性肺炎，非ステロイド性抗炎症薬による喘息発作，急性肺損傷・急性呼吸窮迫症候群（急性呼吸促迫症候群），肺水腫，急性好酸球性肺炎，肺胞出血，胸膜炎，胸水貯留
消化器	麻痺性イレウス，消化性潰瘍，偽膜性大腸炎，急性膵炎（薬剤性膵炎），重度の下痢
心臓・循環器	心室頻拍，うっ血性心不全
神経・筋骨格系	薬剤性パーキンソニズム，白質脳症，横紋筋融解症，末梢神経障害，ギラン・バレー症候群，ジスキネジア，痙攣・てんかん，運動失調，頭痛，急性散在性脳脊髄炎，無菌性髄膜炎，小児の急性脳症
卵　巣	卵巣過剰刺激症候群（OHSS）
精　神	悪性症候群，薬剤惹起性うつ病，アカシジア，セロトニン症候群，新生児薬物離脱症候群
代謝・内分泌	偽アルドステロン症，甲状腺中毒症，甲状腺機能低下症，高血糖，低血糖
過敏症	アナフィラキシー，血管性浮腫，喉頭浮腫，非ステロイド性抗炎症薬による蕁麻疹，血管性浮腫
口　腔	ビスホスホネート薬剤による顎骨壊死，薬物性口内炎，抗がん剤による口内炎
骨	骨粗鬆症，特発性大腿骨頭壊死症
泌尿器	尿閉・排尿困難，出血性膀胱炎
感覚器（眼）	網膜・視路障害，緑内障，角膜混濁
感覚器（耳）	難聴（アミノグリコシド系抗菌薬，白金製剤，サリチル酸剤，ループ利尿剤による）
感覚器（口）	薬物性味覚障害
が　ん	手足症候群

　日本において対応マニュアルが制定されている重篤な副作用を表 20・3 に示す．一般的な副作用では症状はさまざまな形で現れるが，重篤なものはその定義からも限られていることに留意してほしい．原因となる医薬品としては，薬剤性過敏症症候群ではカルバマゼピン，フェニトイン，フェノバルビタール，ゾニサミド（いずれも抗てんかん薬），アロプリノール（痛風治療薬），サラゾスルファピリジン（抗リウマチ薬），ジアフェニルスルホン（抗ハンセン病薬），メキシレチン塩酸塩（抗不整脈薬），ミノサイクリン塩酸塩（抗生物質）などと比較的限られているが，その他については，抗生物質，解熱消炎鎮痛薬，抗てんかん薬，痛風治療薬，サルファ薬，消化性潰瘍治療薬，催眠薬，抗不安薬，精神神経用薬，緑内障治療薬，筋弛緩薬，高血圧治療薬など広範囲にわたっている．これら重篤な副作用への早期発見と早期対応のポイント，副作用の概要，副作用の判別基準（判別方法），判別が必要な疾患と判別方法，治療法，典型的な症例などを詳細に記載した重篤副作用疾患別対応マニュアルが，厚生労働省ならびに独立行政法人 医薬品医療機器総合機構のホームページに公開されており，薬剤師のみならず薬学生も常に最新の情報を入手するよう，心掛けなくてはならない．

コラム 9　医薬品添付文書における副作用の頻度

まれに副作用がある：0.1％未満
ときに副作用がある：0.1～5％未満
副作用がある：5％以上
頻度不明

20・4 重篤な副作用と回避の例

スティーブンス・ジョンソン症候群を例に，対応マニュアルにある副作用の概要，早期発見と早期対応のポイント，原因医薬品，治療法などについて，以下に述べる．これはあくまで一つの例であり，医薬品を使用するかぎりにおいて，さまざまな形で重篤な副作用が発生する可能性は常に存在する．副作用が発生することにより，患者本人や家族の苦痛を理解し，これらを回避するための手段を，自らはもとより他の薬剤師，医療スタッフとともに考えることが必要である．

* スティーブンス・ジョンソン症候群(Stevens-Johnson syndrome, SJS; 皮膚粘膜眼症候群)：原因はウイルス感染，一部薬剤の副作用などであり，初期症状として発熱，咽頭痛などがあり，風邪に似ている．進行すると紅斑，水疱，びらんが皮膚や粘膜の大部分の部位に広く現れることに加え，高熱や悪心を伴う．また，皮膚や粘膜だけではなく目にも症状が現れ，失明することもあり，治癒後も目に後遺症が残りうる．

> 例) スティーブンス・ジョンソン症候群*（厚生労働省ホームページより）
> (1) 副作用の概要
>   熱（38 ℃以上）を伴う口唇，眼結膜，外陰部などの皮膚粘膜移行部における重症の粘膜疹及び皮膚の紅斑で，しばしば水疱，表皮剥離などの表皮の壊死性障害を認め，その多くは，薬剤性と考えられている．ただし，一部のウイルスやマイコプラズマ感染に伴い発症することもある．
> 1. 自覚症状: 発熱（38 ℃以上），眼の充血・眼脂，口唇のびらん・疼痛，外陰部のびらん，咽頭痛，排尿排便時痛，呼吸苦，皮疹．
> 2. 他覚症状
>   ・多形紅斑様皮疹（浮腫性紅斑，flat atypical targets と表現される環状紅斑，水疱及びびらん）
>   ・結膜充血，眼脂，眼瞼の発赤腫脹，開眼困難，偽膜形成，進行する瞼球癒着
>   ・口唇の出血性びらん・血痂，口腔咽頭粘膜びらん，肛囲・外尿道口の発赤・びらん
> (2) 早期発見と早期対応のポイント
> 1. 早期に認められる症状
>   医薬品服用後の発熱（38 ℃以上），眼の充血，めやに（眼分泌物），まぶたの腫れ，目が開けづらい，口唇や陰部のびらん，咽頭痛，紅斑
>   医療関係者は，上記症状のいずれかが認められ，その症状の持続や急激な悪化を認めた場合には早急に入院設備のある皮膚科の専門機関に紹介する．
> 2. 副作用の好発時期
>   原因医薬品の服用後2週間以内に発症することが多いが，数日以内あるいは1ヶ月以上のこともある．なお，眼病変は，皮膚または他の部位の粘膜病変とほぼ同時に，あるいは皮膚病変より半日ないし1日程度先行して認められ，両眼性の急性結膜炎を生じる．
> 3. 患者側のリスク因子
>   ・医薬品を服用し，皮疹や呼吸器症状・肝機能障害などを認めた既往のある患者には，注意して医薬品を使用する．
>   ・肝・腎機能障害のある患者では，当該副作用を生じた場合，症状が遷延化・重症化しやすい．
> (3) 原因となる指定医薬品
>   抗生物質，解熱消炎鎮痛薬，抗てんかん薬，痛風治療薬，サルファ剤，消化性潰瘍薬，催眠鎮静薬・抗不安薬，精神神経用薬，緑内障治療薬，筋弛緩薬，高血圧治療薬など広範囲にわたり，その他の医薬品によっても発生することが報告さ

（4）医療関係者の対応のポイント

発熱（38℃以上），粘膜症状（結膜充血，口唇びらん，咽頭痛，陰部びらん，排尿排便時痛），多発する紅斑（進行すると水疱・びらんを形成）を伴う皮疹の3つが主要徴候である．全身の発疹が増えるにつれて，眼の炎症も高度となり，偽膜形成，眼表面（角膜，結膜）の上皮障害を伴うようになる．皮膚生検で確定診断を早急に行い，併せて肝・腎機能検査を含む血液検査，呼吸機能検査等を実施し，全身管理を行う．また，被疑薬の同定，単純ヘルペスやマイコプラズマ抗体価の測定を行う．これらの症状・検査により本症と診断した場合は，直ちに入院させた上で，眼科や呼吸器科などとのチーム医療を行う．特に，重篤な後遺症を残し易い眼病変の管理を適切に行うことが重要である．

（5）発症機序

医薬品（ときに感染症）により生じた免疫・アレルギー反応により発症すると考えられているが，種々の説が唱えられており，未だ統一された見解はない．

20・5 重篤な副作用にあった患者の声[*1]

湯浅和恵さん（スティーブンス・ジョンソン症候群（SJS）患者会代表）

経 過：平成3年の夏，夏風邪を引き咳が止まらなかったため，かかりつけの医院を受診し，抗生剤，鎮咳剤，解熱鎮痛剤が処方され，薬を服用しながら仕事を続けていた．少しよくなったものの，すぐに熱は高熱になり倦怠感や関節痛，腹痛などがひどくなった．そこから四つの医療機関を転々とし，その後スティーブンス・ジョンソン症候群と診断される．そのころには眼も見えず，体中の水ぶくれが破れた状態であった．すぐIVH[*2]でステロイドを投与されたが，すぐにはよくならなかったし，高熱のなか，さまざまな検査も受けた．入院中は痛みと熱との闘いであった．小腸潰瘍を合併していたため，小腸を40 cm切除し，8カ月の入院期間を終え退院した．

気持ち：自分も医療従事者でありながら，この重篤な副作用を知らなかったし医師たちもわからなかった．"早く誰かが気づいてくれたら？"と今でも思ってしまう．退院してから必死で通院し，眼の手術も数十回受けた．そうすることでもとの状態に戻ると考えていたが，そうでないとわかったとき，パニック障害の発作を起こし，それからしばらくは寝たきりになってしまった．後遺症で視覚障害者になって，仕事にも復帰できなくなり，人生は大きく変わることになってしまった．急性期も大変な思いをしたが，その後も辛い毎日だった．受入れるには多くの時間が必要だった．今後発症する人は，早期診断，適切な治療が受けられるように願っている．私のような思いをする人が少しでも減ってほしいと思う．

国民へ：薬事法[*3]に"国民は医薬品等を適正に使用し，これらの有効性，安全に関する知識と理解を深めなければならない"と書いてあるように，ある意味で自

[*1] 患者本人による生の声．

[*2] IVH (intravenous hyperalimentation)：高カロリー輸液をおもに中心静脈経路から投与する輸液の一種．TPN (total parenteral nutrition) ともよばれる．

[*3] 医薬品医療機器等法に改称．

己責任を押付けられている．医療従事者によく相談することが，大切だということを改めて理解してほしい．

医療従事者へ：国民の薬に対する知識はあまりにも乏しい．スティーブンス・ジョンソン症候群のような副作用は防ぐことはできず，今後も発症し続けると思われる．したがって，防ぐには早期発見，早期診断しかない．医療従事者は副作用の初期症状を理解し，患者が相談しやすい環境をつくってほしい．適正使用を促し，副作用などの異変に早く気付くには，患者とのコミュニケーションが大切であると思う．薬を扱う薬剤師は，患者が服薬において最後に出会う医療従事者であることを心に深く刻んでほしい．

20・6 医薬品副作用被害救済制度

関連するSBO
B(2)② 10

医薬品副作用被害救済制度

医薬品は，使用にあたって万全の注意を払っても，なお副作用の発生を防止できない場合がある．このため，日本では，医薬品（病院・診療所で投薬されたもののほか，薬局で購入したものも含む）を適正に使用したにもかかわらず副作用による一定の健康被害が生じた場合に，医療費などの給付を行い，これにより被害者の救済を図る，**医薬品副作用被害救済制度**が制定されている．副作用被害に充当する医療費などの給付に必要な費用は，許可医薬品製造販売業者から納付される拠出金が原資となっており，独立行政法人医薬品医療機器総合機構により運営されている．薬剤師としては，副作用発生の回避策と同時に，被害が発生した場合の救済策も常に頭に置き活動する必要がある．

例題 20・1 主作用と副作用の違いを述べ，おのおのの例をあげなさい．

演習 20・1 副作用と思われる症状と原因医薬品を，自らあるいはまわりの人の経験を具体的にあげて説明しなさい．

応用・発展 20・1
重篤な副作用が発生した患者や家族の苦痛について，具体例をあげて説明しなさい．

応用・発展 20・2
どのようにすれば重篤な副作用を回避することができるか，その手段を討議しなさい．

> **SBO 21** 代表的な薬害の例（サリドマイド，スモン，非加熱血液製剤，ソリブジンなど）について，その原因と社会的背景およびその後の対応を説明できる．
> A(1)③6

学生へのアドバイス

20世紀の半ば以降，医療の革新，医薬品の高度化は飛躍的に進展した．しかしながら，その過程において不幸な事件として"薬害事件"が発生したことも事実である．ここでは，サリドマイドなどの薬害事件が起こった原因と社会的背景，そして，その後の対応について学習する．

■このSBOの学習に必要な予備知識
1. 薬害とは何か．
2. 新聞などで報道された医薬品による薬害事例を探し，調べる姿勢：SBO 57
3. 自らのまわりで医薬品を服用している人への観察眼

■このSBOの学習成果

医薬品などにより発生した薬害事件の概要を理解し，薬害を未然に防ぐための手段を自ら考える心構えが身につく．

21・1 薬害とは

SBO 20で述べたように，医薬品を使用する場合には，副作用の発生は一定の頻度で起こりうるものである．一方，"薬害"は，"避けられない副作用の発生"とは異なる概念である．薬害はさまざまな定義がなされているが，一般的に医薬品の使用による医学的に有害な事象のうち社会問題となるまでに規模が拡大したもの，なかでも特に不適切な医療行為や医療行政の関与が疑われるものをさし，臨床医学よりも医療訴訟や報道などで行政の対応の遅れを非難する際に多く用いられている．このほかに，片平洌彦氏[*]は"医薬品の有害性に関する情報を，加害者側が（故意にせよ過失にせよ）軽視・無視した結果，社会的に引き起こされる人災的な健康被害であり，受認せざるを得ない場合を"副作用"，受認できない場合は"薬害"とする"と定義している．どの定義においても，医薬品自体の問題というより，医薬品使用の運用の問題であると考えられている．したがって，薬害をなくすということは，"元凶の医薬品をこの世から抹殺する"ことで済むような話ではない．

[*] 新潟医療福祉大学教授

以下に代表的な薬害事例をあげる．これらは非常に不幸な例ではあったが，これを機に臨床・非臨床分野における安全性評価法の改善，行政システムの改良がなされてきたことも事実である．医療に携わる者は，これらの不幸な事例に学び，いっそうの努力を重ねることで，薬害のない医療環境の構築を目指さなければならない．

21・2 ペニシリンショック

1956年5月15日，東京大学教授 尾高朝雄氏（57歳）が歯科治療で抜歯後の化膿止め用にペニシリン注射を受けた直後に胸の苦しさを訴え，そのまま意識不明となり，救急手当を受けたが死亡に至ったという事件が起こった．この事件は，尾高氏が東京大学法学部教授であり，日本学術会議の副会長を務めていたことから社会の反響も大きく，各新聞紙に"ペニシリン乱用に警鐘"として報道された．同様の死亡症例は1950年から1956年の間に108例報告されていた．ペニシリン

ショックとよばれるこの症状は，アレルギー反応の一種であるアナフィラキシーショックによるものであり，血圧低下，呼吸困難，全身虚脱などのショック状態をひき起こし，死に至ることもある．安易な抗生物質の使用（乱用）が招いたともいえ，先の尾高氏の事件も併せ，厚生省は医務・薬務局長名で，

1) ペニシリンを使用しようとする患者のペニシリン副作用，またはアレルギー疾患の既往症の有無に問診を行うこと
2) その問診の結果，ペニシリン副作用を起こす恐れがあり，他の治療法を用いることが適当と思われる場合にはそれによること

という通達を出した．その後，死亡例が減少したが，1957 年にも 14 件の死亡例が報告され，現在でも根絶には至っておらず，使用において十分な注意が必要な医薬品である．

21・3　サリドマイド事件

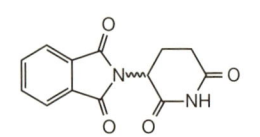

サリドマイド
thalidomide

サリドマイドは 1953 年にスイスでグルタミン酸誘導体として開発されたが，著名な薬理作用がなく開発が中止された．その後，西ドイツ（当時）のグリュンタール社（当時）が，サリドマイドに睡眠作用と鎮静作用があることを見いだし，1957 年に精神安定剤として発売した．もともと著名な薬理作用が見いだされなかったこともあり，安全性が高いという認識がなされ，おもに大衆薬として発売された．同時に"つわり"にもよく効くという評判が立ち，妊婦にも使用された．これらのことが複合的に重なり，サリドマイドの惨禍を招くこととなった．サリドマイドは，日本を含め，欧州 11 カ国，アフリカ 7 カ国，アジア 17 カ国および西半球 11 カ国で販売され，複合剤も多数販売された．一方，米国では認可が遅れ（後述），惨禍を逃れることができた．

サリドマイドによる被害としては手足の短縮や奇形，耳がない，指の奇形などの胎児の奇形，死産，多発性神経炎があったが，そのなかでサリドマイドの最大の問題は，胎児の奇形を含む**サリドマイド胎芽病**である．その解明には，サリドマイドの父とよばれるドイツのハンブルグ大学の医師レンツ博士[*]の大きな貢献があった．発売後よりヨーロッパでは，あざらし肢症の子の出産が相つぎ，社会問題化しつつあったが，レンツ博士は，あざらし肢症の子をもつ知人から相談を受け，聴き取り調査を開始し，この型の奇形とサリドマイドとの関連を疑い，1961 年 11 月 18 日の小児科学会で発表し，その後，グリュネンタール社と国にも警告したが無視された．同年 11 月 26 日にヴェルト・アム・ゾンダーク誌（西ドイツ（当時））がサリドマイド剤"コンテルガン"を名指しで報道し，大きな社会問題となった．これを受け，グリュネンタール社が回収を始め，ヨーロッパ各地でも同年 12 月中旬までには回収が決定された．

サリドマイド胎芽病
(thalidomide embryopathy)：妊娠初期（受胎後 30〜40 日）にサリドマイドを摂取することにより発生する奇形．先天性短肢症，特に上肢の奇形であるあざらし肢症がよく知られているが，顔面神経不全・麻痺や聴力障害を併発することもある．

[*]　レンツ　W. Lentz

日本では，1961 年 12 月 6 日に厚生省（当時）がレンツ博士の報告について協議するも，"有用な医薬品を回収すれば社会不安を起こす"として販売続行が決定され，翌 1962 年 2 月にも新薬の製造販売を許可した．同年 2 月 22 日に米国でタイム誌がサリドマイド被害の記事を掲載し，5 月 18 日に朝日新聞が西ドイツ（当時）における実情を報道して社会問題化した．これを受け，ようやく同年 5 月に

販売は中止されたが回収はされず，当時の情報伝達手段が不十分であったこともあり，薬局での入手が可能な状態が続いた．同年9月にようやく回収作業に入ったが，それが完了したのは翌1963年のことである．この遅れにより，日本の患者約300名のうち3分の1以上が，サリドマイドの危険性が公になった以後に発生したものであり，この時期に限っていえば世界最多である．

　一方，米国では，1960年9月にサリドマイドの発売申請が米国ウィリアム・メレル社より米国食品医薬品局（FDA）に提出された．担当官はケルシー女史で，1960年8月1日からFDA新薬部門の医務官（医学博士）として勤務を開始したばかりであった．ケルシー女史は，提出されたデータでは安全性を示す動物実験が不十分と考え，追加データを求め承認を保留した．その後，ケルシー女史とウィリアム・メレル社との間で激しいやりとりがあったが，その製造承認，および販売を許可しなかった．その間に西ドイツでの販売中止および回収が行われ，米国でのサリドマイド販売は阻止された．米国でのサリドマイド胎芽病の発生数は世界約4000例に対してわずか10数例と例外的に少なかった．発生例は海外旅行でヨーロッパに行った際に購入し服用した被害者であった．1962年，米国ケネディ大統領はケルシー女史に米国の救世主として"大統領市民勲章"を授与した．さらに，この事件を契機に，1962年に薬の有効性と安全性の確立を目指した"Kefauver–Harris医薬品改正法"が成立した．

ケルシー　F. Kelsey
カナダ生まれ，当時46歳

Kefauver–Harris医薬品改正法

　1950年当時の医学水準では，サリドマイド胎芽病の発生を予測することは困難であった．奇形児出産の原因は遺伝のみであると考えられていた時代は長く，サリドマイド胎芽病は薬剤性催奇形性のほぼ最初の例であり，不幸なことに人体実験が先行した形となった．ヒトでの催奇形性が明らかとなった以降に動物実験は数多く行われたが，齧歯類でサリドマイドによる催奇形性を再現するのは困難で，類似の奇形が認められるのはサルやウサギなど，限られた種にすぎない．一方，米国をサリドマイド禍から救ったケルシー女史も催奇形や多発性神経炎を予見して承認を留保したのではなく，申請に使われた動物実験に不備が多く，全体として安全性に疑問を感じたからであるという．しかし，この事件を教訓として，以後，医薬品開発における安全性試験の考え方に大きな改良が加えられるに至った．すなわち，安全性試験に生殖毒性や発がん性などの項目を加えること，安全性試験データの信頼性を重視すること，毒性予測における種差に注意すること，臨床使用経験の少ない新薬を安易に大衆薬として販売することがないようにすること，などである．

　いったん世界中で製造が中止されたサリドマイドは，ブラジルで製造され続けた．それは，サリドマイドがハンセン病患者に多発する難治性皮膚炎に劇的に効くためであった．その後の研究によって，サリドマイドは各種の粘膜性皮膚疾患，自己免疫疾患，さらには骨髄腫に有効であることがわかってきた．このような背景のもと，サリドマイドを求める患者が増加し，闇市場へサリドマイド製剤が流れ始めたため，FDAは1998年，厳密な条件つきでサリドマイドを承認した．その際，米国では，使用する医師に対するマニュアル作成や教育などの安全対策システムが構築された．日本でも医師の個人輸入によって使用される例が増えてき

ハンセン病

*1 **サリドマイド製剤安全管理手順 TERMS**（Thalidomide Education and Risk Management System）：サリドマイド製剤を厳重な安全管理のもとに使用するために組まれた，サリドマイドについて情報提供および教育，登録，中央一元管理，評価を重要な構成要素とする安全管理のためのシステム．

*2 **スモン SMON**（subacute myelo-optico-neuropathy）の頭文字：亜急性脊髄視神経症と命名された特異な神経疾患の略称である．腹部神経症から発症し，下半身から始まる神経の麻痺によって，感覚異常，歩行困難となる．視力消失に至る脳神経障害に進行することもあり，予後は不良である．

*3 **血友病**：遺伝的な血液凝固因子の欠損による出血性疾患．血友病 A（血液凝固第Ⅷ因子欠損）と血友病 B（第Ⅸ因子欠損）があるが，症状・遺伝子形質ともほぼ同様である．欠乏している凝固因子の投与が唯一の治療法である．

*4 **血液製剤**：1972 年に登場したクリオ製剤は，輸血用の血液を低温処理したときの沈殿物（creoprecipitate＝低温沈殿物）に血液凝固因子が濃縮されていることに注目して開発された．乾燥処理されたクリオ製剤は，少量の注射でよいため，患者が水に溶かして自分で静注でき，在宅治療が可能となった．また，国内の 1～2 人の供給者から少量製造するため，品質が管理しやすいものであった．1978 年になると，クリオ製剤よりさらに純度が高く，大量生産が可能である非加熱濃縮製剤が使用されるようになり，利便性はさらに上がったが，不特定多数の輸血からつくるため，品質管理が困難となり，薬害エイズや薬害肝炎発生の大きな原因となった．

*5 **QOL** quality of life：生活の質

ため，厚生労働省は副作用被害の再発を防止するための対策*1 を講じたうえで，2008 年 10 月に多発性骨髄腫の健康保険適応の治療薬としてサリドマイドの製造販売を承認した．

21・4 薬害スモン

スモン（**SMON**：亜急性脊髄視神経症）*2 は，日本では 1955 年から報告され，1964 年半ばから患者数が爆発的に増加した．1960 年代のスモン患者数は約 1 万人といわれている．当初スモンの原因はウイルスと考えられていた．"スモン感染説"が主流になると，各地で患者への差別を生み，病気以外の大きな苦痛を患者に与えた．1969 年，厚生省（当時）はスモン調査研究協議会を設置し，国として原因究明に乗り出した．翌年，患者の尿から整腸薬**キノホルム**が結晶化されたことをきっかけに，疫学調査を実施，"スモン＝キノホルム中毒説"が登場した．これが確定するのは 1972 年であるが，厚生省は 1970 年 9 月の段階でキノホルムの使用販売中止の措置をとった．その結果，スモン患者の発生は激減し，キノホルム説は証明された．ただし，サルや齧歯類を用いた動物実験ではスモン様症状の再現は困難で，わずかにイヌとネコで類似症状が認められるのみである．

キノホルム chinoform

キノホルムは，1900 年にスイスで製造販売された．当初は外用の殺菌剤であったが，アメーバ赤痢に有効との報告により，日本でも腸内防腐・殺菌剤として用いられ，第二次世界大戦中の軍で繁用された．戦後，安全・有効をうたい文句に普及し，適応症が拡大した．これは日本特有の現象で，国外のスモン患者は総数約 200 例が報告されているにすぎない．

キノホルムは 70 年近い使用経験で安全性が確認された医薬品であるという思い込みが当時の医学界にあった．原因究明に要した時間の長短に関しては議論もあるが，原因確定前に販売中止の措置がとられたのは，サリドマイド事件の教訓が活かされたものである．スモンが日本特有の現象であったことは，安易な適応拡大と現場での薬漬け医療という，日本の薬を巡る医療環境全体に問題があったといえる．

スモン裁判は，被害者 10,000 人超，原告 7000 人超という，世界最大の薬害裁判であり，社会的にも大きな意味をもつものであった．薬害という概念が定着したのもこの事件以降であり，これをきっかけに，薬事法（現在は医薬品医療機器等法）の改正と副作用被害者救済制度の創設という，行政にも具体的で大きな足跡を残した（詳しくは SBO 22 で述べる）．

21・5 非加熱血液製剤による薬害

1970 年までの**血友病***3 治療は輸血のみに頼っていた．その後，**血液製剤***4（クリオ製剤，および濃縮製剤）が開発され，家庭療法が可能となり，血友病患者の **QOL***5 は大きく向上した．その一方で，濃縮製剤は数千人分の血液を一挙に処理するために，大量感染の危険が飛躍的に高まった．実際，血液製剤による C 型肝

炎の感染は，使用初期から生じている．

21・5・1　薬害肝炎

薬害肝炎は，出産時や外科手術時の出血の際，止血剤としてフィブリノゲン製剤や第IX因子製剤（クリスマイシンなど）を投与された多くの患者が **C 型肝炎**[*1]ウイルスに感染した被害である．薬害エイズと同様にヒトの血液から血液凝固因子を抽出精製して製造された血液製剤が原因となった．フィブリノゲン製剤は，血液凝固第 I 因子であるフィブリノゲンを抽出精製した血液製剤である．日本では，旧ミドリ十字（現 田辺三菱製薬）が 1964 年から製造販売していた．非加熱フィブリノゲン製剤"フィブリノゲン-ミドリ"（1964～1987 年），およびウイルス不活化（ウイルスの感染力を失わせる処置）対策として乾燥加熱処理がなされた製剤"フィブリノゲン HT-ミドリ"（1987～1994 年）により，薬害肝炎が発生した．これらのフィブリノゲン製剤は，輸入売血または輸入売血と国内売血の混合血から製造されていた．現在販売されているフィブリノゲン製剤は，献血由来，乾燥加熱処理と界面活性剤処理が施されており，薬害肝炎の原因とはなっていない．

2002 年 10 月に東京，大阪で提訴後，福岡，名古屋，仙台も合わせた 5 地域で国と製薬会社などと 5 年あまりの裁判闘争を経て，2008 年，薬害肝炎被害者救済法が成立し，国との間で和解が成立した．

21・5・2　薬害エイズ

1982 年，米国で 3 人の血友病患者が**エイズ**[*2] を発症し，感染経路として血液製剤が疑われた．翌年に米国政府は，エイズ感染の可能性のある人たちの血液を使わないように勧告し，同時に肝炎ウイルス対策として開発されていた加熱処理した血液製剤を許可して，いち早く切換えに成功した．その結果，余った非加熱製剤が市場を求めて日本に殺到した．

日本における血友病患者の HIV 大量感染は 1983 年から始まり，1985 年末に加熱血液凝固第VIII，第IX因子製剤が許可されるまで続いた．

1989 年に被害者らは国・企業を提訴し，1996 年 3 月に和解が成立した．その後，安部英医師・松村明仁元厚生省課長・ミドリ十字社長らが逮捕される刑事事件に発展した．血液製剤は，多数の人から採血された血液を使用して作製されるため，汚染された血液を使用した場合には，**薬害エイズ**[*3] のような事例が発生する可能性は高い．しかし，代替として早くから加熱製剤への切替えの必要性が訴えられていたことは事実であり，行政を含めた担当者の対応が遅かったことにより被害が拡大したことは深く反省すべきことである．この事件は，そののち血友病以外の新生児出血症，婦人科系疾患，肝臓・胃などの病気に HIV 感染のおそれのある非加熱濃縮製剤を投与していたことが発覚し，その結果，1995 年末までに感染者 7 人が認定され，薬害エイズの"第 4 ルート"として認定されている．

薬害エイズには多くの問題が含まれているが，安全性評価の面に絞っていえば，血友病患者の QOL と，HIV 感染の危険性との比較の問題であった．当時日本に

[*1] C 型肝炎（hepatitis C）: ウイルス肝炎のうち，C 型肝炎ウイルス（hepatitis C virus, HCV）の感染によるものを C 型肝炎とよぶ．かつて非 A 非 B 型肝炎ウイルスとよばれていたものの一つで，1989 年にウイルスの本体が明らかにされた．エイズと同様，血液や体液を介して感染する．感染後の自覚症状は軽いが，一定の割合で慢性肝炎，さらには肝がんへと進行する．

[*2] エイズ AID（acquired immunodeficiency syndrome）: 後天性免疫不全症候群．1970 年代終わりごろから特に米国において急激に流行が始まった．免疫力を弱めるヒト免疫不全ウイルス（human immunodeficiency virus, HIV）が，性交渉や母子感染，注射針の共有などにより感染し，数年間の潜伏期間を経て発症する．現在では抗エイズウイルス薬を効果的に組合わせた薬物療法が発達した結果，延命率が高くなっており，不治の病ではなくなりつつある．

[*3] 日本での薬害エイズの被害者の多くは C 型肝炎被害にもあっている．

おける HIV 感染の危険性に切迫感が薄かったこと，また，新規製剤の輸入に国内の治験が義務づけられているため，代替製剤の即時輸入という対応がとりにくかった点を考慮しても，"危険性ゆえに米国で不使用になった製剤"を使い続けた責任は否めない．これに関して現在は，国内治験を省略した代替製剤の緊急輸入が可能な法整備がなされている．また，必要分を自国で賄えず90％以上を米国からの輸入に頼るほど大量に血液製剤を消費し続けた日本の医療環境も反省材料の一つである．

21・6 ソリブジン薬害事件

抗ウイルス薬ソリブジンは，がん疾患などで免疫力が低下したときに，ヘルペスウイルスが増殖して起こる帯状疱疹に著効を示す新薬として登場した．1993年の発売後40日間に15人の死者が出た．その後，治験段階で3人が死亡していたことが判明し，ソリブジンは即座に回収された．死亡例はすべて抗がん剤5-フルオロウラシル（5-FU）との併用時であり，ソリブジンが，5-FUの血中濃度を増加させる薬物相互作用によるものだった（図21・1）．

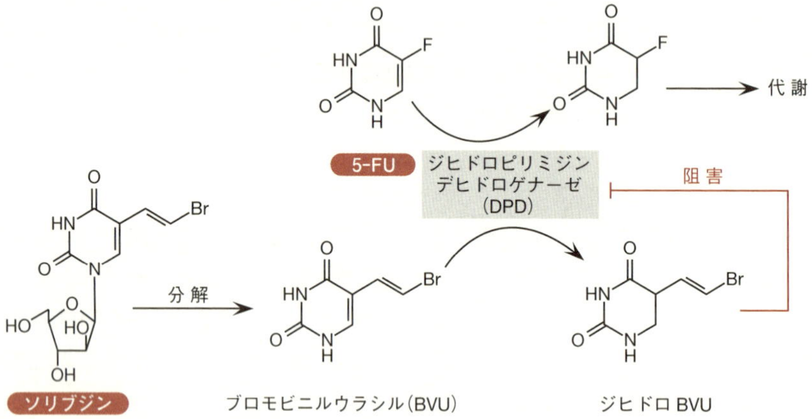

図21・1 ソリブジンと 5-FU の相互作用発現機構　5-FU はジヒドロピリミジンデヒドロゲナーゼ（DPD）により代謝・不活性化される．一方，経口投与されたソリブジンは，一部が腸内細菌により分解され，ブロモビニルウラシル（BVU）となって吸収される．BVU は 5-FU の構造類似体である DPD の基質となる．DPD により生成するジヒドロ BVU は DPD と共有結合を形成してその活性を非可逆的に阻害する．すなわち，BVU は DPD の自殺基質となる．したがって，5-FU とソリブジンを併用すると，結果的に 5-FU の不活性化が著明に減少し，血中濃度が大きく上昇することになる．

ソリブジンとの併用時に 5-FU の毒性が増悪することは非臨床試験で判明しており，治験段階でも3人の死亡例があったことから，5-FU との併用が危険であることは明らかであり，添付文書にも記載があった．それでもこのような経緯をたどったことは，医薬品の供給側・使用者ともに情報の周知徹底が不備であったというべきである．また，がん告知の問題から，患者自身が処方されている医薬品の内容を知らされなかったことも原因の一つとされ，本医薬品に限らず，患者への投与内容の一括管理の重要性も指摘された．

この事件をきっかけに，以降，医薬品添付文書の改良，治験のあり方の見直し，

市販後調査の精密化，さらには医薬品審査・承認の機構上の改革が積極的に行われた．

21・7 新三種混合ワクチン（MMR）禍

　新三種混合ワクチン禍は，半田市保健センターでMMRワクチン〔M（はしか），M（おたふくかぜ），R（風疹）の三種混合ワクチン〕の接種を受けた子ども744人のうち7人が無菌性髄膜炎罹患と報告されたことから始まった．1993年4月に接種を中止するまで使用され続け，その間に180万人に接種され，約2000人に被害を及ぼし，死亡・重篤な後遺症を生じさせている．被害者は全国予防接種被害者の会を結成して活動し，2006年4月の大阪高裁判決で国と（財）阪大微生物病研究会の責任が確定した．最近，二次感染を確認した際に中止すれば被害は抑えられたこともわかっている．

はしか　measles
おたふくかぜ　mumps
風疹　rubella

21・8 陣痛促進剤による被害

　陣痛促進剤は，陣痛を誘発させたり促進させたりするために用いられる薬剤であり，オキシトシン系やプロスタグランジン系がある．おもな使用目的は，過期産の予防，前期破水時や子宮内環境悪化時の分娩誘発，微弱陣痛の促進などである．しかしながら，実際には出産予定日を操作する目的で使用されることもあり，使用経験の浅さ，不適切な使用などが原因で，陣痛を誘発・促進する薬で人工的に出産を早めた結果，母親や胎児が死亡したり，重大な後遺症が残ったりする事故が起こっている．市民団体"陣痛促進剤による被害を考える会"の働きかけで，薬の添付文書に厳しい警告が記載され，日本産婦人科医会による適正使用のよびかけもあり減少してきているが，今なお安易な使用が認められるとの声がある．また，産婦人科医の団体が1974年までに，その副作用による母子の死亡・脳性麻痺などの頻発を把握していたにもかかわらず公表せず，添付文書改訂などの対策も被害者団体が国に訴える1992年までまったくとられなかったことが問題とされている．十分な分娩監視がなされず，不適正な使用により，2014年までに少なくとも256件の重篤な被害の発生が発覚している．

21・9 薬害ヤコブ病

　脳硬膜の移植の際に使用されていたドイツBブラウン社のヒト死体乾燥硬膜製品"ライオデュラ"が原因となり，**クロイツフェルト・ヤコブ病**がひき起こされたと考えられているものである．1989年に脳硬膜の移植を受けた滋賀県の患者が1996年3月からクロイツフェルト・ヤコブ病を発症したことが報告され，国，製薬会社，大津市民病院を相手に提訴が起こされた．1997年3月に脳硬膜の販売が禁止され，回収された．1997年4月の厚生省研究班報告では，クロイツフェルト・ヤコブ病と診断された829人のうち43人（その後の調査で計138人以上）が脳硬膜移植歴ありと判明した．

　クロイツフェルト・ヤコブ病は，異常プリオンの蓄積が原因であると考えられており，移植から発症まで時間を要することも因果関係の解明を困難とした．ま

クロイツフェルト・ヤコブ病　Creutzfeltdt-Jakob disease, CJD

プリオン（prion）：伝達性海綿状脳症（プリオン病）をひき起こすタンパク質からなる感染性因子．

た，ドイツでは医薬品として扱われている脳硬膜を日本では医療用具として審査・許可したため，厚生省（当時）では承認時点での原料のチェック，製造方法（滅菌方法など）の確認が行われていなかったという点も問題として指摘されている．さらに，薬害は医薬品によって生じた被害であるとされていたことから，当時の"医薬品副作用被害救済・研究振興調査機構法"では，医療用具の感染被害に対しては被害救済給付の対象としていなかったという問題もあった．米国での販売が禁止されてから日本で販売が禁止されるまで 10 年かかるなど，国の対応の遅さと認識の甘さが被害を拡大させたと指摘されている．2002 年 3 月 25 日に和解・確認書が締結され，2010 年 9 月までに提訴総数 121 名のうち和解成立は 113 名となっている．

この事件は，ヒト由来を含め生物製剤を医薬品あるいは医療材料として使用する場合には，きわめて厳格な検査が必要であることを示しており，さらに，その基礎的な研究の重要性も示唆している．この薬害ヤコブ病訴訟を契機に，2002 年 7 月の薬事法改正では，医療機器（医療用具）のうち，生物由来の製品については，ドナー・セレクションとルック・バック体制（ドナー記録の保存）が盛り込まれた．

例題 21・1　薬害の代表的な例をあげ，その概要を説明しなさい．

演習 21・1　薬害について，発生した原因，社会的背景，症状，問題点を調べなさい．

応用・発展 21・1
どのようにすれば薬害の発生を回避することができるか，その手段を討議しなさい．

> **SBO 22** 代表的な薬害について，患者や家族の苦痛を理解し，これらを
> A(1)③7　　回避するための手段を討議する．（知識・態度）

学生へのアドバイス
　医薬品自体の問題や不適切な使用により"薬害事件"が発生した．そこには，薬害被害者と家族の肉体的・精神的苦痛，社会的差別，流言被害，家族の支え，訴訟，日々の生活など，さまざまな困難が存在する．ここでは，サリドマイドなどの代表的な薬害事件について，被害者や家族の苦痛を含めた現実を理解し，薬害を回避するための方策について学習する．

■ このSBOの学習に必要な予備知識
1. 薬害とは何か．
2. 代表的な薬害についての発生した原因，社会的背景，被害（症状や精神的肉体的苦痛），対応における問題点に関する知識
3. 新聞などで報道された医薬品による副作用事例を読み，問題点を見いだし，解析し，対応策を考える習慣
4. 自らのまわりで医薬品を服用している人への観察眼

■ このSBOの学習成果
　医薬品などにより発生した薬害が被害者や家族に与えた苦痛を理解し，薬害を未然に防ぐための手段を自ら考える力が身につく．

22・1　薬害被害者団体

　薬害被害者は，薬の使用による副作用の"患者"ではなく，薬や医療行為による"被害者"である．被害者であるかぎり，加害者が存在し，そこには訴訟が発生する．薬害被害者とその支援者は被害者の救済のために団体を結成し，訴訟などにあたっている．これらの団体は，1999年10月，団体の枠を越えて薬害の根絶と薬害被害者の早期救済および恒久対策の充実を実現することを目的に"全国薬害被害者団体連絡協議会（略称：薬被連）"を結成した（表22・1）．薬被連は，薬害による被害者も加害者も出さないという強い信念のもとに薬害根絶を目指し，薬害根絶フォーラムの開催や教育現場での講義・講演を行い，さらに，独立行政法人 医薬品医療機器総合機構，独立行政法人 医薬基盤研究所*，医薬品等に関する各種検討会に委員を派遣し，医薬品等の適正使用を目指した適切な活動が行われるよう意見を述べている．

> 全国薬害被害者団体連絡協議会（薬被連）

> ＊　独立行政法人 医薬基盤研究所：医薬品・医療機器の開発に資する基盤技術を研究し，研究開発を振興することを通じて，革新的医薬品などの創出に貢献し，国民保健の向上に資することを目的として，2005年4月に大阪府茨木市彩都に設立された研究所．

22・2　薬害被害に伴う事象
22・2・1　流言と差別

　薬害は多くの場合，発生当初は原因がわからない．そのため，さまざまな流言による被害や理不尽な差別にあうことが多い．過去の事例の一部を下記にあげる．ここにあげたものはごく一部であり，人として医療従事者として何をなすべきか何をなさざるべきかを考えなくてはならない．

a．スモンの事例　スモンの場合，当初ウイルスなどによる感染説が出され，マスコミはその都度これを大きく報道した．その際，スモンが特定の地域で集団的に発生したために釧路病，戸田の奇病と報道したこともあり，報道各社の主観的な意図はどうであれ，客観的，結果的に，スモンは他人に感染する伝染病であるとの誤った認識から，スモン患者を周囲から遠ざける，スモンで亡くなった患者の葬式には手伝いが来ない，患者が買物に行っても店は現金を受取らないなどの隔離的，差別的事態を各地でもたらした．この流言と差別的行為が原因で

表22・1　代表的薬害被害者団体と活動内容，被害者数[†]

財団法人 いしずえ（サリドマイド福祉センター）
　サリドマイド剤は睡眠，鎮静剤として十数カ国で販売され，その催奇形性により手足や耳に障害をもった被害者が数千名生まれた．被害者認定数は309名である．日本では1963年に提訴，1974年に和解が成立した．現在は被害者の福祉のほか，サリドマイド復活による新たな被害防止をはじめとする薬害防止に関する事業に取組んでいる．

スモンの会全国連絡協議会／財団法人京都スモン基金
　スモンは整腸剤キノホルムによる薬害である．被害者は歩行困難が多く視力障害も伴う．被害者は約12000人にのぼる．十数年にわたる裁判の結果，原告勝利のうちに"確認書"による和解を勝ち取った．10地裁での勝利判決，薬事法の改正と医薬品副作用被害救済基金法を制定させた．現在も薬害根絶と被害者対策としての恒久対策を前進させるため，被害者団体が協力して活動を行っている．

東京HIV訴訟原告団／大阪HIV薬害訴訟原告団
　輸入非加熱血液製剤によるHIV感染被害者は，おもに同製剤を使用した血友病患者約5000人のうち，約1500人以上に及んだ．さらに感染被害者は血友病患者以外にも肝硬変，肝炎などの患者にも広がった．この空前の薬害事件"薬害エイズ"は国および製薬企業を被告とした裁判が争われ，1996年3月29日に和解が成立した．現在も薬害根絶と被害者対策としての恒久対策を前進させるため，活動を行っている．

薬害筋短縮症の会
　筋短縮症は風邪・発熱の症状に対して不必要・不適切な薬剤注射が打たれ，全国的に発生した．この結果，正常な身体で生まれた子が成長するとともに，手足の障害のみでなく，精神的な苦痛を受けることとなった．各地の裁判で原因究明も終わり和解したが，被害者は会を継続し，被害者対策と医療・薬害の被害者を出させない運動を続けている．

MMR（新三種混合ワクチン）被害児を救済する会
　1989年4月導入のM（はしか）M（おたふくかぜ）R（風疹）ワクチンは，薬事法違反と中止判断の誤りから，180万人摂取で約2000人に骨髄炎などの被害を及ぼし，死亡・重篤な後遺症も発生した．認定被害者数は1041人である．1993年12月提訴，原告団は3家族7名．被告は国と(財)阪大微生物病研究会．2006年4月大阪高裁控訴審判決までに，不十分ながら被告双方の責任は確定したが，国は判決を認めず，謝罪も事件全体の検証もしていない．本会は被害者対策に加え，真相究明に取組んでいる．

陣痛促進剤による被害を考える会
　陣痛促進剤は陣痛を起こしたり強めたりする医薬品である．産婦人科医の団体は，1974年までにその副作用による母子の死亡・脳性麻痺などの頻発を把握していたが公表せず，添付文書改訂などの対策は被害者団体が国に訴える1992年までまったくとられなかった．十分な分娩監視がなされず，不適切な使用により，その後もすでに256件の重篤な被害が発覚している．本会は被害者対策に加え，被害者を出さない運動を続けている．

薬害ヤコブ病被害者弁護団全国連絡会議
　薬害ヤコブ病の被害は脳外科手術などにより移植された乾燥硬膜が原因で生じた．治療法もなく発症から1～2年で多くが死に至る恐ろしい病気で，家族の悲しみ，無念さは言葉では言い表せない．2002年3月25日に和解・確認書が締結された．2010年9月までに提訴総数121名のうち和解成立は113名で，最長潜伏期間約31年，被害者総数138名と増加を続けている．

薬害肝炎全国原告団
　出産や外科手術のときの出血の際，フィブリノゲン製剤や第Ⅸ因子製剤などの血液製剤を投与され，多くの患者がC型肝炎ウイルス感染被害を受け，2002年10月に国と製薬会社を相手に東京，大阪で提訴した．その後，福岡，名古屋，仙台の各地裁にも順次提訴し，2008年1月に国と基本合意書を締結し，9，12月で各企業との基本合意書を締結した．また，2009年11月30日に肝炎対策基本法が成立した．現在全ウイルス肝炎患者の恒久対策や検証会議最終提言を受け，医薬品行政を監視・評価する第三者組織創設に力を入れている．

イレッサ薬害被害者の会[*]
　副作用が少なく延命効果の大きい夢の新薬とうたわれ，2002年7月に異例のスピードで承認・販売された抗がん剤イレッサ®は，承認後わずか2カ月で重篤な副作用による死亡者が多発し，緊急安全性情報を出す事態となった．製薬会社は被害を軽視し，国は何の規制もとらなかったことで販売から2年半の間に557人もの死者を出した．2010年3月現在810人の死亡が確認されている．国と製薬会社を相手に"がん患者の命の重さを問う"訴訟を起こし，6年目の2010年夏に結審を迎えた．

[†]　全国薬害被害者団体連絡協議会パンフレットを一部改変．

[*]　イレッサ®については，薬害とは認定されていない．しかしながら，死亡例発生は重大な事故であり，医療従事者は同じことを繰返さない努力が必要である．また，その後の研究により，死亡原因となる遺伝子多型が明らかとなり，現在では重篤な副作用による死亡例は減少しており，医療従事者のたゆまない研鑽が求められている．

自殺，失職，引っ越しを余儀なくされる，入居の拒否，結婚の破談など，被害者とその家族はさまざまな差別的被害にあった．このように，スモン被害者は病気の苦難に加え，周囲の差別，さらには一家離散に苦しむことも多々あった．さらに，結果的に感染説は間違っており，医薬品による中毒であることが明らかとなったが，その過程におけるウイルス学者の発表の仕方の責任とともに，マスコミの報道の仕方にも大きな問題と責任があったと認めざるをえない．さらに，原因が明らかとなったあとにも，後遺症で視力障害になったため，学校を卒業しても就職先が見つからない，就職試験すら受けさせてもらえないなどの差別を受けたなど，多くの被害者が自立した生活を送れず，親や親戚の支えによって生活するなどの苦労を味わった．

　b. サリドマイドの事例　1960年代の日本社会には障害者への差別や偏見が根強く，今でいういわゆる"いじめ"という概念が，今のように一般的に認知されている状況ではなかった．そのようななかにおいて，被害者は母子ともども家を出される，村八分のような仕打ちを受けるなどの差別にあった．原因が日本で大々的に報道される前には，母親に対して疑いの目が向けられ，その行動や前世に問題があったと決めつける人が数多くいた．その一方で，一生薬を飲んだことを悔やみ"代われるものならどんなに代わりたいか"と言いながら亡くなっていった母親が多くおり，母親こそ最大の薬害被害者だったと語っている被害者もいる．さらには被害者が母親や家族から"あなたさえ生まれてこなければ，私やほかの家族は幸せな生活が送れた"という中傷的発言を受けることもあった．また，ほとんど家から出さないで育てたケースや，病院の前に捨てられていたという人もいた．当時，障害児には"就学免除"という制度があり，一度も学校に行くことなく成人した被害者もいる．多くの被害者は施設に入れられて他者と隔離された環境で，幼少期の大半をそこで過ごしていた．また，物心がついたころにほかの人との違いに気付き，死にたいと思うほどに苦しむということは，ほとんどの被害者が味わっている．そのほかにも，学校でのいじめ，道を歩いているだけで"あっちに行け"と石を投げられるなどの経験をした被害者は数多くいる．さらに，被害者は，大人になってからも，不自由な身体で無理をして仕事や家事をしてきたため，体の不調を訴える人が多くおり，障害のためにやりたいことができない自分が悲しくなる，どんなに努力をしても願いが叶わないことが多数あり苦しむ，などの思いをもちながら生活しなくてはならない．このように，サリドマイド被害は，ただ手が不自由で，いろいろなことができないというだけでなく，差別やいじめなどで心に深い傷を負い，あるいは家族とうまくいかなくて，その人自身の生き方そのものに，とても大きな影響を与えている．

　c. 薬害エイズの事例　薬害エイズの場合，多くの被害者が血友病患者であったこともあり，生まれついての病気に加え，自らには何の過誤もない事故により新たにHIVに感染するという苦難に遭遇している．HIV感染が発覚すると，まわりから敬遠される，会社を解雇されるなどの数々の理不尽な差別的行為を受けた．さらに医療現場においても，医師が聴診器を当ててくれない，看護師の態度がよそよそしい，入院拒否，言葉による差別などを受け，医療への不信をもつ

被害者も多く出た．また，1987年には，マスコミが神戸でHIVに感染した性風俗職業の女性の実名を公表し，この女性と関係をもっていたと思われる男性が病院に殺到し，これをマスコミがさらに大々的に報道し，社会的問題となった．さらに同年，高知県で出産間近の女性がHIVに感染していることが発覚し，この女性の元交際相手が血友病患者であったことをマスコミが報道した結果，世の中では"血友病＝エイズ"という誤解が広まった．これらのことを当時マスコミは"エイズパニック"とよび，理不尽な差別を生む社会的な問題となった．

22・3　家族の支え

薬害被害者は甚大な肉体的・精神的な苦痛を受ける．そしてその家族も同様の苦痛を受け，さらに被害者を支えるという役割が加わる．薬害被害は一時期のことではなく一生にわたることであり，生活領域における被害は広範囲・長期・深刻である．その結果，多くは家庭内関係や社会関係の困難が重なり，特に母親に特出した形で大きな社会心理的負担が家庭内に集積する．そしてその間も，被害者と家族は将来計画や生活の質（QOL）向上に向かうべき生活資源をもっぱら生存と差別偏見への対処のために奪われるというのが現状である．これらを緩和するためには，社会関係構築と家族内関係構築の支援が必要である．薬害被害者の日々の生活における困難を被害者個人の問題と考えるのではなく，地域社会全体のこととして考え，被害者・家族の社会的機能の回復を多角的に支援する必要がある．

22・4　訴　　訟

薬害被害には，民事訴訟，刑事訴訟を問わず，必ず訴訟が伴う．そして被害者は，自らの健康障害と不安，生活困難，偏見などのさまざまな問題に直面しながら，法廷闘争に臨むことを強いられる．多くの場合，訴訟は地方裁判所から始まるが，地方裁判所は県庁所在地などの都市に存在するため，被害者は訴状の提出から供述，弁護士との相談，口頭弁論などのために居住区から遠く離れた場所に行かなくてはならないことが多い．その間の交通費・宿泊費は被害者の負担であり，仕事を休むなどの負担も強いられることになる．さらに，高等裁判に至った場合には，さらに遠隔地に出向いて行かなくてはならない．また，マスコミによる取材などへの対応，時には誹謗中傷的攻撃にさらされるなど，幾多の苦難に直面する．

22・5　強く生きる被害者

薬害の被害者のなかには自殺という道を選ぶ人もいるが，多くの被害者が自らの苦難を乗越え，薬害被害の症状以外にもさまざまな病気を抱えながら，自立して強く生きる道を選んでいる．そして，薬害根絶フォーラムの開催や教育現場での講義・講演を行い，薬害根絶のために鋭意努力している．

サリドマイド被害者の増山ゆかりさんは重度の障害を両腕にもっている．しかし，その日常生活は健常者と何ら変わりのないものである．そのために，同氏は

まさに血のにじむような努力をして，今日がある．たとえば，ベランダに布団を干すことも脚で布団を肩に掛け，ベランダまで運び，脚で布団を持ち上げて手すりに掛ける．食事も自らつくり，高めの椅子に腰をかけ，水道で脚を洗い，包丁やまな板なども洗う．健常人でもなかなかうまくつくることのできない出し巻き卵焼きも，卵を脚で器に割り移し，調味料を入れて脚で箸を持ってかき回し，卵焼き器に脚で卵を流し込み，脚で箸と卵焼き器を器用に操ってつくる．掃除，洗濯もすべて脚を器用に使いながら一人でこなす．これらはすべて，特別仕様の部屋や装置を使ってではなく，一般の人と同じつくりのマンションでの生活である．図22・1に増山さんが学生に問いかけた質問とその答えを記載する．

質 問：皆さんは，利き手をケガしたら，どうやってリンゴをむきますか？ 誰かに頼みますか．それとも食べるのをあきらめますか？ 私は生まれてからこの手でした．だから，何とかして自分でリンゴをむいて食べようと思ったんです．

答 え：増山ゆかりさんが考えて実行しているリンゴのむき方
① リンゴ，包丁，まな板を洗う．
② リンゴをまな板の上に置く．こうすれば，リンゴは動かなくなる．
③ 脚で包丁を持ち，反対の脚でリンゴを押さえながら縦に二つに切る．
④ 二つに切った切り口をまな板側にして，リンゴをドームのような状態に置く．こうすれば，リンゴは固定できる．
⑤ 包丁を脚に持ち，ドームのようになった状態で，皮をむいていく．
⑥ 皮がむけたら，リンゴの芯を取るのではなく，ドームのようになった状態のまま，実の部分を削ぐように包丁で切取っていき，芯を残す．
⑦ 削いだリンゴの実を脚で器に移し，爪楊枝を立ててでき上がり．

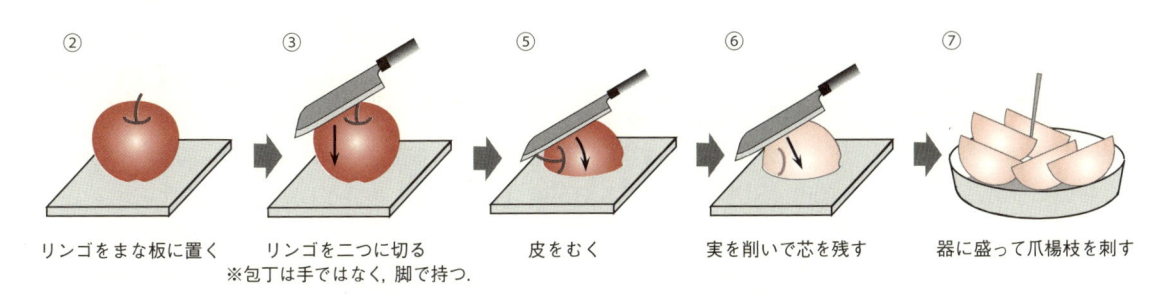

②	③	⑤	⑥	⑦
リンゴをまな板に置く	リンゴを二つに切る ※包丁は手ではなく，脚で持つ．	皮をむく	実を削いで芯を残す	器に盛って爪楊枝を刺す

図22・1 増山ゆかりさんからの学生への質問と答え

増山さんはサリドマイドの使用を再開する際の委員会の委員として参加され，サリドマイドが多発性骨髄腫などに使用されて助かる人がいるのであれば，サリドマイド惨禍にあった苦難を乗越え，二度と同じような被害を起こさないためにこの薬の危険性をよく知って慎重に使用することを条件に，使用再開への道を切り開く決断をされた．この審議の過程で行われたサリドマイド被害者へのアンケート調査では，被害者の約6割が，"助かる人がいるのであれば"と，使用再開に賛成している．

ここでは増山さんを例としてあげたが，そのほかの被害者も同様に自らの障害を乗越え，就労と治療を両立させながら，自立した生活を送る努力をしている．

22・6 薬害には認定されていないが問題となった重大な副作用

自らの生活と比較し，考える材料としてほしい．

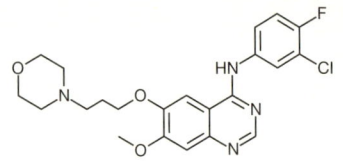

a. イレッサ®の事例　イレッサ®*は肺がんの分子標的治療薬として開発された．適応は手術不能または再発非小細胞肺がんである．2002年8月に世界に先駆け，わが国において承認・販売され，発売前より副作用の少ない夢の新薬としてマスコミにも過熱的に大々的に報道された．2002年の1月25日に承認申請を行い，7月5日にスピード承認されて同月16日に販売が開始された．承認前に判明していた間質性肺炎は，国内臨床試験で133人中3人，治験外使用では国内で296人中2人，海外を含めると1万人以上で10例前後だったとされている．副作用がほとんどないというマスコミ報道もあり，服用が容易であったことなどから，抗がん剤の専門医でない医師たち，一般開業医や歯科医師まで盛んに処方するようになり，本来なら適用外となる患者にも投与されるケースが相ついだ．イレッサ®の販売開始後"間質性肺炎及び急性肺障害の副作用発症"が厚生労働省に相ついで報告された．2002年10月15日，製薬会社から22例（うち死亡11例），医療機関4例（うち死亡2例）の副作用報告を受けた厚生労働省は，製薬会社に対して間質性肺炎などについて"警告"欄への記載を含む使用上の注意の改訂，"緊急安全性情報"の作成および医療機関などへの配布を指示した．2013年の段階でイレッサ®を服用した患者2328人のうち急性肺障害・間質性肺炎などでの死亡例が857人確認されている．イレッサ®の場合，副作用の情報が医師に伝わっていない，インフォームドコンセントが徹底されていないなどの情報の未開示あるいは開示不足，副作用報告後も投与が行われたなどの政府の対応の遅れ，患者への服薬指導不足や監視不足などの医療従事者の対応不備，マスコミの過熱報道などが問題としてあげられている．被害者団体が国と製薬会社を相手に"がん患者の命の尊さを問う"訴訟を起こし，2010年夏に結審を迎え，多くの問題点は指摘されたが薬害としては認定されなかった．また，その後の研究により，イレッサ®が効果的に働く遺伝子多型が明らかとなり，現在では安全性が向上している．しかしながら，副作用により多くの患者が死亡したことは事実であり，さらには製薬企業，医療従事者，国の対応に問題があったことも否めなく，同様の事件を再発させないためのたゆまぬ努力が必要である．

* イレッサ®: 一般名ゲフィチニブ（gefitinib），上皮成長因子受容体（epidermal growth factor receptor）のチロシンキナーゼを阻害することにより，肺がんを治療する．

22・7 薬害被害に共通する問題点

それぞれの薬害には異なる原因が複次的に関与しているが，薬害の発生には共通したいくつかの問題点も指摘されている．

1. 国や製薬企業の対応の遅れ
2. 医療従事者の対応の不備
3. 情報の未開示や不足
4. マスコミによる過熱報道
5. 社会的差別や偏見

また，薬害がひき起こされるには三つのパターンがあると指摘されている．
1. 薬物自体に問題があった場合
    例）ヤコブ病，ソリブジン（5-FU）など
2. 薬物自体ではなく，混入物に問題があった場合
    例）薬害エイズ，薬害C型肝炎，森永ヒ素ミルク事件（薬害ではない）など
3. 医薬品の使用方法に問題があった場合
    例）スモン，陣痛促進剤，筋拘縮症など

薬害被害者や家族が共通して望むことを表22・2に記載する．

表22・2 薬害被害者や家族が共通して望むこと
（順番は被害者や家族が望む順である）

1. 何が起こったか真実を知りたい
2. 謝ってほしい
3. 同じことが起こらないよう対策を取ってほしい
4. 賠償してほしい

それぞれの薬害についてはさまざまな要因が関係しているが，いずれの事例においても，被害者とその家族が非常に苦しい思いをし，現在も苦しんでいることを忘れてはならない．薬剤師として，このような薬害を根絶するためにするべきことは数多くあるが，なによりも医薬品の情報，特に副作用情報に常に細心の注意を払い，その収集した情報を迅速かつ正確に医師，看護師などの医療スタッフに伝えることが重要である．また患者からの情報を直接に得る努力を怠らず，小さな変化にも常に気を配り，副作用の発現を常に監視し，もし発見した場合には躊躇することなく報告しなければならない．薬剤師こそが自らかかわる患者の薬については，すべての責任をもつことが薬害を根絶する第一歩であると心得，日々研鑽を積まなければならない．

22・8 国の薬害被害者救済策

スモン裁判により薬害という概念が定着し，これをきっかけに，国は薬事法の改正と副作用被害者を救済する制度の創設を行った．副作用被害者の救済制度としては，1979年に医薬品副作用被害者救済基金を設立し，その後，1996年に医薬品副作用被害救済・研究振興調査機構に改組され，2004年より独立行政法人 医薬品医療機器総合機構（PMDA）に再度改組された．同機構は，医薬品の副作用や生物由来製品を介した感染などによる健康被害に対して，迅速な救済を図り（健康被害救済），医薬品や医療機器などの品質，有効性および安全性について，治験前から承認までを一貫した体制で指導・審査し（承認審査），市販後における安全性に関する情報の収集，分析，提供を行う（安全対策）ことを通じて，国民保健の向上に貢献することを目的として活動している．その業務の一つに医薬品副作用被害救済制度*がある．この制度は，医薬品を適正に使用したにもかかわらず発生した副作用による疾病，障害または死亡に関して，医療費，障害年金，遺族

独立行政法人 医薬品医療機器総合機構（PMDA）
Pharmaceuticals and Medical Device Agency

* 薬害のみならず，医薬品による副作用や生物由来製品を介した感染などによる健康被害のすべてが対象となる（SBO 20・5参照）．

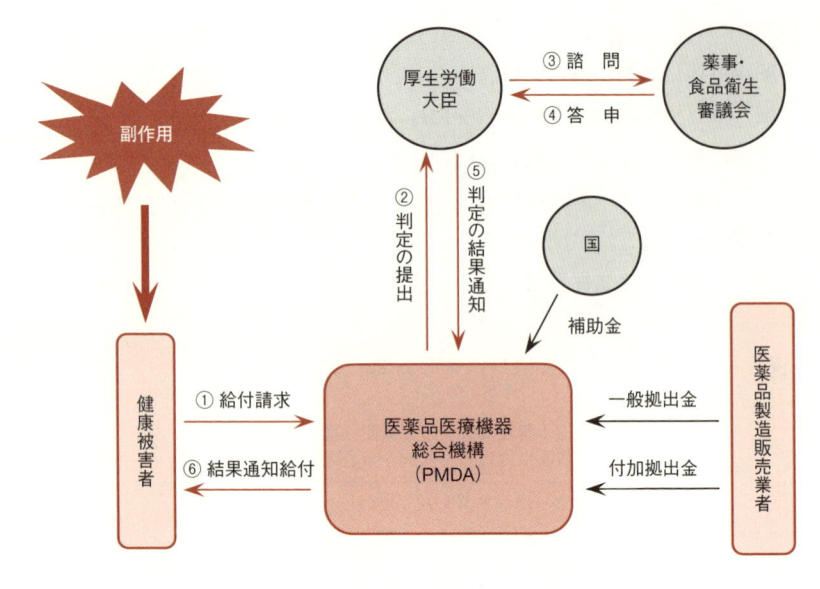

図22・2 医薬品副作用被害救済制度 副作用が発生した場合,番号の順に手続きが進められる.

年金などの給付を行うことを目的としている.副作用救済の流れを図22・2に示す.本制度の対象となる健康被害は,医薬品(病院,診療所で処方されたもののほかに薬局で購入したものも含まれる)を適正に使用したにもかかわらず,副作用によって一定レベル以上の健康被害が生じた場合であり,相当の医療費などの諸給付が行われる.ただし,救済の対象とならない種類の医薬品や救済の対象とならない場合もある.また,給付の種類としては,医療費,医療手当,障害年金,障害児養育年金,遺族年金,遺族一時金および葬祭料がある.2012年度の申請件数と副作用原因医薬品について図22・3に示す.

2008~2012年度の支給割合

不支給(14%)
支給(86%)

副作用原因医薬品 薬効中分類内訳
(2008~2012年度に支給決定した(4496件)の原因策を集計)

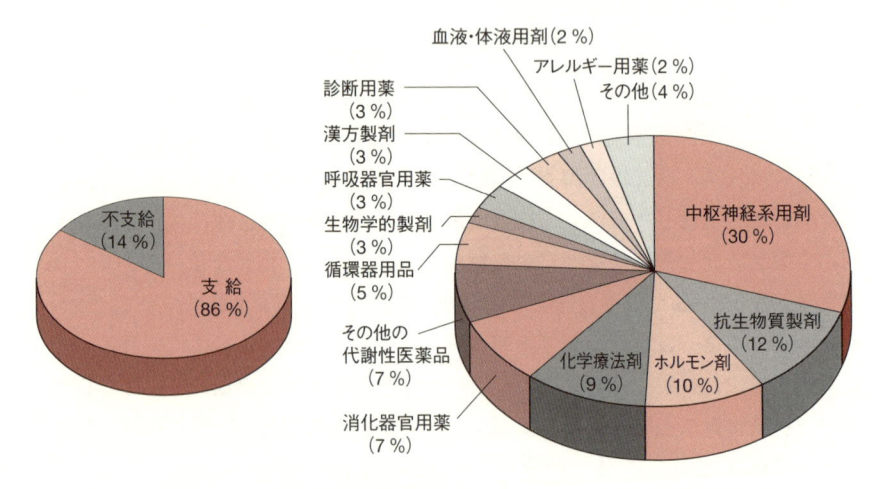

血液・体液用剤(2%)
アレルギー用薬(2%)
その他(4%)
診断用薬(3%)
漢方製剤(3%)
呼吸器官用薬(3%)
生物学的製剤(3%)
循環器用品(5%)
その他の代謝性医薬品(7%)
消化器官用薬(7%)
化学療法剤(9%)
ホルモン剤(10%)
抗生物質製剤(12%)
中枢神経系用剤(30%)

図22・3 医薬品副作用被害救済制度への申請件数と副作用原因医薬品

また，1999年8月，薬害エイズ訴訟の和解に基づく鎮魂・慰霊の措置として，医薬品により悲惨な被害を再び発生させることのないよう医薬品の有効性・安全性の確保に最善の努力を重ねる決意を銘記した"誓いの碑"が厚生省（現・厚生労働省）前庭に建立された（図22・4）.

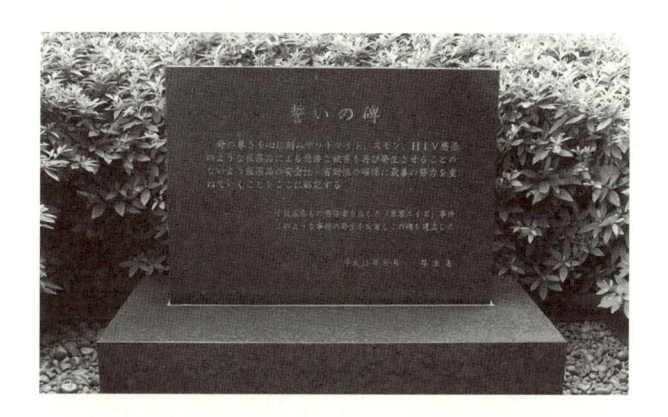

> 命の尊さを心に刻みサリドマイド，スモン，HIV感染のような医薬品による悲惨な被害を再び発生させることのないよう医薬品の安全性・有効性の確保に最善の努力を重ねていくことをここに銘記する.
> 　　　　千数百名もの感染者を出した「薬害エイズ」事件
> 　　　　このような事件の発生を反省しこの碑を建立した.
> 　　　　　　　　　　　　　　　　平成11年8月　厚生省

図22・4　薬害根絶の"誓いの碑"

例題 22・1　代表的な薬害について，被害者や家族が受けた精神的・肉体的苦痛を説明しなさい.

演習 22・1　薬害被害者が受けた差別や偏見に遭遇した場合，どのように対処するべきか討議しなさい.

応用・発展 22・1
代表的な薬害について，どのようにすれば薬害被害者や家族が受ける精神的・肉体的苦痛の発生を回避することができるか，その手段を討議しなさい.

応用・発展 22・2
薬害の発生を防ぐために，薬学生・薬剤師としてどのようなことができるか，何をしなくてはならないかを討議しなさい.

第6章 薬学の歴史と未来

> **SBO 23** 薬学の歴史的な流れと医療において薬学が果たしてきた役割について説明できる．
> A(1)④1

学生へのアドバイス
歴史的・世界史的視野で薬を捉えて下さい．

■このSBOの学習に必要な予備知識
世界史

■このSBOの学習成果
人類の歴史において薬が果たしてきた役割を知り，その延長上に将来の薬が存在することを理解することで，今後の薬のあり方について考えることができるようになる．

23・1 ヒポクラテスとそれ以前

ヒポクラテス
Hippocrates（紀元前460〜370年ころ）

薬の歴史を紹介する際に，多くの本で最初に出てくるのは**ヒポクラテス**である．ヒポクラテスは古代ギリシャの医者で，"医学の父"あるいは"医聖"とよばれ，**ヒポクラテスの誓い**は医師の倫理性を示したものとして，現代に受継がれている．ヒポクラテスの大きな功績は，原始的な医学から迷信や呪術を切離し，医学を経験科学へと発展させたことであり，ヤナギの樹皮を熱や痛みを軽減するために用いたり，きれいな水とワインを創傷の治療に用いたりした．

ヒポクラテスの時代から薬の歴史を遡ると，古代エジプト時代の**エーベルス・パピルス**があげられる．エーベルス・パピルスは，紀元前1550年ころにエジプト医学をまとめた110ページにわたる書物で，700ほどの魔法の調合法や治療薬が記載され，アヘン，アロエなどの薬に加えて，病気の原因となる悪魔を退散させる多くの呪文も書かれている．また，薬の一つとしてビールの泡も登場する．さらに時代を遡ると，紀元前2500年ごろにくさび形文字を完成したメソポタミア文明にたどり着く．北部アッシリアで見つかった粘土板に，ケシ，ベラドンナなど200種類を超える植物性薬品の名が記録されており，ここでもワインやビールが薬物として登場する*．

1991年にアルプスで発見された"アイスマン"は約5300年前の男性ミイラだが，腸に鞭虫が寄生し，虫下しの作用をもつキノコを所持していたことがわかっている．当時のアルプスは，メソポタミア文明やエジプト文明から遠く離れた未開の地だったと思われるが，そのような場所においても，人類が薬草（?）を持ち歩いていたことは驚きである．それでは，いつごろから人類は薬を使ってきたのだろうか．そのヒントは，われわれホモ・サピエンスの従兄弟ともいえるネアンデルタール人にある．ネアンデルタール人は約20万年前に出現し，2万数千年前に絶滅したが，彼らには遺体を埋葬する習慣があった．埋葬品のなかに，現代の当地で薬草となっている植物の花粉が見つかることから，ネアンデルタール人も薬草を使っていたことが推察できる．すなわち，われわれホモ・サピエンスも同時代には薬草を利用していたのだろう．これ以上，薬の歴史を遡ることは不可能であるので，ギリシャ時代に話を戻すことにする．

* ビールの歴史をひも解くと，約12000年前の人類最古の宗教施設とされるギョベックリ・テペ遺跡（トルコ）において，麦からビールがつくられ始めたとされている．ワインも約10000年前にはグルジア地方でつくられた形跡がある．ただし，ビールやワインが酔っ払う飲み物になったのは，発酵技術が発達したローマ時代であり，それ以前のビールは麦ジュース，ワインはブドウジュースに近く，栄養ドリンクだったようである．

23・2 ヒポクラテスの時代から中世まで

ヒポクラテスの次に活躍した人物として，ギリシャの医者，薬理学者，植物学

者であった**ペダニウス・ディオスコリデス**があげられる．彼は"薬物誌"のなかで958種類の薬を紹介しており，この本は薬草に関して歴史上最も影響を与えた書物とされている．ローマ帝国時代に入ると，古代における医学を集大成した**ガレヌス**が活躍した．彼の学説は，死後も1500年以上にわたりヨーロッパおよびイスラムの医学で信奉され，現在でも"ガレヌス製剤"にその名をとどめている．また，彼が考案した"テリアカ"はローマ帝国時代につくられた万能の解毒薬とされ，製法を変えてルネサンス時代まで使われた．

　ローマ帝国が崩壊すると（476年），ギリシャ・ローマの医学はイスラム世界に伝わって発展し，ヨーロッパに先駆けて種痘も行われていたとの記録がある．アラビア医学で特筆すべき人物は，**ザカリア・アル－ラーズィー**と**イブン・スィーナー**である．特に，スィーナーは"医学典範"を著してギリシャ・ローマ・アラビア医学を集大成し，その後この本はヨーロッパで医学校の教科書として使用された．一方，この間ヨーロッパでは，修道院が薬草園を保有して薬の知識を伝え，ハーブレシピや薬草酒がつくられた．

　ローマ帝国の時代に中国では，中国最古の薬物学書である"神農本草経"が紀元200～280年に著されている．この本では，365種の薬物が上品（120種）・中品（120種）・下品（125種）に分類されている．養命薬（生命を養う目的の薬）で，無毒で長期服用可能なものが上品とされ，一方，治療薬は毒が多く長期服用できないために下品に分類されている．

ペダニウス・ディオスコリデス　Pedanius Dioscorides（40～90年ころ）

ガレヌス　Galenus（129～200年ころ）．ガレノスともよばれる．

ザカリア・アル－ラーズィー　ラテン名はラーゼス（865～925年）

イブン・スィーナー　Ibn Sina　ラテン名はアウィケンナ　Avicenna（980～1037年）

例題 23・1　古代ギリシャにおいて，原始的な医学を経験科学へと発展させた人物は誰か．
1.　アリストテレス　　2.　ガレヌス　　3.　ソクラテス
4.　ディオスコリデス　5.　ヒポクラテス

23・3　化学の時代：19世紀

　話は一気に，化学の世紀である19世紀に飛ぶ．これまでの薬とは，おもに薬草を意味し，特定の化合物をさしたものではなかったが，19世紀に入ると化合物として薬が捉えられるようになった．1804年にアヘンからモルヒネが単離され，人類の歴史上初めて薬の実体としての化合物が見いだされた．モルヒネを単離したのは，ドイツの薬剤師である**ゼルチェルネル**で，ギリシャ神話の夢の神モルペウスに因んで"morphium"と命名したのが，モルヒネの名の由来である．アヘンは，少なくともメソポタミア文明の時代から鎮痛薬として使用されていたが，その効果を示す化合物が見つかったことは，まさに4000年以上の"夢"がかなった瞬間だったと思われる．

　アヘンは古代から使用され，19世紀のヨーロッパでも鎮痛薬，下痢止め，不眠症の薬として，誰でも自由に購入できた．貧しい労働者はアヘンで苦労を忘れる夕べを楽しみ，中流階級の婦人は優雅にアヘンチンキを使って退屈な午後の暇つぶしをしていたようである．依存性が問題となって使用が制限されるようになったのは，20世紀に入ってからである．考えてみると，古代から人類は現地で利用

ゼルチェルネル　F. Sertürner（1783～1841年）

できるさまざまな麻薬を使ってきた．アヘン以外にもたとえば，大麻（インド，アラブ），コカ（南米）があげられる．人類は常に疫病，飢饉，戦争などに悩まされてきたため，精神を安定させるために麻薬の使用が欠かせなかったのかもしれない．

19世紀に話を戻すと，1827年にヤナギの木から**サリチル酸**が単離され，ヒポクラテスが使用していたヤナギの鎮痛薬の正体が明らかになった．1828年にヴェーラーが人類史上初めて有機化合物（尿素）を化学合成したことに続いて，1853年にはサリチル酸の構造をもとにアスピリンが合成され，いよいよ化学合成された物質が医薬品として使われるようになった．現代の医薬品開発の基礎ができたのである．アスピリンは1899年にドイツのバイエル社から販売されていることから，人類が化学物質を医薬品として使用し始めてから100年程度しか経っていないことがわかる．

ヴェーラー　F. Wöhler（1800〜1882年）

例題 23・2 人類の歴史上，初めて単離された薬物はどれか．
1. アスピリン　2. アヘン　3. キニーネ　4. サリチル酸　5. モルヒネ

23・4　感染症制圧の歴史

中世ヨーロッパから19世紀までの間の状況を説明する．古代から人類が最も苦しめられてきた病気は，間違いなく感染症である．人類が定住して家畜を飼育するようになると，われわれは動物からさまざまな感染症をもらうようになった．感染症のなかでも最も克明に記録に残っているのがペストであり，542〜543年に東ローマ帝国で流行した腺ペストは人口の約半数を奪ったとされる．また，14世紀のヨーロッパで猛威をふるったペストは"黒死病"とよばれ，当時のヨーロッパ人口の3分の1以上が失われたと推定されている．これらの時代に感染症に対する薬は存在せず，ルネサンス時代においても特効薬は"ガレヌスのテリアカ"だったといわれる．

香辛料のナツメグがペストに効くとされた時代もある．1667年のブレダの和約では，オランダはニューアムステルダム（現ニューヨーク）を英国に譲渡して，代わりにナツメグの原産地であるバンダ諸島（現インドネシア領）を手に入れている．当時，ナツメグを袋に詰めて持ち歩く，あるいはアルコール抽出物を体に振りかけることで，ペストに効果があると信じられていたためである．ナツメグの成分には防虫作用があり，ペストを媒介するノミを追い払った可能性があるが，ペストに効果があったはずもなく，現在では，ブレダの和約で行われたニューアムステルダムとバンダ諸島の交換は，歴史上最も損をした取引ともいわれている．

感染症の解明は顕微鏡の発明と密接に関連している．1674年にオランダの**レーウェンフック**は顕微鏡で細菌を観察し，われわれが細菌に囲まれた生活をしていることを示したが，細菌が何をしているのかがわかるまで，その後約200年かかった．19世紀になると，仏の**パスツール**が腐敗は細菌によることを，ドイツの**コッホ**が感染症は細菌によることを証明した．この時代になってやっと，文明発生以前から人類が悩まされてきた感染症の原因が解明されたのである．

レーウェンフック　A. van Leeuwenhoek（1632〜1723年）

パスツール　L. Pasteur（1822〜1985年）

コッホ　H. Koch（1843〜1910年）

感染症の原因が解明された直後の1865年に，英国の**リスター**がフェノール（石炭酸）による消毒法を開発し，術後感染の劇的な低下がもたらされた．それ以前は，手術に成功しても約半数の患者は術後感染で死亡したといわれている．続いて，ドイツの**ベーリング**がジフテリアに対する血清療法を確立し，**北里柴三郎**が破傷風菌の血清療法を確立したことで，特定の感染症の治療が可能になった．さらに，1910年にはドイツの**エールリヒ**と**秦 佐八郎**が，梅毒の特効薬であるサルバルサンを見いだした．これは，人類が初めて手にした抗菌薬であったが，梅毒以外の感染症にはほとんど効かなかった．

当時，多くの人間はレンサ球菌などの感染症で死亡していたが，これは血清療法でもサルバルサンでも治療できなかった．読者のほとんどは，人類初の広域抗菌薬はペニシリンだと思っているかもしれない．しかしながら，実際にはペニシリンの臨床使用より8年前に創製されたサルファ剤が，人類初の広域抗菌薬である．すなわち，ドイツの**ドーマク**が1935年にサルファ剤であるプロントジルを化学合成し，抗菌効果を見いだした．プロントジルは，同年にバイエル社から販売されている．その後，プロントジルの化学構造を変えたさまざまな**サルファ剤**がつくられ，多くの子供，そして戦場の兵士を救ったが，乱用のために耐性菌が出現し，第二次世界大戦末期には，約半数の患者には効かなくなっていたようである．

一方，ペニシリンは英国の**フレミング**によって1929年に発見されたといわれているが，フレミングが発見したのはアオカビの細菌生育阻止作用であって，不安定な化合物であるペニシリンを見つけたわけではない．実際には，1940年になって英国オックスフォード大学の**チェイン**と**フローリー**がペニシリンを単離し，1943年に臨床使用が開始された*．

パスツールとコッホの時代からプロントジルの発見までの1890〜1935年は，"公衆衛生の黄金時代"といわれている．その時代には，感染症を診断できても治療ができず，唯一の対策は予防だったため，下水システムなど衛生環境の向上が図られた．その後，抗菌薬が手に入って感染症が制御されるようになったことにより，新しい薬や新しい医療技術の開発が始まったともいえる．

例題23・3 人類が初めて手にした，化学合成された広域抗菌薬はどれか．
1. サルバルサン　2. テリアカ　3. フェノール　4. プロントジル
5. ペニシリン

23・5 第二次世界大戦から現代

サンガーは米国の看護師で，産児制限提唱者であった．抗菌薬によって子供の死亡率が低下すると，一人の女性が多くの子供を産む必要がなくなり，経口避妊薬が開発されるようになった．サンガーも財団を通じて，経口避妊薬の開発に資金を提供しており，社会情勢の変化によって新たな薬がつくられるようになった例の一つと捉えられる．また，医薬品の開発方法も大きく進展し，受容体を想定した新薬の開発が主流となった．英国の**ブラック**は，受容体を想定してプロプラ

リスター　J. Lister
(1827〜1912年)

ベーリング　E. von Behring
(1854〜1917年)

北里柴三郎 (1853〜1931年)

エールリヒ　P. Ehrlich
(1854〜1915年)

秦 佐八郎 (1873〜1938年)

ドーマク　G. Domagk (1895〜1964年)：1939年にノーベル生理学・医学賞に選ばれたが，当時のナチス政権に受賞を辞退させられ，第二次世界大戦後の1947年にノーベル賞授賞式に臨んだ．

サルファ剤

フレミング　A. Fleming
(1881年〜1955年)

チェイン　E. Chain
(1906年〜1979年)

フローリー　H. Florey
(1898年〜1968年)

＊　フレミング，チェイン，フローリーの3名で，1945年にノーベル生理学・医学賞を受賞．

サンガー　M. Sanger
(1879〜1966年)

ブラック　J. Black (1924〜2010年)：1988年にノーベル生理学・医学賞を受賞．

ノロールやシメチジンを創製した．

一方，第二次世界大戦後，特に先進国における食料事情が大幅に改善されると，重要な疾病が生活習慣病に移ってきた．このことは，2011年度に世界で最も売れた薬が高脂血症治療薬の**アトルバスタチン**で，世界で約1兆円の売上げがあったことからもわかる．発展途上国の食糧事情も改善されてきているため，これからしばらくの間は世界的に生活習慣病改善薬が主要な医薬品カテゴリーの一つであり続けると思われる．生活習慣病の予防には健康食品やセルフメディケーションが重要となることから，漢方薬やいわゆる健康食品への需要もこれから増え続けるだろう．

近年，抗がん薬として**抗体医薬**が使われ始めているが，抗体の利用には約100年ごとに飛躍が認められる．1798年に英国の**ジェンナー**によって行われた種痘が抗原抗体反応を利用した最初の予防接種と思われるが，前述のように1890年には北里柴三郎とベーリングによって血清療法が確立された．そして，1991年に世界初の抗体医薬である**リツキシマブ**が使われ始めたが，これはヒト・マウスキメラ抗体であり，1998年にヒト化モノクローナル抗体である**トラスツズマブ**が開発された．がん治療においては個別化医療が進んでおり，抗がん薬と**コンパニオン診断薬**がセットで承認される例が増えている．つまり，診断薬によって薬効が期待できるがんの種類であることを確認してから，適切な抗がん薬を投与する時代に入っている．ゲノム医学の進展とともに個別化医療はより精密化し，また細胞治療から再生医療へ発展することで，疾病の根源的な治療が行われる時代がすぐそこに迫っている．

21世紀は，生命科学の時代，脳科学の時代，あるいはロボット工学の時代といわれ，医療の大きな変革が予想される．われわれが理解している生命現象はごくわずかであり，新たな生命現象の発見とともに，新たな治療法や医薬品の開発が期待される．日本は，世界のなかで医薬品を開発できる数少ない国の一つであり，これまでの薬の歴史を知ったうえで，新たな医薬品の開発，医薬品の有害事象や適正使用に関する情報発信を通して，世界の健康・福祉に大きく貢献できることを知ってほしい．

応用・発展 23・1
世界的に人口が増え，また先進国において高齢化が進むなか，将来，重大な問題となる疾病と，その治療薬について考えなさい．

欄外注：

アトルバスタチン：HMG-CoA還元酵素阻害作用をもつ．先発品の製品名はリピトール®．

抗体医薬：乳がん治療薬のトラスツズマブ（ハーセプチン®）など．

ジェンナー　E. Jenner
（1749〜1823年）

リツキシマブ：非ホジキンリンパ腫などに対して用いられる．商品名はリツキサン®．

トラスツズマブ：乳がん治療薬．商品名はハーセプチン®．

コンパニオン診断薬：薬物の標的となるタンパク質や薬物代謝酵素をコードする遺伝子の変異や発現量を調べて，薬物の有効性や副作用発現の個人差を，薬物を投与する前に把握するための診断薬．関連するSBO：E3(3)⑤2

SBO 24 薬物療法の歴史と，人類に与えてきた影響について説明できる．

A(1)④2

学生へのアドバイス

薬物を用いて治療することを"薬物療法"といい，"薬物治療"（患者に薬物を投与して実施する治療）とほぼ同義語として扱われる．対症療法が多いが，それ以外に原因療法，自然治癒促進，疾病予防がある．臨床現場で実践されている薬物療法は，長い人類の歴史のなかで発展してきたものであり，薬物療法を理解するためには，医薬品開発の歴史を知ることが重要である．近代の科学の進歩に伴って，どのように医薬品の開発が進み，薬物療法が発展し，人類の健康に役立ってきたかについて，概要を学ぶ．

■このSBOの学習に必要な予備知識と学習成果

1. 薬物療法は，自然科学の発達に伴って発展してきた．その基盤となるのはヨーロッパ近代の自然科学であり，16世紀以降の物理学，化学，生物学などの発達が重要な役割を果たす．
2. 薬学の歴史的な流れと医療において薬学が果たしてきた役割について説明できる（SBO 23）および薬剤師の誕生から現在までの役割の変遷の歴史（医薬分業を含む）について説明できる（SBO 25）が関連知識であり，これらのSBOと本SBOは相互に予備知識となるとともに学習成果となる．

24・1 薬物を用いた治療の歴史

病気の治療を目的として薬草などが用いられた起源を示す記録はないが，おそらく有史以前から治療効果を期待して種々の植物が用いられてきたと推定される．最も古い記録は古代エジプトやメソポタミアのものであり，紀元前から病気の治療に植物が利用されていたことが記録に残っている．紀元前後には，ギリシャや中国で薬草を治療に用いることが体系化された．その後，長い間，薬草が病気の治療に使用されてきた．その間，洋の東西を問わず，現代からみても有効と思われる治療法に加えて，科学的には意味のない治療法*や宗教を交えた治療など

* 参考：たとえば，中世のヨーロッパでは瀉血という治療が行われた．これは，体内の有害物を血液とともに外部に排出させることにより健康を回復するという考え方に基づいたもので，血管を切開して血液を排出させた．現在では，いくつかの特殊な症例での瀉血療法を除いて，一般的に医学的根拠はないとされている．

表24・1　薬用植物に含まれる有効成分と適用（例示）

有効成分（薬品名）	医薬品としての分類	作用機序	おもな原植物
モルヒネ	麻薬性鎮痛薬	オピオイド受容体を刺激する	ケシ（生薬名はアヘン）
エフェドリン[†1]	気管支拡張薬，喘息治療薬，鎮咳薬	アドレナリン β_2 受容体を刺激する[†2]	麻黄
アトロピン[†3]	散瞳薬，消化性潰瘍治療薬	ムスカリン受容体を遮断する[†4]	ハシリドコロ，ベラドンナなど
ツボクラリン	骨格筋弛緩薬	ニコチン受容体を遮断する[†4]	ツヅラフジ科コンドロデンドロン属の植物（生薬名はクラーレ）
キニーネ	抗マラリア薬	赤血球内のマラリア原虫の増殖を抑制	キナ（生薬名はキナ皮）
ジギトキシン ジゴキシン	慢性心不全治療薬	Na^+, K^+-ATPアーゼ阻害による強心作用	ジギタリス（別名　キツネノテブクロ）

参考（詳細は，SBO E2 薬理・病態・薬物治療で学習する）

[†1]　現在は，メチルエフェドリンが用いられる．エフェドリンとしてはほかの薬物との合剤がある．選択的アドレナリン β_2 受容体刺激薬などの開発とともに使用頻度は減っている．エフェドリンには，アドレナリン神経終末に作用してノルアドレナリンを遊離する作用もある．
[†2]　ノルアドレナリンは，交換神経終末などにおける神経伝達物質である．アドレナリン β_2 受容体は，ノルアドレナリンが結合する受容体の一種である．
[†3]　天然では l-ヒヨスチアミンとして植物に含まれる．
[†4]　ムスカリン受容体およびニコチン受容体は，副交感神経終末などの神経伝達物質であるアセチルコリンの受容体である．

も混在して，病気の治療が行われてきた．18世紀から19世紀の近代科学の発展に伴い，自然科学に基づいた医療が主流となり，薬物療法においてもしだいに薬草から化合物としての医薬品を用いた治療へと変化していった．

このような流れのなかで，薬草などの薬効を発現する素材からの成分の単離が19世紀になって始まった．その端緒となったのは，19世紀初頭のドイツの薬剤師ゼルチェルネルによるアヘンからの**モルヒネ**の単離である．これ以降，多くの薬用植物の有効成分，特にアルカロイドが抽出単離されるようになった．表24・1に，薬用植物に由来し，現在も使用される有効成分を例示する．

これらの化学構造については，さらに合成化学が進歩した後世に決定された．このような化合物としての医薬品の発見と**薬物療法**への展開は，医療の近代化をもたらす重大な要因の一つとなり，人類の"病気との闘い"に大きく貢献するとともに，科学としての医学，薬学の発展の基盤となった．

ゼルチェルネル
F.Sertürner

モルヒネ

薬物療法：薬物治療ともよばれる．drug therapy, medication, medical treatment

24・2 近代の薬物治療の発展

19世紀後半になって有機化学が発展すると，植物から単離された有効成分の化学構造が決定されるようになり，より有効な化合物への化学修飾が行われるようになった．代表的な例として，**サリシン**（ヨーロッパ産の白いヤナギの成分）から**アスピリン**（アセチルサリチル酸）への化学変換がある．ヤナギの樹皮が鎮痛・解熱作用をもつことは西洋で古くから知られており，その成分としてサリチル酸が単離された．しかし，サリチル酸は強い胃腸作用をひき起こすという副作用があり，19世紀後半にサリチル酸をアセチル化して副作用を軽減したアスピリンが合成され，世界で初めて人工合成された医薬品として販売された．同じころに，アセトアニリドを改良した薬物としてアセトアミノフェンなどの解熱鎮痛薬がつくられた．

19世紀末から20世紀初頭に合成化学および実験薬理学が確立してくると，化学構造と薬理作用の相関を検討できるようになった．そのなかで生まれたものに鎮静催眠薬の**バルビタール**がある．麻薬であり局所麻酔作用をもつ**コカイン**をもとにした，局所麻酔薬の**プロカイン**，**リドカイン**への化学変換も，化学構造と薬理作用の相関をもとに行われたものである．

サリシン

アスピリン

バルビタール

*1 バイオ医薬品（関連SBO：E2(8)①）

*2 個別化医療（personalized medicine）とは，バイオテクノロジーなどの診断技術による患者の個別診断，および，治療に影響を及ぼす環境要因を考慮して，個々の患者に対応した治療法を提供することである．医薬品の効果や副作用を予測するための臨床検査（コンパニオン診断）の結果に基づいて治療薬が選択される．（関連SBO：E3(3)⑤）

コカイン　　プロカイン　　リドカイン

これらの有機化学を基盤とした薬物の合成研究が，20世紀の創薬の著しい発展を導き，疾病治療に有効な薬効をもつ化合物を医薬品として用いるという現代の薬物療法が可能になった．

21世紀に入り，低分子化合物である従来の医薬品に加えて，核酸，抗体，ワクチンなど，バイオテクノロジーで製造された医薬品（バイオ医薬品）*1 が数多く開発されてきている．このような新しいタイプの医薬品と診断技術を組合わせた**個別化医療***2 が，がん化学療法を中心に進められてきている．

24・3　抗菌薬の発展

　病原体（病原微生物）が生体に侵入することにより生じる感染症は，人類が克服すべき重要な疾患の一つである．感染症の治療の基礎となる病原菌の発見は，19 世紀後半から 20 世紀にかけてのことであり，この時期に多くの病原菌が発見された．そのような状況のなかで，20 世紀前半に，エールリヒと秦 佐八郎により**サルバルサン**（抗梅毒薬）が発見され，続いて，ドーマクによりアゾ色素化合物群からプロントジルが発見された．これらの薬物の発見により，病原体を化学物質で殺すという**化学療法**の概念が確立された．

> **薬学的トピックス**
>
> 　プロントジルの発見には，連鎖球菌感染マウスを用いた *in vivo*（生体内）でのスクリーニングが重要な役割を果たした．のちに，E. Fourneau らが部分構造群の合成を行い，プロントジルの抗菌作用の本体はジアゾ結合が体内で還元的に開裂したスルファミンであることを証明した．すなわち，プロントジルはプロドラッグだったのである．

　現在の細菌感染症の化学療法にはさまざまな抗感染症薬が用いられているが，その端緒となったのは，**抗生物質***のペニシリンの発見である．ペニシリンは思いがけない幸運とフレミングの観察力により発見された．フレミングは実験中，偶然にふたを開けて放置していたブドウ球菌の培地に青カビの胞子が飛んできてコロニーをつくり，そのまわりのブドウ球菌が溶けて透明になっていることを発見した．いわゆる阻止円が見られたのである．フレミングはこのカビを培養して，産生した物質が多くの病原菌を溶解させる力があることを突き止めた．これが抗生物質の最初の発見で，1928 年のことである．不安定であったペニシリンを塩として安定に単離できるようにしたのは，フローリーらによるものであり，発見後 10 年あまりを過ぎてのことであった．

　第二次世界大戦後，抗結核薬であるストレプトマイシンのほか，重要な抗菌薬（クロラムフェニコール，テトラサイクリン系抗生物質，マクロライド系抗生物質など）がつぎつぎと微生物から発見された．一方で，耐性菌の出現により，ペニシリンやその類縁化合物であるセファロスポリンに化学修飾による改良がつぎつぎに加えられ，現在では多彩な半合成抗生物質が医療の現場で使用されている．ペニシリンの例のように，抗生物質の使用の拡大は，その抗生物質に対して抵抗性を示す耐性菌の出現・増加をもたらす．したがって，有用な化学療法薬の絶え間ない開発が必要になってきており，同時に耐性菌の発現を減らすために化学療法薬の適正な使用が求められている．

> **薬学的トピックス**
>
> 　微生物が生産する医薬品化合物としては，免疫抑制薬であるシクロスポリンやタクロリムスなどもあり，現在でも微生物代謝産物は新規医薬品の宝庫の一つである．
> 　（関連 SBO：C 5(2)②，本シリーズ "第 3 巻 化学系薬学Ⅲ" SBO 19 参照）

関連する SBO
E 2(7)①

サルバルサン

エールリヒ　P. Ehrlich
ドーマク　G. Domagk
化学療法：chemotherapy

* 抗生物質（antibiotics）とは，微生物（細菌，真菌，放線菌）が産生し，ほかの微生物種の発育・増殖を阻止し，破壊する化学物質のことである．抗菌薬（antibiotics）は，抗生物質と合成抗菌薬に分けられるが，抗生物質と抗菌薬の用語は同じように用いられることが多い．

フレミング　A. Fleming

ベンジルペニシリンカリウム

フローリー　H. Flory

24・4 生体内の生理活性物質を標的とした創薬

19世紀末から20世紀はじめには，生体内において神経伝達物質やホルモンとしての役割をもつ化合物が発見された．代表的なものにアドレナリン，ノルアドレナリン，アセチルコリン，ヒスタミンなどがある．たとえばアドレナリンが昇圧薬として救急治療に用いられるなど，一部は直接医薬品として使われる．しかし，これらの化合物の多くは，結合する受容体のサブタイプを区別せずに作用して副作用が発現することがあり，また，生体内の酵素で分解されるために一般的に作用持続時間が短く，医薬品として用いることが難しい．そこで，その化学構造を修飾することにより，受容体に作用する薬物として選択性を向上したものや，酵素分解を受けにくくして作用持続時間を長くしたものが医薬品として開発された．生体内で重要な役割を果たすさまざまな受容体や酵素の同定・分類が進むにつれて，多くの**受容体作用薬***や酵素阻害薬が開発された．表24・2に比較的初期に開発されたもので代表的な薬物を示す．

* 受容体作用薬は，受容体に結合して受容体機能を亢進（刺激）する薬物であるアゴニスト，および，受容体に結合して受容体機能を抑制（遮断）する薬物であるアンタゴニストに大別される．

表24・2 初期に開発された受容体作用薬や酵素阻害薬（例示）

医薬品	標的タンパク質の生理的役割	標的タンパク質に対する作用	適用
プロプラノロール	アドレナリン[†1]，ノルアドレナリンなどの受容体	アドレナリンβ受容体を遮断する	高血圧
ジフェンヒドラミン	ヒスタミンの受容体	ヒスタミンH_1受容体を遮断する	アレルギー
ハロペリドール	ドーパミンの受容体	ドーパミンD_2受容体を遮断する	統合失調症
レボドパ[†2]	ドーパミンの受容体	ドーパミンD_1およびD_2受容体を刺激する	パーキンソン病
ベタネコール	アセチルコリンの受容体	ムスカリン性アセチルコリン受容体を刺激する	排尿困難
ネオスチグミン	アセチルコリンの分解酵素（アセチルコリンエステラーゼ）	アセチルコリンエステラーゼを阻害する	調節性眼性疲労時の調節機能の改善[†3]

参考（詳細は，SBO E2 薬理・病態・薬物治療で学習する）
[†1] アドレナリン自体も，昇圧薬として救急医療などに用いられる．
[†2] L-ドーパの医薬品名であり，生体内でドーパミンに変換されて作用する．
[†3] 点眼薬として用いられる．

酵素の標的となる生体内分子の構造を模倣してつくられた薬物の例として，チミジル酸の合成酵素阻害薬であるフルオロウラシル（悪性腫瘍の薬）があげられる．フルオロウラシルはチミジル酸の前駆体の核酸塩基部分を模倣してつくられた．最近では，アセチルコリンエステラーゼ（アセチルコリンの分解酵素）阻害により脳内のアセチルコリンの量を増やす作用をもつアルツハイマー病治療薬としてドネペジルが開発された．いずれも標的酵素を阻害することを目的に化学構造を少しずつ変化することにより，求められる作用をもつ医薬品の開発に至ったものである．

24・5　論理的なアプローチによる創薬の展開

　20世紀後半になって，有機化学，生理学，生化学，薬理学が成熟し，分析機器が発展してくると，従来の思いがけない発見や試行錯誤の研究から，論理的に医薬品が創製されるようになってきた．その代表的なものにシメチジン（H_2受容体遮断薬；抗潰瘍薬）およびカプトプリル（アンギオテンシン変換酵素阻害薬；抗高血圧薬）がある．

　ヒスタミンが胃酸の分泌を促すことは知られていたが，ジフェンヒドラミンなどの古典的な抗ヒスタミン薬では胃酸分泌を抑制できなかった．ブラックらはヒスタミンの受容体には炎症に関与する受容体（H_1）のほかに胃酸の分泌に関与する別の受容体（H_2）が存在すると仮説を立て，ヒスタミンの化学構造からH_2受容体刺激作用を示す化合物を誘導し，シメチジンを創製した．そこでは従来の試行錯誤よりも，論理的なアプローチが縦横に取入れられ，結果的にH_2受容体の存在を証明することにもなった．

ブラック　J. Black

　一方，高血圧治療薬カプトプリルは酵素を標的として論理的なアプローチにより開発された医薬品の例であり，その創製は，ヘビ毒の研究から見いだされたテプロタイドというペプチドに，アンギオテンシン変換酵素阻害による降圧効果が認められたことに始まる．アンギオテンシン変換酵素は，アンギオテンシンIIとよばれる循環調節系のペプチドの産生にかかわる酵素で，この酵素を阻害することにより血圧が下降することから，高血圧治療に向けた発展が期待された．しかし，一般にペプチドは胃酸によって分解されやすく経口投与に向かないため，非ペプチド型低分子化合物の探索研究が行われた．アンギオテンシン変換酵素の立体構造や活性部位はまったく不明であったが，性質のよく似たカルボキシペプチダーゼの活性部位付近の立体構造を参考にするとともに，テプロタイドのN末端がプロリンであることを考慮して各種誘導体が合成され，カプトプリルの創製に至った．

　現在では，従来の合成法やスクリーニング法に加え，多数の化合物を迅速に合成するロボットや *in vitro*（試験管内）で多くの検体を自動的にスクリーニングする装置が利用されている．さらにコンピューター（*in silico*）で化合物と酵素や受容体との相互作用を解析することによる仮想的スクリーニングも取入れられている．

例題 24・1　薬物療法の歴史　近代の薬物治療の発展の歴史について説明しなさい．
解答例　近代の薬物治療は，19世紀後半からの医学，有機化学の発展に伴って発達した．さらに，19世紀末から20世紀初頭に合成化学および実験薬理学が確立してくると，化学構造と薬理作用の相関が検討できるようになり，鎮静催眠薬や局所麻酔作用などの新しい薬物が創出され，治療に使われるようになった．これらの有機化学を基盤とした薬物の合成研究が20世紀の創薬の著しい発展を導き，疾病治療に有効な薬効をもつ化合物を医薬品として用いるという現代の薬物療法が確立された．

演習 24・1 アスピリン創出のもととなった化合物とその化合物を含む植物として正しいのはどれか.
1. サリシン（ヤナギ）　　2. コカイン（コカ）　　3. モルヒネ（ケシ）
4. レセルピン（インド蛇木）　　5. アトロピン（ベラドンナ）

演習 24・2 次の科学者のうち，ペニシリンの発見に貢献したのは誰か.
1. ゼルチェルネル　　2. エールリヒ　　3. ドーマク
4. フレミング　　5. ブラック

応用・発展 24・1
自分が服用したことのある医薬品の有効成分について，いつごろ，どのようにして開発されたのか調べなさい.

応用・発展 24・2
外科手術は，麻酔の発展により，著しい進歩を遂げた．麻酔には，身体の局所の感覚を抑制する局所麻酔と全身に作用して意識を消失させる全身麻酔に大別される．全身麻酔薬の開発の歴史について説明しなさい.

応用・発展 24・3
インシリコ創薬，バイオ医薬品，個別化医療，移植医療などの用語をキーワードに先端医療の動向をインターネットで検索し，今後の薬物療法および医療がどのように発展すると予想されるか討議しなさい.

SBO 25　薬剤師の誕生から現在までの役割の変遷の歴史（医薬分業を含む）について説明できる．

A(1)④3

学生へのアドバイス
　薬剤師の誕生から現在までの歴史の概要を知ることは，医療において薬剤師という職能が必要とされる理由や薬剤師が社会で求められる役割への認識を深めることにつながる．薬学の歴史や薬物療法の歴史と関連づけて学習し，将来の薬剤師にどのような役割が求められるのかを考えて薬学を学ぶことが大切である．

■このSBOの学習に必要な予備知識
1. 薬学の歴史的な流れと医療において薬学が果たしてきた役割について説明できる：SBO 23
2. 薬物療法の歴史と，人類に与えてきた影響について説明できる：SBO 24

■このSBOの学習成果
1. 将来の薬剤師と薬学が果たす役割について討議する：SBO 26
2. 患者・生活者のために薬剤師が果たすべき役割を自覚する：SBO 8

25・1　薬剤師の誕生

　薬学の歴史は人類の歴史と共にあり，文明が興る以前から治療に役に立つものが生活のなかで使われていた．古代から植物や動物，鉱物などが治療に役立つ薬として使用され，紀元前2600年ごろの古代バビロニア王国の記録には，治療について，症状，薬の処方と配合，神への祈りなどが残されている．当時の薬を取扱う者が，現在の薬剤師という職業へとつながっているが，職能として確立したのは中世に入ってからである．

　紀元前5世紀にギリシャの医師ヒポクラテスは，それまで司祭，僧侶，祈祷師，あるいは魔術師などが行ってきた呪術的な医療とは異なり，健康・病気を自然の現象と考え，科学に基づく医学の基礎をつくった．しかし，その時代においては医師という職業はまだ確立されていなかった．薬に目を向けた科学者としては，ディオスコリデスが薬の収集，保存，使用法などに関する書物を残している．その後，ガレヌスは，薬物を治療に役立てるために，薬の調合や剤形の理論と技術（ガレヌス製剤）を考案し，現在の薬剤学の原型ともいうべき分野を切拓いた．

　5世紀から12世紀の中世における医療の担い手は，聖職者，僧侶らが主体であり，修道院には医学に関する多くの書籍が置かれ，病院，診療所の機能を兼ね備えていた．薬草や薬品を備蓄した調剤室や薬草園が置かれ，自分たちで薬草も栽培し，治療に提供していた．ここで調剤を行う僧侶は調剤師（アポティーケル）とよばれていた．

　医師が診療を主とし，調剤を助手に任せるようになったのは西洋ではかなり早い時代であり，ガレヌスの時代にはそれがかなり一般化していたとされる．医師の職能の専門化が進むにつれ，薬物の採取や調剤を自分の手で行うことをやめ，製剤を調製して医師に提供する専門職が出現するようになり，それらを扱う店舗や商人も出現した．8世紀後半には古代アラビアに薬局の原型ともいうべき店舗が創業された．アジアからヨーロッパへ香料が運ばれていく道筋のアラビアで，薬を専門に扱う職業人が誕生したといわれている．香料のなかには薬として使用されるものが多かったが，一方で，病人を相手にもうけを企み，いかさま商売の

ヒポクラテス
Hippocrates
（紀元前460～370年ころ）

ディオスコリデス
Dioscorides
（40～90年ころ）

ガレヌス　Galenus（129～200年ころ）ガレノスともよばれる．

道具に使用されることも多かった．そのようななかで，薬を専門的に扱う香料商は，品質の高い香料を扱うことを重視し，その伝統を受継いでいった．古い時代から薬を扱っていた祈祷師，魔術師，錬金術師などは歴史のなかで消滅し，香料商から派生した薬の取扱いを専業にした者が欧州の薬剤師の起源とされている．

なお，アラビアの時代には，"ペルシャのガレヌス"とよばれたペルシャ人のイブン・スィーナーが"医学の範典（カノン）"を著し，17世紀半ばまで欧州諸国の医学校で権威ある教科書として使用されたとされている．

25・2 薬剤師の職能の確立

薬剤師の職能が医師と明確に切離されたのは，1240年ごろからである．神聖ローマ帝国の皇帝でありシチリアの皇帝でもあったフリードリヒ2世は，医薬の完全な分業と医師の処方に対する規制に関する法律を1240年に発布した．概要は下表のとおりであり，現代の薬剤師・薬事関連の法令にもつながる内容である．

フリードリヒ2世
Friedrich II
（1194〜1250年）

> **フリードリヒII世が発布した皇帝の書（1240年）で定められた事項の概要**
> 1. 医師と薬剤師を独立した職業とした．医師と薬剤師に免許を与えるとともに，医師は医療を，薬は薬局に置くこととした．医師は薬局と関連のあるいかなる事業をも経営してはならない．
> 2. 法の下で薬の品質管理を行うこととした．政府によって任命された監督官によって，薬局で調製された薬剤が法に従って調製されたものかを調べることとした．
> 3. 強度の一定した，確かな薬剤を調製することを宣誓する義務を負わせた．
> 4. 薬局の数を定めて，国内に適切に分布するようにし，特別の場所に集まらないように規定した．
> 5. 薬価を政府が定めることにした．薬局の数を制限したり，分布を改善しようとすると，地域的に正常な経済的な競争が行われなくなり，薬価が高くなることを予防するために政府の責任で薬価を決めることとした．
>
> 水野睦郎 著，"薬のプロフェッション"より

この法律はシチリアで施行されたものであるが，その後すぐに欧州各国に広がり，薬剤師の組合の規定はこの原則に忠実な行動を継承するようになっていった．

25・3 薬剤師の役割の変遷

医師や弁護士は，社会で重要な役割を担っており，かつ，弱い立場の人を相手にする職業であるため，自分の都合で仕事を断らない，営利を目的としないが報酬は十分に得られる，後輩の育成，などの職業倫理が求められている．欧州においては，19世紀までに，薬剤師も医師や弁護士と同様の特別な職業人として，薬を売って利益を得ることよりも，薬の責任者としての立場を確立していった．

こうして薬剤師は，20世紀にはほぼ完全な医薬品供給を担い，人々からの信頼と評価を得ることになった．20世紀半ばの第二次世界大戦後からは，医療におけ

る患者の権利が重要視されるようになった．20世紀の終わりころには，薬の供給が十分にされたことが必ずしも人々の安全を守っているわけではなく，不必要な薬を使う，もしくは使わされているなど，使い方に関しても関与することが求められるようになり，薬を使わないという選択肢も含めた"薬剤の合理的な使用"に，薬剤師が自ら積極的にかかわるようになった．それまでの間，各国は社会保障制度を充実させてきたが，高齢者の増加に伴う社会保障費のひっ迫が深刻な問題となってきた．そのなかで，薬剤師は薬剤費の伸びを積極的に抑えることにかかわる存在として，現在に至っている．

欧州において薬剤師の役割が医薬品供給であると主張していた1960年代に，それまで物（モノ）としての医薬品の製造と販売を指向していた米国において，クリニカルファーマシーという患者中心の薬学が広がりをみせた．しかし，欧州においては，医師の領域と重なりかねないクリニカルファーマシーは受入れがたい状況であった．しかし，医薬品供給に責任をもつことだけが薬剤師の存在理由にはならないという国民の声に対し，薬剤師の役割の見直しが欧州においても行われた．その後，1980年代の終わりに米国のヘプラーらが提唱したファーマシューティカルケア*は，クリニカルファーマシーを含むその上位概念として世界中の薬剤師に受入れられるようになった．

* ファーマシューティカルケア（SBO 10 および付録2を参照）

2000年に国際薬剤師・薬学連合（FIP）において採択された薬剤師の資質は，七つ星薬剤師とよばれている（その後，"Researcher（研究者）"の機能が追加され，現在は八つ星薬剤師とよばれることもある）．これらの資質を備えた薬剤師が専門職能を発揮することが期待されている．

七つ星薬剤師

七つ星薬剤師（FIP，2000年採択）
1. Care giver （ケア提供者）
2. Decision-maker （決断者）
3. Communicator （コミュニケーター・伝達者）
4. Manager （管理者・経営者）
5. Life-long learner （生涯学習者）
6. Teacher （教育者）
7. Leader （リーダー）

25・4 日本における薬剤師の誕生

日本において薬が販売されるようになったのは，鎌倉・室町時代以降の武家社会の時代になってからのことである．それまでは朝廷に使える官職であった医師（主として僧侶）が，比較的自由に薬を製造し，販売するようになったからである．江戸時代（1603～1868年）には本草学が発達した．江戸をはじめとする各地に薬草園が開かれ，重要な薬用植物の保存・展示とともに，生薬の栽培も行われるようになった．江戸幕府は鎖国政策を徹底する一方で，長崎の出島に築いたオランダ商館に駐在する医師，薬剤師から伝えられたオランダ医学，薬物学を受入

れ，蘭方医学，ヨーロッパ医薬の利用も盛んに行われ始めた．

明治政府は，西欧諸国にならって日本の法令，政治，社会制度の近代化を強力に推進し，医療制度についても 1869（明治 2）年にドイツ医学の導入を決めた．政府は，ドイツからホフマンとミュルレルの二人の軍医が来日し，1873（明治 6）年，ミュルレルはドイツ医学を導入するならば医学と独立した薬学の専門家（薬剤師）が必要であることを提言した（ミュルレルの建白書）．

ホフマン　T. Hoffmann
（1837～1894 年）

ミュルレル　Müller
（1824～1893 年）

> **ミュルレルの建白書**
>
> 　我々はドイツ医学を伝授するために，貴国の招きに応じて来日した．しかるに，日本国においては，古来より医師が薬を調合して，患者に薬を与える習慣になっている．これは頗る危険であり，また，種々の弊害を醸すものである．ドイツ本国では，医師は薬剤のことは全て素人である．よって，日本政府にして，あくまでドイツ医学に則り，これを普及し，医療を施さんと欲せば，速やかにドイツ本国に交渉し，別に薬学者を招き，薬学の教育にあたらしめ薬剤のことを担当する専門家を養成せねばならぬ．しからざれば，日本の医学は所期の目的は達せられぬ．
>
> 　　　　　　　　　　　　　　　佐谷圭一 著，"若き薬剤師への道標" より

これにより，体系的な薬事制度として，医学校に製薬学科が付設され薬学専門家の養成が開始され，司薬場（のちの衛生試験所）の創設，医薬品の国産化，日本薬局方の制定，医薬分業制度の導入が図られるようになった．同じく 1873 年に，ドイツ人教師ヘルマンの答申に基づいて布達された "薬剤取調之法" においては，医薬品の取扱者を政府の許可を得た薬舗主に限定し，医師による販売を禁止した．また，医薬品検査制度を設け薬価の制定を定めた．翌年には "医制" が公布され，漢方医による診療が排除され，医学校における医学の修了者，医師試験合格者のみが診療を行うことが定められた．この医制を引き継ぐ形で，"薬品営業並薬品取扱規則"（いわゆる "薬律"）が 1889（明治 22）年に公布され，翌年施行された．薬律により，免許薬舗は "薬局" に，免許薬舗主は "薬剤師" に改称され，日本で薬剤師という言葉が誕生した．薬剤師の定義は，"薬局を開設し，医師の処方箋により薬剤を調合する者をいう" とされ，医師による診断，薬剤師による調剤という医薬分業のあるべき制度が明確に示された．

ヘルマン　K. Hermann
（1834～1894 年）

25・5　医薬分業の進展

医薬分業

1889 年に公布された薬律より，医薬分業が法的な制度とされたものの，この法律の附則において "医師は自ら診療する患者に限り（中略）自宅において薬剤を調合して販売授与することを得" とされ，処方箋の交付はその後もほとんど進まなかった．

第二次世界大戦後，1949（昭和 24）年に連合国軍総司令部（GHQ）の招へいにより米国薬学使節団が来日し，薬事諸般を調査した結果を GHQ に報告した．これを受けて GHQ サムズ准将は，医薬分業を実施するように勧告した．1951（昭和 26）年には，"医師法，歯科医師法および薬事法の一部を改正する法律案（い

わゆる"医薬分業法案")"が国会に上程され，強制医薬分業の是非について激しい議論が行われた．法案は一部修正のうえ，可決承認され昭和 30 年 1 月 1 日から実施されることになったが，施行の直前に，実施時期の延期が国会で議決され，その間に医薬分業法案は，医師自らの調剤の例外規定を広げることにより，事実上の任意分業法案に修正された．

　その後も処方箋はほとんど交付されなかったが，1959（昭和 34）年から 1961（昭和 36）年にかけて国民皆保険制度が導入され，医療費が増大しつつあったことから，診療報酬における物と技術の分離を勧めるべく医薬分業を促進する方向で議論されるようになった．1974（昭和 49）年，医師の処方箋料が引上げられたことで，全国各地で処方箋発行の機運が急速に高まったことから，この年を"分業元年"と称するようになった．

　その後，医療機関の処方箋発行は増加していったが，医療機関と薬局の経営が一体化されたいわゆる"第二薬局"がつぎつぎと開設されたことから，1975（昭和 50）年に"薬局は，経済的，機能的，構造的に医療機関から独立，分離しなければならない"とする通知が出され，医薬分業政策は面分業の促進が基本とされるようになった．1985（昭和 60）年には，医療法に"病院，診療所，薬局その他医療に関する施設の相互の機能及び業務の連携に関する事項"が設けられ，初めて地域の薬局に係る規定が設けられた．その後の改正においては，1992（平成 4）年には医療の担い手として"薬剤師"が明記され，2008（平成 20）年には院外処方箋の発行率（医薬分業率）が 55% を超えたことを反映して，医療提供施設に"調剤を実施する薬局"が明記された．医薬分業の進展に伴い，日本の薬剤師の役割は変化していった．

25・6　日本の薬剤師業務の変遷

　医薬分業推進策により処方箋発行数は増えていったが，医薬分業に対する抵抗勢力も残っていた．抵抗の理由は立場によって異なるが，そのなかには薬剤師の資質に対する信頼が十分でないことも含まれていた．1994（平成 6）年の"薬学教育の充実に関する専門家委員会"報告書では，これまであまりにも軽視されていた医療薬学の教育を充実させ，医療の分野で高度の業務を担う薬剤師や医療薬学を指導できる教員を養成することが述べられた．主要先進国では当時すでに薬学教育の修業年限は実務実習研修期間を含めて 5 年以上であり，日本の 4 年は例外的存在であった．2004（平成 16）年に学校教育法と薬剤師法を改正する法案が可決され，2006（平成 18）年に，薬学教育修業年限を 6 年間に延長するとともに 6 年制修了者への薬剤師国家試験受験資格の付与が施行された．

　ほかの主要先進国において，薬剤師業務が物（モノ）中心から人・患者を中心とした業務に変化したのと同様に，日本においても調剤技術だけでなく薬学的管理業務が広く行われるようになった．1983（昭和 58）年には薬局の調剤報酬に指導業務が新設され，1988（昭和 63）年には診療報酬に病院薬剤師による薬剤管理指導業務が新設された．これらの業務は全国的に広く行われるようになり，さらに業務を発展させながら現在に至っている．このことからも，薬剤師が薬学の専

門家として患者の治療にかかわることが，医療の質の維持・向上に貢献していることが把握できる．

演習 25・1 薬剤師の誕生までの歴史に基づいて，薬剤師という職業が必要となった理由を列挙しなさい．

演習 25・2 6年制薬学教育の導入前後で，薬学教育の何がどのように変わったのかを調べなさい．

応用・発展 25・1
明治時代に制度化された医薬分業が，その後，長年にわたり進展しなかった理由を調べなさい．

応用・発展 25・2
日本において社会が求める薬剤師の役割は，医薬分業の進展とともに，どのように変化したのだろうか．医薬分業がほとんど行われていなかった時代，医薬分業が進展した初期，成長期，定着期などに分けて考えなさい．

SBO 26 将来の薬剤師と薬学が果たす役割について討議する．
A(1)④4　（知識・態度）

学生へのアドバイス
　薬学，薬物療法および薬剤師の歩んできた歴史は，医療において薬学が果たしてきた役割の大きさや薬剤師職能の意義を物語っている．現在の薬学と薬剤師は，その歴史を踏まえた役割を担っているが，今後はどのような役割を果たしていくのであろうか．その果たすべき役割に向けた行動が求められている．

■このSBOの学習に必要な予備知識
1. 薬学の歴史的な流れと医療において薬学が果たしてきた役割について説明できる：SBO 23
2. 薬物療法の歴史と，人類に与えてきた影響について説明できる：SBO 24
3. 薬剤師の誕生から現在までの役割の変遷の歴史（医薬分業を含む）について説明できる：SBO 25

■このSBOの学習成果
1. 患者・生活者のために薬剤師が果たすべき役割を自覚する：SBO 8
2. 現代社会が抱える課題に対して，薬剤師が果たすべき役割を提案する：SBO 15

26・1　薬学と薬剤師を取巻く環境の変化

　時代の推移とともに社会の環境は変化しているが，その環境の変化は医療にも影響する．国民皆保険制度の成立以降の日本をみても，少子高齢化，疾病構造，医療技術，情報技術，患者・生活者のニーズなどの環境は大きく変化した．表26・1にあげたように，医療環境の変化には複数の要因が同時に影響していることがわかる．それに伴い，現在の日本の医療は，生活習慣病対策，医療費財源の確保，倫理的な配慮，医療従事者の育成などの新たな課題への対応が求められている．いつの時代にも医療は課題を抱えており，実現可能な解決策を模索していくことが求められるが，国民，医療従事者，行政，企業，医療提供施設などがそれぞれの立場で，課題に気付き，改善のための施策に取組むことが必要である．

表26・1　日本における医療環境のおもな変化

国民皆保険制度創設時	現在
パターナリズムの医療（医師の意向を尊重） →	患者中心の医療（患者の権利を尊重）
情報の非対称性（（専門家でないと情報収集できない） →	患者自身が情報を容易に入手可能
高度成長期（保障の充実を目指す） →	少子高齢社会（財政のひっ迫，医療従事者・介護者不足）
先発医薬品の保護 →	後発医薬品の使用促進
急性疾患の対策が中心 →	慢性疾患患者の増加

26・2　新しい医療技術に対するニーズ

　近年，遺伝子研究の進展は目覚ましく，ゲノム解析の進歩に伴って病気の原因，医薬品の薬効薬理の解明，副作用の発現機序などが，つぎつぎと明らかにされている．遺伝子組換え技術を用いた抗体医薬品の開発は加速しており，特に，がんやリウマチなどの治療領域における使用が増加し，治療成績の向上に貢献している．また，現在はまだ少ないが，近い将来は再生医療の技術を用いた治療が増加していくと考えられる．

このように，医療技術は確実に進歩しているが，いまだに治療法がない，あるいは，充足されていない治療領域は存在しており，満たされていない治療ニーズ（アンメットメディカルニーズ）を充足するための医療技術の開発が望まれている．新しい医療技術により，今後はさらに個別化医療（患者の遺伝的背景・生理的状態・疾患の状態などを考慮して，患者個々に最適な治療法を設定する医療，"オーダーメイド医療""テーラーメイド医療"ともよばれる）が普及すると考えられる．

新しい医療技術が開発される一方で，その技術を利用するための費用を誰が負担するかといった新たな問題が生じている．そのため，医療先進国の多くでは，新しい医療技術を費用と効果の両面から評価する**医療技術評価**（HTA）が医療政策に導入されている．

医療技術評価（HTA）
health technology assessment

26・3　薬剤師職能に対する期待

医療環境，医療技術の変化は，薬剤師が担うべき役割にも大きく影響している．医療の質を維持・向上させるためには，医師と患者だけではなく，さまざまな医療専門職と看護者・介護者との連携体制が必要である．薬剤師は，医療の中心ともいうべき医薬品の知識をもつ専門職種であり，医薬品の適正使用を促進する立場であることから，医療における多くの場面で活躍が期待されている．

＊厚生労働省医政局長通知（医政発 0430 第 1 号）

2010（平成 22）年に出された厚生労働省の通知"医療スタッフの協働・連携によるチーム医療の推進について"＊においては，"近年，医療技術の進展とともに薬物療法が高度化しているため，医療の質の向上及び医療安全の確保の観点から，チーム医療において薬剤の専門家である薬剤師が主体的に薬物療法に参加することが非常に有益である"と述べられている．そして，現在でも薬剤師を積極的に活用することが可能な業務として，下記の業務が提示された．

医療スタッフの協働・連携によるチーム医療の推進について
厚生労働省医政局長通知（医政発 0430 第 1 号）

① 薬剤の種類，投与量，投与方法，投与期間等の変更や検査のオーダについて，医師・薬剤師等により事前に作成・合意されたプロトコールに基づき，専門的知見の活用を通じて，医師等と協働して実施すること．
② 薬剤選択，投与量，投与方法，投与期間等について，医師に対し，積極的に処方を提案すること．
③ 薬物療法を受けている患者（在宅の患者を含む．）に対し，薬学的管理（患者の副作用の状況の把握，服薬指導等）を行うこと．
④ 薬物の血中濃度や副作用のモニタリング等に基づき，副作用の発現状況や有効性の確認を行うとともに，医師に対し，必要に応じて薬剤の変更等を提案すること．
⑤ 薬物療法の経過等を確認した上で，医師に対し，前回の処方内容と同一の内容の処方を提案すること．
⑥ 外来化学療法を受けている患者に対し，医師等と協働してインフォームドコンセントを実施するとともに，薬学的管理を行うこと．

⑦ 入院患者の持参薬の内容を確認した上で，医師に対し，服薬計画を提案するなど，当該患者に対する薬学的管理を行うこと．
⑧ 定期的に患者の副作用の発現状況の確認等を行うため，処方内容を分割して調剤すること．
⑨ 抗がん剤等の適切な無菌調製を行うこと．

　薬剤師の専門職能に対する社会の期待に応えるためには，薬剤師としての資質を十分身につけ実践することが求められる．大切なことは，薬剤師の国家資格をもつ者としての使命と責任とは何かを考え，どのように行動すればよいかを判断できるようになることである．そのような行動の広がりと積み重ねによって，薬剤師に対する信頼と期待がさらに高まっていくであろう．

演習 26・1　医療の必要性が高いのに，まだ充足されていない治療領域や医療サービスにはどのようなものがあるかを調査してみよう．

演習 26・2　今後さらに発展すると考えられる治療領域をあげ，その領域で薬学がどのように貢献できるかを考えてみよう．

演習 26・3　患者や生活者は，薬学と薬剤師にどのようなことを期待しているだろうか．考えられることをできるだけ多く列挙し，達成できているかどうかを検討してみよう．達成できていないことについては，その理由を考えてみよう．

演習 26・4　チーム医療の質を高めるためには，薬剤師がどのような役割を果たすことが望まれるかを考えてみよう．

応用・発展 26・1
薬剤師となったときに，ファーマシューティカルケアの概念に沿って行動することができるだろうか．自分たちが将来，薬剤師としてどのような分野でどのように行動するのかを具体的な言葉で表現してみよう．そのために，今からやっておくべきことは何かを考えてみよう．

III 薬剤師に求められる倫理観

一般目標：倫理的問題に配慮して主体的に行動するために，生命・医療に係る倫理観を身につけ，医療の担い手としての感性を養う．

　倫理観とは何だろう？　そもそも，一般目標に"生命・医療に係る倫理観を身につけ，医療の担い手としての感性を養う"とあるが，なぜ身につけるものが倫理感ではなく倫理観であり，養うものが感性（倫理感）なのだろうか．その違いは，倫理観とは倫理に対する見方や考え方であり，倫理感とは自分が倫理的に行動しているという感覚であることに由来する．すなわち，この部では，皆さんが生命や医療にかかわる倫理的な見方や考え方を修得し，それを自らの感性の一つとして養い，それに従い生涯行動していくことを目指している．

　医療行為は，患者の安全と利益を守る倫理規範に基づいて行われる．また，医薬品の開発に必要な臨床試験（治験）や医薬品の市販後調査，創薬研究や育薬研究（市販後の医薬品をより安全で有効性の高いものに育てる研究）なども倫理に基づいて行われる．これらの倫理はヒポクラテスの誓いにはじまり，さまざまな事故や事件を通して社会的に成立し，時代とともに変化してきたものである．その変遷過程においては，社会的弱者を犠牲とした臨床研究が，医療従事者や研究者の独善や功名心に加え，社会の公的利益という正義の名のもとに行われ，患者や被験者の権利は当然のことのように無視されてきた．このようなできごとを背景とし，すなわち多くの犠牲者の上に，医療行為や研究における倫理規範と患者や被験者の権利が確立されてきたことを忘れないでほしい．それが，過ちを繰返さないことにつながる．

　第III部では，生命の尊厳や生と死とは何か，医療倫理や薬剤師として遵守すべき医療規範とは何か，患者の権利やインフォームドコンセントとは何か，日々進歩する先端医療・科学技術における倫理的問題とは何か，正義とは何かなどについて歴史を踏まえながら学び，そしてそれらを自ら考え自らの言葉で表現できるようになり，かけがえのない"命"を預かる薬剤師としての心構えを培ってほしい．

（小澤孝一郎）

第7章 生命倫理

> **SBO 27** 生命の尊厳について，自らの言葉で説明できる．（知識・態度）
> A(2)①1

学生へのアドバイス

"生命の尊厳"とは，医療の文脈では暗黙のうちに"患者の"生命の尊厳を意味する場合が多い．日本薬剤師倫理規定でも"生命への畏敬・尊重"の意味するところは，人間・患者の生命への畏敬であり尊重である．生命の尊厳が何を意味するのかをこのSBOで学ぶことによって，患者の権利や生と死の倫理問題について生命倫理学的観点から的確に理解することが可能になる．パーソン論に立脚した生命倫理学の諸原則を根底から基礎づけるものとしての尊厳概念をまずおさえておくことが重要である．生命の概念を環境とのかかわりにおいて，人間以外の生命へと拡張して生命中心主義的に理解することは，環境倫理学・環境薬学との関連で必須であるが，生命倫理学においては人間固有の生命の尊厳に問題を局限して考えていることにも留意しておきたい．

■ このSBOの学習に必要な予備知識
1. 生命とは何かということについて生命科学的・人間学的・哲学的な多様な観点から理解しておく．
2. 人間としての主体的な生き方から人間にとっての生の意味を問うことの意義を生命の尊厳との関連で理解しておく：SBO 6
3. 生命の尊厳概念を死生観・価値観・信条などの受容の問題と関連させて理解しておく：SBO 7

■ このSBOの学習成果

尊厳概念の基本的理解を踏まえることによって患者の権利がどのように基礎づけられるかを理解し説明できる（SBO 34）．また，生命の質（QOL）について生命の神聖性（SOL）との対比で生命倫理学的理解を可能とし，そのうえで生と死の倫理問題を的確に論じることができる（SBO 29）．

27・1 生命の尊厳

生命の尊厳 dignity of life

人間の尊厳 human dignity

人格の尊厳 dignity of person

個人の尊厳 individual dignity

価値の源泉 source of values

パーソン person
（意味は§27・3を参照）

人工授精 artificial insemination

人工妊娠中絶 abortion

生命の尊厳とは，どのようなことを意味するのであろうか．このことを明確にしておくことは，生命倫理・医療倫理問題を的確に理解し議論していくための必須の要件である．生命を"人間の生命"と限局して考えれば，その尊厳とは生きている**人間の尊厳**，あるいは，そのような人間としての**人格の尊厳**，さらには他と区別されたその人格の固有性・独自性において成立する**個人の尊厳**を意味することになろう．その場合，問われるのは，なぜ生きている人間あるいはその人格，個人に尊厳があるのかということであり，そのような尊厳をもつ人間の生命が尊重されなければならないその理由である．

尊厳とは絶対的に尊重されなければならないもの，不可侵のものを意味し，相対的な価値を超えて，あらゆる価値をその根底から基礎づけるものとして，**価値の源泉**といってもよい．そのような絶対性をもつものとして人間の生命が考えられた場合に，私たちはそれを人間の生命の尊厳とよぶ．しかし，この尊厳概念は，人間の尊厳と生命の尊厳とが重ね合わされた概念となっているといわなければならない．後者で前者を意味して使用される場合が医療の場面では多い．患者の生命が前提となっているからである．しかし，医療の先進化に応じて，生命倫理的観点が医療倫理のなかに導入されることによって，この曖昧さは許されなくなってきている．人間をヒトとして生物学的観点からとらえてその生命を問題にするのか，それとも**パーソン**としての人間の生命のあり方を問うのかによって，患者の生命に対する医療上の扱いが根本から違ってくるからである．**人工授精・人工**

妊娠中絶問題から脳死・臓器移植・安楽死問題まで，人間の生命の始まりと終わりをどのように捉えるかによってその是非は分かれる．人間の尊厳がどのように理解されているか，その判断の根拠は何かということが厳しく問われることになるのである．

脳死 brain death
臓器移植 organ transplantation
安楽死 euthanasia

例題 27・1　生命の尊厳の多義性　医療における生命の尊厳概念の重要性について述べ，また現代医療においてその概念が不十分であることを指摘しなさい．
解答例　医療では患者を治療しケアすること，病気を予防し健康を増進することがその目的とされるが，そのためには患者の生命が尊厳をもつものとして絶対的に尊重されなければならない．しかし，現代の先端医療技術の発展は，単に生命を生物学的観点からのみ考えることの限界を突きつけている．パーソンとしての生命の尊厳概念が問われることになる．

27・2　人間の尊厳

　古代ギリシャの哲学者アリストテレスや中世ヨーロッパの哲学・神学者トーマス・アクィナスは理性的存在者としての人間に尊厳をみていたし，また，多くの近代ヨーロッパの哲学者の場合は，自由意志をもった人間に，そしてカントは自由と理性の統合としての**自律性**の能力をもつ人間に尊厳を見いだしていた．そのようなものとして人間存在そのものが絶対的根拠をもつものとみなされ，人間の尊厳が強く意識されるようになってきたのが，**近代ヒューマニズム**の思想である．

自律性 autonomy
近代ヒューマニズム modern humanism

　人間の尊厳思想が現代において全世界的に確認されたできごとが**国際連合憲章**であり，**世界人権宣言**である．世界人権宣言の前文冒頭では，"人類社会のすべての構成員の固有の尊厳と平等で譲ることのできない権利とを承認することは，世界における自由，正義および平和の基礎である"と宣言され，さらに"国際連合の諸国民は，国際連合憲章において，基本的人権，人間の尊厳および価値ならびに男女の同権についての信念を再確認し"というように，人間の尊厳概念は人権概念と一体になって不可侵のものとして守られるべきことが宣言されている．この根底には，第1条で明記されているように，"すべての人間は，生まれながらにして自由であり，かつ，尊厳と権利とについて平等である"というヒューマニズムの思想がある．このような尊厳と権利の概念は，**ヒトゲノムと人権に関する世界宣言**（ユネスコ，1997年），**バルセロナ宣言**（EU，1998年），"**生命倫理と人権に関する宣言**"（ユネスコ，2005年）など現代の国際社会での基本的規範概念となっている．

国際連合憲章 The Charter of the United Nations
世界人権宣言 Universal Declaration of Human Rights
ヒトゲノムと人権に関する世界宣言 The Universal Declaration on the Human Genome and Human Rights
バルセロナ宣言 Barcelona Declaration
生命倫理と人権に関する宣言 The Universal Declaration on Bioethics and Human Rights

　日本の法令においても**日本国憲法**をはじめとして（13条，24条），医療法（1条の2），社会福祉法（3条），障害者基本法（3条）など，尊厳概念は人格不可侵の原則をなすものとして位置づけられてきている．人間の諸権利が尊重の対象となるのは，権利の担い手としての個人の尊厳が尊重されるからである．その意味で，尊厳概念は権利概念の基底をなすものとして，それ自身何によっても制約されない絶対概念と考えられる．

日本国憲法 The Constitution of Japan

> **例題 27・2　人間の尊厳と人権**　人間の尊厳は歴史的にどのように考えられてきたか，また現代においてどのように扱われているか述べなさい．
>
> **解答例**　古代ギリシャから近代ヨーロッパの思想史のなかで，人間の理性，自由，自律性に根拠を置いて人間の尊厳が主張されてきた．近代ヒューマニズムにおいては，そのような人間の尊厳の絶対性が主張されて現代に至っている．人間の尊厳の概念は人権の尊重と一体になって，世界人権宣言をはじめとして現在に至るまで，国際的なさまざまな宣言において基本的な規範となっている．

パーソン論
person theory
personhood argument

27・3　パ ー ソ ン 論

　人間の尊厳と人権の概念を踏まえながらも，生命倫理では，その人間の概念を厳密に区別して，現代先進医療における人権の問題に対応しようとしている．すなわち，人間固有のあり方としての人格の概念を，単なる生物学的なヒトとしての人間理解から区別して，患者の権利・女性の権利についての議論を展開する．それは**パーソン***としての人間を権利の主体として捉えて，それに道徳的地位を与えて議論の正当化を行うパーソン論の立場である．

　ローマカトリックでは，受精した瞬間をパーソンとしての人間の誕生と考えるが，パーソン論ではそうは考えない．パーソン論では，自己意識をもち，自由意志と理性を統合する自律性の能力によって自己決定を行うことができ，さらには**言語能力**を備え，将来的に自己の人生の計画を立てることができる能力をもつなどがパーソンとしての人間の条件をなすと考える．そのような道徳的人格性を備えた者としてのパーソンを構成員とする道徳的人間の共同体における倫理的決定が，パーソン論では重視される．パーソン概念は，何を重視して倫理的議論を展開するかによって以下のようにさまざまに分かれる．

* **パーソン**(person)：この語は古代ギリシャではペルソナとして演劇の仮面，中世ヨーロッパでは神の三位一体の位階を意味し，近代において人格を意味するようになる．J. ベンサムの功利主義で快苦を感じる能力のある動物もパーソンと認めることから，生命倫理では人格とだけ訳せなくなったため，日本語表記をパーソンとするようになった．

可能的　possible

潜在的　potential
接合子　zygote
胚芽　embryo
胎児　fetus
初期　beginning
現実的　actual
元　former

社会的　social

感じる能力　sentient

　パーソン概念の多様性：① **可能的**パーソン（将来生まれるかもしれない子供もパーソンに加えて，功利主義的に人工妊娠中絶の正当化を図る議論において想定される），② **潜在的**パーソン（**接合子**，**胚芽**など中枢神経組織をもたない段階のものから出生までの**胎児**を含む概念で，どの段階で人工妊娠中絶を認めるかで線引きを行う論拠となる．また重度の欠損新生児もこれに含めて安楽死を認める議論に使われることもある），③ **初期**パーソン（幼児など潜在的に道徳的主体である存在で権利の一部が制限されることがある），④ **現実的**パーソン（自己意識・理性・自律性をもつ成人で，完全な意味で諸権利の主体者となる），⑤ **元**パーソン（重度の植物状態，脳死状態のヒトなどで，生存権など人間的諸権利を喪失したものとみなされ，臓器移植の議論で正当化の論拠となる），⑥ **社会的**パーソン（重度の認知症の高齢者は厳密な意味でのパーソンとは認められなくても，社会的存在としての役割を担うものとみなして，人間としての尊厳をもつと考える立場から主張される）．そのほか，快苦を**感じる能力**をもつ動物もパーソンに含めて道徳的対象と考えて，動物の生存権を擁護するJ. ベンサムの功利主義もある．

> **例題 27・3　パーソン論と人間の権利**　パーソンと権利の関係について生命倫理においてはどのように考えられているか．

解答例 パーソン論では，パーソンを権利の主体としてとらえて，自己意識と自律性をもったパーソンとしての人間に道徳的地位を与えて倫理的決定を行う．どのような選択を擁護するかでパーソンの概念がさまざまに定義されて議論が展開されることになる．

27・4 生命の神聖性と生命の質

　生命倫理の議論の枠内では，動物や自然の生命の尊厳の問題は一部実験動物の倫理を扱う場合を除いて扱わず，おもに人間の生命の尊厳の問題として論じられる．その人間の生命が尊厳をもつと考える論拠は二つに分かれる．その一つが，生命を人間に神から与えられた神聖不可侵なものであると考え，その**生命の神聖性（SOL）**を根拠とするSOL原則の立場である．もう一つが，その生命がパーソンとしての人間の生命である場合に限って尊厳をもつとして，その**生命の質（QOL）**を問うQOL原則の立場である．

　ヒポクラテス以来の伝統的医療の倫理観はSOL原則に立脚する．多くの宗教的倫理観（キリスト教，ユダヤ教，イスラム教，仏教，神道など）もそれを支持してきた．近代ヨーロッパのヒューマニズム思想も人間の生命の尊厳をその絶対性において認めてきたという点で，宗教性を根拠としないとしても，SOL原則の立場をとっていると考えることができる．しかし，高度先端医療技術の発展に伴い，無理な延命治療などが問題化し，人工妊娠中絶，脳死・臓器移植，尊厳死・安楽死の権利問題も生じるなかで，SOL原則だけでは医療倫理の諸問題を解決することが不可能となってきた．そこからパーソン論を中心としてQOL原則が生命倫理の規範理論として導入されることになる．

　QOL原則は，人間の生と死の問題に対して，パーソンとしての人間の権利を優先させる倫理的決定を正当化する．人工妊娠中絶においてQOL原則は，自己の価値観に基づいて責任をもって自己の生殖のあり方を決定する女性の権利（リプロダクティブライツ）*を擁護して，胎児の生存権に制限を加える．**ターミナルケア**における尊厳死・安楽死の問題では，生きる権利に対して"尊厳をもって死ぬ権利"が主張され，脳死をめぐる議論では，脳死を個体としての人間の死とすることにQOL原則が根拠を与え，臓器移植への道を開くことになった．いずれの場合もQOL原則は，患者自身が自らの生存のあり方を主観的・客観的に理解したうえで，自己の生と死の決定を行うことの正当性に理論的根拠を与える役割を果たしている．

　生命の尊厳の問題は現代医療社会の現場においても重要な概念であるが，単にSOL原則だけで議論を展開するだけでは，さまざまな現代医療の課題に応えることはできない．QOL原則ではパーソンとしての人間の生命の質が問題であって，たとえば，その生命がパーソンとしての尊厳を喪失してしまっている（尊厳死・安楽死の議論），いまだそのような生命をもたない（人工妊娠中絶の議論）と判断される場合，パーソンとしての生命をもたないものとして，その尊厳は認められない．しかし，その生命が尊厳をもつと考える根拠を，狭義の現実的パーソンとは違うパーソン概念におくことが正当化されうるとすれば，狭義の現実的パーソ

生命の神聖性（sanctity of life，SOL）：生命（特に人の命）は無条件に尊いとし，以下の3原則に従う考え方．① 人為的に人の死を導いてはいけない．② 第3者が，ある人の命の値うちを問うことはできない．③ すべての人命は平等に扱わなければならない．

生命の質（quality of life，QOL）：生命や生活の質とするのが最も妥当であるが，一般的には生活の質と訳される．

* 女性が子供を生む，生まないことを含めて，生殖に関する決定を自由に責任をもって行うことができることを保証する権利（reproductive rights）のこと（SBO 29・1・4 も参照）

ターミナルケア（終末期医療）terminal care

ン以外の生命のあり方に尊厳を見いだすことは可能である．

　先に提示したパーソン概念の多様性も参照して，医療上の具体的な問題に即して，生命の尊厳の問題をどのように考えればよいかを議論して，一定の妥当な結論に至ることが重要である．尊厳をもつものとして人間の生命の神聖性を認めながらも，QOL原則によってパーソン論の立場から制限を加えて，SOL原則との両立を図ることも可能である．

例題 27・4　生命の神聖性と人工妊娠中絶　人工妊娠中絶に関して，それに賛成する立場，反対する立場のそれぞれの根拠を生命の尊厳との関連で述べなさい．
解答例　人工妊娠中絶を認める議論では，胎児にはいまだパーソンとしての道徳的地位は認められず，自己の生のあり方を責任をもって選択する女性の自己決定権の行使を正当なものとして認める．それに対して，SOL原則の観点から，胎児の生を神聖なものと捉えて，その胎児の生存権を女性の自己決定権に優先するとする中絶反対の立場がある．

演習 27・1　生命の尊厳に<u>直接かかわらない</u>倫理問題はどれか．
1. 人工授精　2. 安楽死　3. 医療資源の配分　4. 着床前診断
5. 人工妊娠中絶

演習 27・2　人間の尊厳に関係する事項はどれか．
1. 種差別　2. 製造物責任法　3. コンプライアンス　4. 世界人権宣言
5. 人間機械論

演習 27・3　パーソン論を構成する概念はどれか．
1. 生命　2. 自律性　3. 神聖　4. 善行　5. 公平性

演習 27・4　生命の神聖性と質に関する記述のうち，<u>適切でない</u>のはどれか．
1. 多くの伝統的宗教ではSOL原則をとって，生命の神聖性を擁護している．
2. 近代ヒューマニズムの思想は，人間の生命に絶対的価値を置いてきた．
3. パーソン論では，動物も胎児もパーソンとして認め，その尊厳を擁護する．
4. 人工妊娠中絶を認める立場では，生殖に関する女性の権利が優先される．
5. パーソン論の立場では尊厳のうちに死ぬ権利を正当化することができる．

応用・発展 27・1
現代の先進医療のさまざまな分野で生命の尊厳の問題が問われてきている．どのような問題が生命の尊厳問題をひき起こしているか，各自で調べてみなさい．また，そのような生命の尊厳問題をどのように医療のなかで考えて解決していけばよいか議論して，一定の方向性を見いだす努力をしてみよう．

応用・発展 27・2
人間の尊厳と人権についてのさまざまな世界的宣言について調べてみよう．また，日本の法令と薬剤師をはじめとする医療専門職に関する倫理綱領において，人間の尊厳と人権の問題がどのように扱われているか調べ，それを世界的宣言と比較して，どのような点が課題であるか議論しなさい．

応用・発展 27・3
パーソン概念の多様性を踏まえて，現代の医療においてパーソン概念をどのように考えていけばよいか，論拠を示しながら討議しなさい．

応用・発展 27・4
SOL 原則と QOL 原則の対立を解消するためには，どのような観点から人間の生命の問題を捉えていけばよいか議論しなさい．たとえば，人工妊娠中絶の場合，胎児の生存権と女性のリプロダクティブライツの対立の問題を，まずそれぞれの立場の論拠を明らかにしたうえで，どのように解決に向けて考えていけばよいか話し合ってみよう．

SBO 28 生命倫理の諸原則（自律尊重，無危害，善行，正義など）について説明できる．

A(2)①2

学生へのアドバイス

　生命倫理の考え方が医療・生命科学の倫理として1970年代に米国で成立し世界に広がっていったが，どこにそのような波及力があったのかについて，生命倫理の成立の背景とその進展のなかで理解することが重要である．生命倫理の4原則は，臨床試験の被験者を保護するための倫理原則として提示されたベルモントレポートを踏まえたものであるが，医療・生命科学領域一般にわたる倫理原則として世界的に受入れられている．これを具体的な医療の臨床場面でどのように適用して適切な医療行為につなげていくことができるかが医療者としての薬剤師の課題である．

■このSBOの学習に必要な予備知識

1. 患者中心の医療において医療者に求められる役割が何であるかについて考え，患者の視点から倫理を理解する必要がある：SBO 1, 4, 8
2. 現代に生きる一人の人間として自己の生と死について考えることを通して，多様な死生観・価値観・信条に対応できる倫理が求められている：SBO 5, 6, 7
3. 人間の生命の尊厳に基づく倫理であることが医療者の倫理として必須であり，さらに，パーソン論，QOL原則についても理解していなければならない：SBO 27

■このSBOの学習成果

　生命倫理の4原則を理解することにより，医療の現場でどのような医療を倫理的に選択すべきかを考える基礎的視点が確保される．さらに，原則を踏まえながらも状況に対応して，適切な患者のケアを実践できる．また，自己決定権などの患者の諸権利について理解し，さらに，希少な医療資源の配分の問題について医療経済学的視点から考えることができる（SBO 34, 36）．

28・1　生命倫理とは

生命倫理　bioethics

生命科学　bioscience; life science

ヘルスケア（healthcare）：広い意味での医療を意味し，単に患者（patient）だけでなく健康な人（client クライアント）も含めたケアの概念である．

ポッター　V. Potter

ヘレガーズ　A. Hellegers

生命医科学　biomedical science

生命倫理百科事典　Encyclopedia of Bioethics

　生命倫理が**生命科学**と**ヘルスケア**の倫理として成立したのは，1970年代はじめの米国においてであった．まず，ポッターが1970年に"bioethics"という言葉を"生存科学の倫理"の意味で使用したのが最初であるが，現在における**生命医科学**とヘルスケアの倫理としての生命倫理の意味では，1971年にヘレガーズによって設立されたケネディ倫理学研究所での使用が最初となる．生命倫理［学］とはbio（生命）のethics（倫理［学］）であり，生物学の新たな発展により成立した生命科学と生命医科学・ヘルスケアの知識と技術に対応する倫理として提示されたものである．ある倫理的立場，倫理観の表明としての"生命倫理"と，学としての"生命倫理学"を区別することなく，両者を共に含む意味で"バイオエシックス"と表記される場合も多い．

　この生命倫理の概念が世界共通に理解されるようになったのは，1978年に"**生命倫理百科事典**"がケネディ倫理学研究所によって発行され，それが研究者の準拠すべき軸となったことによる．その百科事典でのバイオエシックスの定義はつぎのようになっている．"バイオエシックスは，生命科学とヘルスケアの領域における人間の行為の体系的研究であって，人間の行為を道徳的諸価値と諸原則に照らして検証するものである．"

例題28・1　生命倫理とは　生命倫理とは何か簡潔に説明しなさい．
解答例　1970年代はじめに米国で成立した生命科学とヘルスケアに関する倫理で，飛躍的に発達してきた生命科学とバイオテクノロジーがヘルスケアに応用されてさまざまな倫理問題が生じてきたことに対応して，従来の医療倫理を超えて，新たに生命倫理として成立した医療の倫理である．

28・2　生命倫理成立の背景

米国で生命倫理が誕生したその背景には，つぎのような四つの要因をあげることができる．

① まず，1960年代における諸運動（キング牧師を中心とする黒人の公民権獲得運動，ベトナム反戦運動，フェミニズム運動，消費者運動）によって人間としての個人の尊厳に対する意識が社会全般において強くなって，それらがヘルスケアの領域において合流して医療の倫理の再構築が模索されたことである．それによって医療における医療者と患者の関係が，また医療者間の関係においても，医師中心の**パターナリズム**から，自律性をもった個人と個人の自由な対等の関係として理解されるべきものと考えられるようになった．

② つぎに，医師を頂点とする医療システムの階層秩序を打破するものとして，米国看護師協会を中心とするシステム論的アプローチによって，医療システムの画期的転換が実現したことがあげられる．まさしく**定常開放系**としての生命システムの論理を社会システムとしての医療システムに適用して，市民社会に開いた医療システムの構築が目指されたのである．そのような開いた医療システムにおいてはじめて，システムを構成する医療者・患者・家族・その他の関係者すべての諸行為が，生きた人間の行為として実現しうる可能性が開かれることになる．患者は，このように構想された医療システムの内においては，その外の社会システムにおける市民としての諸権利を保持してケアを受けることができる（図28・1）．

キング牧師　M. King Jr.
（1929～1968年）

パターナリズム
（paternalism）：一般的には父権主義と訳され，医療の場では，医師が患者に最善の利益を与えるという暗黙の了解のもとに，患者の自己決定権を中心とする自由権に制限を加える医師中心の考え方である．(SBO 1参照)

定常開放系：系の外と内の間にエネルギーと物質の出入りがある開放系で，定常状態を保っている非平衡な系のことで，この系内ではエントロピーが時間の経過とともに減少する．生物の有機体が定常開放系であることから，生きたシステムとして考えることができる．

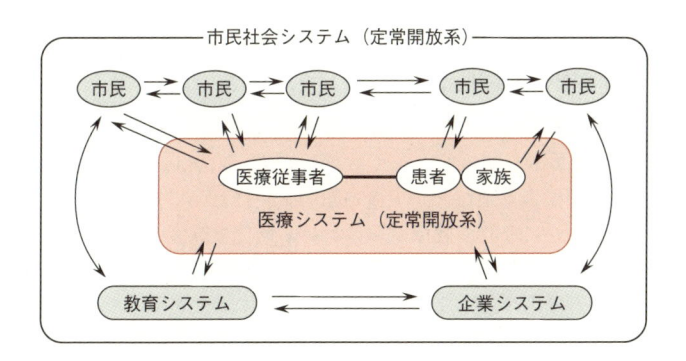

図28・1　市民社会に開いた医療システム　市民はそれぞれ複数のシステムの間で相互にシステムを構築している．

③ 医療システムを社会へと開いたシステムとして構想することを可能にした要因として，この時期に感染症から慢性病へと疾病構造の転換が起こったことがあげられる．病人を社会から隔離し，病気を犯罪と並ぶ逸脱行為として捉えることは，慢性病においてはもはや当てはまらない．医療システムは病人を社会から隔離するものではなくなったのである．

④ 最後に，生命科学と**バイオテクノロジー**の急激な発展がある．これによって従来の生命観・人間観は大きな変容をこうむることになり，先端医療技術をどこまで人間に適用してよいのかが問われることになった．

バイオテクノロジー
biotechnology

以上のような 1960 年代の諸要因を背景として，1970 年代に生命倫理が米国で成立し発展していくことになるが，それが医療倫理の基礎的原則として確立するのは，臨床試験の倫理原則を呈示したベルモントレポートによる．

例題 28・2　生命倫理成立の背景　生命倫理が米国で成立したその背景を説明しなさい．
解答例　1960 年代の黒人の公民権獲得運動やベトナム反戦運動，フェミニズム運動，消費者運動などが，ヘルスケア領域の倫理問題において一つに合流して，患者の尊厳と権利についての意識が高まったこと，米国看護師協会を中心として医療システムが社会へと開いたシステムへと転換することが要求されてきたこと，疾病構造が感染症中心から慢性病へと転換したこと，急激な生命科学とバイオテクノロジーの発展による生命観・人間観の変容があったことなどである．

28・3　ベルモントレポート

> 関連する SBO
> SBO 38・2・3
>
> **生命医学**　biomedicine
>
> **タスキーギ梅毒実験**（The Tuskegee Syphilis Experiment）：米国公衆衛生局によって，1932 年からアラバマ州タスキーギの梅毒に感染した黒人の貧困層に，ペニシリン投与などの適切な治療がなされないまま，1972 年に発覚するまで自然経過観察研究が行われていた事件．（SBO 38・2・1 も参照）
>
> **ビーチャム**　T. Beauchamp
> **チルドレス**　J. Childress

ベルモントレポートは，米国国家委員会による報告書"**生命医学**および行動科学研究における被験者保護のための倫理原則とガイドライン"である．これは，米国でさまざまな非人道的な人体実験が長年にわたって行われてきたことが明らかになって，被験者の保護への取組みが急務となり，臨床試験を厳しく規制する倫理原則を盛込んで報告されたものである．代表的人体実験として**タスキーギ梅毒実験**があげられる．この実験の報道を受けて 1974 年に"国家研究法"が成立して，1979 年にベルモントレポートが出された．ベルモントレポートでは人格の尊重・善行・正義の 3 原則が呈示されたが，ビーチャムとチルドレスは，同年出版された"生命医学倫理の諸原則"において先の 3 原則に無危害原則を加え，より一般化して生命倫理の 4 原則として呈示した．

例題 28・3　ベルモントレポート　ベルモントレポートについて簡潔に説明しなさい．
解答例　タスキーギ梅毒実験など，一連の臨床試験において被験者の生命が危険にさらされた事件が明らかになり，臨床試験における研究被験者の生命と人権を守る倫理 3 原則がベルモントレポートによって提示された．人格の尊重・善行・正義の 3 原則である．これに無危害原則を加えて生命倫理の 4 原則が成立する．

28・4　生命倫理の 4 原則

> 関連する SBO
> SBO 38・2・3
>
> **自律尊重原則**　respect for autonomy principle

生命倫理の 4 原則は，臨床研究や臨床現場における医療行為に関する倫理問題に適切に対応するための基礎的倫理原則であって，これを具体的事例に即してどのように適用するかが問われるところである．以下，順に 4 原則を列挙して，それぞれに説明を加えることにする．

① **自律尊重原則**　医療者が患者の自律的な意思決定を尊重することを原則とすることを意味する．自律性とは，患者が自己の価値観・人生観に基づいて選択すべき行為原則を自由意志によって確立し，その自らが打立てた原則に従って理性的に行為することによって自己の行為を律することができる能力のことである．この原則は，人間はすべてこのような自律的能力をもつことを前提としては

いるが，同時に，十分な理性的能力に支えられた決定ができない傷つきやすく弱い立場の患者あるいは医学研究の被験者に対しては，保護することを要求している．その場合，その人の立場に立って，どのような選択が，誰によってなされるべきかが問われることになる．

このように自律尊重原則が重要視されるのは，医療の中心に患者・被験者を置く現代医療の視点があるからである．現代の医療においては，医療者は患者を支配するのではなく，患者の意思決定を支え援助する患者アドボカシーの立場に徹することが要求される．患者がその多様な価値観・ライフスタイルに基づいて自己を実現していく，そのような自己の生を生きる一環として患者は医療を求めているのであって，医療者が患者に代わって治療選択を決定することは，不可能になってきているのである．この原則が要求することは，そのような患者の自己決定を可能にすることである．列挙すれば，患者にその病と治療法について説明し，患者の理解を得たうえで同意を得ること（**インフォームドコンセント**），さまざまな選択肢を患者に提示して選択してもらうこと（**インフォームドチョイス**）などがあり，そのためには患者に真実を語る必要がある．また，情報を知る権利・尊厳に対する権利・プライバシーの権利など患者の権利を認め尊重することがあげられる．

> アドボカシー（擁護）
> advocacy
> （SBO 33・2 を参照）

> インフォームドコンセント
> informed consent

> インフォームドチョイス
> informed choice

② **善行原則** これは医療者が患者に対して利益をもたらす行為に関する原則であり，与益原則，恩恵原則とも訳される．この原則が要求することは，患者にとっての**ベネフィット／リスク**を比較考量して，最善の結果をもたらすことである．医療に対する患者の主観的評価も含む QOL の改善を現代医療が目指しているのもこの原則に沿ったものである．

> 善行原則
> beneficence principle
> (bene = good, + ficence = doing)

> ベネフィット／リスク
> benefit/risk

③ **無危害原則** これは患者に危害を及ぼすことを避けることを要求する原則であり，無加害原則とも訳される．このなかに害悪や危害を未然に防いだり，除去したりすることも含まれる．患者に苦痛・苦悩・不快をひき起こさない，あるいはそれらを緩和する行為（緩和ケア）などがあげられる．危害を加えて死をもたらすという意味で，積極的安楽死への反対の根拠をなす．

> 無危害原則
> nonmaleficence principle
> (nonharm principle)

④ **正義原則** 利益と負担を公平に配分する配分の正義原則である．臨床試験での被験者をどのように選ぶか，研究成果への被験者のアクセス権を保証すること，医療資源の公正な配分（限られた希少資源である臓器の移植の優先順位）などがあげられる．医療経済的視点から医療行政・制度などの公正性を検討していく場合にもこの原則が働いている．

> 正義原則　justice principle

以上の 4 原則を踏まえながら，実際の臨床現場では，これらすべての原則が満たされる場合もあるが，原則が対立してそのままでは両立できない場合もある．その場合には，原則の適用に制限を加えるか，それでも両立が不可能なときには，どの原則を優先させるのがよいか，すなわち，直面している状況でどの原則を適用するほうが正当性の根拠に関し，よりバランスが取れているかを判断する必要がある．この場合は，4 原則による臨床的アプローチの方法は，限りなく状況倫理的な**決議論**に近いものとなる．それは原則の妥当性を生きた臨床の現場から問い直すことを意味する．

> 決議論 (casuistry)：道徳的原則が相互に対立した場合に，その状況においてどのように行動すべきかを，類似事例を比較参照して決定するもので，原則がそのまま適用不可能な場合に有力な方法である．もともとキリスト教の教義で原則が適用できないときに用いられた．

例題 28・4　生命倫理の 4 原則　生命倫理の 4 原則について簡潔に説明しなさい．
解答例　臨床現場の医療行為や臨床研究において患者・研究被験者の利益と権利を守るための倫理原則を自律尊重・善行・無危害・正義の 4 原則として提示したものである．自律尊重原則では医療者・医学研究者は患者・研究被験者の自律性を尊重して，患者・研究被験者が自己決定権を行使できるように必要十分な情報を提供する必要があり，また善行原則ではベネフィット／リスクを比較考量して最善の結果を患者・研究被験者にもたらすよう努めること，無危害原則では危害の回避・解消が求められ，正義原則では医療資源や利益と負担の公平な配分などが要求される．

演習 28・1　生命倫理に関係しないのはどれか．
1．ヘルスケア　2．バイオテクノロジー　3．ケネディ倫理学研究所
4．ヒポクラテス　5．ヘレガーズ

演習 28・2　生命倫理成立の背景をなすものと関係しないのはどれか．
1．バイオテクノロジー　2．パターナリズム　3．フェミニズム
4．システム論的アプローチ　5．公民権獲得運動

演習 28・3　ベルモントレポートに関係するのはどれか．
1．サリドマイド事件　2．セデーション　3．安楽死　4．薬害エイズ
5．タスキーギ梅毒実験

演習 28・4　生命倫理 4 原則に関する記述で適切でないのはどれか．
1．自律尊重原則では対応能力のない患者を保護する原則も含まれる．
2．患者に最善の利益を与えることがほかのどの原則よりも優先される．
3．研究成果への被験者のアクセス権は公正に保証されなければならない．
4．患者への情報開示は患者の自己決定権を保証するうえでも重要である．
5．医療者は患者アドボカシーの立場に立って 4 原則を遵守すべきである．

応用・発展 28・1
生命科学とバイオテクノロジーが具体的にどのように先進医療に応用されているか調べなさい．それが生命の尊厳との関係で倫理的にどのように問題なのか論じ合ってみなさい．

応用・発展 28・2
1970 年代に米国で生命倫理が成立した時代背景と比較して，日本では生命倫理の成立条件としてどのような点に違いがあるか調べて，今後日本で医療倫理をどのように進めていくべきか議論してみよう．

応用・発展 28・3
日本および世界において被験者に犠牲を強いた臨床研究に関する事件について調べて，どのような点が反省されてきたか確認しなさい．

応用・発展 28・4
さまざまな医療専門職の倫理綱領や法令を調べて，生命倫理の 4 原則がどのように適用されているか話し合ってみなさい．

SBO 29　生と死にかかわる倫理的問題について討議し，自らの考えを述べる．（知識・態度）
A(2)①3

学生へのアドバイス

　生命倫理の諸問題は，人間の生命の始まりと終わりの時期に集中する．生命医学と医療技術の飛躍的発展によって，以前は神の領域に属する神聖なこととしてできるだけ人為的介入を避けてきた"生殖と死"に対しても，医療技術の介入を許してよいものかどうかが問われるようになってきている．この問題は生命の尊厳の問題と関連して，生物学的立場からパーソン論的立場まで，どの立場を重視するのか，またその論拠は何かということを，具体的な生殖技術および死への介入技術の行使の是非に即して議論していく必要がある．この SBO で生命倫理の問題が集中的に扱われるので，各自の関心に応じて自主的に研究を深く掘下げていくことは，今後の新しい医療技術の発展に医療倫理的立場から対応することのできる応用力を高める意味でも大事である．

■この SBO の学習に必要な予備知識

1. 人間の生と死をどのように考えるかという問題は，生と死の意味，死生観・価値観・信条が問われるので，それらにかかわる問題点を整理しておく：SBO 5, 7
2. 生命倫理の議論が人間の生命の尊厳にかかわるので，パーソン論の考え方も含めて論点をまとめておく：SBO 27
3. 生命倫理の成立と 4 原則について理解できていることが必須である：SBO 28

■この SBO の学習成果

　生命倫理の諸問題について学ぶことによって現代医療全般に関する倫理についての基本的考え方を展望することができる．また，生命倫理の原則論的対応に対して，状況倫理・臨床倫理的にどのように対応して具体的臨床行為に結びつけていくべきかについての理解が可能となる．またさまざまな臨床研究について，踏まえなければならない倫理的原則への理解が可能となる．

29・1　生殖医療と生命倫理

　生殖にかかわる技術の開発により，不妊治療をはじめとしてさまざまな医療的介入が可能になってきた．それに伴って，これらの**生殖技術**を医療手段として使用することが従来の性倫理に抵触する可能性が出てきた．特にキリスト教倫理は，生殖にかかわる技術に対してきわめて制限的な立場をとっている．これに対して生命倫理の立場から，特定の宗教的立場を超えて，討議を通して倫理的に妥当な選択の論拠を明らかにしていく努力がなされてきている．いずれにしても，適用される生殖技術が人間の生命の尊厳を侵害しないことが明確な論拠をあげて示されなければならない．

生殖技術
assisted reproductive technology

29・1・1　人工授精・体外受精

　まず生殖に関する生命倫理の問題としては，不妊治療の一環として，男性の側に問題がある場合に，**人工授精**の技術を適用することの是非の問題がある．人工授精の技術そのものは，従来から畜産技術として使用されているもので，その人間への適用の是非が倫理問題として問われる．この不妊治療としての人工授精は，夫の精子を使用する**配偶者間人工授精**と夫以外の提供者（ドナー）の精子を使用する**非配偶者間人工授精**に分かれる．

　配偶者間人工授精が問題となるのは，配偶者間の自然の性行為の過程に人為的介入を行ってよいのかどうかという点である．神の愛の創造作用を人間の愛の行為の内にみる宗教的立場からは，人工授精の技術が愛の行為を疎外するものと理解されうるであろう．しかし，倫理的立場から**不妊治療**の正当性を主張することによって人工授精の正当化は可能である．宗教的にもその医療行為の根底に愛を

配偶者間人工授精（AIH）
artificial insemination by husband('s sperm)

非配偶者間人工授精（AID）
artificial insemination by donor('s sperm)

不妊治療
infertility treatment

みることが可能ならば，許されない行為と言いきることは難しいのではないであろうか．問題の多くは非配偶者間人工授精のほうにある．

非配偶者間人工授精においては，当然，遺伝子上の親子のつながりと家族として生活する親子関係とが異なることになる．不妊治療の一環として実施される以上，生まれる子は第一義的には配偶者の子と見なされ，生物学上の親子のつながりよりも法的社会的関係にある家族関係が重視されることになる．これは不妊治療が"子をもつ権利"をその根拠にもって行われるからである．その場合に，この人工授精という行為によって生命の尊厳が毀損されないための条件は，まずその精子提供がドナーの自由意志に基づく善意の提供であって，営利を目的とはしていないことである．次に，提供される側がドナーの善意に誠実に応えて，親としての真摯な愛情をもって子を産み育てる確固たる姿勢が要求される．

人工授精の次に生命倫理の問題がかかわる生殖技術は，女性の側に不妊の原因がある場合の治療法として行われる**体外受精**である．現在では**卵細胞質内精子注入法**による顕微授精も行われるようになって，乏精子症，精子無力症など男性の側に不妊の原因がある場合にも実施されるようになった．この体外受精も配偶者間の場合と非配偶者間の場合に分けられる．後者は卵子提供によるものと，場合によって精子提供，精子および卵子の両方の提供によるものもある．この技術の問題点としては，排卵誘発剤による副作用，採卵のリスクもあるが，とりわけ**凍結受精卵**の廃棄処分問題と多胎妊娠による減数手術，すなわち人工妊娠中絶問題にかかわる倫理的問題がある．体外受精では着床の成功の確率を考慮して，余分に受精卵を作製して凍結受精卵として保存する．そのため着床に成功して不要となった受精卵は廃棄されるか，可能ならば研究用に使用されることになる．これが人間の生命の尊厳を毀損しないかが問われることになる．この場合の議論の要点は，人間の生命がいつ始まるのかということである．尊厳問題はその時点から始まるからである．ローマカトリックをはじめとする多くのキリスト教倫理の立場では，人間の生命の誕生は神の愛の創造行為によるものと考えることから，受精した瞬間であるとする．国家としてはドイツが**胚保護法**の観点から倫理的にこの立場をとっている．しかし，一般的には，不妊治療を可能にする立場から，その生命が人間の尊厳をもっているかどうかに関して，胚のよりあとの段階に人間の生命の誕生をみる立場がとられる．たとえば，英国のワーノック委員会勧告(1984年)では，**原始線条**の形成時期である受精後15日以降を人間の生命の誕生としていて，それ以前の余剰受精卵の廃棄と研究使用は可能とする立場をとっている．

29・1・2 生殖革命・精子銀行・代理母

先端医療技術としての生殖技術の飛躍的な発展は生殖革命とよばれる一方で，生の始まりに関するさまざまな生命倫理の問題を提起している．従来の性倫理では**セクシュアリティー**（性行為）と**生殖**とは一体的であることが暗黙の前提とされてきた．避妊を認めないローマカトリックの立場はここからきている．しかし，ピル（経口避妊薬）により生殖なきセクシュアリティーが可能となって，従来の

体外受精（IVF）
in vitro fertilization (and embryo transfer: IVF-ET: 体外受精‐胚移植)

卵細胞質内精子注入法: 重症男性不妊症の治療方法の一つで，顕微鏡で極細ピペットを用い，精子を卵子に注入する方法がある．

凍結受精卵
frozen fertilized egg

胚保護法: ドイツのベンダ委員会は胚の道徳的身分を受精した瞬間からとした．このため余剰胚を用いた研究はドイツでは凍結され，ES細胞作製は禁止されている．

原始線条: 着床後15日以降の胚子は外胚葉の表面に原始線が形成され原始溝ができる．この時期に3胚葉がそろい，器官原基として発達を始める．

セクシュアリティー
sexuality

生殖 reproduction

性倫理の前提の一角が崩れることとなった．人工授精の技術は，逆に，セクシュアリティーなき生殖を可能にして，ここにセクシュアリティーと生殖は完全に分離することとなった．これによって性倫理の前提が崩壊し，生殖革命とよばれる事態が招来することになったのである．このような経緯を踏まえて不妊治療への生殖技術導入の是非は問われなくてはならない．したがって，非配偶者間人工授精は"夫以外の精子を使用して非配偶者間で子供が誕生するのだから"不倫"行為の一環である"とする議論は，不倫行為がセクシュアリティーを前提とする以上，成り立たず，別の観点からの論拠を必要とするのである．

　人工授精で大きな問題の一つとして，実際に米国で営利事業として成立している**精子銀行**の問題があげられる．これに卵子の提供も加わって，生殖にかかわる事柄の商業化は，さまざまな意味で生殖医療に大きな影を落としている．まず，生殖にかかわる人間の身体が，その一部であれ売買されることが許されるものかどうかである．それは人身売買の一環ではないか，そうでなくても，セクシュアリティー，生殖のいずれにおいても，そうした性にかかわる人間の行為の尊厳をおとしめるものではないかということである．次に，生殖技術の商業化は，優秀な精子・卵子の提供を商業的に行うことにより，優秀な子供をもちたいという**優生思想**も助長させるという問題，子供を親の嗜好により産むという子供のペット化の問題などをひき起こす．これらは人工授精・体外受精を不妊治療の一環として正当化しようとする論拠から外れるものである．次の問題は，この生殖技術が独身女性や同性愛者の"子供をもつ権利"を実現しうる可能性を開いたことである．これは結婚制度・家族観に大きな変化をもたらすものである．さらに子供の視点から見たとき，精子や卵子のドナーが誰であるかという自己の出自に関する"知る権利"の問題が生じる．これに伴って父親像としては遺伝上の父と育ての父，母親像では遺伝上の母と産みの母，育ての母という可能性が生じ，どの父親像，母親像を優先させるのかが子供に問われることになり，子供のアイデンティティーの確立にとって大きな課題となる．また，子供の出自を知る権利を認めるとすると，同時に，ドナーのプライバシー権をどのように，どこまで保護しうるのかが問われることになる．

　最後に，**代理出産**の問題がある．代理出産には，**代理母（貸し腹，サロゲートマザー）**と**借り腹（ホストマザー）**の二つがあり，厳密には区別される．代理母とは，配偶者の女性の卵子に問題がある場合に，夫の精子を第三者の女性の子宮に注入して，その第三者の女性の卵子と受精させる人工授精によって懐胎させ出産することをいう．一方，借り腹とは，配偶者の女性の卵子と夫の精子を体外受精して得られた受精卵を第三者の女性の子宮に移植・着床させて懐胎・出産することをいう．ここで生じる倫理的問題は，まず第三者の女性に妊娠・出産というリスクを伴った行為を要請することが，たとえ善意の申し出によるものであれ，倫理的に許されるのかどうかということである．他者のリスクに対して，子をもちたいという自らの願望の優位性をどのように正当化できるのかどうかが問われるのである．次の倫理的問題は商業化の問題である．人間の身体およびその一部がその人の所有物であれば，自由市場の論理に従って自由に売買することが可能

精子銀行　sperm bank

優生思想　eugenics

代理出産　surrogacy
代理母，貸し腹，サロゲートマザー
surrogate mother
借り腹，ホストマザー
host mother

である．卵子を売買したり，子宮を貸し借りすることも許されるであろう．米国はそのような立場をとっているように思われる．しかし，ジョン・ロックが"統治二論"で述べているように，人間の身体は自己の労働によって生み出されたものではないという点で自己の所有物ではない．しかも生きた人間の身体は，自己と一体になって**統合性**をもつ，それゆえ，統合性をもつ人間身体は人格と一体になって理解されるべきものであって，人間としての尊厳をもつのである．したがって，統合性をもつ身体の一部を売買する行為は，人間の尊厳に反するといわなければならない．とりわけ，貧困な女性を対象としてそのような身体の一部の商業取引が行われるとすれば，自由な商業取引という以前に，倫理に反する行為以外の何物でもない．しかし，生殖技術の商業化は世界的に広まっていて，先端医療技術が人間性を疎外する一つの顕著な例となっている．

統合性　integrity

例題 29・1　人工授精・体外受精に関する倫理問題　生殖革命といわれる生殖技術の発展において，どのような倫理問題がひき起こされているか説明しなさい．
解答例　人工授精においては，性行為の過程に人為的技術を介入させることへの是非の問題がある．つぎに非配偶者間人工授精（AID）においては，非配偶者の精子を使用することにより，親子関係が複雑になり，また子供の自己の出自を知る権利をどのように認めるかなどが問われる．さらに体外受精も含めて生殖技術の商業化の問題が世界的に生じてきている．精子・卵子の売買，代理母など，身体の一部を自己の所有物のようにして売買することは人間の尊厳に違反する行為であり，不妊治療としての生殖技術の適用の根拠を崩壊させるものである．

29・1・3　出生前診断・着床前診断

　遺伝子診断技術の発展とともに出生以前から胎児さらには受精卵，卵子による診断が可能となった．すなわち，**出生前診断**である．先にみたように，精子銀行などの生殖技術の商業化は，親の好み・価値観に合わせて子供をつくる（デザイナーベビー）など優生思想を助長するおそれがある．出生前診断も乱用されれば，同じく優生思想を助長する危険性がある．すなわち，お腹のなかの子が重度の遺伝的障害をもつと判明した場合に，産むことを拒否する選別の思想である．ここには生きるに値する生命とそうでない生命とを差別化する"生命の選択"という問題が含まれる．これは人間の生命の尊厳を毀損しかねないがゆえに，出生前診断の技術は，医療行為の一環として正当化できる場合に限定して使われなければならない．正当化の条件とは何かを私たちは問うてみる必要がある．

出生前診断
prenatal diagnosis

　まず出生前診断は，**着床前診断**（卵子診断と受精卵診断）と**胎児診断**（超音波画像診断（妊娠5〜6週に実施），絨毛診断（妊娠9〜12週），羊水診断（羊水穿刺法：妊娠15〜18週），臍帯血診断（胎児採血法：妊娠20週以降が通常），組織診断（妊娠16〜27週），母体血診断（母体血血清トリプルマーカースクリーニング検査：妊娠15〜18週）に分かれる．胎児診断で**侵襲**を伴わないのは超音波画像診断と母体血診断であるが，後者の場合，ダウン症，二分脊椎症などの発症の確率を示すだけの診断であり，確定診断のためには羊水検査が必要となるが，これに

着床前診断
pre-implantation (genetic) diagnosis

胎児診断　fetal diagnosis

侵襲：手術・薬物治療などの医療処置などで生体を傷つける行為一般を意味する．

は流産などのリスクを伴う.

　出生前診断の倫理的問題としては，先にも述べたように，胎児や受精卵，卵子を診断して出産前に遺伝病を発見することによって，重度の障害を伴う遺伝病への差別意識が助長されてはならないことがあげられる．さらに胎児診断では，結果により**選択的中絶**がなされる可能性があり，人工妊娠中絶の問題と生命の選択の問題が重なる．したがって選択的中絶の場合には，単にパーソン論や女性の権利だけで正当化することができないことを意識しておく必要がある．世界保健機関（WHO）は，出生前診断に関して夫婦の自発的な自己決定権を認めている．しかし，自由権は人間の尊厳を毀損する形では行使できないがゆえに，その自己決定は，現に重度の障害をもって生きている人への差別意識とは無関係になされなければならない．したがって，優生思想に基づかない，真に人間愛に貫かれた意識による選択が可能かどうかが問われるであろう．

選択的中絶（selective abortion）：出生前診断によって胎児異常が発見された場合に，それを理由にして中絶を行うこと．

29・1・4　人工妊娠中絶

　人工妊娠中絶が認容されるには，母体の危険など医学的要因，強姦による妊娠などの倫理的要因，貧困などの経済的要因などがその論拠となってきたが，新たに出生前診断による選択的中絶，体外受精に伴う多胎妊娠における減数中絶などが加わって，その是非が問われるようになってきた．生命倫理の視点からは，人工妊娠中絶をはじめから倫理的に悪と規定することはしない．その要求が倫理的な正当性の根拠をもつかどうかが問われるのである．それが正当な要求であると考えられる場合には**権利**として認められる．人工妊娠中絶を権利として認めるかどうかを巡って，特に米国では，それを女性の権利として擁護する**プロチョイス**の立場と胎児の生存権を主張する**プロライフ**の立場に分かれて激しく対立してきた．

人工妊娠中絶　abortion

権利　right
プロチョイス　pro-choice
プロライフ　pro-life

　プロチョイスの立場は"女性の性と生殖に関する健康と権利（**リプロダクティブヘルスとリプロダクティブライツ**）"をその主張の根拠に置き，妊娠・中絶の直接の当事者である女性の自己決定権を認める積極的立場をとる．プロチョイス派の主張はパーソン論*に根拠を置く．女性の自己の身体についての自己決定権と胎児の生存権とを比較考量した場合に，もし胎児にパーソンとしての資格があれば道徳的地位をもつことになり，その生存権は保証され，人工妊娠中絶は許されないことになる．しかし，パーソンの条件を厳しく限定して，自己意識と理性的能力をもつ存在とするならば，胎児はパーソンではない．したがって，この立場からは女性の自己の人生への自己決定権が優先されて，人工妊娠中絶は女性の権利として擁護される．このプロチョイスの立場は，胎児のどの段階で，どのような条件によってパーソンと認めるかによって選択が分かれる．これに対してプロライフの立場では，胎児は生命の尊厳をもつ存在と認めて人工妊娠中絶に反対することになる．

リプロダクティブヘルス
（reproductive health）
リプロダクティブライツ

＊ SBO 27・3 を参照．

　欧米各国では，1960 年代後半から生殖にかかわる女性の権利を認める一環として中絶の合法化がなされた．英国では 1968 年に合法化され，1973 年には米国連邦最高裁が"ロー対ウェイド事件判決"でプライバシー権を論拠として女性の権

利としての中絶権を認めた．フランスでも 1975 年に合法化された．日本では，母体保護法によって**胎外生存可能性**がないとされる妊娠 22 週未満に限って中絶が認められているが，それは堕胎罪が免責されるというだけで，女性の権利として認められているわけではないことに注意したい．

29・2　脳死・臓器移植と生命倫理

人間の死に関して，その観念を大きく変えたものに**臓器移植**と結びついた**脳死**の概念がある．従来人間の死は，それ自体が厳粛なものとして受止められ，誰の死であれ，それを何かのための手段として利用しようなどとは思いもされなかった．脳死もはじめは，脳医科学的には延命措置を停止するための基準として考えられていて，医療の限界において尊厳をもって受止められるべきものに変わりはなかった．臓器移植は，医療目的が従来の死の慣習を決定的に凌駕するできごとであった．そこには先進医療の難しさと危うさとがある．脳死を人間の死の定義とするその根底には，臓器移植を可能にする条件として脳死の定義からその判定基準まで規定しようとする意図がある．

従来の死亡判定は，心拍停止，呼吸停止，瞳孔拡大・対光反射消失の 3 徴候の不可逆性の確認によってなされ，**心肺死**（あるいは**心臓死**）が基準である＊．しかしこれでは心臓移植は不可能である．臓器移植を可能にする条件として，それによって殺人が行われてはならないという絶対条件がある．すなわち，**デッドドナールール**である．ドナーの死が脳死によって確定される必要があって，そのために脳死が新たな人間の死と定義されることになったのである．その逆ではないことを，脳死を議論する場合は絶えず意識しておく必要がある．

臓器移植という医療行為を正当化しうるものとして脳死が定義される必要がある．脳死の定義としては，① **脳幹死**，② **全脳死**，③ **大脳死**がある．脳幹死は英国，カナダ，イスラエル，フィンランド，ポルトガルなどの一部の国で採用されているが，その他の多くは全脳死を採用している．大脳死はドナー不足を補うために**遷延性植物状態**の患者もドナーとしたい立場から提起されていて，パーソン論をその根拠として主張されるが，国として採用しているところはない．全脳死説の論点は，脳が身体機能全体を有機的に統合していて，その脳機能全体が不可逆的に停止すれば，身体機能全体の統合性が解体されたことを意味するので，人間の死と定義してよいという点にある．脳幹死説は，全脳死説が間脳・小脳・視床下部などの判定基準をもたず，全脳死を判定できないということで，整合性を重視して脳幹死を採用している．

脳死が臓器移植との密接な連関のもとで正当化されてきたことから，どのような理解と自由意志に基づいてドナーが臓器を提供し，提供される側（レシピエント）はそのドナーの行為をどのように受止めて臓器移植を受けるのか，臓器移植に携わる医療者・医療機関が移植医療においてどのように人間の尊厳を尊重することに徹し切っているのかなどが，脳死の倫理的問題として問われることになる．臓器売買を許したり，移植関連産業の利益追求に歯止めがかからないということになれば，移植医療にとって致命的となることが強く意識される必要がある．

胎外生存可能性（viability）：胎児の出産後，母胎外でも生存が可能であること．妊娠 22 週以後が想定されている．

臓器移植
organ transplantation

脳　死　brain death

＊　SBO 5・1・2 も参照．

心肺死
cardiopulmonary death

心臓死　heart death

デッドドナールール
dead donor rule

脳幹死　brain stem death
全脳死　whole brain death
大脳死　cerebrum death
遷延性植物状態（PVS, persistent vagetative state）：植物状態が少なくとも 1 ヵ月以上続いている場合を遷延性植物状態という．

日本では，1997 年に"臓器の移植に関する法律"が成立し実施されてきたが，2009 年に改正され，臓器移植は 2010 年から新しい基準で実施されている．改正点は，ドナー本人の意思表示原則から，本人の拒否の意思表示がない場合には，遺族・家族の意思も認められるようになったこと，小児への移植が可能となったこと，臓器を親族（配偶者，子，父母）に優先的に提供する意思表示が認められたことである．しかし，臓器移植医療が国民の多くに支持され根付くためには，脳死・臓器移植について，その根底にかかわる人間の生と死の問題を真正面から受止めるなかで真剣に議論する必要があるように思われる．

例題 29・2　脳死・臓器移植　臓器移植を可能にする条件について説明しなさい．
解答例　臓器移植が正当化されるには，まずドナーの死が確定されていなければならない．これがデッドドナールールである．このルールにかなった形で，しかも臓器移植が有効であるためには，ドナーの死が従来のいわゆる心臓死によって判定されるのではなく，それより早い時点でドナーの死が確定される必要がある．そのために導入されたのが脳死概念である．したがって，ドナーが脳死と判定されてドナーの死が確定されることが臓器移植の絶対条件である．そのうえで，ドナーの自由意志に基づく提供の意思表示を条件とするか，拒否の意思表示がない場合も認めるか，家族の同意が必要かどうかなどの条件が加わる．

29・3　終末期医療と生命倫理

人間の生の終わりにかかわる生命倫理の問題には，積極的治療の可能性がない段階での医療である終末期医療の問題と，それに関連する尊厳死・安楽死の問題がある．終末期医療とは，余命 6 カ月以下と推測される末期患者に対して行われるケアのことで，さまざまなレベルの苦痛の緩和を中心として，患者の残された人生の QOL の充実を目指す**全人的ケア**を意味する．医療の重点が**キュア**（病気の治療）から**ケア**（病への配慮・看護・看取り）へと移ることになる．**終末期医療はターミナルケア**あるいは**エンドオブライフケア**とよばれ，さらにはケアの内容やその思想を表現して緩和ケア（§ 29・3・1），ホスピスケア（§ 29・3・2）ともいわれる．これらの表現は，必ずしも不治といわれる病に対する終末期医療に狭く限定しない医療姿勢を示しており，ホスピスケアでは，キリスト教的・宗教的観点を中心に置きながら，死にゆく人が余命を充実して過ごして死の受容に至ることができることが目指されている．

全人的ケア　total care
終末期医療（ターミナルケア）　terminal care
エンドオブライフケア　end of life care

29・3・1　緩和ケア

緩和ケアとは，2002 年の WHO の定義によれば，"生命を脅かす病に関係する問題に直面している患者とその家族の QOL を改善することで，それは痛みやそのほかの身体的・心理的・社会的・スピリチュアル（霊的）な問題が何であるかを早期に確認して，的確なアセスメントと処置を行うことによって，苦しみを予防し和らげることを通してなされる"．このように緩和ケアの目標は，患者の苦しみを心身の個人的レベルから社会的次元そしてスピリチュアルな次元まで全人的

緩和ケア　palliative care

に捉えてQOLの改善を図ることにある．

緩和ケアの倫理的問題としては，苦痛の緩和が困難な場合にどうするかという問題と関連して，薬物投与によって患者の意識の低下を図る**セデーション（鎮静）**の問題がある．もっとも深刻な痛みには持続的な深い鎮静がなされ，それが緩慢な安楽死，安楽死の代替手段ではないかという議論がある．緩和ケアの場合，終末期の意思決定が必要となる場面で患者自身の意思をどのように尊重するかが問われることになる．

セデーション（鎮静）
sedation

29・3・2 ホスピスケア

終末期医療においては，死をどのように受止めるかが，患者本人や家族だけでなく医療者にも問われることになる．**ホスピスケア**は心静かに死を迎えることができるケアの実現を目指して取組まれる．そのための世界で最初の医療施設（ホスピス）は英国の"聖クリストファー・ホスピス"で，1967年にソンダースによって設立された．そこで全人的苦痛の緩和がケアの理念として明確に呈示されることになった．また，死の受容の問題に真正面から取組んだものとして，キューブラー＝ロスが1969年に刊行した"死と死に行くこと"がある．そのなかで彼女は，死の受容の5段階説を唱えた．死に直面した人間の多くは，まず否認と孤独から始まり，怒り，取引き，抑うつを経て，最後に受容に至るとされる．この死の受容への過程を患者が十分に歩むことができるように配慮することがケアの目標となる．しかも彼女の報告によれば，患者はどの段階にあっても救いの希望をもち続けているのである．根源的な意味で，信仰がどのように終末期の患者の内面において働いているかについて医療者が深く理解する能力をもつことは医療者の重い大きな課題である．日本での最初のホスピスは，淀川キリスト教病院[*1]で，一般病棟に設置された．院内独立ホスピスとしては，聖隷三方原病院[*2]が最初である．1987年には国立療養所松戸病院に設置され，現在ホスピスの施設は200を超えている．

ホスピスケア hospice care

ソンダース S. Saunders

キューブラー＝ロス
E. Kübler=Ross

*1 1973年，柏木哲夫医師による．
*2 1981年，長谷川保理事長・原義雄医師による．

29・3・3 尊 厳 死

終末期医療ではキュア中心の医療からケアへと重点が移る．患者が死を受容するプロセスを阻み，無理な延命措置を行って，人間としての尊厳を保って死を迎えることが難しくなっている現代の医療にあって，どのように尊厳をもって死を迎えることができるかが問われるようになってきている．自然な死を迎えることができる患者の権利としての**尊厳死**の権利は，世界医師会（WMA）のリスボン宣言（SBO 35）で明記されている．患者の意思表示として，どのような終末期医療を受けるかあるいは誰に決定を委任するかを前もって指示しておく**事前指示**や，終末期における不要な延命治療の拒否などを明確に意思表示しておく**リビングウィル**などがある．

尊厳死問題は，1976年に米国で起こった"**カレン・アン・クインラン事件**"の判決で無理な延命の拒否が認められたことから，同年カリフォルニア州でリビングウィルによる**自然死法**の成立へと発展していった．現在，米国ではほとんどの

尊厳死 death with dignity

WMA
World Medical Association

事前指示
advance directive

リビングウィル
living will

カレン・アン・クインラン事件：遷延性植物状態におちいったカレン・アン・クインランに装着されている人工呼吸器を取り外してほしいという両親の要求が認められた．"死ぬ権利"が認められた判決として広く知られるようになった．

自然死法
natural death act

州で法制化されるに至っている．自然死法では末期状態になったときに生命維持装置の**差し控え**，**取り外し**を指示する事前指示書の作成を認めている．同様の尊厳死に関する法律は，フランス（2005年），オーストリア（2006年），ドイツ（2009年）でも成立しているが，日本では法制化されておらず，ガイドラインによって終末期医療問題に対応しているだけである．

差し控え　withholding
取り外し　withdrawal

29・3・4　安　楽　死

終末期医療において，苦痛の緩和をケアの中心に置く緩和ケアや余命のQOLが充実したなかで死を迎えることができることを目指すホスピスケアがなされているが，死苦の緩和が難しく，その苦しみからの解放が死以外にない場合への対応が終末期医療では求められる．そこで問われるのが，医療者・患者を巻込む**安楽死**の問題である．安楽死は字義どおりでは"よき死"，すなわち苦痛のない死を意味しているが，歴史的にはナチス医師団が第二次世界大戦中にユダヤ人や精神病患者に対して行った反人道的人体実験における安楽死が想起され，終末期医療の安楽死は，それとの区別が常に強く求められる．人道的な安楽死の条件と正当化が問われるのである．

安楽死　euthanasia

安楽死を概念的に分類すれば，〈**自発的／非自発的／反自発的**〉－〈**積極的／消極的**〉－〈**直接的／間接的**〉の組合わせによる12通りが考えられる．非自発的とは，新生児や植物状態にある患者本人の意思が不明の場合であり，反自発的とは，患者本人の意思に反して強制される場合である．積極的とは筋弛緩薬などの致死薬を投与して死をもたらす行為であり，消極的とは延命措置を差し控えたり中止して患者が死ぬに任せる行為である．直接的とは，行為の意図が死を直接もたらすことにある場合であり，間接的とは，その行為の目的が疼痛緩和や除去であって，死はその結果として間接的にもたらされる場合である．大量のモルヒネ投与による鎮静による死などがこれにあたり，治療型安楽死ともよばれることがある．終末期医療における安楽死の議論では，自発的であることが前提とされていて，安楽死問題では① 積極的・直接的／間接的，② 消極的・直接的／間接的の4通りの安楽死の是非が問われる．②の場合の直接的は治療を差し控えて死ぬに任せたときに死が直接予想される場合であり，たとえば，**DNAR**（心肺蘇生不要指示）によって蘇生措置を行わないなどである．間接的は治療差し控えが死を間接的に結果する場合で，植物状態の患者が肺炎を併発したときに治療しないなどが例としてあげられる．

自発的／非自発的／反自発的　voluntary / nonvoluntary / involuntary

積極的／消極的
active；positive /
　passive；negative

直接的／間接的
direct / indirect

DNAR　do not attempt resuscitation

日本では**東海大学附属病院事件**での横浜地裁判決（1995年）において，医師による（自発的）積極的（直接的）安楽死が認容される4要件として，① 耐えがたい肉体的苦痛，② 死が不可避で切迫，③ 苦痛の除去・緩和のための方法を尽くしほかに代替手段がない，④ 患者の明示の意思表示，が提示された．しかし現在のところ，この4要件を満たす形で積極的安楽死が日本で実施されたことはない．

東海大学附属病院事件：1991年に東海大学附属病院で主治医が多発性骨髄腫の末期状態の患者に対して，患者家族の依頼によって延命治療を中止し，致死薬の塩化カリウムを投与して死に至らしめて，殺人罪で起訴された事件．

世界における安楽死に関する法律では，まず2001年に"オランダ安楽死法"が成立し，2002年に施行された．ついでベルギーでも2002年に"安楽死法"が成立・施行され，最近2009年には，ルクセンブルクが世界で3番目の"安楽死法"

を成立・施行させている．米国では1994年オレゴン州で尊厳死法が成立し，1997年に施行されたのが最初で，2006年にはワシントン州でも成立し2009年に施行された．いずれも医師による自殺幇助を認めるものである．

例題 29・3　終末期医療　自発的で直接的な積極的安楽死が容認される条件について，東海大学付属病院事件の横浜地裁判決に基づいてまとめなさい．

解答例　横浜地裁では積極的安楽死が認められる要件として，死が不可避で切迫していること，耐えがたい肉体的苦痛があること，その苦痛の除去・緩和のための方法を尽くしても除去・緩和が不可能でほかに代替手段がないこと，患者の明示の意思表示があることの4要件が提示された．積極的安楽死が認められるためには，このような要件とともに，患者が自分の病について信頼できる医療者から十分な説明を受け自分の病について理解していて，そのうえで自由意志に基づいて安楽死を希望していることが要求される．安楽死の容認は，どのようにしても緩和ケアが不可能な場合に，最終的な選択肢として認められるのであって，安楽死が緩和ケアの軽視につながることがないよう注意する必要がある．

演習 29・1　生殖医療に関係しないのはどれか．
1. 出生前診断　2. 精子銀行　3. 体外受精　4. 尊厳死　5. 代理出産

演習 29・2　2009年の"臓器の移植に関する法律"として正しくないのはどれか．
1. 15歳未満の子供からの臓器摘出が可能である．
2. ドナー本人の書面による自発的な意思表示が必要である．
3. 脳死は一律に人間の死である．
4. 臓器摘出には親族の承諾が必要である．
5. 臓器を親族へ優先的に提供することが可能である．

演習 29・3　尊厳死に関係しないのはどれか．
1. リビングウィル　2. 生命維持装置の取り外し　3. 自然死法
4. 事前指示　5. WHO憲章

応用・発展 29・1　生殖医療に関して世界の法的状況がどのようになっているか調べて，今後日本でどのような点が問題としてあげられるか話し合ってみよう．

応用・発展 29・2　臓器売買の問題など，臓器移植に関する国境を越えたさまざまな問題が出てきている．具体的にどのような問題があるか調べ，なぜ倫理的に問題なのか，その根拠を論じ合ってみよう．

応用・発展 29・3　終末期医療に関する世界の法的状況を調べて，安楽死・尊厳死・治療の停止に関して日本で今後どのように考えていけばよいか話し合ってみよう．

> **SBO 30** 科学技術の進歩，社会情勢の変化に伴う生命観の変遷について
> A(2)①4　概説できる．

学生へのアドバイス

　近代医学の成立と発展に伴って，人間の身体を機械論的に説明・解明できるとする科学的医療および疾病観が医療の根幹となっている．この延長上に先進医療が展開されることによってさまざまな生命倫理の問題が生じてきている．生命科学とバイオテクノロジーの医療への適用は飛躍的な医療の発展を可能にした．遺伝子診断・治療，再生医療，クローン技術などは人間の生命観・疾病観を根本から変える可能性と危険性とを同時に秘めている．現代のグローバル社会においては，人類のアイデンティティーにかかわるような先進医療技術の展開が国境を超えてなされていることから，それに伴って生じる倫理的・法的問題への対応も世界的に取組まれることが要請されている．

■このSBOの学習に必要な予備知識

1. 近代科学の成立と発展について，その概要を把握して，それがどのように医学・薬学の発展につながっているのかを理解しておく：SBO 23, 24
2. 先進医療技術の倫理問題は，人間の尊厳問題に密接に関連している：SBO 27
3. 医療の社会に与える影響について，特に薬害の歴史を踏まえて，倫理的にどのような点が考慮されなければならないか考えておく：SBO 22, 23, 24

■このSBOの学習成果

　生命科学・生命工学の成果を医療と結びつけることによって新たな医療の発展が期待されているが，どのような方向へそれらを発展させていくべきなのかについての理解を深めることができる．また，生命観の変遷を理解することによって，今後，医学研究を進めていくうえで倫理的にどのような点が問われるか説明できる．さらに，そのような研究成果を具体的に社会政策と結びつけて新たな提言ができる（SBO 40）．

30・1　近代医学と人間機械論

　近代科学が西欧において成立するのは17世紀，いわゆる**科学革命**の時代である．デカルト，パスカル，ガリレイ，ニュートンら，多くの科学の天才たちによって近代科学の認識論・方法論が確立されていくが，この近代科学の方法論を医学へと適用することによって近代医学が成立した．近代医学を基礎づける哲学的理論は，人間の身体と心とを分離し，人間の身体を対象化して物質に還元する**デカルト**の心身二元論である．したがって近代医学は，物質としての人間の身体を対象とするのであって，理論上は，人間の身体から精神の働きが除外され，身体は一種の機械と見なされる．そもそも人間の精神は，身体を対象化し認識する主体としての作用であり，それとは別の実体である物質としての身体のメカニズムが医学研究として展開されることなる．このように近代医学は，心身分離のうえに立った機械としての人間観を基礎として発展する．さらに，19世紀には**ベルナール**によって実験医学が確立されて，現代医学の時代が切拓かれて現在に至るのである．現在の医学・分子生物学ではこの**機械論**の立場が優位を占めている．

　しかし，人間機械論さらには生物機械論では，生命現象そのものを説明することができない．人間生命をどのように理解するのかという問いが19世紀に生物学・医学において**新生気論**として提起され，以後，機械論との間で論争が続けられている．医学をどのように捉え，その目的は何かという問いにもこの論争は関係している．科学的医療の多くは機械論の立場をとっているが，それだけでは不十分で，それを超えて，生きた人間の論理で人間の生命を理解し，治療し，ケア

科学革命
scientific revolution

デカルト　R. Descartes
（1596～1650年）

ベルナール　C. Bernard
（1813～1878年）

機械論　mechanism

新生気論　neovitalism

するものとして全人的医療が想定されるところに，現代における生気論的考え方をみてとることができる．

例題 30・1　近代医学の方法論　近代医学は人間の身体をどのように認識することによって成立したか，精神と身体の関係にふれて説明しなさい．
解答例　近代医学は17世紀に成立した近代科学の方法論を採用して，人間の身体を物質に還元してその物理学的メカニズムを認識することを目指した．人間の精神はそのような医学対象としての身体を認識し理論化する主体の働きとして，身体を超える普遍性をもっている．

30・2　生命科学の成立と生命倫理

個別に生命現象を捉えるのではなく，統合的・体系的に理解しようとする科学として**生命科学**が20世紀後半に成立した．生命科学は生化学・生物学・農学・医学などの個別科学を統合して生命現象を体系的に捉えようとする総合科学である．それは遺伝子レベルのミクロの次元から地球生態系のマクロの次元にいたるまで，生命現象を重層的・統合的に説明しようとする．また生命科学における科学的知識と技術の発展は一体であって相互に切離すことはできない．そこからどのような方向へ生命科学研究と技術を推進していくべきかが問われてくる．バイオテクノロジーは生命へ直接適用される技術であり，社会のなかに組込まれて展開されるものであることから，そのような技術の開発と研究は，社会全体への影響を配慮して行われる必要があり，厳しい倫理的判断が要求される．生命科学の誕生は，科学研究・技術開発が倫理的価値判断と一体でしか推進されえない時代の到来を告げるものであった．そのような生命科学の倫理という意味で，1970年代のはじめには米国で**生命倫理**が誕生し，すぐに世界へと波及するのである．生命科学の倫理は，同時に生命医科学と先進医療技術の倫理でもあり，より広く**ヘルスケア**の倫理でもある．

欄外:
生命科学 bioscience; life science

生命倫理 bioethics
（成り立ちについてはSBO 28を参照）

ヘルスケア healthcare
（生命倫理との関係はSBO 28を参照）

例題 30・2　生命科学の成立と生命倫理　生命科学がどのような科学で，どうして生命倫理を必要としたか説明しなさい．
解答例　生命科学は個別科学を超えて，生命現象を学際的取組みによって総合的に捉えようとする科学であって，さらにその生命現象を人間の生命現象へと統合的に捉えようとする人間科学でもある．そのような意味で，生命科学は人間の行動の科学であり，さらには医科学の基礎理論をなしている．そのような生命科学の発展はその技術と密接・不可分であり，それのもつ社会的影響，医学研究における被験者の保護に関する倫理などを扱う生命倫理が必要不可欠となる．

30・3　先進医療と生命倫理

先進医療には生殖補助技術，臓器移植のほかに，遺伝子医療，再生医療が含まれる．これらはいずれも従来の生命観・倫理観を大きく変えるものである．した

がって，このような先進医療を推進するには，それを制御しうる倫理の構築が不可欠であり，生命倫理の成立はその一環であった．先進医療の倫理的問題としては，体外受精・ES細胞（胚性幹細胞）研究における受精卵・胚の道徳的地位の問題，遺伝子操作技術による生命操作に関する倫理的問題，そして医療を超えて心身能力の増進や性格の改善（**エンハンスメント**）などの手段として先進医療技術を利用することの是非を問う倫理的問題などがあげられる．

エンハンスメント
enhancement

例題 30・3　先進医療と生命倫理　先進医療にどのようなものがあるか列挙し，先進医療の倫理的問題についてまとめなさい．

解答例　先進医療には遺伝子診断・治療，再生医療，脳神経科学，体外受精などの生殖医療などがある．これらはいずれも臨床研究を必要とする医療であって，インフォームドコンセントなどの患者の権利と人間の尊厳が尊重されなければならない．また遺伝子情報や脳神経科学情報などはプライバシーが強く保護されなければならない情報であり，人間を支配・制御することも可能な情報である．いずれも優生思想のもとに利用される危険性のある医療であり，医療目的を超えてエンハンスメントの手段としての利用の是非を論じる必要がある技術を含んでいる．

30・3・1　遺伝子診断

遺伝子診断とは，**一塩基多型***などの個人特有の遺伝子情報を解析して遺伝学的検査・判定を行うことである．これは1990年に日米欧で協同開始されたヒトゲノムプロジェクトが2003年に終了して，ヒトゲノムの全塩基配列の完全解読がなされたことによって可能となった．遺伝子診断には，確定診断（すでに発症した遺伝病の確定のために行う），発症前診断（血縁者に単一遺伝子病を発症した患者がいる場合に行われる：ハンチントン病など），予測的診断（多因子疾患のリスクの予測），保因者（キャリア）診断，新生児スクリーニング，出生前胎児診断（デュセンヌ型筋ジストロフィー，血友病など），着床前診断などがある．

遺伝子診断に伴う倫理的問題は，遺伝情報をどのように理解したうえで利用するのかということに密接にかかわっており，また，遺伝情報はプライバシー中のプライバシー情報であるため，厳しい情報管理が要求される．以下，倫理的問題を列挙する．① 発症前に予測される検査の場合，その発症の予測が確率論的であるため，保因者であると診断された場合，その遺伝病と診断に対して正しく理解して対応できる能力が備わっているかどうかが問われる．そのためには適切な**遺伝カウンセリング**が不可欠である．② 遺伝情報は個人だけでなく血縁者と共有されるために，検査結果の情報管理と開示に際し，本人の**自己情報コントロール権**だけでなく，血縁者の**プライバシー権**への配慮も必要である．また，治療法のない重篤の遺伝病の原因遺伝子保因者と診断された場合に，**知らされない権利**が，本人だけでなく血縁者にも保障されなければならない．③ 遺伝病と保因者に対する社会的差別や偏見によって，就職・結婚・保険加入などで不利益を被る可能性がある．また人種差別・民族差別の論拠として使用されるおそれもある．④ 出生

遺伝子診断
genetic diagnosis

*　**一塩基多型**: スニップス（SNPs: single nucleotide polymorphism）ともいう，個体差を生み出す遺伝暗号の違いである遺伝子多型のうちで，一つの塩基がほかの塩基に置き換わっているもの．

遺伝カウンセリング

自己情報コントロール権
プライバシー権
知らされない権利

関連するSBO
SBO 29

前診断では胚・胎児への生命の選択の問題が優生思想と結びついて問われ，女性の生殖に関する権利（リプロダクティブライツ）との間でどのように調整するかが難しい倫理問題として提起される．

以上の問題点に対応して，医学関連学会で遺伝子検査に関するガイドラインが出されているが，倫理的対応だけでなく，今後，遺伝子関連ビジネスが盛んになるにつれ何らかの法的規制が必要となるであろう．

30・3・2 遺伝子治療

遺伝子治療 gene therapy
ベクター vector
体細胞遺伝子治療（SGT）somatic gene therapy
生殖細胞遺伝子治療（GLGT）germline gene therapy
遺伝する遺伝子改変（IGM）inheritable genetic modification

遺伝子治療とは，疾病の原因が遺伝子にある場合に，治療を目的として遺伝子を操作・改変することで，それは，治療として導入する遺伝子を，無毒化したウイルスなどの**ベクター**（遺伝子の運び屋）に組込んで，細胞内に運び入れることによってなされる．疾患対象としては ADA（アデノシンデアミナーゼ）欠損症，がん，白血病，エイズ，パーキンソン病などがあげられる．

遺伝子治療は，**体細胞遺伝子治療**と**生殖細胞遺伝子治療**に分けられるが，後者は**遺伝する遺伝子改変**による治療である．生殖細胞遺伝子治療は，生殖細胞の遺伝子改変によって遺伝病そのものをなくしていく可能性が開かれるが，その改変の結果が遺伝することから，さまざまな未知のリスクが危惧され，現在のところ実施されていない．その理由としては，不都合な遺伝子の排除によって人類の遺伝子プールの多様性が失われて，将来の危機への人類の対応能力が失われることへの危惧，優生思想による人間改造など，さまざまな心身能力の改善や性格の改善（エンハンスメント）への道を開くことになるなどがあげられる．

再生医療
regenerative medicine

*1 **幹細胞**（stem sell）: 造血幹細胞，間葉系幹細胞，神経幹細胞など自己複製能をもち，それぞれの細胞系の基になる細胞．

*2 **体性幹細胞**（somatic stem cell）: 胚性幹細胞以外の幹細胞をさし，特定の系列への分化能をもつ．

*3 **ES 細胞，胚性幹細胞**（embryonic stem cell）: 受精卵を胚盤胞まで発生させ，胞胚を分離・培養して作製する．ほとんどの組織に分化可能な多能性をもつ．

*4 **iPS 細胞，人工多能性幹細**（induced pluripotent stem cell）: 採取した体細胞にいくつかの遺伝子を組込んで操作して初期化した多能性細胞．山中伸弥教授が世界で最初にこの細胞の樹立に成功した．

*5 **クローン技術**（cloning）とは，除核した卵子に体細胞の核を移植して作製する．1996 年英国で最初にクローン羊"ドリー"が誕生した（図 30・1）．

ヒト・クローン技術に関する宣言 Declaration on Human Cloning

30・3・3 再生医療

先進医療のなかで画期的で将来の医療像を大きく変える可能性を秘めているものとして**再生医療**がある．再生医療とは，損傷した臓器や組織を**幹細胞**[*1] を用いて再生させ，失われた生体機能を復元させる医療のことである．再生医療に使用される幹細胞には，**体性幹細胞**[*2]，**ES 細胞**[*3]，**iPS 細胞**[*4] がある．治療が期待される疾病として，パーキンソン病，筋ジストロフィー，神経損傷，心筋梗塞，肝機能障害，白血病，骨粗鬆症，糖尿病，皮膚損傷などがあげられる．

再生医療に関する倫理的問題の一つが胚盤胞のヒト胚を破壊して作製する ES 細胞の利用に関するものである．ヒト胚がやがて胎児となり人間へと成長していくことから，その道徳的地位に関してヒト胚の破壊に反対する意見も強い．その点で，iPS 細胞に関しては，体細胞からの作製であるため，そのような倫理的懸念がクリアされると同時に，拒絶反応の問題も解消される．これに関連して，**クローン技術**[*5] を利用したクローン胚作製によって拒絶反応のない臓器を製造する必要もなくなる．クローン胚作製に関しては，2005 年に国連で**ヒト・クローン技術に関する宣言**が採択されて，治療目的であれヒトクローン胚を作製し研究することが全面禁止された．日本では，文部科学省が 2009 年に"特定胚の取り扱いに関する指針"を改正して，限定的ではあるがヒトクローン胚の作製・研究を認めた．

そのほか先進医療一般に関する倫理的問題としては，欧米をはじめ世界各国で中絶胎児の体性幹細胞を利用した治療や研究が行われていて，そのような人体利用が人間の尊厳の問題に抵触するおそれがあること，国境を超えた再生医療技術の商業化，美容・人体改造などのエンハンスメントへの利用などの問題も避けられない．

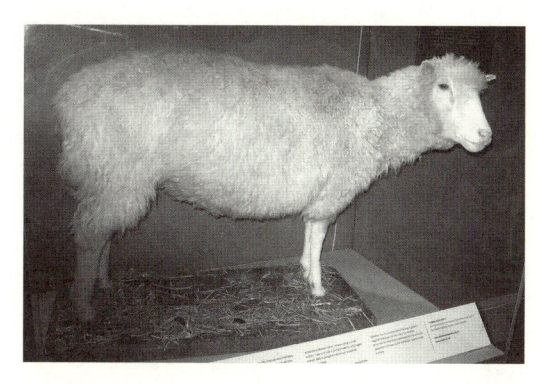

図 30・1　1996 年に英国で誕生したクローン羊"ドリー"の剥製（Wikipedia より）

30・4　脳神経科学とエンハンスメント

　脳神経科学研究は，非侵襲的に脳活動を視覚化して診断できる PET（陽電子放射断層撮影法），fMRI（機能的核磁気共鳴画像），SPECT（単一光子放射断層撮影法），NIRS（近赤外線分光法）などの脳イメージング技術の発達によって急速に発達してきた．これによって特定部位の脳の活動に対応したさまざまな知覚や思考などの意識作用や行動の解明がなされ，脳神経的な病や心理的病，身体的機能不全などの治療の画期的進展がなされつつある．人間の社会的関係性構築に不可欠な模倣や共感作用の働きもミラーニューロン，共感ニューロンなどによって脳神経科学的に説明可能となってきている．これらは複雑な心身の相互作用を脳を媒介として具体的に解明することを可能とするものである．さらに脳神経科学とロボット工学との結合によって，人間の脳に直接コンピューターを接続して人間の身体を拡充して機能不全を補う BMI（ブレインマシンインターフェース）なども開発されて，筋萎縮性側索硬化症（ALS）患者の意思疎通に役立てる試みが進んでいる．

　このように脳内の活動が画像化されて他者によって解読可能となってきていることや，人間の脳を機械と接続する技術が開発されて，身体と機械との密接な関係性が問われてきていることから，脳神経科学研究をどのように進めて行ってよいのかを問う**脳神経倫理学**が新しく必要となっている．それには脳神経科学の臨床研究の倫理やその研究と工学的応用のもつ倫理的・社会的問題を検討することが含まれる．また脳神経倫理学には，脳神経科学の研究を従来の倫理学の主要問題である自由意志や責任，意識と無意識の関係などの問題解明に適用しようとする試みも含まれている．

脳神経科学　neuroscience

PET
positron emission tomography

fMRI
functional magnetic resonance imaging

SPECT
single photon emission computed tomography

NIRS
near-infrared spectroscopy

ミラーニューロン
mirror neuron

BMI
brain machine interface

脳神経倫理学
neuroethics

エンハンスメント
enhancement

　さらに脳神経科学の成果を医療への適用を超えて，人間の心身能力の強化につなげようとする**エンハンスメント**の問題が提起されている．遺伝子工学や脳神経科学を利用して心身の理想とするあり方を実現しようとする欲望それ自体は否定されないであろう．しかし，その実現すべきあり方が本当に人間の自由や尊厳，さまざまな人間の諸権利に背反しないかどうかが問われなければならない．もしも優生思想に立脚して，競争社会に勝利するための手段として先進医療を利用するようなことがあれば，先進医療技術を使って大規模な倫理的不正を行うことになってしまうであろう．エンハンスメントの問題は，先進医療の華々しい成果に目を奪われて，本来の人間としてのあり方を見失い，欲望の暴走が始まるところに原点があるように思われる．

例題 30・4　脳神経科学とエンハンスメント　脳神経科学研究の成果を人間能力の強化に応用した場合，どのような点が倫理的に問題となるか述べなさい．
解答例　脳神経科学研究の発展によって脳の機能が飛躍的に解明され，身体能力だけでなく知的能力の強化がその応用として可能となってきている．そのため，そのような心身能力の強化が優生思想を基礎にして望まれたり，不正な競争の手段として利用されたりする危険性が高まってきている．また，医学研究に課せられていると同じ厳しい安全性に関する規制の必要性も出てきている．

演習 30・1　近代医学に関係しないのはどれか．
1. デカルト　2. アスクレピオス　3. 人間機械論　4. 科学革命　5. ガリレイ

演習 30・2　生命科学に関する記述のうち適切でないのはどれか．
1. 生命科学は，生命現象を総合的に研究する科学である．
2. 生命科学の科学的知識と技術の結びつきは一体的である．
3. 生命科学の発達に対して倫理的規制を行うことは許されない．
4. 生命科学とその技術は先進医療に応用されている．
5. 生命科学研究には地球生態系のような環境に関する研究も含まれる．

演習 30・3　先進医療問題に関係しないのはどれか．
1. クローン技術　2. 遺伝子治療　3. 着床前診断　4. 緩和ケア
5. エンハンスメント

演習 30・4　脳の画像診断に関係しないのはどれか．
1. BMI　2. PET　3. EBM　4. fMRI　5. NIRS

応用・発展 30・1
近代科学の成立と発展の歴史のなかで，近代医学がどのように科学として成立して現在に至っているか調べて，現代科学としての医学とはどのようなものか説明しなさい．

応用・発展 30・2
生命科学研究に伴う研究倫理を調べて，医療倫理としての生命倫理とどのような点で関係しているか述べなさい．

応用・発展 30・3
先進医療の推進が従来の生命観・人間観に対してどのような点で影響を与えるかを討議し，倫理的に問題となる事柄を整理しなさい．

応用・発展 30・4
脳神経倫理学について調べて，脳神経科学研究を進めるうえで単に生命倫理だけでなく，どうして脳神経倫理学が必要となるのか，具体例に即して説明しなさい．

第8章 医療倫理

SBO 31 医療倫理に関する規範（ジュネーブ宣言など）について概説できる．
A(2)②1

学生へのアドバイス

医療倫理に関する規範には，自律的専門職集団である医療専門職が自らを律するための職業倫理規定がある．このSBOでは世界と日本の医療倫理規範のうち医師と看護師にかかわる倫理規定を取上げて検討する．とりわけ世界医師会の医療倫理に関するさまざまな取組みについて学ぶことは，世界的視野から医療専門職がとるべき倫理的姿勢と水準を知るうえで重要である．また，ほかの医療専門職の倫理規定を把握することは，医療チームの一員としての薬剤師の倫理を検討していくうえで重要な参照軸となる．

■ このSBOの学習に必要な予備知識
1. 医療人として患者・家族に対してどのような責務を負っているかを認識して，医療倫理規定を検討できるようにしておく：SBO 1, 2, 4
2. チーム医療や地域医療での医療者の果たすべき役割について理解しておく：SBO 3
3. 生命倫理に関する基本的考え方を理解しておくこと．生命倫理の4原則との関連で倫理規定を検討できるようにしておく：SBO 28

■ このSBOの学習成果

ヒポクラテスの誓い以来の伝統的医療倫理を学んだうえで，現代の医師の倫理，看護師の倫理について基本的理解を得ることによって，薬剤師の倫理を統合的に考えていくことができる．とりわけ世界的視野から医療者の倫理を構想することができることによって，医療専門職としての薬剤師の役割と任務とを，倫理的観点から自覚的に捉えることができるようになる．

関連するSBO
F(1)②1, 4

患者中心の医療
patient-centered medicine/healthcare (PCM/PCHC)

31・1 医療倫理規範

医療倫理の問題は，医療専門職にとっての倫理的問題として，その専門職のまなざしから問われていることが普通である．その資格をもつ集団が自らの果たすべき責務として自律的に専門職としての倫理規定を定める場合がそれにあたる．さまざまな医療倫理規範はそのような専門職にかかわる規範である．しかし，医療倫理とは何かを問うにあたって，専門職のまなざしからだけでなく，市民一般のまなざしから医療のあるべき姿を問うことが，医療を医療専門職の特権的独占事項としないためにも重要である．この後者の視点が生命倫理として展開されてきたことによって**患者中心の医療**という医療理念が生まれて現在に至っている．したがって医療専門職の倫理を問う場合，それを生命倫理という，より一般的な倫理的枠組みのなかに位置づけて問う必要がある．

専門職には専門職特有の果たさなければならない義務がある．一般市民にとって必ずしも果たさなければならない義務ではなくて，それを果たせば称賛される行為である不完全義務も，専門職にとっては，それを果たさなければ非難される完全義務であることがある．たとえば，医療者にとって患者を救うという場合がそうである．ここでは，医療専門職の倫理規範のなかで，医師と看護師にかかわるものについて取上げる．

例題 31・1 医療倫理規範の特徴 専門職としての医療倫理規範が一般の倫理規範と違う点を説明しなさい．

解答例 人格の尊厳や人権の尊重などは一般の倫理綱領と同じであるが，医療専門職の倫理では，人間の生命の尊重や患者の健康の擁護，患者の最善の利益のために行為

することなどが医療者の責務として課せられている．これらの倫理綱領は，それを遵守することを医療専門職の完全義務として，自らに自律的に課したものである．

31・2 ジュネーブ宣言

　医師の遵守すべき倫理は，あたかもそれが医療を代表するかのように"医の倫理"といわれることがある．その代表が**ヒポクラテス**の倫理である．ヒポクラテスは紀元前460年ころの生まれで，神殿に依拠する医療を脱して，自然科学的観点から医学を研究し，治療にあたった医学者である．そのヒポクラテスが医師の守るべきものとして立てた誓いが，長く医の倫理として医師たちによって継承されてきた**ヒポクラテスの誓い**である．患者の利益のために最大限の努力を払い，危害を加えない，中絶や安楽死を行わない，男女，自由人と奴隷の差別をしないなど，当時としては非常に画期的な宣言であった．しかし，ヒポクラテスの誓いが非常に優れたものであっても，それは医師の側からの一方的な倫理的誓いであり，パターナリズム（SBO 1参照）の倫理であったことは否めない．このヒポクラテスの誓いの世界的現代版が**ジュネーブ宣言**である．

　第二次世界大戦後にナチスの犯罪を裁く"ニュルンベルク国際軍事裁判"に続いて米国単独で実施された"継続裁判"で，ナチス医師団の反人道的な人体実験の事実が明らかになり，その有罪判決の論拠として**ニュルンベルク綱領**が1947年に提示された．これに対して，ナチス医師団の犯罪を医療専門職である医師の犯罪として深く受止めて，医師の側からの倫理綱領として1948年に世界医師会（WMA）によって示されたのがジュネーブ宣言である．以後何回か修正されて，医師という専門職団体への入会の誓いとして現在に至っている．2006年の最新版の全文を掲載する．

ヒポクラテス　Hippocrates

ヒポクラテスの誓い
The Hippocratic Oath
（SBO 4 を参照）

ジュネーブ宣言
Declaration of Geneva

ニュルンベルク綱領
Nuremberg Code
（SBO 38 を参照）

WMA
world medical association

ジュネーブ宣言

（1948年採択，1968年，1983年，1994年修正，2005年と2006年に理事会で編集上の修正）

医療専門職の一員として入会を認められるに際し，

　私は厳粛に誓います，私の人生を人類への奉仕に捧げることを．

　私は捧げます，私の教師たちに，教師として当然受けるべき尊敬と感謝の念を．

　私は実践します，専門職としての私の職務を，良心と尊厳とをもって．

　私の患者の健康が，私の第一に考慮すべきことです．

　私は尊重します，私に打ち明けられた秘密を，たとえその患者が死んだ後でも．

　私は守ります，私の力の及ぶ限り，医療専門職としての名誉とその高貴な伝統を．

　私の同僚は，私の姉妹と兄弟です．

　私は容認しません，年齢，疾病や障害，信条，民族的起源，ジェンダー，国籍，所属政治団体，人種，性的志向，社会的地位，その他のいかなる要因であっても，それらを考慮するといったことが，私の職務と私の患者との間に入ってくることを．

> 私は保持します，人の命を最大限に尊重することを．
>
> 私は用いることはしません，私の医学的知識を，人権と市民的自由を侵害するようなことになるためには，たとえそれが脅迫のもとにあったとしても．
>
> 私はこれらのことを誓約します，厳粛に，自由意思に基づいて，そして私の名誉にかけて．

　以上が，現在にまで引継がれてきたWMAの医師としての専門職団体の誓いである．1948年版との大きな違いは"妊娠中絶の禁止"の削除である．そのほか，守秘義務が"患者の死後"も続くこと，男女平等の視点から同僚に"姉妹"も加えられていること，差別化の根拠となってはならない要因が現在の水準に合わされて拡大されていること，人権と市民的自由の侵害を許さないことの明示などである．また，この宣言中の"私の患者の健康が第一に私が考慮すべきことである"という項目がヘルシンキ宣言[*1]においても引用されていることは，WMAの一つの価値観を示すものである．患者の健康と生命を中心にして差別なく患者に接し，守秘義務を守ることが医師の倫理として提示されている．一方で，患者の権利に関する宣言としてリスボン宣言[*2]が同じWMAによってなされているにもかかわらず，ジュネーブ宣言には患者の自律性の尊重や医療における正義・公正への言及がないことは，あまりにもヒポクラテスの誓いの重さに引きずられているためか，医師のパターナリズムの問題が自覚されて宣言に反映されているとはいいがたい面がある．自らに閉じる倫理ではなくて，自己の他者である患者への誓いとして，他へと開いた倫理が問われる．

*1 SBO 38，付録1を参照．

*2 SBO 35を参照．

> **例題 31・2　ジュネーブ宣言**　ジュネーブ宣言についてその要点を述べなさい．
>
> **解答例**　ジュネーブ宣言はニュルンベルク綱領を受けて，1948年にWMAによって医師が守るべき倫理規範としての宣言されたもので，医療専門職としての医師の誓いを意味している．患者の健康を第一に考慮することや患者の秘密を守ること，差別をしない，人権と市民的自由の尊重など医師の遵守すべき基本的な倫理宣言となっているが，患者の視点からの倫理というより，医師のパターナリズム的意識を脱却できていない側面がある．

31・3　医療倫理国際綱領

医療倫理国際綱領
international code of medical ethics

　WMAはジュネーブ宣言に続いて，1949年に**医療倫理国際綱領**を採択した．2006年に修正された最新の綱領は，3節（医師の一般的な義務，患者に対する医師の義務，同僚医師に対する義務）と21項目で構成されている．これには患者の権利としての"治療を受けるか拒否するかの権利"，公正性に関する問題としての"医療資源を最善の方法で使用すること"が明示されている点が注目されるが，それ以上の言及はない．ヘルシンキ宣言では，"医師たるものは患者の最善の利益のために行動して医療提供を行わなければならない"が引用されていることからも，医療倫理国際綱領は，**生命倫理の4原則**のうち"医師の善行原則"に偏っていて，

生命倫理の4原則
（SBO 28を参照）

4原則のバランスをとって倫理綱領が構成されているとはいえない点が今後の大きな課題である．

例題 31・3　医療倫理国際綱領　医療倫理国際綱領の要点を述べなさい．
解答例　医療倫理国際綱領はジュネーブ宣言にひき続き1949年にWMAによって出された倫理綱領で，医師が遵守すべき義務について明記したものであり，患者・同僚医師・他の医療専門職の権利と意向を尊重することが義務としてあげられている．しかし，患者の権利として"治療を受けるか拒否する権利"が特定されているだけで，リスボン宣言後の患者の権利尊重の視点を明確に押出しての倫理綱領作成が要請される．ヘルシンキ宣言で"患者の最善の利益のために行動する"医師の義務が引用されている．

31・4　日本の医師倫理綱領

　WMAの倫理綱領に対応する日本の医師のための倫理綱領としては，2000年に**日本医師会**が採択した"**医の倫理綱領**"がある．これは1951年に制定された"医師の倫理"を改定したもので，6項目から成っている．この倫理綱領に基づいて，その具体的指針として2004年には"**医師の職業倫理指針**"が作成され，2008年に改訂版が出されて現在に至っている．"指針"では，3原則（自立性*の尊重，**善行，公正**）を倫理の基本として掲げている．全体は序文と"医師の責務"，"終末期医療"，"生殖医療"，"人を対象とする研究と先端医療"の4章から構成されている．このなかで"確かな根拠に基づいた医療"を行う責任，自己決定権をはじめとする患者の権利の尊重やさまざまな先進医療の倫理について幅広く言及されていて，医師の倫理指針としての参照軸の役割を果たすものとなっている．

日本医師会（JMA）
Japan Medical Association

医の倫理綱領

医師の職業倫理指針

*　自立性（autonomy）
（なぜ"自律性"でないか不明）

善行　beneficence

公正　fairness

例題 31・4　日本の医師倫理綱領　日本の医師の倫理規範としてどのようなものがあるかまとめ，その内容を簡潔に説明しなさい．
解答例　日本医師会によって2000年に"医の倫理綱領"が採択され，2004年には"医師の職業倫理指針"が発表され，2008年に改訂版が出されている．指針で3原則（自立性尊重・善行・公正）が提示され，EBM（根拠に基づく医療）を行う責任，患者の権利の尊重，先進医療の倫理などが明記されている．

31・5　看護師倫理綱領

　医療専門職として医師と看護師の対等性を実現すべく，医療システムそのものを社会へと開いたものとする努力が，1960年代に**米国看護師協会（ANA）**を中心としてなされ，それが**国際看護師協会（ICN）**の倫理綱領として結実した．ICN倫理綱領は，前文と倫理綱領，倫理綱領の四つの基本領域からなり，前文には看護師の四つの基本的責任として，健康の増進・疾病の予防・健康の回復・苦痛の緩和があげられている．また看護の本質として，患者の"文化的権利・自ら選択し生きる権利・尊厳を保つ権利・敬意のこもった対応を受ける権利"などの人権の尊重が備わっていることが明確に掲げられている．**日本看護協会（JNA）**は1988年に"看護婦の倫理規定"を制定し，2003年に"看護者の倫理綱領"を発表した．

米国看護師協会（ANA）
American Nurses Association

国際看護師協会（ICN）
International Council of Nurses

日本看護協会（JNA）
Japanese Nursing Association

その内容はICN倫理綱領に準じるものであるが，一歩踏み込んで，"人々の知る権利及び自己決定の権利を尊重し，その権利を擁護する"こと，"よりよい社会づくりに貢献する"ことなどが宣言されている．

例題31・5　看護師の倫理規範　世界と日本の看護師に関する倫理綱領をあげ，その要点を述べなさい．
解答例　国際的倫理綱領として国際看護師協会の"ICN倫理綱領"があり，日本では日本看護協会による"看護者の倫理綱領"がある．特徴としては，患者の自己決定権をはじめとする人権の尊重が看護の本質として備わっていることが明示されていることである．

演習31・1　専門職を成立させる条件として適切でないのはどれか．
1. 組織的集団の存在　　2. 専門的事項の自律的実践　　3. 倫理綱領・規範
4. 規律に従順な性格　　5. 専門領域での要請に対する応召義務

演習31・2　ジュネーブ宣言に関する記述のうち，適切でないのはどれか．
1. WMAで採択された医師の倫理規範である．
2. 患者の自己決定権が第一に考慮すべき義務である．
3. 守秘義務が明記されている．
4. 人類への奉仕の誓いがなされている．
5. 人種差別や性差別など，不当な差別を認めない．

演習31・3　医療倫理国際綱領に関する記述のうち，適切でないのはどれか．
1. 医師の義務に関する綱領である．
2. 医療資源の適切な使用が明記されている．
3. 医師は患者の最善の利益のために行動すべきである．
4. WMAの患者の権利宣言である．
5. 人間の尊厳に対する共感が明記されている．

演習31・4　日本の"医の倫理綱領"に関する記述のうち，適切でないのはどれか．
1. "医師の倫理"を改定したものである．
2. 患者の人格の尊重が宣言されている．
3. 医療の目的が明記されている．
4. 医療の公共性の重要性が宣言されている．
5. ヘルシンキ宣言に準じて作成されている．

演習31・5　看護師倫理綱領に直接関係しないのはどれか．
1. ANA　　2. ICN　　3. FIP　　4. JNA

応用・発展31・1
医療職だけでなく，一般に専門職の倫理について調べてみよう．そのなかで国家資格の必要な専門職の倫理綱領とそうでない専門職の倫理綱領とを比較検討して，日本の専門職の倫理のあり方について討議してみなさい．

応用・発展31・2
ジュネーブ宣言をほかのWMAの倫理宣言と比較検討し，共通する精神とそうでないものを区別してみよう．それをもとにして医療専門職における医師の役割について，薬剤師との関係も含めて討議しなさい．

応用・発展 31・3
医療倫理国際綱領の英文と日本訳を調べて，その内容を検討しなさい．1949年版と現行のものを比較して，どのように修正されているかまとめなさい．

応用・発展 31・4
日本医師会の"医師の職業倫理指針"の全文を入手して，現在の日本での医師の責務について把握しておきなさい．また，できれば"薬剤師の職業倫理指針"を各自作成してみなさい．

応用・発展 31・5
ICN，ANA，JNAそれぞれの倫理綱領を入手して，医師の倫理綱領と比較検討してみなさい．そのうえで，医師と看護の専門職における倫理綱領の違いについて討議してみよう．

| SBO 32 | 薬剤師が遵守すべき倫理規範（薬剤師綱領，薬剤師倫理規定*¹ など）について説明できる．|
A(2)②2

学生へのアドバイス

医師と看護師の倫理綱領を学んだあとに薬剤師の倫理規範を学ぶことになるが，医療者一般として遵守すべき規範のうえに薬剤師固有の規範が成立することを理解しておくことは，医療専門職として，薬剤師が今後果たすべきその役割が何であるかを展望するうえで重要である．国際的な FIP 薬剤師倫理規定を参照しながら日本のそれを比較検討する作業は，医師・薬剤師・看護師の地位の対等性が確立しているとはいいがたい日本においては必須である．特に薬物治療に関するファーマシューティカルケアの概念がどのように反映されているかを学ぶことが重要である．

■このSBOの学習に必要な予備知識
1. 生命倫理の4原則や医療倫理に関する規範について理解し整理しておく：SBO 28, 31
2. 薬剤師の果たすべき役割，活動分野について知っておく：SBO 8, 9
3. ファーマシューティカルケアとチーム医療についての基本的理解と医薬分業の歴史を理解しておく：SBO 3, 10, 26

■このSBOの学習成果
他の医療専門職の倫理規範と薬剤師の倫理規範を比較検討して，今後の薬剤師の倫理としてどのようなことが必要であるかを自覚的に捉えることができる．また，基本的な倫理綱領を理解したうえで，さらに新薬開発の倫理，薬物治療における臨床薬剤師の倫理を展望することができる．

*1 日本薬剤師会によって1968年に制定され1997年に改訂された薬剤師倫理規定は，2018年に内容を修正変更するとともに名称も変更し，**薬剤師行動規範**として新たに制定された．

*2 SBO 52 を参照．

MR
medical representative

32・1 薬剤師の倫理の多様性と課題

薬剤師の倫理を問う場合，その倫理意識の根底には一般市民としての倫理があり，そのうえに医療者一般の倫理が据えられていなければならない．その医療者の倫理をさらに専門職としての薬剤師の倫理へと限定していくところに薬剤師の倫理の要点がある．そのようにしてはじめて他の医療専門職との協働的連携の可能性が生まれ，それぞれの専門性と倫理性に裏打ちされたチーム医療*² が成立するのである．

しかし，薬剤師の活動分野は，薬局や医療機関での薬剤師としての本来の活動だけではなく，医薬品関係企業，衛生行政，大学・研究所など多様である．しかも，薬学教育が薬剤師養成の6年制とそれ以外の4年制に分かれたことから，教育体制が医学・看護教育体制よりも複雑化している．そのなかで医療専門職としての薬剤師の倫理がどのように問われるのか，考えてみなければならない．つまり，有資格者たる医師・看護師でもある教師が基礎医学・看護学教育を臨床教育へと方向づけながら教授するのに対して，基礎薬学教育はそれとは違う形でなされることを意味するからである．臨床への方向づけを行う役割が，薬学研究者ではなくて，薬剤師有資格者の教師が担うことになる．薬学研究の成果を臨床教育へと媒介する能力が要求されるのである．しかも，医療専門職の資格を必要としない医薬品関係企業に従事する研究者・MR（医薬情報担当者）の薬学教育は，どのような倫理性に裏打ちされて行われるのかなど課題は多い．特に専門職集団には属さない薬学関係者の倫理問題が，現行の教育システムで喫緊の課題となる．薬害の歴史をみれば，それを防ぐのに製薬企業の研究者の役割は非常に大きく，したがって専門職としての研究者倫理が厳しく要求されるからである．

例題 32・1 薬剤師の倫理の多様性 薬剤師の資格をもちながらも直接に臨床とはか

かわらない職種に就いている人にとって，薬剤師の倫理はどのようにかかわるか述べなさい．

解答例 医薬品関連企業に勤務している研究者は，医薬品の創製・供給に直接かかわる．その意味で臨床試験に関する倫理が必須である．これには試験に参加する被験者をどのように守るかが問われ，患者・被験者の権利を推進し擁護する薬剤師の倫理および広く医療者の倫理が求められる．また，医薬品の適正使用に関する医療関係者へのMRの適切な医療情報の提供や製薬企業への有害事象の適切なフィードバックのためにも，患者中心の医療のための薬剤師の倫理は不可欠である．さらに薬害の歴史から，行政や教育・研究所機関に携わる薬学関係者の倫理も臨床を踏まえた薬剤師の倫理を内に含むものとして構成される必要がある．

32・2　日本薬剤師綱領と薬剤師行動規範

関連するSBO
F(1)② 1, 4

　専門職である日本の薬剤師が自らの自律的行為規範として掲げているのが，"薬剤師綱領"と"薬剤師行動規範"である．前者は，薬剤師としての基本的任務とその目指すべき目標を綱領として打出したものである．後者は薬剤師が遵守すべき具体的行動規範を定めたものである．

薬剤師綱領（日本薬剤師会 1973 年 10 月制定）

1. 薬剤師は国から付託された資格に基づき，医薬品の製造，調剤，供給において，その固有の任務を遂行することにより，医療水準の向上に資することを本領とする．
2. 薬剤師は広く薬事衛生をつかさどる専門職としてその職能を発揮し，国民の健康増進に寄与する社会的責務を担う．
3. 薬剤師はその業務が人の生命健康にかかわることに深く思いを致し，絶えず薬学，医学の成果を吸収して，人類の福祉に貢献するよう努める．

薬剤師行動規範
（日本薬剤師会理事会 2018 年 1 月制定）

前　文
　薬剤師は，国民の信託により，憲法及び法令に基づき，医療の担い手として，人権の中で最も基本的な生命及び生存に関する権利を守る責務を担っている．この責務の根底には生命への畏敬に基づく倫理が存在し，さらに，医薬品の創製から，供給，適正な使用及びその使用状況の経過観察に至るまでの業務に関わる，確固たる薬（やく）の倫理が求められる．薬剤師が人々の信頼に応え，保健・医療の向上及び福祉の増進を通じて社会に対する責任を全うするために，薬剤師と国民，医療・介護関係者及び社会との関係を明示し，ここに薬剤師行動規範を制定する．

1　任　務
　薬剤師は，個人の生命，尊厳及び権利を尊重し，医薬品の供給その他薬事衛生業務を適切につかさどることによって，公衆衛生の向上及び増進に寄与し，もって人々の健康な生活を確保するものとする．

2　最善努力義務
　薬剤師は，常に自らを律し，良心と他者及び社会への愛情をもって保健・医

療の向上及び福祉の増進に努め，人々の利益のため職能の最善を尽くす．

3　法令等の遵守
薬剤師は，薬剤師法その他関連法令等を正しく理解するとともに，これらを遵守して職務を遂行する．

4　品位及び信用の維持と向上
薬剤師は，常に品位と信用を維持し，更に高めるように努め，その職務遂行にあたって，これを損なう行為及び信義にもとる行為をしない．

5　守秘義務
薬剤師は，職務上知り得た患者等の情報を適正に管理し，正当な理由なく漏洩し，又は利用してはならない．

6　患者の自己決定権の尊重
薬剤師は，患者の尊厳と自主性に敬意を払うことによって，その知る権利及び自己決定の権利を尊重して，これを支援する．

7　差別の排除
薬剤師は，人種，ジェンダー，職業，地位，思想・信条及び宗教等によって個人を差別せず，職能倫理と科学的根拠に基づき公正に対応する．

8　生涯研鑽
薬剤師は，生涯にわたり知識と技能の水準を維持及び向上するよう研鑽するとともに，先人の業績に敬意を払い，また後進の育成に努める．

9　学術発展への寄与
薬剤師は，研究や職能の実践を通じて，専門的知識，技術及び社会知の創生と進歩に尽くし，薬学の発展に寄与する．

10　職能の基準の継続的な実践と向上
薬剤師は，薬剤師が果たすべき業務の職能基準を科学の原則や社会制度に基づいて定め，実践，管理，教育及び研究等を通じてその向上を図る．

11　多職種間の連携と協働
薬剤師は，広範にわたる業務を担う薬剤師間の相互協調に努めるとともに，他の医療・介護関係者等と連携，協働して社会に貢献する．

12　医薬品の品質，有効性及び安全性等の確保
薬剤師は，医薬品の創製から，供給，適正な使用及びその使用状況の経過観察に至るまで常に医薬品の品質，有効性及び安全性の確保に努め，また医薬品が適正に使用されるよう，患者等に正確かつ十分な情報提供及び指導を行う．

13　医療及び介護提供体制への貢献
薬剤師は，予防，医療及び介護の各局面において，薬剤師の職能を十分に発揮し，地域や社会が求める医療及び介護提供体制の適正な推進に貢献する．

14　国民の主体的な健康管理への支援
薬剤師は，国民が自分自身の健康に責任を持ち，個人の意思又は判断のもとに健康を維持，管理するセルフケアを積極的に支援する．

15　医療資源の公正な配分
薬剤師は，利用可能な医療資源に限りがあることや公正性の原則を常に考慮し，個人及び社会に最良の医療を提供する．

すでに WMA や ICN の医療倫理綱領を見てきたあとでは，患者の自己決定権の

尊重，医療資源の公正な配分などを明記して新たに制定された薬剤師行動規範においても，現代医療における患者の諸権利が十分に明示されているとはいいがたい．ファーマシューティカルケア*を中心とする新たな時代の専門職としての薬剤師の倫理規定の制定が望まれる．

* SBO 10 を参照．

例題 32・2　日本薬剤師行動規範　日本薬剤師行動規範の概要をまとめなさい．
解答例　現在の日本薬剤師行動規範は，日本薬剤師会によって 1968 年に制定され，1997 年に改定された日本薬剤師倫理規定を，2018 年にその内容を修正変更するとともに，名称も変更して薬剤師行動規範として新たに制定したものである．その内容は前文と第 1 条から第 15 条で構成されていて，薬剤師が遵守すべき具体的な行動規範が示されている．前文で"医療の担い手として""生命及び生存に関する権利を守る責務を担っている"こと，"保健・医療の向上及び福祉の増進を通じて社会に対する責任を全うする"ことがうたわれている．各条文では，薬剤師の任務として公衆衛生の向上・増進や人々の健康な生活の確保が掲げられているほか，薬剤師の良心と自律，他者及び社会への愛情に基づいた最善努力義務，法令の遵守，品位及び信用の維持と向上，守秘義務，患者の自己決定権の尊重，差別の排除，生涯研鑽，学術発展への寄与，職能の基準の実践と向上，多職種間の連携と協働，医薬品の品質，有効性及び安全性の確保，医療及び介護提供体制への貢献，国民の主体的な健康管理への支援，医療資源の公正な配分など，医療専門職としての薬剤師の果たすべき行動規範があげられている．

32・3　FIP 薬剤師倫理規定

現代の世界の医療においては医薬分業が確立していて，そのうえでチーム医療での協働が行われている．そのなかで世界の薬剤師の倫理規定の基準となっている FIP (国際薬剤師・薬学連合) による倫理規定を掲げておく．FIP は 127 の国と地域，そして WHO のメンバーの 2000 人以上が参加する組織である．

FIP
Fédération International Pharmaceutique

FIP 薬剤師倫理規定
(職能基準に関する FIP 声明：2004 年 9 月 FIP 協議会採択)

緒　言
　専門職とは，個々の従事者が最低限の法的要件以上に，倫理基準及び職能基準を自ら進んで遵守しようとするかどうかで確立される．
　薬剤師は今もなお，医薬品の専門家としての医療従事者である．薬剤師には，人々の健康維持を手助けし，不健康な状態にならないようにし，医薬品の使用が妥当である場合はその適正使用を推進し，患者の医薬品入手を助け，患者が医薬品の最大限の治療効果を得られるようにする責任が課せられている．薬剤師のこのような役割は，現在も拡大しつつある．
　このような状況に鑑み，薬剤師倫理規定についての本職能基準の声明は，薬剤師の役割や職能の基礎をなす責務を再確認し公言することを目的とする．各国薬剤師会が薬剤師に対して，患者，他の医療従事者および社会一般と薬剤師の関係についての指針を個々の倫理規定によって示すことができるよう，倫理の原則と重要性に基づいた薬剤師の責務を以下の通り挙げる．
　このような背景および目的から，FIP は以下を勧告する．

> 1. 全ての国において，適切な薬剤師会が専門家としての責務を列挙した薬剤師倫理規定を策定し，薬剤師にその条項を遵守させるための対策をとるべきである．
> 2. そのような規約に挙げる薬剤師の責務には以下を含めるべきである．
>
> ・利用可能な医療資源の配分を公正かつ公平に行うこと．
> ・専門業務を提供する相手の安全，健康および最善の利益を優先し，常に万全を期して対処すること．
> ・個人と社会の両方に対して最善の質の医療が提供されるよう，他の医療従事者と協力すること．
> ・薬物療法に関する意思決定に個々の患者が参加する権利を尊重し，患者に対して意思決定への参加を促すこと．
> ・患者の文化的な差や思想，価値観（特に提案された治療に対する患者の態度に影響を及ぼすもの）を認め，尊重すること．
> ・専門業務提供の過程で入手した機密情報を尊重，保護し，十分な説明の上で同意が得られた場合や特殊な例外的状況でない限り，個人情報を開示しないこと．
> ・職能基準と科学的原理に従って行動すること．
> ・他の医療従事者（他の薬剤師を含む）との関係において誠実かつ清廉な行動をとり，薬剤師の評価を貶めるまたは公共の信頼を低下させる可能性がある行為を行わないこと．
> ・継続的な職能向上（CPD）により，知識と専門技能を常に最新の状態に維持すること．
> ・専門業務や医薬品の提供に際して法律や認められる職務規定・基準を遵守し，定評ある業者のみから購入することにより，医薬品供給網に問題が生じないようにすること．
> ・業務を委任するサポートスタッフが，業務を効率的かつ有効に遂行するために必要な能力を確実に持つようにすること．
> ・患者，一般の人々および他の医療従事者に提供する情報全てを，正確かつ客観的で理解できる形のものであるようにすること．
> ・薬剤師の業務を求める全ての相手に対して親切に，尊重して接すること．
> ・個人の倫理的見解が対立する場合や薬局が閉店する場合でも，専門業務が提供され続けるようにすること．労働争議が起きた場合も，人々が薬局を利用し続けられるようあらゆる努力を行うこと．
>
> 本声明は，FIP評議会が1997年に採択した声明を改定したものである．
>
> ［翻訳：日本薬剤師会国際委員会］

FIP薬剤師倫理規定の要点は，"医薬品の専門家としての医療従事者"である薬剤師にとって，"患者が医薬品の最大限の治療効果を得られるようにする責任が課せられている"というファーマシューティカルケアの理念が明確に宣言されていることである．さらに，生命倫理の4原則を踏まえながら，患者が自らの薬物治療に関する意思決定に参加する権利を明記するなど，患者中心の医療の視点が徹底されている点，文化多様性を認め，尊重することが明記されていて世界的視点から薬剤師の職務を遂行していく姿勢が打ち出されている点などは，今後の日本

の薬剤師行動規範を考えていくうえで重要な準拠軸となるものである.

例題 32・3　FIP 薬剤師倫理規定　FIP 薬剤師倫理規定の概要と特徴をまとめなさい.
解答例　FIP 薬剤師倫理規定は国際薬剤師・薬学連合によって 1997 年に採択された専門職としての薬剤師の倫理綱領で,2004 年版が最新のものである.その内容は,緒言で薬剤師が "医薬品の専門家としての医療従事者" であることの確認から,その役割と責務の宣言であることが示されている.そのなかで,"患者が医薬品の最大限の治療効果を得られるようにする責任" が明言されて,ファーマシューティカルケアの理念が打出されていることは重要である.緒言に続いて具体的な項目が掲げられているが,患者への最善の利益の提供のほかに医療資源の公正・公平な配分,薬物治療における患者の意思決定への参加の権利などが明示されている点は高く評価される.

演習 32・1　薬剤師の倫理に関係しないのはどれか.
1. 臨床研究　2. 医薬品の製造・販売　3. 生命の尊重　4. 秘密の保持
5. パターナリズム

演習 32・2　日本薬剤師行動規範に明示されていないのはどれか.
1. 生命への畏敬　2. ファーマシューティカルケアの遂行　3. 個人の尊厳
4. 公衆衛生の向上　5. 法令の遵守

演習 32・3　FIP 薬剤師倫理規定に明記されていないのはどれか.
1. 医療資源の公正な配分　2. 最善の質の医療の提供
3. 薬物治療の意思決定への患者の権利　4. 患者の価値観の尊重
5. 利益相反の明示

応用・発展 32・1
薬剤師が薬局・医療機関以外で活躍している職域を調べて,その多様性に対応するためにはどのようなことが必要か議論しなさい.

応用・発展 32・2
日本薬剤師行動規範をほかの国の倫理規定と比較検討して,今後の日本の薬剤師行動規範にどのような事項が加えられるべきか討議しなさい.

応用・発展 32・3
FIP 薬剤師倫理規定を医師および看護師の国際的倫理規定と比較検討して,どのような点が補完されるべきかを討議し,できれば協働して自分たちが遵守すべき薬剤師行動規範を作成しなさい.

SBO 33 医療の進歩に伴う倫理的問題について説明できる．

A(2)②3

学生へのアドバイス

生命科学とバイオテクノロジーを医療に適用することによって医療は飛躍的に進歩を遂げている．しかし，このような医療の進歩に伴って，従来の倫理的枠組みでは解決不可能なさまざまな倫理的問題が発生してきている．それらの多くは生命倫理の問題として世界的視野のもとに議論されてきているが，生命倫理の枠組みに収まらない問題も多くある．医療者・薬剤師・薬学研究者としてこの新たな事態にどのように対応して行けばよいかを理解し説明できることが要求されている．

■このSBOの学習に必要な予備知識
1. 先進医療にかかわる基本的な生命観について理解しておく：SBO 30
2. 生命倫理の諸原則を医療者として臨床場面で活かすには，どのようなことが重要かをまとめておく：SBO 28
3. 家族・社会が求めるニーズに医療者としてどのように対応すべきなのかを理解しておく：SBO 3, 4

■このSBOの学習成果

高度先進医療における患者とその家族へのケアが患者中心の医療の枠組みで行う必要性について説明できる．医療の高度化のなかで，医療者と患者との間で適切なコミュニケーションを通して相互理解ができ，医療知識を共有することの重要性について説明できる．また，医療の高度な専門化に対応して医療チームでの知識の共有化の必要性と患者・家族への説明の重要性が理解できる．

関連するSBO
SBO 1

ヘルスケア healthcare

* SBO 28・2を参照．

パターナリズム
paternalism
（SBO 1を参照）

クライアント（client）：ヘルスケアを利用する人のことであるが，必ずしも病気である患者ではない．

医師中心の医療（DCM）
doctor-centered medicine

患者中心の医療（PCM / PCHC）
patient-centered medicine / healthcare

33・1　パターナリズムから患者中心の医療倫理へ

生命倫理が新たな医療倫理の規範となったその背景には，疾病構造の中心が感染症から慢性病へと転換して，さらに疾病を健康全体の概念の内に位置づけて，その全体としての健康のケアとして**ヘルスケア**を構想する必要性が出てきたことがあげられる．そのようなヘルスケアの体制においては，患者はもはや医療者に従属する立場にはなくて，市民としての権利の主体であることを回復する．ここに自己決定権などの患者の権利を中心とする医療システムの構築の必要性が意識化されて，そこでの倫理として生命倫理が成立するのである*．

感染症が疾病モデルであったときは，病気は犯罪と同じく，他へと悪をもたらす"逸脱行為"の一種と見なされ，病人は概念上"逸脱者"として扱われた．それゆえに，自由権などの人間としての権利の重要な一部が制限されても，医療者も病人自身もそれを受入れていた．医療者の義務は患者の最善の利益のために医療行為を行うことであり，患者は医療者のそのような善意を信じて医療者に従うことが要請された．この医療倫理を支える理念が医師の**パターナリズム**（父権主義）である．この医療システムにおいては，医師が階層構造の頂点に位置し，その下に薬剤師，看護師，そのほかの医療従事者（パラメディカルスタッフ）が位置し，患者が最底辺に置かれることになり，その階層構造のなかでその構造にふさわしい医師中心の医療倫理が成立していたのである．しかし，慢性病が疾病モデルとなることによって，逸脱行為としての疾病観は廃棄される．健康増進や予防医学が中心に置かれるヘルスケアにおいては，患者あるいはヘルスケアを利用する者として**クライアント**がケアの主体として形成され，医療はクライアント中心の医療として再構築されることになる．この医療に適合した医療倫理が生命倫理にほかならない．すなわち**医師中心の医療（DCM）**から**患者中心の医療（PCM/**

PCHC) への医療システムの転換に対応して医療倫理の理念が大きく変わることになったのである．そのなかで医療者は患者・クライアントのニーズが何であるかを認識したうえで，その問題の解決に向けてどのように患者・クライアントに寄り添いながらかかわっていくべきかが問われている．このような問題意識に沿って医療者の責務は考えられなければならない．

例題 33・1　患者中心の医療　どのような疾病構造の変遷によって，医師中心の医療から患者中心の医療に転換したか説明しなさい．
解答例　疾病構造が感染症から慢性病に移行することによって，逸脱行為としての疾病観に基づく医師中心の医療システムでは慢性病の患者の対応は難しくなってきた．慢性病では健康概念のなかに疾病も包含されて，その全人的なケアがヘルスケアとして要求される．それは医療者が患者・クライアントの権利擁護の立場に立って，患者・クライアントのためのケアを行うことを意味している．

33・2　患者の権利擁護者としての医療者の倫理

　新たなヘルスケアの医療における医療専門職としての責務は，医師中心の医療におけるそれとはまったく異なっているということを理解しなければならない．WMAの医療倫理国際綱領*で"医師たるものは患者の最善の利益のために行動しなければならない"という宣言は，1949年当初から現在まで同じ文言で表現されている．しかしその意味は，パターナリズム的な医師の義務から患者の権利を擁護する立場からの義務へと変様している．2013年フォルタレザ修正版の**ヘルシンキ宣言**で，"患者の健康，福利および権利を促進し守ることは医師の義務である"（第4項），"医学研究の目標が個々の研究被験者の権利と利益に優先することがあってはならない"（第8項）というように，権利という言葉が明記され，患者・研究被験者の健康・福利・利益が権利と一体となって擁護されなければならないことが強調されている．患者・研究被験者の権利を擁護するということは，権利を根底から基礎づけているその人格の尊厳を擁護することである．このように現代の医療における医療者の義務は，広くクライアントの権利と利益の擁護者（アドボケイト）であることである．患者**アドボカシー**の立場からの医療者の義務が医療倫理として要求されるのである．

関連する SBO
F(1)② 2, 5

*　SBO 31・3 を参照．

ヘルシンキ宣言
(SBO 38, 付録1を参照)

アドボカシー（擁護）
advocacy

例題 33・2　患者アドボカシー　患者の権利を擁護する医療者の倫理がどういう意味で重要であるか説明しなさい．
解答例　患者のための医療を実行する場合，患者の自律性を尊重して，患者の自発的な意思決定に基づいて医療を行うことが原則である．そのうえで対応能力がないか，あるいは弱い立場の人を保護する責務が医療者には課せられている．患者中心の医療とは，したがって，自己決定権などの患者の権利を擁護し，患者がその自らの権利を行使できるように支援することにある．このように患者の権利を擁護することに自らの専門職の責務の根拠を置くことは，それが同時に人間の尊厳に根差した行為であることを保証するという意味で重要である．

33・3　チーム医療とその倫理

　医療の高度化と専門化，さらにヘルスケアへの医療概念の拡大に伴って，医師一人による医療判断は困難になってきた．さらに医療の目的が患者やクライアントの QOL の改善に置かれることによって，患者・クライアント自身の主観的価値判断を抜きにして医療を実践することができなくなってきている．これらのことから，専門の異なる各医療専門職が患者・クライアントをその中心に置いてチームを組み，ケアにあたることが要求される．そのためには，患者・クライアントと医療従事者間および医療専門職間の相互の人格の尊重と平等性の確保が，医療者の倫理の必要不可欠の要件となる．そのような倫理観を身につけたうえで，どのように医療者間および患者・クライアントとのコミュニケーションを実践することができるかが問われるのである．パターナリズムの古い上下関係の医療者の倫理からどのように脱却できるかがその鍵となる．

関連する SBO
SBO 52

QOL quality of life
（生命の質，生活の質）

例題 33・3　チーム医療　チーム医療の必要性とその倫理について説明しなさい．
解答例　現代医療は医師単独で最善の質の医療を患者に提供できないほど高度化し専門化している．そのため各医療専門職がチームを組んで医療にあたる必要性が生まれてきている．したがってチーム医療を構成する医療者は，相互の人格と権利を尊重して，チームとして患者に対して医療を行うことになる．そこでは，医師中心のパターナリズムを脱却して患者中心の医療を可能にする倫理が，チーム医療の倫理として課せられる．

33・4　EBM・NBM とその倫理

　医療の進歩には，人間を被験者とする臨床研究が不可欠である．しかも，その成果は臨床研究の倫理に基づいて得られるべきものである．現代医療はそのような臨床研究によって得られたエビデンス（科学的根拠）に基づいて行われることが前提となる．すなわち EBM である．したがって，チーム医療の医療専門職は，それぞれの専門分野におけるエビデンスをほかの医療者および患者に説明できなくてはならない．臨床研究のエビデンスが統計学的・確率論的な根拠であることから，最終的な治療方法の選択においてエビデンスをどのように理解するべきかは，説明する医療者にとっても，選択する患者にとっても難しい問題である．いずれにしても，どのような治療方法を選択するべきかを決定することができるのは患者をおいてほかにない．このことを EBM は告げている．その意味で EBM は生命倫理 4 原則のうちの自律尊重原則を実現するために不可欠である．

　EBM が科学的根拠に基づいた医療を代表するのに対し，患者の内面の苦悩に対応する医療が NBM として提起されている．ナラティヴ，すなわち“語り・物語”に基づくというのは，患者が自己の病をどのように受止めているのかということについて，患者自身が物語として語ることを通して病の意味を明らかにして，そのうえで医療にあたるということである．それは患者の全実存に対応する医療としての**全人医療**を意味する．この場合，病はただ除去されるべきものではなく，その病の意味が問われなければならない．苦しみのなかで病を生きることを通し

関連する SBO
E 3(1)④ 1
F(3)③ 8

EBM evidence-based medicine
（根拠に基づく医療）

NBM narrative-based medicine
（物語に基づく医療）

全人医療 holistic medicine

て，どのようにその苦しみから癒されることができるのかを医療者は患者とともに模索することが責務となる．終末期医療では，それが死の苦しみからの癒しを意味することになるのであって，医療者・患者の死生観がその根底から問われることとなる．

例題 33・4　EBM・NBM とその倫理　EBM と NBM についてその要点を医療倫理と関連づけてまとめなさい．
解答例　現代医療においては，先進医療の発展とともにその科学的・客観的側面がますます重視されるようになってきているが，しかしそれと同時に，病に苦しむ患者の苦悩に対応することは医療の根源であり続けている．前者に対応する医療が，臨床研究の成果である科学的根拠に基づいた医療としての EBM である．したがって，これは確率論的・統計学的根拠に支えられた医療であることが重要である．EBM の倫理としては，医師のパターナリズムを超えて，エビデンス（科学的根拠）に基づいて患者が治療法を選択することを可能にする点にある．それに対して，後者の患者の内面の苦悩に即した医療が，患者の自らの病いについての物語に基づいた医療，すなわち NBM である．NBM の倫理としては，患者の内面的苦悩を受止めてケアを行うことを可能にする点で，患者とケアする者との相互理解に基づいた倫理が可能となる．現代医療にあっては，科学的側面と患者の内面の苦悩に即した医療の両面が一体となって，患者中心の医療を行う必要がある．

33・5　先進医療の倫理

　生命科学とバイオテクノロジーの医療への適用の結果として科学的医療は飛躍的に進展した．その医療の倫理の難しさは，生殖医療から終末期医療まで，どこまで医療において従来の人間の理念を保持できるかが問われていることである．生殖細胞から臓器まで人間の身体は，ほかの人を救うための医療手段として利用されるに至っている．そのなかで医療ビジネスも国境を越えて展開されている．医療の自由市場化は許されるのかどうか，許されないとして，それを阻止することが可能なのかどうか，このことが人間の尊厳の問題と密接に関連して問われているのである．

　先進医療は病気を治療するというだけではなくて，あらゆる意味で人間の改造をも可能にしている．それは近代医療が立脚してきたヒューマニズムの倫理観を超える問題を露呈している．一卵性双生児とクローン人間との違いは，人間による意図的操作が加わっているか否かの違いである．その操作する意図の是非が問われるのであるが，それは体外受精などの生殖医療，臓器移植などの終末期医療において問われる問題でもある*．たとえば非配偶者間体外受精は認めるが，選択的中絶は認めないとした場合，その論拠が人為的操作を正当化しうるものでなければならない．最終的にその論拠を人格の尊厳に置いた場合，その倫理は近代ヒューマニズムの倫理を守る立場を意味する．それを超える倫理が可能かどうか，このことを問うことなしに先進医療を展開することは決して許されない．先進医療はその根底に倫理が必要なことを逆説的に示している．それが人間の倫理を超える危険性と可能性を秘めているからである．

先進医療
advanced medicine

＊　SBO 29 も参照．

例題 33・5　先進医療の倫理　先進医療の倫理問題を列挙して，その問題点を述べなさい．
解答例　先進医療の倫理問題としては，生殖医療に関するものから終末期医療に関するものまである．前者では体外受精・出生前診断・遺伝子治療などがあげられ，後者では臓器移植などが問題となる．さらに再生医療として胚の使用，クローン技術などの問題がある．これらに伴って人間の尊厳が損われることが危惧されるさまざまな問題が発生してきている．代理母問題・生殖細胞や臓器の商業化などが世界的に問題化している．

演習 33・1　患者中心の医療を最もよく表現するのはどれか．
1. 法規の遵守　2. 医師の誠実性　3. 生涯の研鑽　4. 患者の権利の擁護
5. 人格の鍛錬

演習 33・2　患者アドボカシーに直接関係しないのはどれか．
1. 人格の尊厳の尊重　2. 医療情報の開示　3. 地域医療への貢献
4. インフォームドコンセントの尊重　5. 対等の人間関係

演習 33・3　チーム医療の記述のうち，正しいのはどれか．
1. チームの統一した意思決定は必要としない．
2. 患者の情報はチームで共有されない．
3. チームとしての医療の標準化はできない．
4. クリニカルパスの活用は責任意識の共有化に役立つ．
5. チームの治療方針は医師中心に行われる．

演習 33・4　EBM に直接関係するのはどれか．
1. セデーション　2. 臨床研究　3. ナラティブ　4. 体外受精
5. エンハンスメント

演習 33・5　先進医療に関係しないのはどれか．
1. 遺伝子診断　2. 再生医療　3. 脳画像技術　4. クローン技術　5. 動的平衡

応用・発展 33・1
医師のパターナリズムでは医療の高度専門化に対応できない具体的な事例を調べて，どのように解決されるべきか討議しなさい．

応用・発展 33・2
患者アドボカシーの精神がどのように医療機関で活かされているか，実際の医療機関にあたって調べなさい．

応用・発展 33・3
チーム医療が実際の医療機関でどのように実施されているか調べて，チーム医療として十分に機能しているかどうか検討しなさい．

応用・発展 33・4
NBM がどのように実際に行われているか調べ，医療者の取組みが十分かどうか議論しなさい．

応用・発展 33・5
先進医療が国境を越えて利用される時代において，具体的にどのような問題がひき起こされているか調べなさい．そのうえで，それらを防ぐためにどのような倫理が必要とされるか討議しなさい．

第9章 患者の権利

> **SBO 34** 患者の価値観，人間性に配慮することの重要性を認識する．（態度）
> A(2)③1

学生へのアドバイス

患者の価値観，人間性を把握し，共感できることが，患者との良好な関係を構築し，患者を中心とした医療の第一歩である．このSBOで患者の価値観，人間性に配慮した判断を実践するために必要な態度や姿勢を学ぶことで，患者に必要とされる薬剤師に近づくことになる．

■ **このSBOの学習に必要な予備知識**

1. 現在の医療は，エビデンス（科学的根拠）に基づき，患者個々に適した個別化（テーラーメイド）が実践されている：E3(1)④1
2. 患者とコミュニケーションをとる場合，非言語的コミュニケーションと言語的コミュニケーションがある：SBO 42
3. 非言語的コミュニケーションには，受容する姿勢として共感的態度や理解的態度がある：SBO 42

■ **このSBOの学習成果**

患者の価値観，人間性に配慮することが治療を行ううえで重要であることを認識し，どのような姿勢・態度で実践すべきかを説明できる．実際に習得するためには数多くの経験を必要とするが，このSBOが最初の一歩となる．

34・1 患者としての価値観の特性

病気になった人を患者というが，患者となって感じる自身の価値観は，患者本人にしか感じとれない部分も多い．患者が抱く病気に付随する価値観は，健康や体調の回復，**生活の質**（QOL）の向上などに対する一連の**目標，期待，性質，および信念**であり，健常時に考えている価値観（理想）と実際に患者となってしまったときの価値観（現実）は，必ずしも一致しない．患者となるきっかけはそれぞれ違うが，多くの場合は自分の体調に異変を感じて，時には突然のできごと（天災，交通事故など）に襲われて，または健康診断や人間ドックで指摘されてなることもある．どんな理由であれ，患者の多くが最初に感じるのは不安感である．患者となる原因（病気）によっては，死を覚悟することもあり，不安感を通り越して恐怖感をもつこともある．不安感や恐怖感が持続することで，うつ状態になったり，自分の思いどおりにならないこと（つまり健常時の自分自身の価値観が損われたり維持できないこと）によるフラストレーション，挫折感，怒りや罪悪感を抱くようになり，患者自身が本来もっている価値観を維持できなくなる．医療従事者は，健常時の価値観と病気により強要されている価値観との差を把握し，共感し，話し合うことで，患者が現在必要な治療を選択し，受入れられるようにすることが大切である．

関連するSBO
SBO 51
F(1)② 2, 3

生活の質（QOL）
quality of life

34・2 人間性の尊重

人間性は身体的，社会的，文化的，経済的な要因など，多くの要素から保たれている．患者になることで，これらの要素のどこかに問題が起こり，場合によっては病気とは異なった原因で会話や食欲，やる気が減ったりすることがある．また，患者自身に行動制限がある場合（排泄が自分でできないなど），誰かに頼らなくてはいけなくなり，自尊心の喪失を招くこともある．

米国の"生物医学および行動学研究の対象者保護のための国家委員会"が作成

関連するSBO
F(1)② 2, 3, 5

*1 SBO 28, 38を参照.

したベルモントレポート*では，基本倫理原則の人間性の尊重の項で，個人は自律的な主体者として扱われるべきであり，自律性が減弱した人々は保護される権利があるとしている．医療従事者は，自律性が減弱した患者を過度に保護することで患者自身の自尊心を傷つけていないか注意し，自律的な主体者として患者と接するべきである．

関連するSBO
F(1)② 2, 3

対人認知
interpersonal cognition

印象形成
impression formation

34・3　第一印象や先入観の排除と共感的態度

　自分が関心をもつ相手に対して，性格や考え方，感情，能力といった内面的な特性（パーソナリティー）を知ろうとする一連の過程を**対人認知**という．私たちは相手に関するわずかな情報（人相，服装，話し方など）をもとに，その人の全体像をつくり上げ，**印象形成**を行っている．初対面の相手に対してつくられる印象を"**第一印象**"とよぶが，この時点で相手の印象を固めてしまうため，その後に入ってくる情報は，この第一印象に合致しないものは捨てるか，合うように意味をすり替えてしまう．さらに，第一印象だけでなく，事前のわずかな情報だけで，会う前からその相手の印象を決めつける"**先入観**"をもち，その後の人間関係にも影響させてしまう．良い印象よりも悪い印象のほうが修正されにくく持続しやすい．また，自分のこれまでの経験や知識と対比することで相手の人物像を決めてしまう"**暗黙の人格理論**"も知られている．たとえば，"外交的な人は積極的である"と信じている人が，初めて会った人が外交的であった場合，同時に積極的な性格に違いないと判断してしまうのである．

　患者の人間性を正確に把握するためには，第一印象や先入観，過去の経験に捕われず，時間をかけて判断するという姿勢が大切である．ふだんから相手の立場に立って共に考え感じようとする共感的態度で接することを心掛けることが必要である．さらに，自分自身についての理解を深め，どのような"暗黙の人格理論"をもっているのか，どのようなタイプの患者を好ましく思い，どのようなタイプが嫌いなのかといった点について把握しておけば，患者に対する誤解を防ぐこともできる．先入観や第一印象で相手を判断し，それに固執してしまうと，あとになって大きな誤りを犯しかねない．

関連するSBO
SBO 51
F(1)② 2, 3, 5

34・4　患者の価値観，人間性に配慮することの重要性

　患者の価値観や人間性に配慮することができなければ，患者からの信頼が得られず，患者を中心とした医療の実現は不可能である．また，医師を中心とした多職種によるチーム医療で患者に対応することが当たり前となった現在，薬剤師が患者から信頼を得られない事態となれば，チーム全体の信用問題へと発展する可能性があり，本人だけの問題では済まされない．医療従事者は，患者の価値観や人間性を尊重する真摯な態度，社会の価値基準を把握する能力が必要である．患者とのコミュニケーション能力，あらゆる価値観に対して共感する態度，患者から学ぶという謙虚な姿勢，これらを支える患者情報の把握が重要である．また，社会の価値基準から外れないためにも，その判断を医療チームで共有することが重要であり，おのおのの職域の医療従事者が専門性を十分に発揮し，エビデンス

に基づいた判断を行いながらも，チームとしては互いに批判的吟味を行うことで，価値判断の基準が一時の思い込みや見落しを含んでいないかどうかを確認し合うことが重要である．

● **患者の価値観，人間性に配慮した判断を実践するためのポイント** ●
1. 患者とのコミュニケーション能力，患者情報の把握
2. 患者の価値観に共感し，自分とは異なる価値観も尊重する真摯な態度
3. 患者から学ぶという謙虚な姿勢
4. 患者の意向や自己決定を支援する柔軟な行動
5. 社会の価値観・倫理観を踏まえる姿勢
6. 医療現場での判断を，できるだけチームで行おうとするシステム
7. 判断に必要な専門知識，技術を自発的に研鑽できる
8. 自分の臨床能力や限界をわきまえる態度
9. 患者にとって重要な基準・結果で医療行為・成績を評価
10. 倫理観をもって医療行為ができ，医療従事者として成長していくための行動を常にとる

応用・発展　34・1
患者の価値観，人間性に配慮した行動をとるために必要な能力，配慮すべき点について討議しなさい．

SBO 35 患者の基本的権利の内容（リスボン宣言など）について説明できる．

A(2)③2

学生へのアドバイス

医師をはじめとする医療従事者には医療を行う"義務"があることが古代より認知されてきた．一方で，患者の基本的"権利"の歴史は浅く，第二次世界大戦の反省のうえに成り立つ比較的新しい概念である．この SBO で患者の基本的権利を正しく理解することは，医薬品の適正使用を担う薬剤師と患者の間に良好な関係を構築するうえで大変重要である．

■この SBO の学習に必要な予備知識

1. ヒポクラテスの誓い(The Hippocratic Oath)は，医師の倫理・任務などについての，ギリシャ神への宣誓文．現代の医療倫理の大原則となっている．患者の生命・健康保護，患者のプライバシー保護，専門家としての尊厳の保持などがうたわれている：SBO 4
2. ジュネーブ宣言は，1948年の第2回世界医師会総会で規定された医の倫理に関する規定であり，ヒポクラテスの誓いを現代の状況に合わせて公式化したものである．随時改訂されている：SBO 31

■この SBO の学習成果

医療従事者が医療を行う責務を負っているだけでなく，患者にも治療を受ける権利や拒否をする権利があることを説明することができる．患者の基本的権利は，世界医師会による"リスボン宣言"が基本となっており，欧米諸国では患者の権利法として法整備されているが，日本ではされていないことを説明できる．

関連する SBO
F(1)②4, 5

ヒポクラテスの誓い
The Hippocratic Oath
(SBO 4 を参照)

パターナリズム
(SBO 1 を参照)

ニュルンベルク綱領
Nuremberg Code
(SBO 38 を参照)

ヘルシンキ宣言
Declaration of Helsinki
(SBO 38, 付録 1 を参照)

35・1　患者の基本的権利の歴史とリスボン宣言

現在，世界全体で患者の基本的権利が認知され，さまざまな取組みが行われている．

患者の基本的"権利"の歴史は浅く，医師をはじめとする医療従事者の医療を行う"義務"としての考え方が長い間受継がれてきた．これは，**ヒポクラテスの誓い**として古代から続く伝統的な思想であるが，病人やけが人に医師たちが医療を提供する"義務"であり，患者の"権利"ではない．"義務"は本人の意志にかかわりなく，本人の利益のために，本人に代わって意思決定をする**パターナリズム**に陥りやすく，結果的に患者の"権利"とは対立する立場となってしまうこともありうる．医療従事者が医療を提供する"義務"から患者が医療を受ける"権利"へと読み替えられるようになり，医師の"義務"から患者の"権利"へと社会全体に認知されていく過程が，患者の権利の全体の歴史の流れといえる．

現代における患者の権利の歴史は，**ニュルンベルク綱領**から始まっている．ナチス・ドイツを裁いたニュルンベルク軍事裁判のなかで，第二次世界大戦中にナチスが行ったユダヤ人に対する反倫理的，反社会的な人体実験が明らかにされた．その犯罪性の高い行為を反省する意味で，1947年に10項目からなる"ニュルンベルク綱領"が作成された．最初に掲げられている"被験者の自発的な同意が絶対に必要である．"という言葉は，インフォームドコンセントという概念がはじめて定義されたものとなっている．その後，医学研究者が自らを規制するための人体実験に対する倫理規範が，1964年，フィンランドの首都ヘルシンキにおいて開かれた第18回 世界医師会総会で**ヘルシンキ宣言**として採択された．その後，何度か改正され，2013年10月，第64回 世界医師会フォルタレザ総会（ブラジル）で最新版に改訂されている（2015年4月現在）．

"ヘルシンキ宣言"に遅れること17年，1981年の第34回 世界医師会総会で採

択された"患者の権利に関する世界医師会リスボン宣言(リスボン宣言)"は、ようやく医療従事者が医療を提供する"義務"から患者が医療を受ける"権利"へと読み替えられた、患者の基本的権利に関する宣言である。序文には、医師だけでなく薬剤師を含む医療従事者や医療組織も、患者の基本的権利を認識し、擁護する共同の責任を担っていることをうたっている。宣言は、次の11点に関する行動指針を盛込んだ。

患者の権利に関する世界医師会リスボン宣言
World Medical Association Declaration of Lisbon on the Rights of the Patient
(SBO 31 も参照)

患者の権利に関する世界医師会リスボン宣言

序　文　医師、患者およびより広い意味での社会との関係は、近年著しく変化してきた。医師は、常に自らの良心に従い、また、常に患者の最善の利益のために行動すべきであると同時に、それと同等の努力を患者の自律性と正義を保証するために払わねばならない。以下に掲げる宣言は、医師が是認し推進する患者の主要な権利のいくつかを述べたものである。医師および医療従事者、または医療組織は、この権利を認識し、擁護していくうえで共同の責任を担っている。法律、政府の措置、あるいは他のいかなる行政や慣例であろうとも、患者の権利を否定する場合には、医師はこの権利を保障ないし回復させる適切な手段を講じるべきである。

原　則

1. **良質の医療を受ける権利**
   全ての患者は差別されることなく、必要な治療行為を受ける権利があると定めている。

2. **選択の自由の権利**
   患者は担当の医師、病院、あるいは保健サービス機関を自由に選択し、変更する権利があり、またセカンドオピニオンを求める権利も有するとしている。

3. **自己決定の権利**
   患者は、自己決定の権利を有し、検査ないし治療の目的、その結果が意味すること、そして同意しないことの意味について明確に理解するべきであるとしている。

4. **意識のない患者**
   患者が意識不明かその他の理由で意思を表明できない場合は、法律上の権限を有する代理人から、可能なかぎりインフォームドコンセントを得なければならないと言及しており、法律上の権限を有する代理人がおらず、患者に対する対応が緊急に必要とされる場合は、患者の同意があるものと推定している。

5. **法的無能力の患者**
   患者が未成年者あるいは法的無能力者の場合、法律上の権限をもつ代理人の同意が必要とされるが、患者の能力が許すかぎり、患者は意思決定に関与しなければならず、本人の意思が最大限に反映される必要性に言及している。

6. **患者の意思に反する処置**
   患者の意思に反する診断上の処置あるいは治療は、特別に法律が認めるか医の倫理の諸原則に合致する場合のみ行えると定めている。

7. 情報に対する権利

    患者は，いかなる医療上の記録であろうと，そこに記載されている自己の情報を受ける権利を有し，また症状についての医学的事実を含む健康状態に関して十分な説明を受ける権利を有するが，情報が患者自身の生命あるいは健康に著しい危険をもたらす恐れがある場合は，その情報を患者に与えなくともよいと定めている．

8. 守秘義務に対する権利

    患者の健康状態，症状，診断，予後および治療について個人を特定しうるあらゆる情報，ならびにその他個人のすべての情報は，患者の死後も秘密が守られなければならないが，患者の子孫には，自らの健康上のリスクにかかわる情報を得る権利もあると記されている．

9. 健康教育を受ける権利

    全ての患者は，個人の健康と保健サービスの利用について，情報を与えられたうえでの選択が可能となるような健康教育を受ける権利があり，この教育には，健康的なライフスタイルや，疾病の予防および早期発見についての手法に関する情報が含まれていなければならないと定めている．

10. 尊厳に対する権利

    患者の価値観や個人情報，疼痛コントロール，終末期医療の尊重について記されている．

11. 宗教的支援に対する権利

    患者には，信仰する宗教の精神的，道徳的慰問を受けるか否かを決める権利があるとしている．

35・2　患者の権利に関する法律についての世界の動き

　米国では，1960年代から"患者の権利"が議論されてきた．この議論は人種差別反対運動，女性解放運動，消費者運動といった各種の社会運動の一環として広まり，世界の先駆けといわれている．1957年の**サルゴ判決***を発端として，**インフォームドコンセント**が法律用語として定着していく．1972年には，ボストンにあるベス・イスラエル病院が，医療機関として初めて"患者としてのあなたの権利"を掲げ，1973年に米国病院協会が"患者の権利章典"を制定した．その後，ミネソタ州を皮切りに多くの州で患者の権利が法制化されていった．

　ヨーロッパでは，1970年代から患者の権利に関する議論が始まり，1980年代には，スウェーデンの保健医療サービス信頼委員会法（1980年），フィンランドの患者傷害法（1986年）といった北欧諸国での患者の権利にかかわる立法がなされ，1992年にフィンランドで，ヨーロッパで初めての独立した患者の権利法が制定された．1990年代になると，世界保健機関（WHO）においても患者の権利に関する議論が活発となり，1994年にはWHOのヨーロッパ地域事務所がオランダのアムステルダムで"患者の権利に関するヨーロッパ会議"を開催し，"患者の権利の促進に関する宣言"を採択した．その後，1997年のアイスランド，1998年のデンマーク，1999年のノルウェーなど，各国で患者の権利法の制定が続いた．

---

* リスクの説明がないまま行われた医療措置で下半身麻痺になったというカリフォルニア州の医療過誤事件で，情報開示は医療従事者の義務であるとの判断が下された．

世界保健機関（WHO）
World Health Organization

35・3　日本における患者の権利の法制化への取組み

　日本病院協会が1983年に日本で初めて，患者の基本的権利として"勤務医マニュアル"のなかに"患者の権利と責任"の記述を入れた．翌年の1984年，患者の権利宣言全国起草委員会が"患者の権利宣言（案）"を発表した．宣言（案）では，個人の尊厳，平等な医療を受ける権利，最善の医療を受ける権利，知る権利，自己決定権，プライバシーの権利を掲げている．1989年には全国保険医団体連合会（保団連）が"開業医宣言"を出している．1991年に患者の権利法をつくる会が**患者の諸権利を定める法律要綱案**を発表し，その後も改訂を続け，現在は2004年改訂版が最新である．1992年には，日本弁護士連合会が**患者の権利の確立に関する宣言**をしている．

　"患者中心の医療"へ転換することの重要性が唱えられてから日本でも長い時間が経過したが，欧米諸国と異なり，その要となる患者の権利法として実を結ぶには至っていない．

　一方で日本では，病院単位や地方自治体レベルで**患者の権利宣言**や**患者の権利章典**を制定している．議会の審議を経ない患者の権利憲章の制定は，患者の権利法などの立法化と比べれば，比較的容易に短期間のうちに実現できるが，法的拘束力がなく，裁判での根拠法としては使用できない．患者の権利を保障する方法が，立法という厳格な手続きではなく，憲章という柔軟な手段をとっているのは，日本の法文化によるところが大きい．

35・4　現代社会が抱える患者の基本的権利に関する問題

　臓器移植を可能にすると同時に，問題となる臓器提供者の人権問題，人工授精や体外受精を用いた生殖補助医療だけでなく，出生前診断や着床前診断による優生学的な生命選別の問題，遺伝子診断や遺伝子治療，再生医療といった生命倫理の問題など，高度な医療技術がつぎつぎに実用化されるなかで生じる難しい倫理的な問題が，患者やその家族などに対する情報提供，プライバシー保護といった患者の基本的権利にかかわる問題をより複雑にしている．

　一方で，医療技術の高度化がもたらす高齢化は，認知能に問題を抱えた患者の増加とそれに伴う患者の権利保護の問題を生じ，社会問題となっている．尊厳死・安楽死を含む終末期医療も医療技術の高度化に伴う生命倫理問題の一つであるが，患者の"尊厳死の権利を主張して，延命治療の打切りを希望する"といった意思表示**リビングウィル**と，それに伴い医師が患者もしくは家族と事前に確認し，医療スタッフに対して心肺停止しても心配蘇生法を行わない**蘇生拒否指示（DNR）**を出すことも，患者自らが尊厳死・安楽死を決定するという権利とともに考えていかなければならない問題となっている．

　現在，薬害や医療過誤による死亡・障害事故が原因で訴訟となるケースも増えてきている．医療事故を起こさないことはもちろんのこと，患者の納得のいく治療を目指すためにも，次のSBO 36で解説するインフォームドコンセント，さらにはセカンドオピニオン*を必要とする時期が到来している．

関連するSBO
F(1)②2, 5

リビングウィル
living will

蘇生拒否指示（DNR）
do not resuscitate,
do not resuscitation order

*　SBO 36・4を参照

例題 35・1　患者の基本的権利に関する法的根拠　患者の権利宣言や患者の権利章典と，患者の権利法との違いを述べなさい．

解答例　患者の権利宣言や患者の権利章典は，議会の審議を経ないガイドラインである．比較的容易に短期間のうちに実現できるが，法律である"患者の権利法"と異なり法的拘束力がなく，裁判での根拠法としては使用できない．

演習 35・1　患者の基本的権利に関する次の記述のうち，<u>誤っている</u>のはどれか．一つ選べ．

1. 現代における患者の権利の歴史は，"ヒポクラテスの誓い"から始まっている．
2. リスボン宣言では，医師だけでなく薬剤師を含む医療従事者や医療組織も，患者の基本的権利を認識し，擁護する共同の責任を担っていることをうたっている．
3. 日本では，病院単位や地方自治体レベルで患者の権利宣言や患者の権利章典を制定しているが，患者の権利法制定には至っていない．
4. 患者の"尊厳死の権利を主張して，延命治療の打切りを希望する"といった意思表示をリビングウィルという．

応用・発展 35・1
患者の権利を記している"リスボン宣言"と医療従事者の義務を記している"ジュネーブ宣言"をすべて読み，互いの宣言が記している先にある"患者を中心とした医療"のあり方について討議しなさい．

SBO 36 患者の自己決定権とインフォームドコンセントの意義について説明できる．
A(2)③3

学生へのアドバイス
インフォームドコンセントは，医療行為を受ける患者や治験・臨床試験の被験者の自己決定権に基づく概念であり，治療や試験の内容についてよく説明を受け，十分理解したうえで，自らの自由意思に基づいて判断するものであり，合意だけでなく拒否も含まれる．この SBO で患者の自己決定権とインフォームドコンセントの意義を学び理解することは，患者の基本的権利を遵守するうえで大変重要である．

■ この SBO の学習に必要な予備知識
1. 病人やけが人に医師たちが医療を提供する"義務"だけでなく，患者が医療を受ける"権利"が存在する：SBO 36

2. ヘルシンキ宣言（Declaration of Helsinki）は，1947 年 6 月，ナチスによる非人道的な人体実験の反省より生じたニュルンベルク綱領を受けて，1964 年，フィンランドの首都ヘルシンキにおいて開かれた第 18 回世界医師会総会で採択された，医学研究者が自らを規制するために採択された人体実験に対する倫理規範であり，その後，時代の変遷とともに改訂されている：SBO 38

■ この SBO の学習成果
インフォームドコンセントのプロセスと日本における法的根拠を説明できる．インフォームドコンセントの対応が困難な場合の対処法について説明できる．患者の自己決定権におけるセカンドオピニオンの役割を説明できる．また，インフォームドコンセントと自己決定権が患者の基本的権利を守るために必要な理由を説明できる．

36・1 インフォームドコンセントと患者の自己決定権

インフォームドコンセントは，医療行為（投薬・手術・検査など）を受ける患者や治験・臨床試験の被験者が，治療や試験の内容についてよく説明を受け，十分理解したうえで，自らの自由意思に基づいて合意または拒否をすることである．インフォームドコンセントにおける患者や被験者の自己決定権は，自身の自主的判断権と選択権に基づく個人の決定権であり，患者の自主的な同意の基礎になる重要な権利である．そのため，必ずしも提案された治療方針や試験を患者や被験者が受入れることを意味しているわけではない．

説明されるべき内容については，対象となる医療行為や治験・臨床試験の名称・内容・期待されている結果のみではなく，代替治療の有無とある場合はその内容，薬物療法の場合は，現在わかっている副作用とその頻度，危険度の高い行為については成功率や予後，高額な場合は費用までも含んだ正確な情報が与えられることが望まれている．また，患者・被験者側も理解できない点については納得するまで質問し，説明を求める必要がある．

一般的には，治療を受ける本人（や家族）が，口頭（必要に応じて文書を併用，治験に関しては文書が必須，臨床試験は方法によっては文書が必要）にて治療方針の説明を受ける．患者の心情や価値観，理解力に配慮した表現を用い，わかりやすい説明が必要である．要する時間は状況により大きく異なる．

インフォームドコンセントは，従来の医療従事者（医師，薬剤師など）の権威（パターナリズム）に基づいた医療を改め，患者・被験者の選択権・自由意志を最大限尊重するという理念に基づいている．患者・被験者本人の意思が，配偶者や親，その他の家族の意思よりも優先される．しかし，特に病気の治療には家族の理解と支えも必要であり，重要な問題に関しては，家族に対するインフォームド

関連する SBO
F(1)② 5, 6

インフォームドコンセント
informed consent

自己決定権
self-determination

コンセントも配慮する必要がある．薬剤師も職能を活かして，患者・被験者自身が医薬品の使用の選択を判断するために必要な情報の提供を行っていく必要がある．

十分に納得が得られた患者の自己決定について，重要な問題に関しては書面による意思確認がなされる．このような手続きを踏まえて患者・被験者の同意が成立した場合，患者は自身が選んだ治療や試験の方針とその結果に対して，医療従事者とともに責任をもつことになる．また，明確に同意を撤回する意思を示さないかぎり，選択した方針に協力しなければならない．しかし，この同意はいつでも撤回できることが重要である．

関連するSBO
F(1)②4
医薬品の臨床試験の実施の基準に関する省令（GCP）
Good Clinical Practice
（SBO 39・1を参照）

36・2　インフォームドコンセントの法的根拠

インフォームドコンセントの法的根拠は，医療行為については医療法，治験については医薬品の臨床試験の実施の基準に関する省令（GCP），臨床試験については人を対象とする医学系研究に関する倫理指針にある．治験・臨床試験における法律・指針については，1947年6月，ナチスの人体実験の反省より生まれた"ニュルンベルク綱領"を受けて，1964年，フィンランドの首都ヘルシンキにおいて開かれた世界医師会第18回総会で採択された人体実験に対する倫理規範"ヘルシンキ宣言"を基礎としている．

1）医　療　法

第1章　総則　第1条の4の2
　医師，歯科医師，薬剤師，看護師その他の医療の担い手は，医療を提供するに当たり，適切な説明を行い，医療を受ける者の理解を得るよう努めなければならない．

2）医薬品の臨床試験の実施の基準に関する省令（GCP）

（文書による説明と同意の取得）
第50条　治験責任医師等は，被験者となるべき者を治験に参加させるときは，あらかじめ治験の内容その他の治験に関する事項について当該者の理解を得るよう，文書により適切な説明を行い，文書により同意を得なければならない．
　2　被験者となるべき者が同意の能力を欠くこと等により同意を得ることが困難であるときは，前項の規定にかかわらず，代諾者となるべき者の同意を得ることにより，当該被験者となるべき者を治験に参加させることができる．
　3　治験責任医師等は，前項の規定により代諾者となるべき者の同意を得た場合には，代諾者の同意に関する記録及び代諾者と被験者との関係についての記録を作成しなければならない．
　4　治験責任医師等は，当該被験者に対して治験薬の効果を有しないと予測される治験においては，第2項の規定にかかわらず，同意を得ることが困難な被験者となるべき者を治験に参加させてはならない．

5 治験責任医師等は，説明文書の内容その他治験に関する事項について，被験者となるべき者（代諾者となるべき者の同意を得る場合にあっては，当該者.）に質問をする機会を与え，かつ，当該質問に十分に答えなければならない．

3) 人を対象とする医学系研究に関する倫理指針

第5章 インフォームドコンセント等

3 説明事項

　研究者等は，臨床研究を実施する場合には，被験者（研究対象者）又はその代諾者等に対し，以下の項目について十分な説明した後，それらが理解できていることを確認した上で自由意思に基づいて実施の同意を得なければならないとしている．

　主な項目として臨床研究の目的，方法，研究期間の名称と研究責任者の氏名，被験者としての選定理由，同意撤回に伴う不利益がない，資金源，情報公開の方法，起こりうる利害の衝突，研究者等の関連組織との関わり，遺伝情報がある場合はその取扱い，臨床研究に参加することにより期待される利益及び起こりうる危険，必然的に伴う不快な状態，臨床研究終了後の対応，臨床研究に伴う補償の有無，情報閲覧がある旨が示されている．

36・3 インフォームドコンセントが困難な場合

関連するSBO
F(1)②2

　医師・歯科医師をはじめとする医療従事者は，医療行為を行うにあたって，インフォームドコンセントを得る必要と責任があるという概念は，現在，十分に普及している．しかし，インフォームドコンセントにおける患者や被験者の自己決定権の概念自体，患者や被験者に十分な理解力・判断力があるという前提で成り立っている．つまり，原則論的にいえば，家族であっても本人ではないので，勝手に患者・被験者の自己決定権を代行することは許されない．実際には，患者・被験者が知的精神的判断能力をもたない未成年患者や精神病患者の場合，あるいは何らかの理由で知的精神的判断能力を失って，自主的に判断して自分自身で決定することが不可能となり，家族が代理人に指定された場合にかぎり，保護者・家族が患者・被験者に代わって公的に意思決定をすることが許される．

1) 未成年患者の場合

　たとえ未成年であっても判断能力があると認定される場合には，患者の意思は尊重されるべきと考えられるが，何歳から判断能力をもつとされるかについては統一の見解はない．原則として，子供の自己決定権は親権者によって代替される．よって，子供が手術の必要な病気にかかった場合，実施の判断は親権者が行う．しかし，全権委任されているわけではなく，少なくとも医療については，親権者が子供に不当に大きなリスクを背負わせることを日本の公権力は許していない．たとえば，宗教的な理由（エホバの証人）で子供に対する輸血を親権者が拒否したとしても，子供の生命に危険があると判断されれば，児童虐待の一種である"医療ネグレクト*"と認定され，親権が一時的に停止され，適切な医療がほ

＊ **医療ネグレクト**：親権者が子供に必要な医療を受けさせないこと．治療を受けないと，子供の生命・身体・精神に重大な影響が及ぶ可能性が高いにもかかわらず親権者が治療に同意しない，もしくは治療を受けさせる義務を怠ったりすること．

どこされる．

2）精神病患者の場合

病名を正確に告知することで患者自身がショックを受け，病状が悪化することが予想される場合，患者が説明を傾聴し，理解し，治療に関して同意を行うことは困難を伴う．状況によっては，精神保健及び精神障害者福祉に関する法律（精神保健福祉法）で定めるところの保護者や，患者の家族などにのみ病名や治療方法を知らせ，患者本人には知らせないといった方法をとることもある．

3）救急患者の場合

患者が生命の危機に瀕している場合など時間的余裕がない場合，事前の説明を省略して治療を優先させる．治療が終了または危機的状況を脱してから事後の説明を行うことはやむをえない，と考えられている．

一般に，救急患者の場合，代諾者を見つけることは困難で，見つけたとしても差迫った状況で，適切な代諾者であるか否かを判断することは困難である．また，患者本人もしくは代諾者から署名で同意を得たとしても，差迫った状況下での説明と同意では，その同意の実質的な信頼性についての懸念が払拭できず，法的拘束力には疑問が残る．

患者自身が緊急時の治療に関する何らかの意思がある場合は，医療従事者や代諾者にその意思を伝達する手段を事前に知らせ，用意しておくことが必要である．このような例としては，心肺停止時の蘇生を拒否する**蘇生拒否指示（DNR）**の意思表示や，臓器提供意思表示カード（図 36.1），エホバの証人信者の一部が携帯している輸血に対する意思表明のためのカードなどがある．

蘇生拒否指示（DNR）
do not resuscitate,
do not resuscitation order

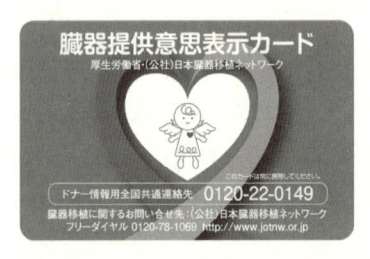

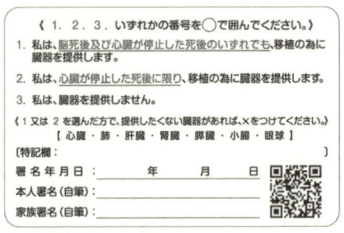

図 36・1 臓器提供意思表示カード

4）がん患者の場合

がんの告知の際，日本では，家族にのみ病名を告げるというのが長く続く慣習であったが，インフォームドコンセントの概念の普及とともに，現在では患者本人に正しい病名を告知することを原則としている．最善の治療を尽くしても予後が悪いと考えられる場合，治療方針は苦痛をとるための緩和医療が主体となるが，実際に，これらの情報を伝えることが前提となる緩和医療が，日本でも浸透しつつある．

5）医学上の定説からかけ離れた方針を選ぶ患者の場合

医学的に最善と考えられる治療法とは別の，医学的見地からはほぼ明らかに不適切な方針を患者が選択する場合がある．宗教上の信念により輸血を拒否するエ

ホバの証人の信者に対して，輸血治療を拒否する意思を知りながら輸血を伴う手術を施行した例では，患者の自己決定権を侵害したとして，国と担当医に対する損害賠償が認められた．患者に十分な情報を提供したうえでの選択であるならば，患者の主体的な選択が優先されるべきである．

また，説明不足により患者が誤った判断を行った場合には，医療従事者側に説明義務違反が問われる．

36・4 セカンドオピニオン

セカンドオピニオンとは，最善・最良の決断をするために，当事者以外の専門的な知識をもった第三者に求めた"意見"，または"意見を求める行為"のことである．具体的には，患者にとって最善だと思える治療を患者と主治医との間で判断するために，別の医師の意見を聴くことであり，セカンドオピニオンと医師を変えることは同じ意味ではない．はじめから医師を変えたいという意思がある場合は，転院・転医となる．主治医にすべてを依存するという従来の医師と患者の関係から脱却して，複数の専門家の意見を聴くことで，患者が真に臨む，最善の治療法を患者自身が選択していくことができる重要な過程である．

セカンドオピニオン
second opinion

関連する SBO
F(1)② 2, 5, 6

例題 36・1 インフォームドコンセントの定義 インフォームドコンセントの定義について説明しなさい．

解答例 インフォームドコンセントは，医療行為（投薬・手術・検査など）を受ける患者や治験・臨床試験の被験者が，治療や試験の内容についてよく説明を受け，十分理解したうえで，自らの自由意思に基づいて合意または拒否をすることであり，必ずしも提案された治療方針や試験を患者や被験者が受入れることを意味しているわけではない．

演習 36・1 インフォームドコンセントに関する次の記述のうち，誤っているのはどれか．一つ選べ．

1. インフォームドコンセントは，従来の医療従事者の権威（パターナリズム）に基づいた医療を改め，患者・被験者の選択権・自由意志を最大限尊重するという理念に基づいている．
2. インフォームドコンセントの法的根拠は，医療行為については医療法，治験については医薬品の臨床試験の実施の基準に関する省令（GCP）にある．
3. たとえ未成年者であっても判断能力があると認定される場合には，患者の意思は尊重されるべきと考えられるが，何歳から判断能力をもつとされるかについては統一の見解はない．
4. セカンドオピニオンは，患者にとって最善だと思える治療が患者と主治医との間で判断できないため，別の医師に変えることである．

応用・発展 36・1
ヒト免疫不全ウイルス（human immunodeficiency virus, HIV）感染患者にインフォームドコンセントを行う場合に必要な配慮や注意点について討議しなさい．

SBO 37 知りえた情報の守秘義務と患者などへの情報提供の重要性を理解し，適切な取扱いができる．（知識・技能・態度）

A(2)③ 4

学生へのアドバイス
患者の"病気をほかの者に知られたくない"という思いと，医薬品の適正使用の実践には"患者からの率直な事実の開示が不可欠"という薬剤師の思いが対峙しており，そのような状況下では，開示した事実が他に漏えいされることがないという患者の薬剤師に対する信頼がなくてはならない．この SBO で，知りえた情報の守秘義務と患者などへの情報提供の重要性を理解し，情報の適切な取扱いを学ぶことは，患者の基本的権利を遵守するうえで大変重要である．

■この SBO の学習に必要な予備知識
1. 刑法は，犯罪と刑罰の内容を定め，国の刑罰権が発生する条件を定めている．
2. 薬剤師行動規範は，薬剤師が人々の信頼に応え，保健・医療の向上および福祉の増進を通じて社会に対する責任を全うするために，日本薬剤師会が制定した．
3. 個人情報の保護に関する法律（個人情報保護法）は，個人情報の取扱いに関連する日本の法律である．

■この SBO の学習成果
日本における守秘義務と患者への情報提供に関する法的根拠と関連法規を説明できる．また，守秘義務を守ることが患者の基本的権利を守ることになる理由を説明できる．

関連する SBO
F(1)② 1, 7

37・1 守秘義務の法的根拠

病気を患い心身に不具合をもつ患者は，一般的にはそのことを他の者に知られたくないと思っている．しかし，医薬品の適正使用の実践には患者からの率直な事実の開示が不可欠であり，そのためには開示した事実が他に漏えいされることがないという薬剤師に対する信頼がなくてはならない．

1) 刑法 第 13 章 秘密を侵す罪
守秘義務は，職務の特性上，秘密の保持が必要とされる職業については，それぞれ法律により定められている．薬剤師はプライバシー侵害などの不法行為に該当するか否かをめぐり，民事上の責任が問われることもあるが，法律としてこの問題を取上げているのは刑法であり，正当な理由なく職務上知りえた秘密を漏らした場合，処罰の対象となる．

> （秘密漏示）
> 第 134 条 医師，薬剤師，医薬品販売業者，助産師，弁護士，弁護人，公証人又はこれらの職にあった者が，正当な理由がないのに，その業務上取り扱ったことについて知り得た人の秘密を漏らしたときは，6 月以下の懲役又は 10 万円以下の罰金に処する．

* SBO 32 を参照

2) 薬剤師行動規範*（2018 年 1 月制定）
薬剤師の守秘義務は，本来は専門職業（プロフェッショナル）に従事する薬剤師の倫理上の義務であり，日本薬剤師会による薬剤師行動規範でも述べられている．

> 5. 守秘義務
> 薬剤師は，職務上知り得た患者等の情報を適正に管理し，正当な理由なく漏洩し，又は利用してはならない．

守秘義務に関する歴史をひも解いてみると，二千年以上前に医師の職業倫理について書かれた宣誓文"ヒポクラテスの誓い"*において，すでに"医に関すると否とにかかわらず他人の生活について秘密を守る"と記されている．世界医師会は，ヒポクラテスの誓いを20世紀に合わせて改訂し，1948年に"ジュネーブ宣言"として採択した．宣言のなかで守秘義務について，"私は，私への信頼のゆえに知りえた患者の秘密を，たとえその死後においても尊重する"と述べている．

   * SBO 4を参照

ジュネーブ宣言
Declaration of Geneva
（SBO 31・2参照）

ジュネーブ宣言の述べる守秘義務は，ヒポクラテスの誓いと同様，絶対的なもので例外を認めないものと解されているが，最近になって少しずつ例外を認める方向に変化してきている．例外の基準としては，世界医師会による医の国際倫理綱要（1968年制定）の2006年の修正において，"医師は，守秘義務に関する患者の権利を尊重しなければならない．ただし，患者が同意した場合，または患者や他の者に対して現実に差し迫って危害が及ぶおそれがあり，守秘義務に違反しなければその危険を回避することができない場合は，機密情報を開示することは倫理にかなっている"と記されており，薬剤師も同様の解釈が必要と考えられる．

医の国際倫理綱要
International Code of Medical Ethics

刑法においても例外が認められており，運用上問題になるのは，おもに"正当な理由"の有無である．"正当な理由"があり，したがって違法性はないとされるのは，① 法令に基づく場合，② 第三者の利益を保護するために秘密を開示する場合，③ 本人の承諾がある場合，などがある．

薬剤師行動規範も"正当な理由"の文言が加えられているが，上記と同様に考える．

37・2　患者の基本的権利と守秘義務

関連するSBO
F(1)②2

世界医師会によって採択された患者の権利に関する宣言文"リスボン宣言"は，医師の守秘義務およびその例外となる場合について，個人情報保護の観点を加味して，義務の内容をかなり具体化した次のような詳細な規定を設けており，薬剤師もリスボン宣言に準じる必要がある．

リスボン宣言

8. 守秘義務に対する権利

  a. 患者の健康状態，症状，診断，予後および治療について個人を特定しうるあらゆる情報，ならびにその他個人のすべての情報は，患者の死後も秘密が守られなければならない．ただし，患者の子孫には，自らの健康上のリスクにかかわる情報を得る権利がありうる．

  b. 秘密情報は，患者が明確な同意を与えるか，あるいは法律に明確に規定されている場合に限り開示することができる．情報は，患者が明らかに同意を与えていない場合は，厳密に"知る必要性"に基づいてのみ，他の医療提供者に開示することができる．

  c. 個人を特定しうるあらゆる患者のデータは保護されねばならない．データの保護のために，その保管形態は適切になされなければならない．個人を特定しうるデータが導き出せるようなその人の人体を形成する物質も同様に保護されねばならない．

37・3 個人情報の保護に関する法律（個人情報保護法）

医療機関は，患者の診療情報を含めて個人情報の適切な取得・保管・利用などについて，2005年4月に施行された"個人情報の保護に関する法律"により，個人情報取扱事業者に位置づけられており，管理上の義務を負っている．2016年5月に全面改正され2017年5月より全面施行されている．医療においても，地域包括ケア推進の流れの中で，個々の医療機関が有する患者情報を，よりよい連携のために有効活用する必要性が今後ますます高まると考えられている．厚生労働省では"医療・介護関係事業者における個人情報の適切な取扱いのためのガイダンス"を定め，個人情報の適正な取扱いの確保に関する活動を支援している．薬剤師の守秘義務や薬歴・管理指導記録の保護と関連して，しばしば問題になるのは，これらの記録の開示についてである．患者やその代理人が開示を要望したときには，原則としてこれに応じなければならないが，状況によっては開示を拒むことが可能である．

関連するSBO
B(2)①7
F(1)②2,7

医療・介護関係事業者における個人情報の適切な取扱いのためのガイダンス
http://www.mhlw.go.jp/topics/bukyoku/seisaku/kojin/

個人情報の保護に関する法律

第28条
本人は，個人情報取扱事業者に対し，当該本人が識別される保有個人データの開示を請求することができる．

2　個人情報取扱事業者は，前項の規定による請求を受けたときは，本人に対し，政令で定める方法により，遅滞なく，当該保有個人データを開示しなければならない．ただし，開示することにより次の各号のいずれかに該当する場合は，その全部又は一部を開示しないことができる．
　一　本人又は第三者の生命，身体，財産その他の権利利益を害するおそれがある場合
　二　当該個人情報取扱事業者の業務の適正な実施に著しい支障を及ぼすおそれがある場合
　三　他の法令に違反することとなる場合

3　個人情報取扱事業者は，第一項の規定による請求に係る保有個人データの全部又は一部について開示しない旨の決定をしたとき又は当該保有個人データが存在しないときは，本人に対し，遅滞なく，その旨を通知しなければならない．

4　他の法令の規定により，本人に対し第二項本文に規定する方法に相当する方法により当該本人が識別される保有個人データの全部又は一部を開示することとされている場合には，当該全部又は一部の保有個人データについては，第一項及び第二項の規定は，適用しない．

37・4 患者などへの情報提供の重要性と法的根拠

薬剤師が医薬品の適正使用の観点から，患者に必要な情報を提供することは薬剤師法により義務となっている．また，日本薬剤師会による薬剤師行動規範でも

述べられている．処方箋などによる医学・薬学情報に，患者より提供された情報を加味して，薬学的な観点から総合的に評価して患者に情報提供することが重要である．

1）薬剤師法

（情報の提供及び指導）
第25条の2
薬剤師は，調剤した薬剤の適正な使用のため，販売又は授与の目的で調剤したときは，患者又は現にその看護に当たっている者に対し，必要な情報を提供し，及び必要な薬学的知見に基づく指導を行わなければならない．

2）薬剤師行動規範（2018年1月制定）

12．医薬品の品質，有効性及び安全性等の確保

薬剤師は，医薬品の創製から，供給，適正な使用及びその使用状況の経過観察に至るまで常に医薬品の品質，有効性及び安全性の確保に努め，また，医薬品が適正に使用されるよう，患者等に正確かつ十分な情報提供及び指導を行う．

3）リスボン宣言

法律ではないが，患者の権利に関する宣言文"リスボン宣言"では，患者の"知る権利"と"知らされない権利"について具体的に示しており，薬剤師もリスボン宣言に準じる必要がある．

7．情報に対する権利
　a．患者は，いかなる医療上の記録であろうと，そこに記載されている自己の情報を受ける権利を有し，また症状についての医学的事実を含む健康状態に関して十分な説明を受ける権利を有する．しかしながら，患者の記録に含まれる第三者についての機密情報は，その者の同意なくしては患者に与えてはならない．
　b．例外的に，情報が患者自身の生命あるいは健康に著しい危険をもたらす恐れがあると信ずるべき十分な理由がある場合は，その情報を患者に対して与えなくともよい．
　c．情報は，その患者の文化に適した方法で，かつ患者が理解できる方法で与えられなければならない．
　d．患者は，他人の生命の保護に必要とされていない場合に限り，その明確な要求に基づき情報を知らされない権利を有する．
　e．患者は，必要があれば自分に代わって情報を受ける人を選択する権利を有する．

例題 37・1　守秘義務の実践　医薬品の適正使用の実践には患者からの率直な事実の開示が不可欠であるが，そのために薬剤師が患者から得なくてはいけないものは何か．

解答例　病気を患い心身に不具合をもつ患者は，一般的にはそのことをほかの者に知られたくないと思っている．しかし，医薬品の適正使用の実践には患者からの率直な事実の開示が不可欠であり，そのためには開示した事実が他に漏えいされることがないという薬剤師に対する信頼を得なくてはならない．

演習 37・1　知りえた情報の守秘義務と患者などへの情報提供の重要性に関する記述のうち，誤っているのはどれか．一つ選べ．
1. 薬剤師が正当な理由なく職務上知りえた秘密を漏らした場合，原則として民法により処罰の対象となる．
2. 薬剤師の守秘義務は，日本薬剤師会による薬剤師行動規範でも述べられており，専門職業に従事する薬剤師の倫理上の義務である．
3. 医療機関は，"個人情報の保護に関する法律"により，患者の診療情報を含めた個人情報の適切な取得・保管・利用などについて，管理上の義務を負っている．
4. 薬剤師は薬剤師法により，患者に必要な情報を提供することが義務となっている．

応用・発展 37・1
"リスボン宣言"が記している，患者の"知る権利"と"知らされない権利"を参考にしながら，自分が受ける治療について"知りたいこと"と"知らされたくないこと"についてまとめなさい．

第10章 研究倫理

> **SBO 38** 臨床研究における倫理規範（ヘルシンキ宣言など）について説明できる．
> A(2)④1

学生へのアドバイス

臨床研究など，人を対象とする医学系研究では，目の前の患者個人のニーズに応えて利益を最大にする目的の診療行為とは異なり，その研究成果は必ずしも研究に参加した対象者には還元されない．研究から得られる利益を享受するのは，将来の患者や社会，もしくは研究者である．そのため，人を対象とする医学研究では，その研究を実施する以前に，研究の対象者の保護が十分になされた研究計画であることが審査され，研究実施に際しては，被験者からインフォームドコンセントを受ける必要がある．治験を含む臨床研究，および疫学研究など，人を対象とする医学系研究にかかわる倫理規範の発展とその背景を理解することが目的である．

■このSBOの学習に必要な予備知識

1. 生命倫理の4原則として自律尊重，無危害，善行，正義が示されている：SBO 28
2. 世界医師会は，医の倫理の起源"ヒポクラテスの誓い"を近代化した"ジュネーブ宣言"（SBO 31）を採択し，医療者としての医師の職業倫理について示した．
3. 同様に世界医師会が採択した患者の権利章典である"リスボン宣言"では，選択の自由，自己決定の権利が示されている：SBO 35

■このSBOの学習成果

研究倫理が発展してきた背景と歴史から，医学系研究における倫理的課題を理解し，その解決に向け策定された倫理規範の内容を説明できる．

38・1 研究倫理の考え方

"医学の進歩は，最終的に人間を対象とする研究を要する"（ヘルシンキ宣言2008年ソウル改訂版序文より）

人を対象とする医学系研究は，おもに病院などの医療機関において医師などの医療者により実施される．医療における医療者の役割は，目の前の患者の必要に応え，患者の健康のために最善を尽くすことである．一方，臨床研究においては，医療者は同時に研究者であり，研究を成功させることにより得られた新たな知見を臨床現場に還元し，最新の治療法を一般化することで，現状よりさらによい医療に結びつけることが目的となる．すなわち，日常診療ではその恩恵を受けるものは患者自身であるが，研究の恩恵を受けるものは研究に参加した患者ではなく，他人である"将来の患者"であるといった乖離が生じる．このように，研究に参加した被験者は，必ずしも研究に参加することで自らが恩恵を受けるわけではない．

ところが，臨床研究で試される治療法は，往々にしてその安全性・有効性評価が定まっていない治験段階の新薬候補物質であったり，すでに承認されている治療法であっても，治療しようとする疾患に対して当局承認がなされていない未承認適応症であったりするため，必ずしもその安全性は確立されていない．"つまり，少数の個人が他人や社会の利益のために，研究被験者として負担またはリスクを背負わされることになる．他人の利益のために，被験者に何らかのリスクや害や負担を背負わせるということは，そこに搾取の可能性があるということである"*．このため，人を対象とした医学系研究では，"社会の利益のために犠牲を払うことになる"被験者の意思と福利を最大限に尊重し，常に保護しなければならない．これが，医学研究の実施に際して倫理性の確保を必然とする出発点であり，

---

* NIH 臨床研究の基本と実際，第2章，臨床研究の倫理原則より抜粋．

研究倫理は，これまでの医学の歴史で，研究を名目に容易に被験者の人権の毀損や搾取が生じてきた厳然たる現実への反省から，被験者を保護するメカニズムとして発展してきた．

人を対象とする医学系研究の倫理規範は，搾取されやすい被験者の人権の保護と，研究から得られる利益を共に最大化することを目的とする．求められているものは，優しさなど情緒に基づくあいまいな判断よりも，人権の搾取の防止と，研究が押付けるリスク（危険可能性）とベネフィット（利益）に関する，冷静かつ論理的な判断のための基準である．そして，研究者は医学研究の計画と実施に際し，関連するあらゆる法規と倫理規範を理解し，遵守しなければならない．

38・2 研究倫理の成り立ち

38・2・1 タスキーギ梅毒実験

> タスキーギ梅毒実験
> The Tuskegee Syphilis Experiment（1932～1972年）
> （SBO 28・3 も参照）

タスキーギ梅毒実験は，社会的弱者が実際に研究利用され搾取を受けた非倫理的人体実験であり，公的機関が主体的に関与したという点で社会的にも大きな衝撃を与えた．この事例はインフォームドコンセント，社会的弱者の研究利用，治療との詐称など多岐にわたる研究倫理における課題を包含する典型例である．

タスキーギ梅毒実験とは

- 米国公衆衛生局は，梅毒の自然経過を調査するために，アラバマ州メコン郡タスキーギの貧困地域に住む梅毒に罹患した黒人患者約400人を治療せずに放置，観察する実験を行った．
- この実験は1932年から40年間にわたり実施され，梅毒末期に生じる種々の重篤な合併症や，患者が死に至る経過を調査した．
- 実験の対象者には，検査を治療と詐称し，本当の治療を行わずに観察を継続し，1940年代になって治療薬のペニシリンが登場しても投与せずに経過観察を続けた．その被害は，患者本人のみならず，妻への感染，また子供には先天性梅毒という形で及んだ．
- 1972年に内部告発により実験は中止され，1997年になってようやくクリントン大統領が公式に謝罪した．

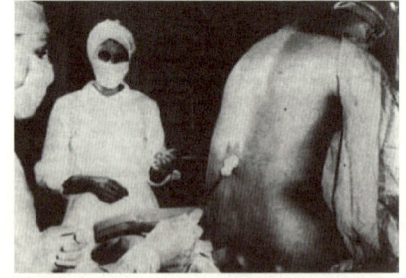

研究対象の黒人患者が米国公衆衛生局の担当者から脊椎穿刺を受けている様子

38・2・2 ニュルンベルク綱領

> ニュルンベルク綱領
> Nuremberg Code, 1947年

ニュルンベルク綱領は，ドイツ・ナチス強制収容所において生物医学的実験を行った医師と科学者を裁いたニュルンベルク裁判の判決で用いられた，人体実験の倫理についての10の基準である．ニュルンベルク綱領は，その第1項で研究に参加する被験者の自発的な同意を絶対条件と定め，インフォームドコンセントや自己決定権の概念を導入した．また，被験者の保護と福祉を最優先することを求め

た．以降の研究倫理の規範やガイドラインは，国際的な研究倫理の原点となったニュルンベルク綱領にならい，インフォームドコンセントを取入れることとなった．

38・2・3 ヘルシンキ宣言

人を対象とする医学研究に関する国際的な倫理憲章である．人体実験における倫理規範を示したニュルンベルク綱領を発展させ，人を対象とした臨床研究に適用される医師のための指針として，世界医師会（WMA）がヘルシンキ（フィンランド）で開催された第 18 回世界医師会総会（1964 年）で採択した宣言である．当時は，"序文"，"基本原則"，"専門的ケアと結びついた臨床研究"，および"非治療的研究"の 4 部構成，全 11 項目からなっていた．ヘルシンキ宣言では，ニュルンベルク綱領が想定している人体実験のような被験者に利益がなく治療を目的としない非治療的研究に加え，被験者にも利益がありうる治療目的の臨床研究も対象としている．非治療的研究の例として，健康な人を対象とする現在の第 I 相試験などが該当する．また，医療を発展させるための臨床研究は，しばしば同意能力のない小児や認知症患者などを対象にしなければならないことがありうる．そのような研究においても，被験者の権利と福祉を最大限優先できる代諾者によるインフォームドコンセントを得なければならないとした．

ヘルシンキ宣言に示される重要な 5 原則を以下に示す．

> 1. 患者・被験者福利の優先
> 2. 本人の自発的・自由意思による参加
> 3. インフォームドコンセントの必要性
> 4. 倫理審査委員会による事前審査，監視の継続
> 5. 研究は科学常識に従い基礎実験を経てから実施する

1975 年の東京改訂では，米国で発展してきた倫理審査の枠組みが導入され，これにより倫理審査という制度が世界的に広まるきっかけとなった．2000 年のエジンバラ（スコットランド）改訂では，指針の対象を医師のみならず，すべての研究者としたこと，研究対象を人のみならず，人由来の物質，遺伝子，診療情報を含むとし，観察研究も指針の対象であるとした．また，これまでにあった非治療的研究と治療的研究の区別をなくし，従来の 4 部構成から，"A. 序文"，"B. すべての医学研究のための諸原則"，および"C. 治療と結びついた医学研究のための追加原則"からなる 3 部構成 32 項目へと大きな変更がなされたのもこのエジンバラ改訂である．このエジンバラ改訂で強化されたプラセボの使用制限は，国際的反発をよび，後日注釈を加えることを余儀なくされるなどの議論をよび起こした．米国食品医薬品局（FDA）は，従前より新薬の承認申請時にはプラセボ対照臨床試験による有効性の証明を要求しており，エジンバラ改訂を採用しないとする通知を出すといった特に強硬な姿勢を示した．また，エジンバラ改訂では，科学の公正さに関連し，研究成果の公表時における倫理性（発表倫理）の確保や，研究者の利益相反（COI）に初めて言及した．

ヘルシンキ宣言
Declaration of Helsinki;
DoH, 1964 年

世界医師会（WMA）
World Medical Association

第 I 相試験

倫理審査

プラセボ　placebo

科学の公正さ
scientific integrity

研究者の利益相反（COI）
conflict of interest

ヘルシンキ宣言50周年（2014年）の前に，2013年10月のフォルタレザ（ブラジル）改訂が行われた際に，上述の3部構成を廃止，全37項目を小見出しごとの関連項目として再分類し，その構成は大きく変わった．これまでヘルシンキ宣言に欠けていた研究における健康被害への補償措置が追加されたことは重要な変更である*．ほかには，社会的弱者のさらなる保護，近年登場したバイオバンク，つまり研究やそのほかの目的で採取された"個人が特定できる生体試料"を，別研究での利用のために保存する仕組みと保存された試料の再利用に関するインフォームドコンセントへの言及，また，研究で有益であることが証明された治療を被験者が研究終了後に利用できること，および倫理審査委員会の権限強化に関して焦点が当てられた．

ヘルシンキ宣言は，このように現状の課題の解決に向けた改訂がたゆまず続けられている．

* 全文は付録1を参照．

38・2・3　ベルモントレポート

1966年に米国ハーバード大学医学部教授のビーチャーが発表した論文"倫理と臨床研究"では，米国で実施された22の非人道的な人体実験が批判され，またタスキーギ梅毒実験などの反省から，1974年には**全米研究法**が成立することとなった．これにより連邦政府から助成を受ける研究機関には，**施設内審査委員会**の設置が義務づけられ，米国で倫理審査の制度が普及するきっかけになった．またこの法律に基づき，"生物医学および行動学研究における被験者保護のための国家委員会"が設置され，1979年には"被験者保護のための倫理原則とガイドライン"，いわゆる**ベルモントレポート**が公表された．

ベルモントレポートは，臨床研究に適用されるべき基本的な倫理3原則を示し，これらは現在の研究倫理の基礎となっている．ベルモントレポートでは，非治療的研究と治療的研究の分別が撤廃され，知識の一般化を目的に計画書を作成し，実行される体系化した活動をひとえに研究とみなした．これにより，治療と研究の間に明確な区別を示した．従来使われてきた治療的研究という位置づけは，その治療的側面を強調することで，治療と研究の境目を恣意的に不明瞭にし，研究者にとってより緩い制約である"治療"という枠組みで研究を実施することを可能とする．これにより被験者を研究参加へと誘引する不当な枠組みであるとの考え方から，今日では"治療的研究"という位置づけは使うべきでないとされている．

以下に示すベルモントレポートの倫理3原則とその内容は，ヘルシンキ宣言の改訂時に採り入れられている．

関連するSBO
SBO 28
ビーチャー　H. Beecher

全米研究法
National reseach act

施設内審査委員会（Institutional Review Board）：
日本の治験審査委員会 IRBとは異なり，治験以外の臨床研究も審査する．

ベルモントレポート

ベルモントレポートの倫理3原則
a. 人格の尊重（respect for persons）
b. 善　行（beneficence）
c. 正　義（justice）

a. 人格の尊重 　人格の尊重とは，**自律性**の尊重である．"個人は自己決定能力をもった自律的な存在として扱われ，自律性を奪われることから保護されなければならない"．また，自律性が損われているか，減弱した立場にあるものが保護されることを求めている．この原則により，臨床研究への参加には同意能力をもつ個人からインフォームドコンセント（情報を理解し納得のうえでの自発的同意）を受けることが義務化される．

　研究参加に関するインフォームドコンセントは，患者の利益を最大化する目的の診療において医師が選択し提案する治療法に対して患者が与えるインフォームドコンセントとは本質的に異なる．研究に参加することで，患者は効果や安全性が証明されていない治療法や比較のために設定される無効な治療（プラセボ，および無治療）を受けるリスクを負う．この前提の違いがあるため，たとえ合意のうえでも，日常診療でよくみられる医療者に治療選択の決定を委ねるといったことは，研究参加の意思決定の際にはあってはならない．このように，治療と研究のインフォームドコンセントには，決定的な違いがある．

　有効なインフォームドコンセントを与えるために必須な被験者の同意能力については，以下の点が問われる．

1) 情報を入手する能力
2) 情報を理解する能力
3) 情報を評価する能力
4) 情報を論理的に解釈する能力

そして，インフォームドコンセントを受ける過程では，以下の3段階の過程を経る．一つでも欠けたり不十分な同意過程で得られた同意は，有効とはみなすことができない．

1) 研究者による情報の提供・説明
2) 被験者による情報の理解
3) 自発的な決定・同意

b. 善行 　善行とは，"ヒポクラテスの誓い"にある故意に害を与えないとする**無危害原則**，および被験者のベネフィット（利益）を最大に，害を最小にする倫理的義務をいう．研究が与えるリスクが，研究から得られると予想されるベネフィットに照らして理にかなっていること，およびリスクが正当化されうることを，研究者は保証しなければならない．臨床研究では，被験者に生じるリスクと比較考量されるベネフィットは，被験者自身に対するベネフィットだけではなく，社会に対する利益が含まれる．また，リスクをやむなく与える場合においても，**被験者に対するリスクは最小限に留めなくてはならない**．このため，研究者は研究対象者の福利を保護する能力を備えていることが問われることになる．

　研究によって得られる社会に対する利益を考慮する際には，その研究実施の科学的妥当性と，導き出される研究の成果の社会的価値も同時に問われることになる．そして倫理審査では，研究で得られるベネフィット（被験者に対するものと社会に対するもの両方を含む）と，研究が被験者に押付けるリスクを比較考量し，

自律性　autonomy

無危害原則
non maleficence

その研究の実施を承認するかどうか決定する．

近年の日本の科学界で問われている研究実施時の**科学の公正**さは，善行原則に関連するものであり，研究成果の公表時における倫理性（発表倫理）の確保が，その研究の社会的価値につながるものとして重要である．

 c．正義（公正） 正義（または公正）原則は，研究への参加の負担と得られる利益の公平な分配と，研究の被験者選択が公正な手順で行われることを研究者に求めている．

被験者選択の手順が公正であるためには，研究に参加する被験者を選択する際に，同意を簡単に得やすい，もしくは研究者にとって都合がよいといった理由により対象者を決定してはならない．研究の目的にかなった，科学的に妥当な根拠に基づいて被験者は選ばれるべきである．研究参加によって利益を受けない被験者，たとえば健康な人などを対象にする場合は，特別な配慮が必要である．

また，社会的弱者を対象にしなければならない場合は，本人の自発的同意が"有効でない"とされ，特に侵襲がありうる研究では配慮が必要である．その対象集団でなければ適切な情報が得られないとする相応の理由がないかぎり，研究対象として選択すべきではない．

弱い立場にある社会的弱者には，小児，人種，認知症高齢者，末期患者，施設収容者など，十分な判断力が欠けるか，自身の利益を守る能力が十分でない者，また，社会的に上位者となりうるものからの影響を受けやすく自発的なインフォームドコンセントを与えることができない者を含む．社会における上位者の影響を受けやすい関係としては，雇用関係や師弟関係，学校における指導関係がある．さらに，地域格差も問題になりうる．貧困地域では，医療を受けることそのものが高価であるため，これと引換えに臨床研究に組込むことは不当な勧誘の手段となりうる．

公平な利益の分配とは，研究で試される治療法が有効だと証明された際には，被験者に選ばれた集団がその治療法を利用できないことはあってはならないという原則である．たとえば，医療が充実していない発展途上国において臨床研究を行い，開発費用の削減や先進国での研究に関する複雑な規制要件の回避を狙う．しかし，そこから得られたデータに基づき先進国で承認が取得されても，承認されたばかりの新規治療法は高価であり，発展途上国の住人には利用できない．研究が押付ける負担と恩恵を別々の地域が受けることになり，不公平が生じる．不公平な状況をいっそう悪化させない，新たな不公平をもたらさないためにも，このような開発戦略は避けなければならない．

演習38・1 次の記述について，正誤を回答しなさい．
1. ヘルシンキ宣言は，ナチスの非人道的人体実験を行った研究者を裁くために設けられたニュルンベルク綱領をもとに，より広範囲な人を対象とする医学研究の倫理規範として，1964年に世界医師会が採択したものである．
2. 大学における人を対象とする医学研究は個人情報保護法の対象外であるが，関連す

る倫理指針などを遵守する努力義務がある．
3. ベルモント・レポートに含まれる倫理3原則とは，人格の尊重，善行，道徳である．
4. 日本の法廷にて，臨床研究におけるインフォームドコンセントの必要性が問われた大学附属病院で行われた無断臨床研究事件では，患者の訴えが認められ，研究のインフォームドコンセントを得なかったことが医師の説明義務違反とされた．
5. 薬局で働く薬剤師が実施する臨床研究は，ヘルシンキ宣言の対象とはならない．

応用・発展 38・1
1990年代，HIV母子間垂直感染に対する抗ウイルス剤短期治療法の予防効果を評価するために，アジア・アフリカ各国で，妊婦に対して，プラセボを比較薬とする抗ウイルス薬の臨床試験が行われた．このとき，先進国ではすでに抗ウイルス剤による予防的治療法は承認され利用されていた．本臨床試験における倫理的な問題について，以下のヘルシンキ宣言の規定を参照し，考察を述べよ．

（参考）ヘルシンキ宣言では，新しい治療の利益，リスク，負担および有効性は，今ある最善と証明されている治療と比較すべきであり，比較のためのプラセボの使用を以下の場合に限っている．
① 証明された治療が存在しない場合
② 科学的な理由に基づき，プラセボの使用または無治療が，その治療の有効性あるいは安全性を決定するために必要な場合
③ プラセボの使用または無治療の患者が，重篤な健康被害を被るリスクがないと予想される場合

SBO 39　"人を対象とする研究において遵守すべき倫理指針"について概説できる
A(2)④2

学生へのアドバイス
　日本における人を対象とした研究に関する倫理指針は，おもに法令の下で実施される治験を対象にする Good Clinical Practice（GCP）と，それ以外の臨床研究および疫学研究などを対象にする法的強制力のない各種倫理指針がある．これらの指針について解説する．

■ この SBO の学習に必要な予備知識
1. 人を対象とする研究において遵守すべき倫理指針は，世界医師会によるヘルシンキ宣言に示される倫理原則を基本としている：SBO 38
2. 研究に関する倫理指針は，研究の対象となる被験者の人権の保護と搾取を防止し，研究から得られる成果の社会的意義を最大化するためのメカニズムである．

■ この SBO の学習成果
　規制当局への承認申請の目的で実施される治験と，医師などが大学などにて行う臨床研究，疫学研究では，適用される基準，法規制が異なることを説明できる．
　治験以外の場合，研究者が実施しようとする臨床研究の内容に応じて，適用される倫理指針を選択する必要があることを説明できる．

医薬品の臨床試験の実施の基準に関する省令
Good Clinical Practice (GCP)

関連するSBO
B(2)②2,3

被験者保護とデータの品質保証が二大目的

* 旧 GCP とよばれる．日本の GCP の起源．

治験審査委員会（IRB）
Institutional Review Board

日米 EU 医薬品規制調和国際会議（ICH）
International Conference on Harmonisation of Technical Requirements for Registration of Pharmaceuticals for Human Use

39・1　医薬品の臨床試験の実施の基準に関する省令（GCP）

　"GCP は，人を対象とする臨床試験の計画，実施，記録および報告に関し，その倫理的，科学的な質を確保するための国際的な基準である．GCP はそれを遵守することで，被験者の権利，安全および福祉がヘルシンキ宣言に基づく倫理原則に従い保護されること，および臨床試験で得られるデータが信頼できることを公に保証するものであり，被験者保護とデータの品質保証が二大目的である．また，規制当局に提出する臨床データを収集する臨床試験を実施する際に遵守すべきものである．GCP に規定されている原則は，被験者の安全および福祉に影響を及ぼしうる他の種類の臨床研究にも適用されうる"（以上，ICH E 6 Guideline for Good Clinical Practice "INTRODUCTION"，1997 より筆者翻訳）．

　日本において人を対象とする研究の倫理指針の策定は，治験の領域から始まっている．日本で最初の GCP* は，当時の厚生省から，法的拘束力のない薬務局長通知 "医薬品の臨床試験の実施の基準" として，1990 年に施行された．これにより，日本に治験審査委員会（IRB）の制度が導入された．しかし，口頭でのインフォームドコンセントを許容するなど，被験者保護は十分とはいえなかった．1996 年の薬事法改正により GCP に法的根拠が与えられ，改正薬事法第 14 条 "医薬品等の製造販売の承認" にて，新薬の承認申請時に "厚生省令で定める臨床試験の成績を添付すること" と規定した "臨床試験" が "治験" であり，さらに添付される "当該資料は，厚生労働大臣の定める基準に従って収集され，かつ，作成されたものでなければならない．" とした "基準" が "GCP" であると定められた．

　その一方で，国際的には規制当局への承認申請を目的とした臨床試験などの各種取決め・基準について，日米EU医薬品規制調和国際会議（ICH）の枠組みにより日米欧 3 極で共通化が進められていた．しかし，旧 GCP は，この ICH による基準ではなく日本独自のものであった．1996 年に，ICH を通じ，日米欧の規制当

局の合意として作成された国際基準の GCP（ICH-GCP）に基づき，日本独自の要件を追加した"医薬品の臨床研究の実施の基準に関する省令 平成9年厚生省令第28号（GCP省令）"が1997年に施行された[*1]．今日の治験はGCP省令を遵守して実施することが要求されている[*2]．ICH-GCPおよびGCP省令では，文書による説明と同意，治験審査委員会による審査，治験実施計画書の作成と治験実施状況の管理（モニタリングとよばれる），治験責任医師の設置とトレーニング，重大な副作用の国への報告，データの信頼性保証システムの整備および内部監査などの義務づけが規定され，臨床試験の質について国際的水準を確保するものとなっている（表39・1）．

ICH-GCP

GCP省令

[*1] 新GCPとよばれる．
[*2] 2012年よりICH-GCPでも可とされた．

表39・1 治験の原則[†] 治験は，次に掲げる原則に則って実施されなければならない．

1.	治験は，ヘルシンキ宣言に基づく倫理的原則及び本基準を遵守して行われなければならない．
2.	治験を開始する前に，個々の被験者及び社会にとって期待される利益と予想される危険及び不便とを 比較考量するものとする．期待される利益によって危険を冒すことが正当化される場合に限り，治験を開始し継続すべきである．
3.	被験者の人権，安全及び福祉に対する配慮が最も重要であり，科学と社会のための利益よりも優先されるべきである．
4.	治験薬に関して，その治験の実施を支持するのに十分な非臨床試験及び臨床試験に関する情報が得られていなければならない．
5.	治験は科学的に妥当でなければならず，治験実施計画書にその内容が明確かつ詳細に記載されていなければならない．
6.	治験は，治験審査委員会が事前に承認した治験実施計画書を遵守して実施しなければならない．
7.	被験者に対する医療及び被験者のためになされる医療上の決定に関する責任は，医師又は歯科医師が常に負うべきである．
8.	治験の実施に関与する者は，教育，訓練及び経験により，その業務を十分に遂行しうる要件を満たしていなければならない．
9.	全ての被験者から，治験に参加する前に，自由意思によるインフォームド・コンセントを得なければならない．
10.	治験に関する全ての情報は，正確な報告，解釈及び検証が可能なように記録し，取扱い，及び保存しなければならない．
11.	被験者の身元を明らかにする可能性のある記録は，被験者のプライバシーと秘密の保全に配慮して保護しなければならない．
12.	治験薬の製造，取扱い，保管及び管理は，医薬品の製造管理及び品質管理に関する基準（GMP）に準拠して行うものとする．治験薬は治験審査委員会が事前に承認した治験実施計画書を遵守して使用するものとする．
13.	治験のあらゆる局面の質を保証するための手順を示したシステムが，運用されなければならない．
14.	治験に関連して被験者に健康被害が生じた場合には，過失によるものであるか否かを問わず，被験者の損失は適切に補償されなければならない．その際，因果関係の証明等について被験者に負担を課すことがないようにしなければならない．

[†] "医薬品の臨床試験の実施の基準（GCP）の内容（中央薬事審議会答申）平成9年3月13日 3.治験の原則"より抜粋．

39・2 研究の種別と各種研究倫理指針

日本では，人を対象とする研究の倫理に関する規制や通知は，2000年以前には治験におけるGCP以外には存在しなかった．2000年に厚生省が公布した"遺伝子解析研究に付随する倫理問題等に対応するための指針"が最初の行政通知であ

関連するSBO
G(2)1

り，その後，さまざまな研究倫理指針が策定されている（表39・2）．なお，胚性幹細胞（ES細胞）や人工多能性幹細胞（iPS細胞）などに代表されるヒト幹細胞を用いる臨床研究は平成26年11月25日に施行された再生医療等の安全性確保等に関する法律に基づき実施される．研究者は，研究の計画，実施にあたって，研究内容に応じて適用される倫理指針を理解し，遵守しなければならない．

表39・2 日本におけるおもな研究倫理に関する指針

ヒトゲノム・遺伝子解析研究に関する倫理指針（文部科学省・厚生労働省・経済産業省）
　平成13年3月29日，平成16年12月28日全部改正，平成17年6月29日一部改正，平成20年12月1日一部改正，平成25年2月8日全部改正

遺伝子治療臨床研究に関する指針（文部科学省・厚生労働省）
　平成14年3月27日，平成16年12月28日全部改正，平成20年12月1日一部改正

人を対象とする医学系研究に関する倫理指針（文部科学省・厚生労働省）
　平成27年4月1日施行
　　［(旧) 疫学研究に関する倫理指針（平成14年6月17日施行　文部科学省・厚生労働省），および (旧) 臨床研究に関する倫理指針（平成15年7月30日施行　厚生労働省）を統合した指針］

39・3　人を対象とする医学系研究に関する倫理指針

　治験以外の人を対象とする研究を実施する際に従うべき指針は，研究の内容・種別に応じて複数存在する（表39・2）．そのうち，疫学研究に関する倫理指針および臨床研究に関する倫理指針の二つについては，平成27年4月1日に，**人を対象とする医学系研究に関する倫理指針**（以降，本指針）として統合された．この際に，これまではGCPにのみ規定されていた研究の信頼性の確保が倫理指針でも規定された．

　本指針の対象となる研究は，人のみならず，人から得られる試料・情報も対象とし，傷病の成因，病態の理解，傷病の予防法，医療における診断方法，治療方法の改善または有効性の検証を通じて，国民の健康保持増進または患者の傷病からの回復もしくは生活の質（QOL）の向上に資する知識を得ることを目的として実施される活動をいう．ただし，ほかの指針に該当する，もしくは法律に規定される調査研究および治験などについては，本指針の対象とはならない．

QOL　quality of life

　本指針では，研究が研究対象者に課す侵襲の強さ，および介入の有無に基づき，インフォームドコンセントを受ける方法や，健康被害への補償の必要性を判断するとされている．**侵襲**とは，研究目的で研究対象者の身体または精神に障害または負担が生じること（手術に伴う切開や医薬品の投与などの医療行為，心理的に強い影響を与える質問など）をいい，そのうち健康診断と同程度の採血行為による負担などについては，軽微な侵襲とされる．

侵襲

介入　intervention

　介入とは，一般に，研究者が研究計画に基づき，研究目的で評価したい医薬品を被験者へ投与する，しないや，ある条件へ曝露させる，させないを決定する（割付ける）ことをいう．本指針における介入の定義は，研究目的で，人の健康に関するさまざまな事象に影響を与える要因の有無または程度を制御する行為をい

い，通常の診療を超える医療行為を研究目的で実施する場合を含む，とされている．この制御の対象となる要因には，健康の保持増進につながる行動，医療における傷病の予防，診断または治療のための投薬，検査などが含まれる．介入を伴う研究を**介入研究**といい，以下に具体的な事例を示す．

介入研究
intervention study

> **事例1** 被験者を，異なる薬剤による治療を受ける二つ以上の群や，異なる運動療法を受ける群にランダムに割付ける（random allocation），その後の疾病の経過を群間で比較する研究
> **事例2** 患者を検査をする群と，しない群に割付けて，検査群のほうが余命が長いかどうか比較するというような，検査方法の有効性を評価する研究

観察研究とは，研究者による介入がない研究をいう[*1]．たとえば，日常診療下で，患者の容態，状況に最も適した診療行為，治療選択の判断がなされ，その"自然な"結果どうなったかを集計する研究が該当する．観察研究では，研究で評価しようとしている治療などの診療行為を実施するかどうかの決定は，研究と無関係に行われている[*2]．

観察研究
observational study

[*1] 疫学辞典　M. Porta 編

[*2] 日常診療下で行われる治療行為そのものを**治療介入**（treatment intervention）と称することがあるように，"介入"という用語の使用は，その文脈に応じて紛らわしい場面があることを注意しなければならない．

本指針に含まれるおもな項目は以下のとおりである．
1) 総則（用語の定義含む）
2) 研究者等の責務
3) 研究計画書
4) 倫理審査委員会
5) インフォームドコンセント
6) 個人情報の保護，及び他の機関等の試料等の利用
7) 研究の信頼性確保（モニタリング，及び監査の実施），利益相反の管理
8) 試料等の保存，有害事象への対応

このうちインフォームドコンセントおよび倫理審査委員会に関する規定について概要を述べる．

39・3・1　インフォームドコンセント

研究参加に関するインフォームドコンセントを受ける際に，被験者に対し，以下に示す項目およびそのほか必要な事項について十分な説明を行うことを求められる．
1) 当該臨床研究の目的と概要，方法
2) 自発的な同意であること，同意撤回により不利益な扱いを受けないこと
3) 個人情報の保護と研究に関する情報公開
4) 研究の資金源と利益相反（conflict of interest：COI）
5) 研究対象者に生じる負担，予測されるリスク，および利益
6) 通常診療を超える医療行為を伴う研究の場合に，他の治療法の有無，当該臨床研究終了後の対応
7) 金銭的負担，謝礼の有無，研究よって生じた健康被害に対する補償の有無，内容

介入を伴う研究では，プラセボの投与など，患者に対してベネフィットにならない実験的行為を含み，何名かには害を与えるリスクがあることから，研究のインフォームドコンセントは必須である．介入を伴わない観察研究においても，匿名化された過去のデータや保存検体のみを使用する研究を除き，原則としてインフォームドコンセントが必要とされる．介入を伴わず，人体から取得された試料（血液，体液，細胞，排泄物，および遺伝子など人体から直接採取されるもの）を用いない研究では，インフォームドコンセントを免除される場合がある．

被験者からインフォームドコンセントを受けることが困難な場合，および未成年者などの判断能力がないとみられる被験者の場合には，代諾者からインフォームドコンセントを受けることに関する手続きが示されている．

39・3・2 倫理審査委員会

研究機関の長は，研究者から研究実施の許可を求められたときは，倫理審査委員会に意見を求め，その意見を尊重して研究実施の許可，不許可を決定しなければならない．

倫理審査委員会は，医学・医療の専門家等の自然科学の有識者，倫理学・法律学の専門家などの人文・社会科学の有識者，および一般の立場の意見を述べることのできる者を含めて，複数の組織外の委員と男女両性から5名以上で構成される必要がある．倫理審査委員会の組織および運営に関する規程や委員名簿，ならびに会議の開催状況と審査の概要について公表しなければならない．

39・4 ヒトゲノム・遺伝子解析研究に関する倫理指針

1990年から開始されたヒトゲノム計画により，ヒトゲノムの全塩基配列解析が終了した今日，ゲノム・遺伝子情報から疾患の発生や，薬物応答性と関連する遺伝子を探し出し，医学に応用するための研究が盛んに進められている．ヒトゲノム・遺伝子解析研究に関する倫理指針は，このような研究のうち，人から採取された細胞検体などを用いて，子孫に受継がれるヒトゲノムおよび遺伝子の構造と機能を明らかにしようとする研究を対象とする倫理指針として，2001年に定められた．本指針はおもに，次世代に受継がれる生殖細胞における遺伝子変異や多型を解析する研究を対象とする．がんなどの病変部分にのみ後天的に出現し，次世代には受継がれない体細胞変異に関する研究や，遺伝子発現やタンパク質の構造機能解析に関する研究は対象とされない．さらに，すでに日常診療に用いられている遺伝子解析を含む臨床検査や，また医薬品医療機器等法（旧称：薬事法）にて規制される治験や製造販売後臨床試験および製造販売後調査も本指針の対象とはならない．一方，臨床研究などで得られた生体試料について，生殖細胞系列遺伝子変異・多型に関するヒトゲノム・遺伝子解析を行う際には本指針の対象となる．

子孫に受継がれる遺伝情報は，検体の提供者だけでなく，その血縁者の遺伝的素因などの情報も明らかにしうる．このような情報は，そのときにかかっている病気の治療に役立つのみならず，将来にどのような健康上のリスクが存在し，発

症予防の行動につなげることができるという利益をもたらす一方で，それを知ることによる不安や，他者からの差別の原因となって新たな不利益を生み出しかねない．このため，同意した者以外の血縁者にも研究で得られた情報を伝えるべきかどうか，また，研究当初は想定していなかったが検体提供者やその血縁者の生命に重大な影響を与える**偶発的所見**が発見された場合には，どこまで説明するのかなどにつき方針を定め，遺伝情報の提供者からインフォームドコンセントを得る際に説明することを規定している．特に重篤な転帰につながる単一遺伝子疾患に関する遺伝情報の開示の際には，遺伝カウンセリングの機会を提供することとされている．このように，慎重に取扱うべき遺伝情報の開示に関する考え方と手続きが示されている．

偶発的所見
incidental finding

　ゲノム・遺伝子解析研究は，近年のバイオバンクの発達とも密接に関連している．**バイオバンク**とは，診療所・病院などで人から採取された種々の検体，それに含まれる DNA など，ならびに診療情報・遺伝情報を含めたヒト試料を，将来の研究のために大規模に収集保管しておく組織・機構をいう．ヒトゲノム・遺伝子解析に関する倫理指針では，バイオバンクにヒト試料を提供する場合のインフォームドコンセント，およびバイオバンクに保管されたヒト試料を研究利用する際の手続きなどについて規定している．また，ゲノム・遺伝子解析研究では，このような守秘性の高い個人情報を厳格に取扱う必要性から，研究機関に個人情報管理者を設置することを求めている．

バイオバンク

39・5　遺伝子治療臨床研究に関する指針

　遺伝子治療臨床研究とは，疾病の治療や治療法の開発を目的として遺伝子または遺伝子を導入した細胞を人の体内に投与する研究であり，ほかの方法と比較して遺伝子治療が優れていることが予見される場合に実施される．遺伝子治療臨床研究に関する指針では，遺伝子導入に用いられるベクターや物質が，**治験薬 GMP 基準**に準じて製造されることを求めている．また，生殖細胞および胚細胞に対する遺伝子改変をひき起こす遺伝子治療を禁じている．

関連する SBO
B(2)② 3, 4

　遺伝子治療臨床研究の実施に際しては，事前に研究実施施設の長から厚生労働大臣に意見を求めることと，倫理審査委員会の委員に遺伝子治療関連の専門家を含めることが必須であり，終了時には厚生労働大臣へ報告書を提出することが求められている．

演習 39・1　次の記述について，正誤を回答しなさい．
1. GCP の二大目的は，臨床研究における被験者保護と，データの品質保証である．
2. 人を対象とする研究の倫理指針で最も早く公布されたものは，臨床研究に関する倫理指針である．
3. 観察研究では，被験者からインフォームドコンセントを得る必要はない．
4. 医師が主体となって実施する臨床研究に，GCP は適用されない．
5. がん細胞における遺伝子変異を調べる臨床検査キットを用いて，遺伝子変異と患者の予後の関連を検討する研究は，ヒトゲノム・遺伝子解析研究に関する倫理指針の対象外である．

演習 39・2 次の記述について，正誤を回答しなさい．

1. 倫理審査委員会は，申請された研究計画書を倫理的・人道的観点からのみ審議し，科学的な観点で審査する必要はない．
2. 臨床研究の実施を決定する最高責任者として，倫理審査委員会の委員長は，研究機関の長が担当する．
3. 人体から採取された試料などを用いないため同意取得が免除される観察研究であれば，倫理審査委員会による審査を行う必要はない．
4. 研究対象者が少なく数名であったため，研究実施計画書を倫理審査にかけずに，日常診療で得られたデータを学会で研究発表した．
5. 研究者が所属する病院に倫理審査委員会がなかったため，倫理審査委員会のある近隣の大学病院に倫理審査を申請した．

応用・発展 39.1
大学医学部附属病院の倫理審査委員会に以下のような臨床研究の研究計画書が提出された．あなたは，倫理審査委員の一人として，この研究計画申請を審査し，実施許可，または不許可，もしくは計画変更の意見を提出することを求められている．あなたの意見を述べなさい．

- がん末期患者に対し，あるビタミンを投与することでがん末期の疲労困ぱい状態が改善することが知られている．このビタミンを含む薬剤 X はすでに薬事承認されており，広く実地使用されている．ほかに疲労困ぱい状態を改善する効果が知られている薬剤はない．
- 研究者は，このビタミンは医師の経験的な意見に基づいてがん末期患者に使用されているものであり，ビタミンの効果を示す明確なエビデンスは十分でないとしている．
- そこで，プラセボを比較対照薬とし，ビタミンを含む薬剤 X をがん末期患者に投与するランダム化二重盲検試験を計画し，研究申請を行った．
- 研究対象者は，がん末期で余命 3 カ月と診断され，ホスピスに入院している患者 100 名である．研究参加への同意後に，薬剤 X，もしくはプラセボのいずれかを 2 週間投与される．
- インフォームドコンセントに用いる同意説明文書には，研究の目的・意義やスケジュールなど，十分な情報が記載され，臨床研究を中止したいときは，同意を撤回しすぐにやめることができると示されている．

SBO 40 正義性, 社会性, 誠実性に配慮し, 法規範を遵守して研究に取組む.
A(2)④3　　（態度）
G(2)3

学生へのアドバイス

"タスキーギ梅毒実験"（SBO 38）は, ベルモントレポートの倫理3原則に示される, 自律性の尊重（人格の尊重）, ベネフィットリスクバランスの考慮（善行）, 負担の分配（正義）, のいずれもが, 省みられなかったという, 非倫理的医学研究の典型事例であった. 本SBOでは, 研究倫理の発展において, 研究に対するインフォームドコンセントの重要性の理解がどのように進み, また研究成果の価値にかかわる科学の公正さと利益相反がどのように被験者保護と関係するかを, その時代背景の変遷とともに理解し, 社会とのつながりのなかで研究者に要請される行動規範を学ぶ.

■ このSBOの学習に必要な予備知識

人を対象とする研究において遵守すべき倫理指針は, ヘルシンキ宣言に示される倫理原則に従うものでありつつも, 医学の発展や社会環境の変化により生じる新たな課題に対応するために修正, 追加がなされる: SBO 38, 39

■ このSBOの学習成果

医学研究における科学の公正さ, および研究資金源の透明性の確保が, どのように被験者の権利の尊重および保護とかかわるのか, 実例をあげて説明できる.

40・1 研究と治療のインフォームドコンセント

日本のある大学附属病院でインフォームドコンセントを受けずに, 抗がん剤の臨床研究へ患者を組入れた事案が, 1999年に訴訟に至った. 患者は, 卵巣がん摘出手術後にシスプラチンを含む術後化学療法を実施することの説明を担当医師から受けて, 治療方針に同意していた. しかし, 術後化学療法開始後に発現した腎障害が当初受けていた説明よりも強いと感じた患者が, 別の医師に相談したところ, 抗がん剤のランダム化比較臨床試験[*1]に組入れられていることを初めて知らされた. 患者の死亡後に遺志を継いだ遺族が, 承諾のないままに臨床研究の被験者として組入れられたことは, 患者の人格権を侵害するとして, 国を相手に訴訟を起こした. 2003年の地裁判決で, 臨床研究での試験治療がたとえ保険診療範囲の治療内容であっても治療以外の目的がある以上, 治療のみのインフォームドコンセントだけでは不十分とし, 説明義務違反の判決が下った. 控訴審でもこの判決は維持され, 日本において治験以外の臨床研究についてのインフォームドコンセントの必要性が法的にも認められることになった. 本訴訟での"治療方法は保険診療範囲内であり臨床研究ではない. そのため治療のインフォームドコンセントがあればよい"との被告側の主張は, 患者の利益を最優先する治療と知識の一般化を目指す臨床研究とでは, その目的および患者が受けるリスクがまったく異なることを理解せずに, 両者のインフォームドコンセントを混同したものである. 当時の臨床研究に関する法規制はGCP[*2]のみであり, 治験以外の臨床研究に関しては何の指針も存在していなかった事実とともに, 日本における臨床研究への認識不足を露呈するものであった. 2003年に治験以外の臨床研究に関する倫理指針が公布されたあとになっても, 採取した検体を患者の同意を得ずに研究利用するといった倫理指針違反事例が発生しており, 臨床研究における被験者の人権保護は, 今なお眼前の課題である. これまで, 治験以外の臨床研究は法的規制の枠外であったが, その法制度化の検討がなされている.

[*1] ランダム化比較臨床試験, 関連SBO: E3 (1) ⑥6

[*2] GCPについてはSBO 39・1を参照.

40・2 科学の公正さと研究不正

近年の産学連携の進展により，大学における最先端技術の開発動向と経済活動が直結し株価の変動に反映されたり，臨床研究の結果に基づき診療ガイドラインが作成され特定の治療方法の推奨度が変更されるようになった今日において，データを生み出し，研究の成果を報告する研究者自身の道徳が問われている．研究における不正の防止は，専門家集団を想定し被験者の保護と研究計画の妥当性を問う研究倫理では捉えきれない，個人としての研究者の態度と行動の規範にかかわるものである．

研究の遂行と成果の発表における主要な不正行為として，以下の3項目，いわゆるFFPがあげられている．

> **ねつ造（Fabrication）**：存在しないデータの作成
> **改ざん（Falsification）**：データの変造，偽造
> **盗 用（Plagiarism）**：他人のアイディアやデータや研究成果を適切な引用なしで使用
>
> "日本学術会議学術と社会常置委員会，科学における不正行為とその防止について（2003）"の定義より

研究者の行動については，米国の保健福祉省の公衆衛生局内に設立された研究公正局の顧問ステネック教授により，いわゆるFFPである"意図的な不正行為"に加えて，"疑わしい行動"，"責任ある研究活動"という分類が示されている（表40・1）．

表 40・1 研究者の行動分類[†]

意図的な不正行為	"ねつ造（fabrication）・改ざん（falsification）・盗用（plagiarism）"のような，起こった場合の影響は大きいが，まれにしか起こらないもの
疑わしい行動	"虚偽陳述（misrepresentation）・不正確（inaccuracy）・偏向（bias）"に分類されるような，研究者が日常的に直面し，しばしば発生するもの 【例】"頻繁に行われている重複投稿や出版，分割発表"，"先行研究の不十分な調査"，"自説に有利な実験結果の選択的な発表や誇張"，"自説に不利な実験結果の非開示や発表遅れ" など
責任ある研究活動	"研究者"という専門職（プロフェッショナル）として，"正直さ（honesty）・正確さ（accuracy）・効率性（efficiency）・客観性（objectivity）"という基本的価値観を共有し，それらの価値を尊重して行われる研究計画の立案，実践，成果発表などの行動．

[†] 牧田浩典，"科学の公正性"をめぐる米国と我が国の動向（2012）より．

規範となる責任ある研究活動については以下のように示されている．

> ● 責任ある研究活動とは，研究者のプロフェッショナルとしての責任をまっとうするやり方で研究を遂行することにほかならない．［科学倫理検討委員会 編，"科学を志す人びとへ 不正を起こさないために"，化学同人（2007）］

> ・科学者は自らの研究の立案・計画・申請・実施・報告などの過程において，本規範の趣旨に沿って誠実に行動する．科学者は研究成果を論文などで公表することで，各自が果たした役割に応じて功績の認知を得るとともに責任を負わなければならない．研究・調査データの記録保存や厳正な扱いを徹底し，ねつ造，改ざん，盗用などの不正行為を為さず，また加担しない．（日本学術会議 声明 "科学者の行動規範 — 改訂版"，2013 年 1 月 25 日）

40・3 利益相反と資金源の開示

政治学者デニス・トンプソンは，1993 年の *New England Journal of Medicine* の論文にて，利益相反を"第一義的な利益（患者の福利や研究の妥当性など）に関する専門家としての判断が，副次的な利益（金銭的利益など）によって，不当な影響を受けるような一連の状況"と定義している．厚生労働省による定義[*1]では，大学などの公的研究機関の研究者が，"外部との経済的な利益関係等によって，公的研究で必要とされる公正かつ適正な判断が損なわれる，又は損なわれるのではないかと第三者から懸念が表明されかねない事態をいう．公正かつ適正判断が妨げられた状態としては，データの改ざん，特定企業の優遇，研究を中止すべきであるのに継続する等の状態が考えられる．"とより詳細な解説が付されている．つまり，産学連携活動において，研究者個人と資金提供を行う企業との経済的関係が，企業に有利な結果を生み出す不正行為や疑わしい行動をとる原因となりうる潜在的な状況をいう．外部との経済的関係そのものが問題ということではなく，それはむしろ研究を実施する際の資金源の確保において避けられないものである．その確保の見返りに"公正かつ適正な判断が損なわれ"，被験者の保護や研究成果の科学性に問題を生じさせる研究者の態度や行動が問題になる．このように，利益相反状態はその存在のみでは潜在的なものであり，研究者が所属する研究施設において適切に管理されるべきことである．

1999 年に米国ペンシルバニア大学で起こった**ゲルシンガー事件**は，臨床研究における利益相反の問題に焦点が当たる契機となった．遺伝性疾患に対する遺伝子治療法の臨床研究に参加した 18 歳男性患者ゲルシンガー氏は，投与されたベクターウイルスによる多臓器不全で死亡した．この研究の主任研究者は，その遺伝子治療法の開発を行っていた企業のオーナーであり，研究の成果によりばく大な金銭的利益を得る立場にあった．米国食品医薬品局（FDA）の調査により，死亡した患者は研究計画の選択基準に適していなかったことが明らかとなり，主任研究者が会社の利益のために危険性を知りながら臨床研究を強行したことと，それを防ぐことのできなかったペンシルベニア大学に対して，連邦政府研究費の停止，損害賠償の支払いが命じる判決が下された．適切な被験者保護と，この研究の責任者が利害関係者であることを含めた十分な同意説明が行われていたのか，また，研究開始に際して十分に科学的客観性のある判断がなされたうえで，遺伝子治療が実施されていたのかが問われた．この事件をきっかけに，ヘルシンキ宣言においても利益相反の同意説明文書への記載が規定された[*2]．

デニス・トンプソン
D. Thompson

[*1] 厚生労働科学研究における利益相反（conflict of interest: COI）の管理に関する指針（平成 20 年 3 月 31 日）

ゲルシンガー事件
Gelsinger

[*2] 研究実施計画書への記載を求めたのは，2000 年エジンバラ改訂である．

国際医学雑誌編集者会議 (ICMJE)
International Committee of Medical Journal Editors

国際医学雑誌編集者会議 (ICMJE) による"生物医学誌への統一投稿規定 (通称 ICJME 統一投稿規定)"は，1978 年にカナダのブリティッシュコロンビア州バンクーバーで開催された医学雑誌編集者による小規模の検討会議から始まった医学雑誌投稿規定についての国際的なガイダンスである．ICJME 統一投稿規定では，従来より論文を投稿する研究者に対し，利益相反状況を開示するよう求めており，出版倫理と論文の質の確保に貢献している．

2010 年には，米国で医療保険改革法のサンシャイン条項が成立し，企業から研究者への資金提供状況の公開が法律によって求められることになった．日本においては，2011 年 1 月，日本製薬工業協会より，"企業活動と医療機関等の関係の透明性ガイドライン"が発表され，産学連携研究活動における資金状況を公開することとなった．

40・4　日本における利益相反と研究不正の問題事例

2013 年に社会問題化した降圧薬の医師主導臨床研究不正事件では，利益相反と科学の公正さへの懸念に焦点が当てられており，これまで日本で散見された臨床研究における被験者保護の問題とは性質を異にするものであった．本事件の舞台は企業間競争の激しい高血圧治療領域であり，複数発売されているアンギオテンシンⅡ受容体拮抗薬の一つが，主作用の降圧作用だけでなく，脳卒中や狭心症などのリスクも下げるという効果を日本の臨床研究で"証明"した論文が一流学術雑誌に複数掲載された．論文の著者の一人で解析を担当した研究者は，実際はその降圧薬の製造販売元企業所属の社員であったにもかかわらず，論文上では大学所属であると記載され，身分を隠していたことが 2013 年に発覚した．データの信憑性を理由に，これらの臨床研究に関する論文がつぎつぎ撤回されたが，後日提出された責任著者の所属大学による調査報告書は，データの改ざんを裏付けるものであった．また，これら撤回された論文では，当初の研究実施計画で予定されていた評価項目とは異なる定義の評価項目にて解析が実施され，変更後の解析結果に基づく主張がなされていた．

＊ 2014 年 11 月 25 日より医薬品医療機器等法に改称．

この事件は，2014 年 1 月には，虚偽・誇大広告を禁止した薬事法＊第 66 条第 1 項違反の疑いで，厚生労働省に告発された初めての研究不正事件となった．一流学術雑誌に掲載された論文は，研究者の地位名声の確保と，企業の広告用資材に利用され，年間 1 千億円にものぼる降圧薬の売上げに貢献した．しかし，不正行為が判明し撤回された時点で，その研究の科学的価値と社会的信用を失ったどころか，日本全体の臨床研究の信頼性をも揺るがすといった副作用まで生み出した．さらに，社会的価値のない研究を実施したことは，研究に参加した被験者の協力と負担をないがしろにし，被験者に対しベネフィットを伴わないリスクのみを押付けたという点で非倫理的であった．しかし，研究開始当時の 2002 年 1 月には，適用される臨床研究に関する倫理指針は公布されておらず，その公布は研究開始後の 2003 年 7 月であったが，倫理指針は法的拘束力をもたない．本事件は，利益相反と被験者保護，また社会的影響を及ぼす研究成果の公表・出版の倫理という点で，さまざまな方面における議論をよんでいる．

この事件を受けて，日本においては，治験以外の臨床研究データの信頼性の確保のための規定が，人を対象とする医学系研究に関する倫理指針に設けられた．

関連する SBO
SBO 39

演習 40・1　次の記述について，正誤を回答しなさい．
1. FFP とは，研究者による不正行為のことをいう．
2. 日常診療で使われている医薬品について臨床研究で調査する場合，その医薬品で治療することについての同意を得ることで，研究への参加協力の意思が確認できる．
3. 検査で余った血液検体は，あとは捨ててしまうだけなので，患者の了解を得ずに研究に用いることができる．
4. 企業から提供された医薬品を用いて臨床研究を行う場合は，同意説明文書にそのことを記載する必要がある．
5. 近年，臨床研究における被験者保護に関する問題は生じていない．

応用・発展 40・1
本 SBO 40 で取上げた以下の三つの事例について，いずれの事例にも共通して認められる研究倫理上の問題点について討議し，研究者として何が欠けているのか述べよ．
　1) 抗がん剤無断臨床研究事例（§ 40・1）
　2) 米国ゲルシンガー事件（§ 40・3）
　3) 降圧薬の医師主導臨床研究不正事件（§ 40・4）

IV 信頼関係の構築

一般目標：患者・生活者，他の職種との対話を通じて相手の心理，立場，環境を理解し，信頼関係を構築するために役立つ能力を身につける．

"あなたが信頼できる人は？"この問いにあなたはどのように答えるだろうか．多くの人は，しばらく考え，家族や友人の名前をあげるだろう．では，"信頼できる理由は"という問いに対してはどうだろう．その理由を言葉に出したことがなければ，答えることが難しい問いである．これまでの自分の経験を振返ってみよう．親子，友人，先輩と後輩，教員と学生など，さまざまな関係のなかで，信頼できると思った相手はどのような人だろうか．

病気を治したいと思う患者や，健康に暮らしたいと思う地域の生活者にとって，医師，薬剤師をはじめとする医療人は，自分の病気や健康について相談し，提案を受ける専門職である．患者は医療人を信じ，頼ることができるからこそ，安心して治療を受けることができる．生活者は自分が信頼している医療人だからこそ，不安に思うことを相談し，助言を受入れる．また，薬剤師は他の医療人と相互に信頼し合う関係のなかで，自分の役割を最大限に発揮することができる．すなわち，他者から信頼される人間にならなければ，医療人として社会に貢献することができない．

最初の問いかけに戻ろう．誰を，なぜ，信頼しているのか．楽しいからだけではないはずである．楽しく会話する相手である一方，自分がつらいとき，悲しいときにその気持ちをくんでくれる人を，あなたは信頼しているのではないだろうか．あなたが病気になったとき，どのような薬剤師に自分の不安を聴いてもらいたいか考えてみよう．"相手の心情を察し，寄り添い，力づける"．――患者・生活者の立場で考えると，このように自分の気持ちを理解したうえで，自分のために専門性を発揮してくれる医療人が，信頼に値するのではないか．すなわち，将来医療人となる薬学生は，他者との信頼関係を築くための能力を身につけることが求められている．

社会で生活していくうえで，人とのかかわりは必須である．薬学準備教育ガイドラインに，人の行動と心理の基本的知識に関して，薬学生として身につけるべき目標が掲げられているのも，このためにほかならない．第Ⅳ部では，日常，何気なく行っているコミュニケーションの本質を体系的に学び，薬剤師として他者と信頼関係を構築するために，どのように配慮すべきかについて考えよう．相手を理解しようとする気持ちがあっても，相手が伝えたいことやそのときの状況を全身で感じとり，行動に表さなければ，その気持ちを相手に伝えることはできない．信頼されるようになることは容易ではない．ここでの学びを基盤として，真の意味での"コミュニケーション力"を発揮できるようになるために努力を積み重ねてほしい．

（石川さと子）

第11章 コミュニケーション

SBO 41 意思，情報の伝達に必要な要素について説明できる．
A(3)① 1

学生へのアドバイス

医療者として以前に，社会の構成員である一人の人間として，私たちの生活にコミュニケーションは欠かせない．なかなか自分の思いが伝わらない．相手の話していることが理解できない．そんな経験をしたことがある人も少なくないだろう．では，コミュニケーションがうまくいくとはどういうことなのだろう．うまくいかない理由は何だろうか．こうした問いに答えを出していくためには，まず"コミュニケーションとはそもそも何か？"を考える必要がある．本 SBO では，コミュニケーションの定義，捉え方，過程について述べる．

■この SBO の学習に必要な予備知識

本 SBO を学習するうえでは，特段の予備知識は必要ない．知識よりもむしろ，これまで自分が経験してきたコミュニケーションそのものを振返り，自分自身に当てはめながら各節を読み進めていただきたい．特に，"41・2 コミュニケーションの過程"の節においては，自身にとって思うようにコミュニケーションがとれなかった体験を当てはめながら，そのときの過程で何が起こっていたのかを考察してほしい．そうすることで，本 SBO をより深く理解することができるだろう．

■この SBO の学習成果

たとえば"水とは何か？"という問いに対して，化学的性質を学ぶのか，生体にとってどのような意味をもつのか，社会生活においてどのような役割を果たしているのかなど，視点によって問いへの近づき方（近接）は異なる．したがって，本 SBO で学ぶことにより，まずコミュニケーションという個人的，社会的な営みをどのように捉えるのかの視点を俯瞰することで，コミュニケーションを学習するための道筋を理解することができる．そのうえで，コミュニケーションの過程を学ぶことにより，コミュニケーションを構成する要素とその働き，"コミュニケーションがうまくいかない状態"であるミスコミュニケーションの位置づけを把握できるようになる．

41・1 コミュニケーションとは

コミュニケーション
communication

私たちは日常において外界と**コミュニケーション**をとりながら生きている．"私は人と話すことが好きだからコミュニケーションは得意"，"私は初対面の人と話すと緊張するからコミュニケーションが苦手"という人もいるだろう．では，そもそもコミュニケーションとは何を意味するのだろうか．人と話すことが好きならコミュニケーションは得意といえるのだろうか．初対面の人と思うように話せなければ，コミュニケーションが苦手の根拠となりうるのだろうか．

コミュニケーション（communication）の語源は，ラテン語の communicare（共通項）であるといわれる．すなわち，コミュニケーションとは，それが交わされる当事者間において何らかの共通項を構築するプロセスであるといえる．自分が考えたこと，思っていることを相手と共有し共通認識をつくること，相手（複数の場合もある）の価値観や考えていることを，相手が意図したとおりに自分自身も共有することが，コミュニケーションということになる．私たちが生きていくうえでは，この"共通認識をつくる"という過程は欠かせない．人間は社会的な存在であり，互いに影響を及ぼしながら文化的な生活を営んでいくうえでは，相互の理解なくしては社会が成り立たないからである．

しかしながら，学術的にはコミュニケーションは一義的に定義されていない．ダンス*らは 1950 年代から 1970 年代におけるコミュニケーション関連分野の著述を俯瞰し，126 のコミュニケーションの定義をリストアップしている．多様な

* F. Dance

定義が存在する背景には，研究の目的や研究者のよって立つ認識論に基づく，コミュニケーションを捉える視点が異なるからである．以下にその例をあげる．

①**機械論的視点**　コミュニケーションを物理学的に捉え，当事者間において情報を伝達する効率に焦点を当てた視点であり，メッセージの意味はその過程を通じて送り手から受け手に移動するものであると捉えている．この視点においては，"全体は部分の総体に等しい"という立場をとるため，コミュニケーションという現象を部分に区切って分析することにより全体像を把握することができると考える．次節に示すシャノンとウィーバーの機械論的モデル*に代表されるように，単純でわかりやすく表現されるため，多くの分野で取入れられている．

＊ §41・2参照．

②**心理学的視点**　心理学的視点においては，受け手の情報の選別に焦点を当てている．情報の受け手は，受取る情報を"刺激"として捉え，"刺激をどのように選択し，どのように反応するか"が，この視点におけるテーマとなる．ここでいう"選択"においては，情報の受け手がもつ態度，信念，動機などが影響する**概念フィルター**がその役割を果たしていると考える．すなわち，この視点においては，メッセージの意味はコミュニケーションの当事者により与えられるものであると捉えている．

概念フィルター

③**相互作用論的視点**　人間のコミュニケーションを，相互作用を社会の基本単位とする視点である．この視点の特徴として，1) コミュニケーションは，意味の共有に不可欠な言語や行為などを創造し共有する過程である，2) 自己の形成は他者とのかかわりのなかでのみ形成されるものである，3) コミュニケーションとは，自己が社会のなかで担っている何らかの役割を遂行することにより成立する，という点があげられる．この視点では，社会体存在としての自己の役割の遂行におけるシンボル（コミュニケーションの手段としての言語や行為など）の創造やその共有に焦点が置かれている．

④**システム論的視点**　システム論的視点においては，コミュニケーションをとる当事者間での意味のやりとりを個別に分析するのではなく，当事者をセットとして考え，そのセットがどのような行動パターンをとるか，といった全体像を捉える視点である．この視点の特徴として，1) "全体は部分の総体よりも大きい"という立場をとり，2) コミュニケーションの個々の成立要因ではなく，当事者間のコミュニケーションのパターンやルールに着目する，という点があげられる．

①〜④の視点を比べると，機械論的視点や心理学的視点では，コミュニケーションは因果関係により説明できるという立場をとっているのに対し，相互作用論的視点やシステム論的視点では，コミュニケーションの当事者が存在する社会的立場や役割に基づきコミュニケーションが生成するという立場をとっているといえる．本SBOにおいては，比較的理解しやすい機械論的モデルを用いてコミュニケーション過程の解説を試みるが，実際のコミュニケーション場面においては，多様な視点からそのあり方を捉えていくことが望ましい．

なお，コミュニケーションとは人と人との間だけでなく，その他の生物間や人と機械との間においても成り立つ．ただし，本書の目的を勘案し，以下では対人コミュニケーションに対象を絞って記述する．

41・2 コミュニケーションの過程

コミュニケーションの過程を把握するうえでは，前節で触れた機械論的視点から近接すると理解しやすい．シャノンらによる初期のコミュニケーションモデル[*1]が一般に知られている（図41・1）．

*1 C. Shannon, W. Weaver, 1964年

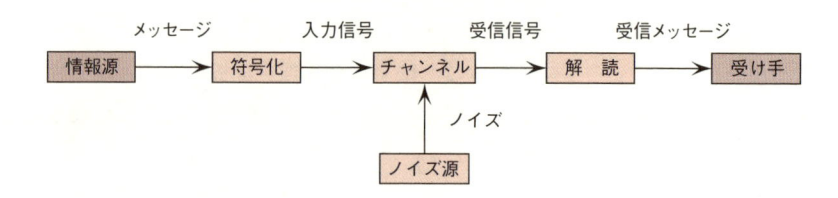

図41・1 シャノンのコミュニケーションモデル（一部改変）（C. シャノンら, 1964）

物質の移動は，移動させたいものを何らかの手段で目的の場所まで移動させればよいが，コミュニケーションにおいて移動させたいのは，実体のない送り手の"情報"である．したがって，コミュニケーションにおいては，まずメッセージの**送り手（情報源）**が，伝えたい"情報"を想起することから始まる．想起された"情報"を受け手に伝えるためには，受け手が認識できる何らかの符号（言葉なり身振りなり）に置き換える必要がある（**符号化，エンコーディング**）．符号化されたメッセージは，直接または電子メールや印刷媒体など何らかの**伝達経路（チャンネル）**を経て受け手に送り届けられる．メッセージの受け手は，送られてきた符号化された情報を**解読（デコーディング）**して認識することとなる．しかし，実際の対人コミュニケーションにおいては，送り手が発信した情報を受け手が受取ったあとに，何らかの形で送り手に反応しており，送り手はその反応に基づいて新たな情報発信を行っている，すなわち対話がなされていることのほうが多い．

竹内は，このコミュニケーションの双方向性を包含したモデル[*2]を示した（図41・2）．このモデルは，メッセージの送り手と受け手が常に入替わりながら，双方が発信した情報を互いに認識することを示している．日常生活における対話を

エンコーディング encoding

チャンネル channel

デコーディング decording

*2 竹内郁郎, 1973年

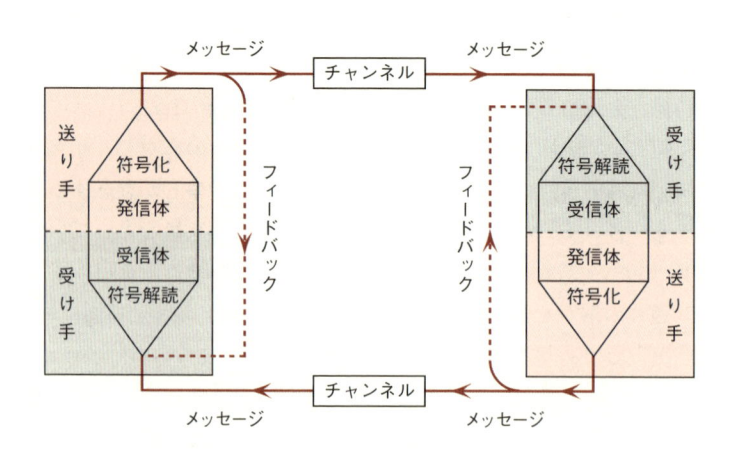

図41・2 双方向コミュニケーションのプロセスモデル（一部改変）（竹内郁郎, 1973）

あてはめると理解しやすい．たとえば，"え？ 私そんな話聞いてないよ．""そんなことないって．昨日言ったでしょ？"といった行き違いは，実際に起こりうるコミュニケーション上のすれ違いである．これは，メッセージの送り手が，自ら伝えたい情報を符号化してチャンネルを介して受け手に送ったにもかかわらず，受け手においてメッセージを受取っていないがゆえに生じる事象である．また，"私，そんなつもりで言ったんじゃないのに"といったように，送り手が意図した意味が，受け手の符号解読の段階で意図したとおりに解釈されないこともある．このように，送り手が意図した情報が受け手と共有できない状態をミスコミュニケーションという．

ミスコミュニケーション
miscommunication

41・3　ミスコミュニケーションの成因

　ミスコミュニケーションは常に起こりうるものである．送り手が伝えたいメッセージを符号化するとき，受け手が受取った符号を解読するときには，必ずおのおのがもつ概念フィルターを通している．そのフィルターは育ってきた環境や受けてきた教育，属する集団の特性により異なるため，同じ言葉やジェスチャー（符号）であっても，人によってその意味が異なることがある．また，日常生活における情報の伝達過程においては，通常は騒音や時間，プライバシーなどさまざまなノイズにより情報が正しく伝わりにくいことがしばしばある．結果として"誤解"や"聞き逃し"のようなミスコミュニケーションの要因が形成されることになる．図 41・2 に示したような双方向コミュニケーションのモデルにおいては，こうしたミスコミュニケーションが生じていることを受け手と送り手の双方で認識することができる．したがって，さらなる情報のやりとり，すなわち対話が交わされることにより，ミスコミュニケーションの解消を試みることができる．この観点から考えると，ミスコミュニケーションとは，コミュニケーションの過程において生じる，ある時点における一時的な事象と捉えることができる．ミスコミュニケーションを避けるための手立ては必要だが，完全に防ぐことはできない．むしろ当然のように生じうるものであり，発生した時点から対話を重ねて互いを理解し合う姿勢が，対人コミュニケーションにおいては重要であろう．

ノイズ

例題 41・1　コミュニケーションの要素のうち，メッセージの送り手が情報を記号に置き換えることを意味する言葉は次のうちどれか．一つ選べ．
1. エンコーディング　2. チャンネル　3. ノイズ　4. デコーディング
5. 概念フィルター

解答　1．［解説］機械論的モデルによれば，コミュニケーションにおいては，送り手の情報源が符号化（エンコーディング）されたのち，何らかの伝達媒体（チャンネル）を通じて送り手に届けられる．この過程において伝達を妨げる要素（ノイズ）により，受け手に正しく伝わらないことがある．受け手は，認識した符号を解読（デコーディング）し，情報を受取る．また，心理学的モデルによれば，送り手から情報を受取る際に，受け手は自身の価値観や思考様式，状況により情報を選別している．これは受け手の概念フィルターによるものである．

演習 41・1 自分自身のミスコミュニケーション体験を振返り，なぜミスコミュニケーションが生じたのかを，コミュニケーションのモデルから検証してみよう．

応用・発展 41・1
コミュニケーションを捉える視点として，コミュニケーションの過程には因果関係が成り立つという認識論に立った場合と，コミュニケーションをとる当事者間の社会的背景や状況に基づきコミュニケーションが成り立つという認識論に立った場合では，ミスコミュニケーションという現象が生じる理由にどのような違いがあるかを検討してみよう．

応用・発展 41・2
ミスコミュニケーションが原因と考えられる医療過誤，ヒヤリハットの事例について，関係した人物の概念フィルター，符号化と解読のプロセスでの齟齬などについて，解析してみよう．

SBO 42 言語的および非言語的コミュニケーションについて説明できる．
A(3)①2

学生へのアドバイス

子供のころに，言葉を使わず表情や体の動きだけで何を伝えたいかを当てる"ジェスチャーゲーム"を体験した人も多いだろう．また，初対面の人と会ったときに，会話を交わす前に，相手の容貌や服装などから，この人はどんな人なのだろう？と推測し，話し始めたあとも，その話し方，表情やしぐさなどから，その人の印象を思い描くこともあるだろう．このように，私たちは日常生活のなかで，言葉以外にもさまざまな情報を手がかりにしてコミュニケーションをとっている．本SBOでは，こうしたコミュニケーションを構成するさまざまな要素を俯瞰したうえで，特に言語以外のメッセージ（非言語メッセージ）に焦点を当てて，その影響や機能について学ぶ．

■このSBOの学習に必要な予備知識

SBO 41 "意思，情報の伝達に必要な要素について説明できる"を通読し，理解しておくことが望ましい．特に，言語，非言語メッセージやその機能が，コミュニケーションの過程においてどのように位置づけられるのか，それは私たちの日常生活に当てはめた場合，どのような意味をもつのかを考えながら学んでほしい．この点においては，SBO 41 と同様，自分自身のコミュニケーション体験が重要な学習の材料となるであろう．

■このSBOの学習成果

コミュニケーション能力に限らず，身体化された技能を高めていく過程においては，まず，身につけるべき技能や態度から照らし合わせた自分自身の現状を認識する必要がある．そのうえで，自分が思い描く"望ましいあり方"に近づくために意識的に行動を変容させていきながら，結果として無意識のうちに実践できるようになることを目指すのである．非言語メッセージについて学ぶことにより，まず自分のコミュニケーションのなかで非言語メッセージをどのように使い，また受止めているのかを認識できるようになる．そのうえで，効果的なコミュニケーションを実現するために，意識的に非言語メッセージを活用できるようになる．

42・1 コミュニケーションの要素

コミュニケーションにおいて交わされるメッセージは何らかの形で符号化されていることは SBO 41 で述べた．対人コミュニケーションにおける符号化の方法として，図 42・1 に示すようなコミュニケーションの要素が考えられる．通常，私たちが交わしているメッセージは，大別すると**言語メッセージ**と**非言語メッセージ**に分けられる．言語メッセージとは，伝えたい情報が直接的に表現されるものであり，音声が付与されて伝達される，いわゆる話し言葉，音声が付与されず文字として伝達される書き言葉，さらには手話なども言語メッセージとして分類される．

言語メッセージ
非言語メッセージ

非言語メッセージの分類方法には諸説あるが，ここでは音声の有無による分類で解説する．音声情報を伴う非言語メッセージとしては声の調子，話す速度，声の大きさなどがあげられる．これらは話し言葉とともに伝達される情報である．音声情報を伴わない非言語メッセージには，体つきや肌，髪の色などの外見的特長，頭をなでる，肩をたたくなどの身体接触，表情や身ぶりなどの身体表現，臭いや香り，対話時の距離や角度などの空間などがあげられる．次節では，非言語メッセージに焦点を当てて，その機能について論じる．

例題 42・1 次のうち，非言語的コミュニケーションに該当するのはどれか．すべて選べ．
1. 声の調子　2. 目つき　3. 体格　4. 相手との距離　5. 手話

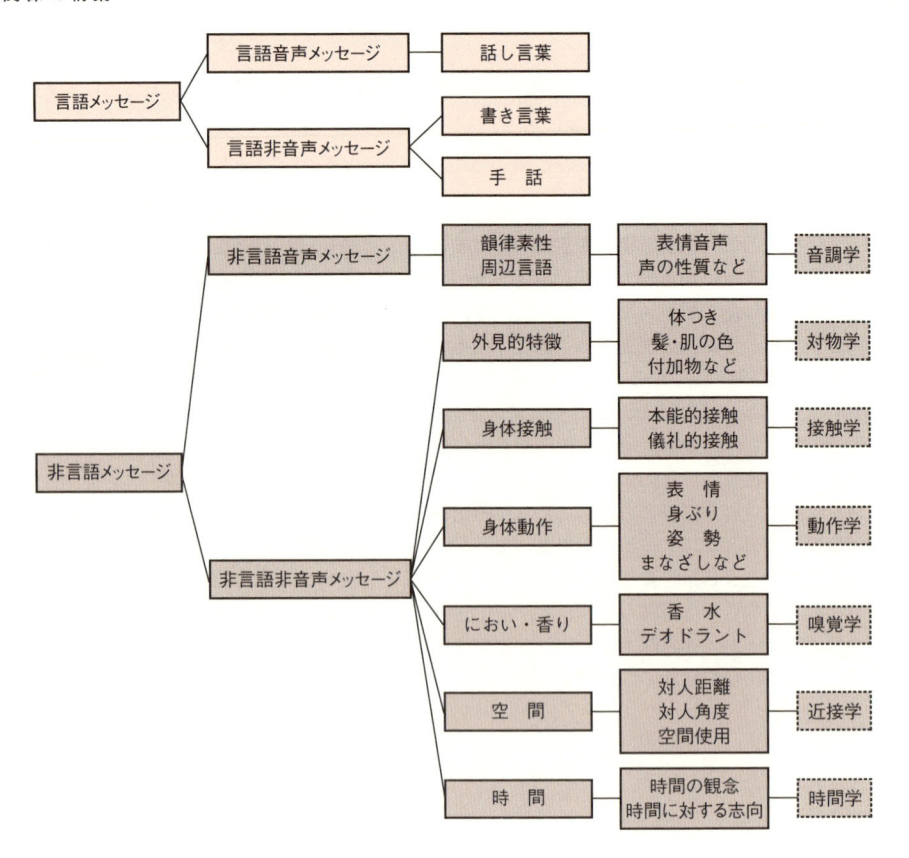

図 42・1 コミュニケーションの要素〔井上久美(1995),橋本満弘(1993)をもとに末田清子(2003)が作成〕

解 答 1, 2, 3, 4.［解説］手話は,書き言葉と同様に,"言語非音声メッセージ"に分類される.それ以外はすべて非言語メッセージである.

42・2 非言語メッセージの機能

対人コミュニケーションにおける非言語メッセージの影響に関する研究として,次の**メラービアンの公式**[*1] が知られている.

[*1] A. Mehrabian, 1968 年

$$A_{\text{Total}} = 0.07\, A_{\text{Content}} + 0.38\, A_{\text{Tone}} + 0.55\, A_{\text{Face}}$$

この式は,米国の大学生を対象に,同じメッセージを送るうえで,意味内容を示す言語情報,声の調子,表情がどの程度影響するのかについての実験研究を基に導かれたものである.A_{Total} はメッセージの効力を,A_{Content} はメッセージの言語的意味内容を,A_{Tone} はメッセージの音声上の調子を,A_{Face} は発話時の顔の表情を示す.すなわち,この実験においては,メッセージの効力に占める各要素の影響度は,意味内容が 7%,声の調子が 38%,顔の表情が 55% であったといえる.つまり,非言語情報が全体の 93% に影響していることを示している.欧米のような低コンテクスト文化[*2] においては,発話時の抑揚や表情,身ぶりなどの身体的表現が重要な役割を示すため,必ずしも日本におけるコミュニケーションにこの

[*2] 低コンテクスト文化については,SBO 43・2・2 を参照.

公式をそのまま適応できるとは限らないが，日常生活におけるコミュニケーションの実態に照らし合わせると，感覚的には適合していると考えられる．たとえば，電子メールによって送ることができるのは文字情報による意味内容のみだが，電話による対話では，声の調子や大きさにより，より深く意味内容を理解することができる．さらに，対面によるコミュニケーションでは，発話者の表情や身ぶりなどの視覚的情報が加わるため，さらに正確な情報を受取ることができる．

このように，非言語メッセージはコミュニケーション全体において大きな影響を与えている．末田らは先行研究をもとに，非言語メッセージの機能として次の①〜⑥を掲げている*．

* 末田清子，2003年

① **言語メッセージの代用**　たとえば，私たちは相手の服装や容貌により，年齢や性別，職業などを判断することが多い．また，声を出せないような状況下では，表情や身ぶりによりその意図を伝えることもある．このように，言語メッセージの代用として，非言語メッセージを活用している．

② **言語メッセージの補強**　相手にメッセージを伝えるときに，身ぶりによってより伝わりやすくしたり，自分が伝えたい感情を強調するために，声の大きさや速さ，調子を変えたりすることがある．また，励ましながら肩をたたいたり，賞賛しながら頭をなでたりといったしぐさも，言語メッセージを強調する接触表現である．これらは，非言語メッセージによって言語メッセージを補強していることの例である．

③ **言語メッセージの意味の変更，否定**　言語メッセージの意味を変えたり，否定したりするときにも非言語メッセージが使われることがある．たとえば，言葉では"はい，わかりました．"といいながら，表情や態度によって不満を表すことがある．これは，状況や立場によって言葉では"いいえ"と表現できない場合であっても，表情や声の調子，態度によって"いいえ"の意味をメッセージとして表現している．こうした非言語メッセージの使い方は，無意識に行われる場合もあれば，意図的に行う場合もある．ただし，このような言語メッセージと非言語メッセージが異なる意味をもつような場合には**二重束縛的（ダブルバインド）**コミュニケーションとなり，このようなかかわりを繰返し経験すると，人とかかわることへの不安が助長されるといわれる．

ダブルバインド
doublebind

④ **コミュニケーションの調節**　相づちやうなずきなどは，相手が話している最中でも，話を遮ることなく，"あなたの話を聴いている"というメッセージとして機能している．また，自分の意見をある程度話しながら，話しきらないうちに相手の表情をうかがうようなしぐさは，"あなたはどう思いますか？"という相手の考えを聞こうとするメッセージとしてとして使われる．相手に近寄って小声で話すときには，"この話は人に聴かれたくない"というメッセージ性を帯びた態度を意味する．このように，非言語メッセージはコミュニケーションの調節の機能も果たしている．

⑤ **コミュニケーションの当事者同士の人間関係の提示**　たとえば，会社において一方が他方に先に挨拶をしたり，先に席を勧めたりした場合，あるいは会議における席順などの空間的な情報により，そこにいる社会的な人間関係（上司と

部下など）を推察することができる．これは身体表現や空間把握による非言語メッセージにおける人間関係の提示の機能を意味する．とりわけ対人距離に現れる人間関係については，ホールの研究（表42・1）[*1] が知られる．この表が示すとおり，コミュニケーションの当事者である場合であっても，その状況を客観的に観察する場合であっても，コミュニケーションをとる際の距離は互いの関係を示すと同時に，意図的に対人距離を調節することにより，相手との関係に関するメッセージを送ることもできる．

[*1] E. Hall, 1983年

表42・1 対人距離（E.ホール，1983）

対人距離ゾーン	距　離
密接ゾーン	約〜46 cm
個体ゾーン	約 46〜122 cm
社会ゾーン	約 122〜244 cm
公衆ゾーン	約 244 cm〜対話可能な上限距離

⑥ **言語では言いにくいことを伝える**　これは①の言語メッセージの代用の一形態とも捉えられる．たとえば，急いでいる状況下で話しかけられた場合に，立ち止まらず会釈して通り過ぎる，時計を指差して頭を下げる，などの身体表現は，"急いでいるので申し訳ないが，今は対応できない."というメッセージを表している．また，相手と話している最中に腕組みをしたり，相手から視線を外したり，手元のものや髪をいじったり，といったしぐさは，"話を聞きたくない""退屈である"といった，相手とのコミュニケーションを拒否するメッセージと捉えられる．特に日本のような高コンテクスト文化[*2] においては，言葉に出さずとも相手のしぐさや態度により状況を"察する"ことが求められる傾向にある．"目で合図を送る"などはこの例である．

[*2] 高コンテクスト文化については，SBO 43・2・2 を参照．

　以上に述べたように，非言語メッセージはコミュニケーションにおいて重要な働きを示す．私たちがメッセージを伝えるうえでは，自身がどのような非言語メッセージを発しているのかを十分に意識することにより，効果的に自分の意図を相手に伝えることができる．また，相手を理解するうえでは，言語メッセージのみにとらわれず，五感を使って非言語メッセージを"感じること"で，より深く相手の意図をくみ取ることができる．

例題 42・1　次の非言語メッセージに関する記述について，正しいのはどれかすべて選べ．
1. 声の調子や大きさは，言語メッセージを補強する役割を担うことがある．
2. 相づちやうなずきは，相手の話を聴いている，というメッセージを含む．
3. 親族や恋人など特別に親しい間柄でないかぎり，相手が個体ゾーンに入るとストレスを感じるといわれる．
4. 言語メッセージとは異なる意味を伝えることを目的として非言語メッセージを送ることがある．

5. メラービアンの公式によれば，メッセージの効力における非言語メッセージの果たす役割は55％である．

解 答 1, 2, 4. ［解説］3. はホールの対人距離によれば，あまり親しくない人が"密接ゾーン"に入るとストレスを感じるといわれる．5. はメラービアンの公式によれば，メッセージの効力における言語情報の割合は7％，音声情報の割合は38％，視覚情報の割合は55％とされている．したがって，非言語メッセージ（音声情報，視覚情報）の割合は93％にのぼる．

演習42・1 図42・1に示す各コミュニケーションの要素における非言語メッセージの各要素について，"自分が発信しているメッセージ""自分が受取っているメッセージ"にはどのようなものがあるだろうか？ 具体的にあげてみよう．また，それらが42・2で示した六つの非言語メッセージの機能のうち，どの機能を果たしているのかを考えてみよう．

応用・発展42・1
SBO 43を学習したうえで，コンテクストと非言語メッセージの関係について，具体的な例をあげて検討してみよう．

SBO 43
A(3)①3
相手の立場，文化，習慣などによって，コミュニケーションのあり方が異なることを例をあげて説明できる．

学生へのアドバイス
　海外旅行を経験したことがある人にとっては，言葉のみならず生活習慣や日常のしぐさなどにおいて日本との文化の違いを実感したこともあるだろう．また，外国に行かずとも，地域や集団，組織，さらには個人において，価値観や言葉づかい，考え方の違いを意識したことがある人も少なくないであろう．このように，異なる文化をもつ相手とのコミュニケーション（異文化コミュニケーション）においては，自分の考えが思うように相手に伝わらなかったり，相手の話を理解しているつもりで思わぬ誤解をしていたり，といったことが起こりやすい．本SBOではコミュニケーションをとる相手や自分自身の背景にある文化，習慣，社会的立場などがコミュニケーションにどのように影響するのか，どのように対応していけばよいのか，について考える．

■このSBOの学習に必要な予備知識
　SBO 41におけるコミュニケーションの視点，とりわけ心理学的視点について理解しておくと，本SBOの内容は理解しやすくなるだろう．また，異文化コミュニケーションにおいては，SBO 42で取上げた非言語的メッセージの意味するところが大きく異なることもある．自身の日常生活で用いられる非言語メッセージも意識しながら読み進めてほしい．

■このSBOの学習成果
　異文化コミュニケーションにおいて重要なのは"人と自分は違う"ことを前提としてコミュニケーションをとることである．特に"日常生活における行動様式としての文化"（本文参照）を意識しつつ，個人の次元であっても"自分と同じ背景をもつ人はいない"ことを前提にコミュニケーションをとることにより，より深く相手を理解することができる．特に医療の世界においては，医療者と患者はもとより，医療者間であっても職種の違いにより価値観や思考様式は異なる．こうした"違い"を否定するのではなく，むしろ"特徴"として捉えてコミュニケーションをとることができるようになる．

43・1　文化とコミュニケーション

　人々が生活を営む集団において形成される文化は，その集団に属する人々の行動様式に大きな影響を与えるといわれている．社会行動の一つであるコミュニケーションも例外ではない．したがって，異なる文化的背景をもつ人同士のコミュニケーション（異文化コミュニケーション）においては，おのおのが形成してきた概念フィルター[*1]の違いによってメッセージの表現や解釈が異なるため，ミスコミュニケーションの可能性が高まると考えられる．ここに，異文化コミュニケーションについて論じることの重要性がある．

異文化コミュニケーション
*1　概念フィルターについては，SBO 41・1を参照．

*2　石井 敏，1997年

　"文化"という概念にはさまざまな定義があるが，ここで扱う文化とは，"一般市民の日常生活の様式としての文化[*2]"であり，"一定社会の成員が共通にもつ価値観・行動様式や感情傾向などのような内面的な精神活動，言語行動の特徴や身体表現様式，そして衣食住のような物質的生活条件など"をいう．一般に"文化"という言葉を使うとき，多くは国家や民族がもつ文化を示すことが多い．しかし，異文化コミュニケーションを考えるうえでは，同じ国家や民族のなかであっても，地域や世代，性別などのより下位にある文化を考慮する必要がある．図43・1に示す"文化間の距離[*3]"のように，国内であってもさまざまな異文化が存在する．私たちの一生のなかで，転居，入学，就職，結婚など，異なる文化に接する機会は数多く存在する．一般に，文化的背景の類似性が高く，過去の体験に共通項が多いほどコミュニケーションはとりやすいと考えられる．文化の距離が大きいほど，"自分と相手は違う"ことを前提としたコミュニケーションが必要となる．

*3　金沢吉展，1992年

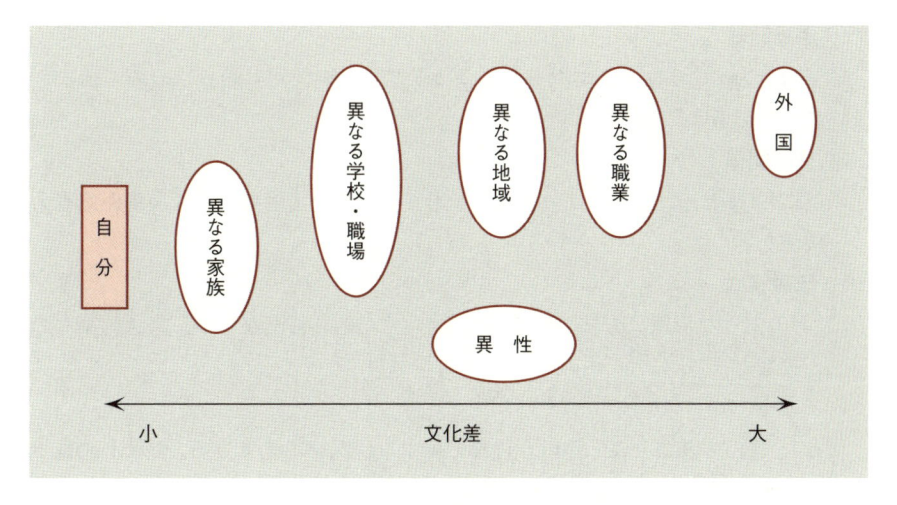

図 43・1　文化間の距離（金沢吉展, 1992）

例題 43・1　異文化コミュニケーションにおいては，当事者間の文化的背景が異なるためミスコミュニケーションが起こりやすい．金沢（1992）が示した"文化間の距離"において，"外国"についで，最も文化差が大きい集団のカテゴリーとして正しいものはどれか．
1. 異なる家族　2. 異なる学校・職場　3. 異なる地域　4. 異なる職業
5. 異性
解答　4.　［解説］文化差は"外国""異なる職業""異なる地域""異性""異なる学校・職場""異なる家族"の順に，自分との差が大きくなるとされている．

43・2　コンテクストとメンタルモデル

相手のコミュニケーション行動を解釈し，それに合わせたコミュニケーションをとるためには，相手の行動や思考様式のもととなる環境や背景を理解しなければならない．異文化コミュニケーションにおいては，このことはより一層重要となる．本節では，コミュニケーション行動の背景となる**コンテクスト**の概念について述べる．

コンテクストとは，コミュニケーション行動をとる当事者が置かれている文脈のことである．マリノウスキーは，2種類のコンテクストを提示している[*1]．一つは交わされるコミュニケーション行動は，当事者を取巻くその場の状況により影響を受けるという視点から捉える**状況のコンテクスト**であり，もう一つはコミュニケーションの場を取巻く社会的，政治的，歴史的な背景を捉える**文化のコンテクスト**である．

43・2・1　状況のコンテクスト

ハリデーは，マリノウスキーの概念を踏まえ，状況のコンテクストを形成する要素として，次の三つをあげている[*2]．

関連する内容
薬学準備教育ガイドライン
(2)① 2

コンテクスト　context

*1 B. Malinowski, 1949 年

状況のコンテクスト
文化のコンテクスト

*2 M. Halliday, 1978 年

① **活動領域**
"何についてのコミュニケーションか""コミュニケーションの場で何が起こっているか"など
② **役割関係**
"誰が（誰と）コミュニケーションをしているか"当事者間の社会的距離や力関係など
③ **伝達様式**
"どのような形態，方法で伝えられるのか""話し言葉なのか，書き言葉なのか"など

例として，"すみません"という言葉を発する状況を考えてみる．混雑した電車から次の駅で降りようと扉に向かうため，自分の前に立っている人たちに通り道を空けてもらうときに使う"すみません"と，提出期限が過ぎたあと，担当教員の部屋を訪れて，遅れて課題提出を認めてもらうために使う"すみません"とでは，意味合いが異なる．このように，コミュニケーションをとるうえで，当事者がどのような状況にあるかによって，言語や非言語メッセージの意味することが変わることに留意する必要がある．

43・2・2 文化のコンテクスト

上述のように，コミュニケーション行動は状況のコンテクストにより影響を受けるとともに，その状況を取巻く社会的，歴史的背景といった"文化のコンテクスト"にも大きく影響を受ける．本項ではホールが提唱する**高コンテクスト文化**，**低コンテクスト文化**について述べる*．

ホールによると，コンテクストは"できごとを取巻く情報であり，そのできごとの意味と密接に結びついているもの"である．図 43・2 は，コミュニケーションをとる当事者間において，共有している情報量が多ければ言語化して伝達する情報量は少なくなり，反対に，共有する情報量が少なければ言語化して伝達する情報力は多くなることを示している．前者を高コンテクスト文化とよび，後者を低コンテクスト文化とよぶ．たとえば日本のように，きわめて少数の民族から成り立ち，長い歴史のなかで他国の民族の流入がほとんどなかったような文化においては，構成員間における価値観や思考・行動様式の類似性が高い．したがって，多くの言語を必要とせずとも意味内容が伝わることが多く，高コンテクスト文化であるといえる．一方，欧米のような多民族国家は，構成員の文化的背景がそれぞれ異なるため，おのおのの価値観や行動形式にとらわれず言語化して相手に伝えなければ意思の疎通ができないことから，低コンテクスト文化であるといえる．§43・1 で述べたように，文化間の距離が大きい集団の間でのコミュニケーションは，共有する価値観や行動様式も異なるため低コンテクストの環境下にあると考えてよい．医療者と患者とのコミュニケーションにおいても，この点に留意する必要がある．

高コンテクスト文化

低コンテクスト文化

* ホール（E. Hall）の研究については SBO 42・2 も参照．

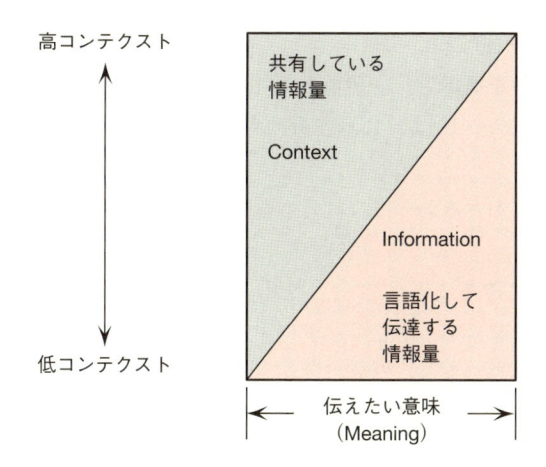

図 43・2 高コンテクストと低コンテクスト（一部改変）
〔E. ホール（1976）をもとに末田清子（2003）が作成〕

例題 43・2 高コンテクスト文化に関する記述について，正しいものはどれか．すべて選べ．
1. コミュニケーションの場において"何について""何が起こっているか"に焦点を当てているか，に関する概念である．
2. コミュニケーションの当事者間で共有している情報量が多い．
3. 情報の伝達においては，より少ない言語メッセージで済む．
4. 日本の文化は，高コンテクスト文化であるといわれる．
5. 医療の場は，高コンテクスト文化であると考えてよい．

解 答 2．3．4．［解説］1. は状況のコンテクストの要素における，活動領域に関する記述である．5. は医療者–患者間，さらには医療者同士であっても，文化の距離は大きいといえる．したがって，共有している情報も多いとはいえず，低コンテクスト文化であると認識したうえでコミュニケーションをとることが大切である．

43・3 異文化への対応能力を高める

　ここまでは異文化コミュニケーションとは何か，そこでは何が起こっているのかをみてきた．それでは，私たちは異なる文化の人々とかかわるうえで，どのようなことに留意すればよいのだろうか．ハリスら[*1]，クロップ[*2]，トーマス - マドックス[*3] らが示した多様な文化に対応する技能をもとにして，"日常生活の様式としての文化"の文脈から捉え直した留意点を以下に示す．

① **偏った判断をしない**
　自らの価値観やほかからの評価的な判断を避け，相手の話を聴く．

② **差異やあいまいさに寛容になる**
　世の中には明確に分別できないこと，あいまいなことが存在すること，自分と相手は違うことがあるのを認める．

③ **相手に敬意を示す**
　相手に対して肯定的な関心や興味があることを，言語的または非言語的に，はっ

*1 Harris, 1991 年
*2 Kropf, 1998 年
*3 Thomas-Maddox, 1998 年

きりと伝える．

④ **個人的に感想を述べる**
自分自身の価値を認識し，一般論としてではなく個人として"私はこう思う""私は信じる"といったように，自分の考えを述べる．

⑤ **協調を試みる**
相手や周囲の人がするように，自分も行動し思考してみる．感覚や感情の共有を試みる．

⑥ **立場を交替してみる**
対話のうえで，聴き手と話し手，説得する側とされる側，会話を先導する側とされる側を交替してみる．自分だけが主導権を握り，何かを得よう，与えようとするのではなく，互いに共有し学ぶことを試みる．

⑦ **忍耐強くなる**
自分のことを他者に十分に理解してもらう，自分が他者を十分に理解するためには，時間がかかる．その間に起こるミスコミュニケーションに耐え，根気よくコミュニケーションを重ねる．

⑧ **自分（自分の集団）の文化を中心とした思考に陥らない**
長年自分の属する集団や組織の文化に慣れ親しめば，その価値観や思考が心地よくなるのは当然であり，時としてそれが"当たり前""常識"と捉えがちである．自分にとっての当たり前が他者にとっては常識外れとなりうることもありうる．

⑨ **人々の多様性を受入れ，多様なコミュニケーション方法を実践することは，人間関係の維持に有効であることを意識する**

* §43・1参照．

私たちは，文化間の距離*の大小にかかわらず多くの人と接することで社会生活を営んでいる．人々の多様性を受入れ，上記に掲げる留意点をもとに多様なコミュニケーションのあり方を身につけることにより，さまざまな人間関係を創造し維持することができる．

人は誰しも，自分とは異なる文化や価値観，それらを背景にもつ人に触れたときには，戸惑い，不安を感じるものである．異文化コミュニケーションにおいては行き違いを経験し，ストレスを感じるなかで，時には苦手意識や嫌悪感を覚えることもあるだろう．こうした感情の背景には，自分の価値観や思考様式と異なるがゆえの"理解できない恐怖"が存在する．そのようなときこそ，上記の九つの技能を意識し，地道にコミュニケーションを重ねることを試みてほしい．

例題 43・3 多様な文化に対応する技能に関する記述について，正しいものはどれか．すべて選べ．
1. 自らの価値観にとらわれずに，相手の話を聴く姿勢をもつ．
2. 相手に敬意を示し，自分との違いに寛容になる．
3. 相手の話に対して，個人としての意見は差控え，できるだけ一般論を伝える．

4. 対話のなかで聴き手と話し手を入替え，相手の立場を理解しようと試みる．
5. 互いの理解には時間がかかることを理解し，忍耐強くコミュニケーションをとる．

解　答　1，2，4，5．［解説］異文化コミュニケーションにおいては，当事者間の価値観の違いを双方が意識し，理解し合うことが重要である．したがって，"自分が考える一般論（自分の考える常識）"を振りかざすのではなく，あくまでも"個人としての自分"の考えを伝えるよう心掛ける．

演習 43・1　自分の周囲のなかで"コミュニケーションをとりやすい人""コミュニケーションをとりづらい人"をイメージし，異文化コミュニケーションの観点からその要因を考えてみよう．

応用・発展 43・1
自分が"思うようにコミュニケーションがとれなかった（とれていない）場面"を想起し，状況のコンテクスト，文化のコンテクストの両面から，その要因を検討してみよう．また，どのように対応すればよかったのか（今後よくなるのか）を考えてみよう．

SBO 44 対人関係に影響を及ぼす心理的要因について概説できる．
A(3)①4

薬学生へのアドバイス

医療従事者と患者間で良好なコミュニケーションが形成できると，患者の満足度や健康アウトカムによい影響をもたらすという先行研究が多くみられる．この SBO で，対人関係に影響を及ぼす自尊感情・自己評価や対人認知などの概念について学ぶことで，自己理解が進み，他者の行動を理解する手がかりを得ることができる．

■この SBO の学習に必要な予備知識
1. エリクソンが心理社会発達論のなかで青年期の課題として提示した"自我同一性（identity）の確立"について学習する．
2. 一人の人間として，自分が生きている意味や役割を問い直してみる：SBO 6

■この SBO の学習成果

患者に対するアセスメント，医療チームの形成，患者からのクレーム対応などの場面で，自己評価維持モデルや対人認知のゆがみが問題を複雑・難解化させていることに気付けば，より良好な関係を構築することができるであろう．

44・1 自己概念

自己概念　self concept

自己概念とは，自らが自己を対象（客体）として把握した概念のことであり，自分の性格や能力，身体的認知など，自分に対する認知のことをさす．自己概念は，将来の行動や意志を左右し，新たな知識の獲得を方向づける一種の理論のような働きをする．

44・1・1 他者との相互作用から形成される自己概念

人間の自我は，他者とのかかわりにおいて社会的に形成される．自己概念の形成においても，他者の存在は不可欠であり，自分の周囲にいる他者との相互作用を通じて，自分自身の姿を修正しながら自己概念をつくり出していくとする考えは社会・心理学者の共通の見解となっている．

44・1・2 自分を唯一無二と認める自尊感情

自尊感情　self esteem

自尊感情とは，自己概念に対する肯定的な感情であり，自分自身を価値ある存在として捉える感覚のことである．自分に対する認知的評価と感情の双方を含んでいる．自尊感情の個人差を測る尺度としては，ローゼンバーグの"自分にだいたい満足している"といった10項目からなる**自尊感情尺度***が有名である．

* M. Rosenberg, 1965 年

ローゼンバーグは，自尊感情には，自分は"とてもよい（very good）"と"これでよい（good enough）"の二つの異なった側面があることを指摘している．自尊感情尺度で測定する自尊感情は後者であり，他者と比べて自信や優越感を抱くのではなく，自分自身を唯一無二の存在として尊敬でき，価値ある人間と捉えることができる度合いである．一般に唯一無二の自尊感情の高さは，自己受容によるものであり精神的健康度とも正の相関を示すと考えられている．

自己評価　self-evaluation

自尊感情と同じように扱われるものとして**自己評価**がある．自尊感情が自己全体に対する比較的安定した評価と感情の複合体であるのに対し，自己評価は評価領域や状況，他者からの評価においても影響を受ける．本人が重視している領域

の自己評価ほど自尊感情を左右すると考えられている．これに対して，自尊感情と自己評価の形成は関連がなく，自尊感情の高さは領域を問わず，肯定的な自己評価をもたらすという研究結果も得られている．

44・1・3　肯定的な自己評価維持欲求

　人は，自尊心や自己への肯定的な評価を維持しようとする．自己評価維持モデル（SEM モデル）を提唱したテッサーは，自己評価の維持は，自己という力動的[*1]なシステムの，ある種の恒常性への希求を意味しているように思われると述べている[*2]．では，人はどのようにして自己評価の維持を行っているのであろうか．テッサーは，自分に心理的に近い他者の優れた遂行が，自己評価の引上げ・引下げに関与しているという．どちらに作用するかは，相手の活動内容が自分の領域にどの程度関連があるかという関与度による．関与度が低い場合には，他者の優れた遂行は手放しで称賛できるものとなり，他者とのつながりを強調するような態度をとることさえある[*3]．これを反映過程とよぶ．一方，関与度が高い場合には，他者の優れた遂行は脅威となりかねない．自分が相対的に劣っていることを認識せざるをえない状況では，比較過程が働き，自己評価は低下する．自己評価の低下は自分に不快感をもたらし，人は不快感を解消しようとする．自己評価を維持するためにとる SEM モデルの基本的な考え方は，① 他者との心理的距離感を変える，② 自己の遂行レベルを変える，③ 活動領域への関与度を変える努力をする，である（図 44・1）．

自己評価維持モデル
self–evaluation maintenance model, SEM model

[*1] **力動**（psychodynamics）：自己は意識・無意識下においてさまざまな心理的葛藤を繰り広げる力動的システムと考えられる．もとはフロイトが提唱した．

[*2] A. Tesser, 1989 年

[*3] 栄光浴（basking in reflected glory, Birg）効果ともよぶ．社会的に高い評価を受けている他者と自分の結びつきを強調することで，自分の評価を高めようとする行動．

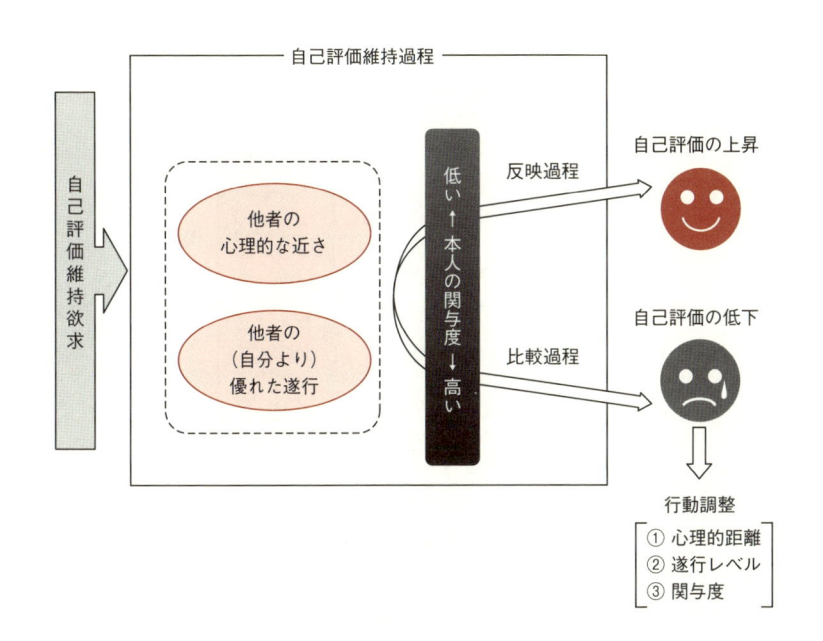

図 44・1　自己評価維持モデル（SEM モデル）

　何らかの結果に至った原因の推論を行うことを**帰属**という[*4]．人は，成功した場合には，帰属を本人に求める"内的帰属"を，失敗した場合には，帰属を本人

帰属　attribution

[*4] F. Heider, 1958 年

自己防衛的帰属
self-serving attribution

以外の運や物理的・社会的な環境要因に求める"外的帰属"をとりがちである．このような自己防衛的帰属も，一種の自己評価維持と考えられる．

例題 44・1　自尊感情と対人行動　前方から友人が親しくしている先輩が歩いてきます．話したことはありませんが，何度か友人と先輩が話す場に居合わせたことはあります．あなたはこの先輩に挨拶をしますか？
視　点　挨拶一つをとっても，自分の自尊感情について振返ることができる．自尊感情が低い場合には，相手は自分のことを覚えていないだろうと憶測しがちで，その場合，目を伏せたりしてやり過ごそうとする．他者評価に基づく自尊感情が高い場合には，自分から"あの人は影響力がないから"など，相手の価値を判断して挨拶する・しないを判断する場合もあるだろう．唯一無二の自尊感情が高い場合には，知っている人に挨拶することが躊躇なくできるであろう．相手が自分のことを覚えていないようであれば，"いつも○○と一緒にいる○年生の△です"と，自己紹介することで，また少し世界が広がる．

応用・発展 44・1　SEM モデル
医療の場では，どのようなときに SEM モデルが発動するだろうか？ 考察しなさい．

*1 応用・発展レベルの内容
*2 J. Luft, H. Ingham

44・1・4　ジョハリの窓*1

対人関係の気付きのモデルとして，ルフトとインガム*2 が考案したジョハリの窓がある．自分自身を"自分"が知っているかどうか，"他人"が知っているかどうかで四つの窓（領域）に分類することで，効果的な自己分析を行うことができる．

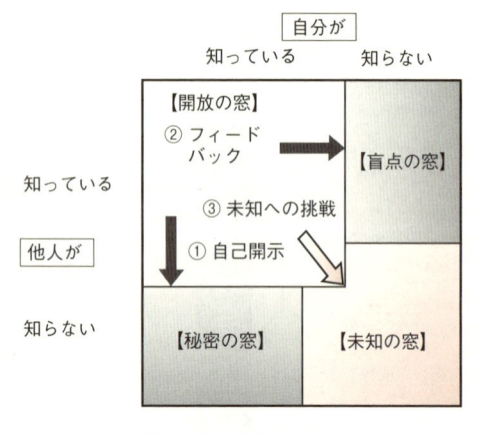

図44・1　ジョハリの窓

開放の窓は，自分が考える自分の姿と他人に見えている姿が一致している状態を示し，この窓が広いほど誤解の少ない良好なコミュニケーションをとることができる．開放の窓を広げるためには，① 必要以上に他人の目を意識せずに自己開示することにより秘密の窓を狭める．② 家族や友人，知人からのフィードバックから自分に気付くことで盲点の窓を狭める．③ 新たな領域に挑戦することで，新たな自分に気付いたり，新たな出会いからのフィードバックを得ることも可能となる．

演習44・1　開放の窓を広げてみよう！
① 5～8人でグループをつくる．
② 人を特徴づけるのによく使う言葉（暖かい，楽しい，穏やか，頑固，冷たいなど）を各自20個あげてグループ内で開示し，多くあげられたものから順に20個を選出する．※あらかじめ教員が用意した20個の言葉を用いてもよい．
③ 自分を表すと思う言葉を複数選び，カードに記載する．ほかのメンバーを表す言葉も複数選び，メンバー全員に手渡す．
④ ジョハリの四つの窓をつくり，自分が選んだ言葉とほかの人が選んだ言葉が一致した場合には，開放の窓に．自分だけが選んだ言葉は，秘密の窓に．自分が選ばなかった言葉は，盲点の窓に．誰も選ばなかった言葉は未知の窓に書く．
⑤ 書き出された結果を見て，自己に対する他人との認識の違いを確認する．
⑥ 最後に，メンバー全員で議論をして，結果に対する理解を深める．

44・2　対人認知

他者がどのような存在であるかを，言語的・非言語的情報から知覚することを対人認知という．対人認知は，認知者の価値観・過去の経験・パーソナリティーなどの影響を受ける．

対人認知
interpersonal congnition

44・2・1　印象形成

さまざまな断片情報から対人認知を行い，その人のイメージをつくり上げていく過程を印象形成という．アッシュは，性格特性を示す形容詞のなかでも，全体の印象形成に寄与し中心的な役割を担う言葉とあまり影響をもたらさない言葉があることを示唆した[*1]．前者は中心特性とよばれ，"暖かい"，"冷たい"がそれにあたり，後者は周辺特性とよばれ，"知的な"，"慎重な"などの言葉が該当する．このほかにも印象形成に影響をもたらす要因として，初頭効果，新近効果がある．初頭効果は，最初に提示された情報が印象形成に特に影響を与えることをさす．第一印象の重要さは，この初頭効果によるものである．一方，何らかの判断の直前に提示された情報が強く影響することを新近効果とよぶ．

印象形成
impression formation

[*1] S. Asch, 1946年

　a．**暗黙のパーソナリティー理論**　第一印象という言葉が示すように，私たちは，初対面の相手に対しても短時間のうちに印象形成をしている．これは，それぞれの人生経験から人間のパーソナリティーに関して漠然ともっている素朴な信念体系に基づくものである．クロンバックは，これを暗黙のパーソナリティー理論（IPT）と名づけた[*2]．IPTは，大変複雑な情報をもつ人間を効率的に捉え，短時間で情報処理するには便利な反面，あまりに硬直化した認知に偏ると，事実が見えなくなってしまう危険性を併せもつ．陥りやすい認知バイアスの例をあげる．

暗黙のパーソナリティー理論 implicit personality theory, IPT

[*2] L. Cronbach, 1955年

　① **ハロー効果**　ある人がとてもよい特性をもっていると思うと，ほかの特性までよいと判断してしまう傾向．"あばたもえくぼ"はこのよい例である．

ハロー効果　Halo effect

　② **論理的過誤**　ある人物にAという特性が認められると，必ずBという特性を伴うと判断する傾向．派手な格好だと，"遊び好きでだらしない"あるいは"意外に人情にもろく寂しがり屋だろう"などと，自動的に推測する傾向のことである．

論理的過誤　logical error

b. 予測の自己実現　第一印象が重要であることは述べたが，本当に相手は印象どおりの人なのだろうか．第一印象で相手がわかるというのは，ある意味で的を射ているといえよう．なぜなら，人は第一印象をきっかけに，無意識のうちに印象に沿ったやりとりを相手と展開するからである．予測の自己実現というメカニズムである．

第一印象同様に，本人と会う前に聞いた先行情報も初頭効果により相手の評価に影響をもたらし，印象を決定づけてしまう可能性がある．

応用・発展 44・2
二つの図形の中心の円の大きさは同じであるが，多くの人は左側の円のほうが右側より小さいと認知しがちである．これは目の錯覚によるものだが，人を見るときに，これと同じことが起こっていないだろうか．考察しなさい．

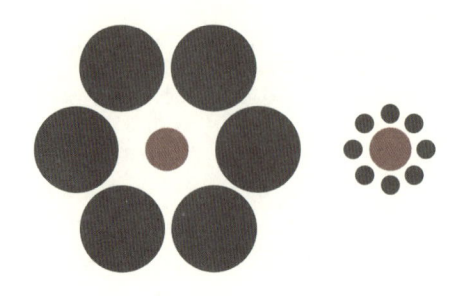

ピグマリオン効果
pigmallion effect
（p.361 の解答参照）

応用・発展 44・3
小学 1 年生を対象に知能テストを行い，その成績結果によらずランダムに選んだ生徒たちを"この子たちは伸びる"と教師に伝えたところ，1 年後，伸びると伝えられた生徒たちの知能テストの結果がほかの生徒より伸びていた．この結果をこの SBO で学んだことを活用して考察しなさい．

SBO 45　相手の心理状態とその変化に配慮し，対応する．（態度）
A(3)①5

薬学生へのアドバイス
　私たちは自分のレンズを通して，相手の心情や考えを推し量ることが常である．相手の価値観を尊重し，独りよがりにならないためには，相手に関心を寄せ，変わりゆく相手の気持ちや感情を把握するために十分な情報を得ることが必要である．相手のニーズを把握してこそ，配慮された対応が可能となる．この SBO では，相手の変化に気付くための"観察"，相手との信頼関係を築き，内省化を促す"傾聴"，そして心理状態や変化に配慮した対応とはどのようなものかを考える．

■この SBO の学習に必要な予備知識
1. 非言語的コミュニケーションの重要性について把握しておく：SBO 42
2. 対人関係に影響を及ぼす心理的要因について，自分の経験を通して理解を深める：SBO 44
3. 他者と接するときに，自分の心理状態を意識するように心掛ける：SBO 46
4. 相手の考えや感情を理解するために，適切な質問ができるように日頃から意識しておく：SBO 47
5. SGD（small group discussion）を通して，相手が多様な価値観をもっていることを理解する．

■この SBO の学習成果
　基本的なソーシャルスキルでもある観察力や傾聴力を身につけ，相手の心理状態やその変化に応じた対応ができるようになることによって，患者から何でも話してもらえる医療人へと成長できる．（F(2)④3, 10）また，人としても豊かな人間関係の構築に役立つことであろう．

45・1　求められる配慮とは
　人は日々の生活のなかで，人とかかわることで喜びやいら立ち，苦痛などを感じる．時として，厳しい環境のなかで，何のために生きているのかと根源的な答えを探してもがくこともあるだろう．さまざまな状態にある人とかかわる際に最も留意すべきことは，相手を尊重することだと考える．必要以上に自分の思いで手を差しのべるのではなく，悩む相手に寄り添い，共に考えるという姿勢自体が，多くの場合，相手にとっての喜びとなりうる．

　薬剤師は，提供すべき専門知識と技能をもち，患者の QOL 向上のための責務をもった職業人である．副作用が怖い，薬には抵抗がある，さまざまな理由から拒薬や自己調節をする患者は，多くの場合，そのことを医療従事者には伝えないものだが，それは仕方がないことだろうか．この薬剤師になら，話してもいいと思ってもらえる関係性（ラポール）を育み，さまざまな価値観を肯定的に受止め，そのうえで専門職としての意見を示し互いに納得のいく解を見いだし，前向きに治療に取組んでもらえるように最大限の努力をする．そのためにもコミュニケーション能力の修得は欠かせない．

ラポール（rapport）: 心理学用語で，互いに信頼感で結ばれている関係のこと．

45・2　他人は自分と異なる価値体系をもつ
　私たちは，相手のために何かを判断しなければならないというときにおいても，"他人は自分と違う"ということを忘れてしまいがちになる．治療に向かう動機づけや居心地よく感じる環境など，人によっても置かれた状況によっても，その価値観は大きく異なる．人それぞれが異なる価値観や行動様式をもつことを前提に，十分な情報を得るために**観察**し，**傾聴**することが重要となる．

45・3 観察の重要性

二者間の対話において，言葉そのものによって伝えられるメッセージは全体の30〜35％にすぎず，それ以外は非言語のメッセージによって伝えられるとされている[*1]．また，対話において，自分の考えや思いを伝えるか否かは本人の意志しだいだが，多くの場合，意志にかかわらず本人の感情は表情やしぐさ，姿勢などを通して表出する[*2]．この貴重な非言語のメッセージ[*3]を活かすためには**観察**が必要となる．

医療面談では，患者を注意深く観察することで，医療者の質問や発言が患者に望ましくない影響や意図しない結果を与えた場合には，是正することができるため，観察は高度な医療面談の基本原則と位置づけられる．観察を習慣化することで，患者の表情が変化する瞬間があることに気付くようになる．そのときに，"何か，今の説明で気になることがありますか？""何でも結構ですよ"と質問し促すことで，これまでにない新しい情報を得られることも少なくない．観察は相手の情報を得る第一歩といえる．

観察　observation skill

[*1] 非言語メッセージの伝達割合については SBO 42 を参照．

[*2] P. Ekman, 1993年

[*3] 非言語メッセージの種類については SBO 42 を参照．

45・4 "聞く"と"聴く"を使い分ける

人の話を"きく"には，大別して，"聞く"と"聴く"[*4]という2通りがある．"聞く"は"事柄"に焦点が当たっており，薬剤師が患者に安全に薬を使用してもらうために行う情報収集は"聞く"に該当する．同じ患者情報であっても，患者自身が気になっていることをきく場合には，患者の気持ちや感情に焦点を当てた"聴く"姿勢に切替えなければならない．分析したり，問題点を把握しようという聞き方では，相手の気持ちに寄り添うことはとうていできない．このように専門的な観点や自分の関心・興味から相手の話を聞き，相手の思いを聴けなくなることを**ブロッキング**現象[*5]とよぶ．"聴く"ことは，自然に生じる**ブロッキング**を意識的に避けて相手の話に耳を傾ける行為といえる．

相手の話を評価なく受止めることで，相手は自分の存在自体を肯定されたように感じ，安心感を抱き，逆に相手の話を中断したり無視すれば，不安感を抱き自

[*4] 英語では，hearing（聞く）は身体的な活動，listening（聴く）は心的過程として区別されている．SBO 47 も参照．

[*5] 宗像恒次による

ブロッキング　blocking
（SBO 47・2参照）

表 45・1　"聴く"ための非言語コミュニケーション

非言語チャンネル	効果的	非効果的
視線	・ほどよく合っている	・凝視する／合わせない
目線の位置	・話し手とほぼ同じ	・話し手より高すぎる／低すぎる
表情	・やわらかく微笑んでいる ・話の内容に合った表情	・かたい，無表情 ・どんなときもにこにこしている
うなずき	・適度にうなずく ・話のポイントで深くうなずく	・過度にうなずく ・うなずかない
距離	・腕を広げたくらいの距離 （個人差がある）	・遠すぎる／近すぎる
姿勢	・リラックスした姿勢 ・やや前傾	・そっくり返る ・腕組みをする ・緊張した姿勢／弛緩した姿勢

尊心を傷つけられ，存在を否定されたように感じる．つまり，聴くか聴かないかは，相手に"賞"か"罰"を与える行為に匹敵するといえる．

45・5 "傾聴"の重要性

傾聴という言葉があるが，"聴く"こととはどう違うのだろうか．話を"聴く"のみならず，"傾聴"は，相手が言語・非言語メッセージを用いて伝える想いに聴き手が関心を示し，相手の話をさえぎることなく，その意味するところを理解しようとする過程である．

来談者中心療法[*1]を創始したロジャーズ[*2]は，人を自らの問題を解決することのできる存在として捉え，安易な助言や励ましや批判などせずに，"自由に話せる安心できる環境"を整え，"信頼できる人間関係"をつくり，率直に話し合うことで自己成長や問題解決が促されるとしている．この人間信頼の理念に基づき，受容・共感・自己一致[*3]を基本的態度として，傾聴していく姿勢はカウンセラーという特別な立場になくても，対人援助職にあるものが目指すべき姿勢と考える．

傾聴 listening

[*1] 来談者中心療法（client-centered therapy）については，SBO 47・3 を参照．
[*2] C. Rogers
[*3] 自己概念と現実社会での経験が一致していて矛盾がない状態を意味し，健全な心理状態の管理ができていることをさす．

例題 45・1 傾聴の効果 傾聴することが聴き手，話し手にもたらす効果を説明せよ．
解答例 聴き手にとって：聴き手が相手に関心を寄せ，ほどよくアイコンタクトをとり，相手の話の内容に合わせた表情や相手の話の要所要所でうなずき，真剣に相手の話を受止めるように話を聞くことで，より話し手の話が理解できるようになる．一方，ほかのことをしながら相手の話を聞くと，どんな興味深い話も表面的なことしか残らないことに気付くだろう．
話し手にとって：話を真剣に受止めてもらえたということで，相手に自分の存在を認められたことにもつながる．その安心感のなかから，自分の問題に向き合い，内省化が始まる．

45・6 相手の心理状態に配慮する態度とは

薬剤師が患者と面談するまでには，処方薬や疾患，カルテや薬歴に書かれた申送りや患者への確認事項に目を通し十分配慮するのは当たり前であるが，さらに踏込んで，患者のその日の様子などを観察し，心情を察して対応するべきであろう．

① **つらそうな状態の人への配慮** たとえば薬局ではカウンターから出て，目線を合わせて"大丈夫ですか？ こちらで説明しますね"などとひと声かける．

② **人に聞かれたくない人への配慮** 他人に自分の病名や飲んでいる薬について知られたくないと思う患者は少なくない．プライバシーが守られない空間では，患者が安心して説明に集中することができず，情報伝達率が低いとされている．必要に応じて声の大きさを落としたり，ほかの患者から自分の身体で遮ったりして，プライバシーに配慮することが患者に安心感をもたらすばかりではなく，薬剤師に対する信頼形成にも大きな影響をもたらす．ここでも，相手をよく観察することが重要となる．

③ **高齢者への配慮** 高齢者は，視力・聴力・話力・認知力などのコミュニケーション上の問題を併せもつことが少なくなく，これら機能の低下が心理面にもたらす影響も大きい．伝えたいことを上手く伝えられないもどかしさから話すこと

をあきらめたり，耳が遠くなり話の全容がつかみきれないことから絶えず不安にさらされ，孤独感を感じたり，まわりの人に迷惑をかけないように自尊心が損われないように，穏やかな表情でわかったふりをして取繕いその場をやり過ごしたりするのである．

　薬の効果や副作用のアセスメント，そして薬の飲みやすさやアドヒアランスなど患者を通して確認することが多い薬剤師は，この点を十分心得ておく必要がある．認知機能や読める文字の大きさ，声の届く距離で声の大きさに気を配り，伝えなくてはならないことが確実に伝わっているかどうかを笑顔で確認することが大切となる．

　また，高齢者に限らず，患者は医療従事者の忙しそうな様子を見て，聞きたいことがあっても遠慮しがちであることを忘れてはならない．

45・7 ケーススタディー

　薬の服用を自己調節している患者への応対について例示する
〈ラポールの形成から情報収集へ〉

薬剤師：お薬をお飲みになり始めて1カ月が経ちますが，飲み残したりされることはありませんか？（穏やかな優しい声の調子で） ←チェック1

患　者：（一瞬表情が止まる）まあ…． ←チェック2

薬剤師：朝食後に1錠飲むだけとはいえ，朝の時間は忙しいので，ついうっかり飲み忘れる方も多くいらっしゃいます． ←チェック3

患　者：（そうそうというふうにうなずく）

薬剤師：やはり朝はお忙しいときもありますよね． ←チェック4

患　者：ええ，まあ．でも…．

薬剤師：ほかにも何か？ どんなことでも結構ですよ． ←チェック5

患　者：…… ←チェック6

患　者：実は，高血圧の薬は一生飲み続けなくてはいけないって聞いたものですから…．

薬剤師：一生飲み続けなくてはいけないって聞かれたのですね…．一生飲み続けるというのはやはり不安ですね． ←チェック7

患　者：不安というか，あまり薬は飲みたくないんですよね．

チェック1　処方薬や疾患，薬歴に書かれた申送りやその日の患者の様子などを確認したうえで，最初のひと言を選ぶ．

チェック2　表情の変化を観察し，何か言い出しづらい事情があることを予期し，"聞く"から"傾聴"へと切替える．

チェック3　患者が話し出しやすいように，"あなただけではない"メッセージを伝える．

チェック4　原因を突止めたとばかりに，すぐに飲み忘れ時の説明など行わずに，まずは相手の反応を共感的に受止める．（ラポールを形成する）

チェック5　開いた質問で，隠されていた問題について聴く．

チェック6 沈黙があっても焦らず待つ．
チェック7 共感的な繰返し．的を射た共感的な繰返しや要約によって，
　a．話し手は，相手が自分の話を正しく受止めたかどうかの確認がとれる．
　b．話し手は，自分の話を鏡に映したかのように繰返されることで，自分の話したことの整理と，まだ言語化していない隠された思いを自覚することができる．これをミラーリング効果という．

〈患者の意欲を支える情報提供〉
　食事療法や運動療法で改善すれば，服薬を一生続けなくてもよいこと，むしろ飲んだり飲まなかったりすることで血圧が安定しなければ，薬が増えていく可能性もあることなどを説明する．
チェック8 患者の想いや疑問を踏まえた情報提供を心掛ける．

〈問題解決に向けて，共に考える姿勢で〉
　朝の薬の飲み忘れについては，朝の薬を飲み忘れないようにする対策について検討を行った．家族を送り出して，パートに出かける前に忘れないように，腕時計のそばに薬をおくことを本人が提案．次回その方法でうまくいったかを確認することになった．
チェック9 アイディアを例示してもよいが，あくまで本人ができそうなことを選んでもらうとよい．

コラム10　沈黙を怖がらない

　話をしている最中に相手が感極まって声を詰まらせたり，聴き手である自分が話の重さに返す言葉を失ってしまったときなどでも，相手が親しい間柄であれば，言葉がないままその時間を共有することもあるだろう．しかしこれが，医療従事者と患者というそれぞれの役割をもつ場合，何か有益なひと言を言わなくてはならないという思いから，沈黙の間が怖くなるのが常で，相手の話を受止めるための間合いもなく無用な説明をしてしまいがちである．自分の非力さを意識しながらも，相手に寄り添い誠実に向き合う態度こそが重要であると考える．

応用・発展45・1
友人のA子から，"彼に嫌われたかもしれない．もう，ダメかも…"と相談を受けた．あなたならどのように返答するだろうか．その返答を受けて，A子の気持ちはどのように変化するだろうか．
1．"そんなこと言わずに，がんばりなよ"と励ます．
2．"私も同じなの．気になっちゃうよね〜"と，自分の悲惨な話を始める．
3．"気のせいよ，大丈夫だよ"と励ます．
4．"もうダメかもしれないって，そう思っちゃうんだね"と，返す．

SBO 46 自分の心理状態を意識して，他者と接することができる．（態度）
A(3)① 6

学生へのアドバイス

人間関係は，自分と他者との相互作用により成り立っている．特に医療者の言動は，患者の生き方や人生に大きな影響を与える可能性があるといっても過言ではない．他者の人生に責任をもつ立場である医療者は，自分自身の心理状態を意識したうえで患者に適切に対応する必要がある．自分を理解することは人間への理解を深めることにつながるので，患者を理解し信頼関係を構築する際にも基盤となる．本 SBO では自分自身を知り，他者に対して適切な対応を行ううえでの基本的な考え方について学んでいく．

■ この SBO の学習に必要な予備知識
1. 人の行動と心理の関係について，基本的な理解をしていること
2. 人間関係の成り立ちについて，基本的な理解をしていること
3. 人の性格について，基本的な理解をしていること

薬学準備教育ガイドライン (2) 人の行動と心理，が関連項目となる．

■ この SBO の学習成果

自分の心理状態を意識することは実は難しいことである．自分を知ることの目的は，自己理解の作業により明らかになった特性を自分自身で納得して受け容れ，理想とする自己像に向けて建設的な努力を行い，自己実現を目指していくことにある．

本 SBO により自分自身の心理状態を意識したうえで相手に接するための基本的な考え方や注意点について理解し，信頼関係の構築につなげていく．薬学臨床においては，特に患者への対応に難しさを感じる場合，その原因を相手に帰するだけでなく，自分自身を客観的に理解することにより自他を尊重した建設的な対処法を考えていくことが可能となる．

SBO 44, 45, 48, F(1)② 2, 4, 5

46・1 自己理解の意義

人間関係は自分一人で成立しないことはいうまでもない（図 46・1）．人間関係が自分と他者との相互作用である以上，自分自身の心理状態は他者に影響を与え，他者の心理状態から自分も影響を受ける．

自分自身を真に理解するのは難しいことではあるが，自己理解を深める作業を通して人間に対する理解も深まり，互いを尊重した対人関係を構築することが可能となる．また，自分自身の特性を納得して受け容れ，理想とする自分に向けて建設的な努力を行っていくことは，自己実現へとつながる．

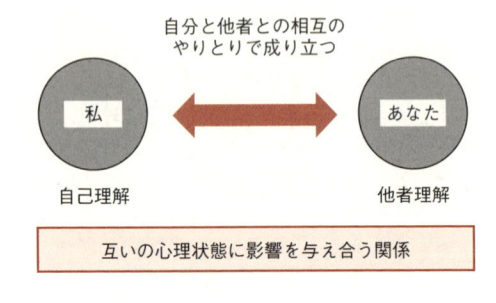

自分と他者との相互の
やりとりで成り立つ

私 ⟷ あなた

自己理解　　　　他者理解

互いの心理状態に影響を与え合う関係

図 46・1　人間関係

46・1・1　意識と無意識

自分のことは自分自身が一番知っていると思いがちだが，実は自分が把握できている部分はごくわずかである．他者に対して自分のとってしまった言動をあとから振返って，そのときなぜそのような言動をしたのか自分でも説明がつかない

ことがある．

　精神分析理論の創始者であるフロイトは，人の心を海に浮かぶ氷山にたとえ，海面に浮かぶ氷山の一角を"意識"，海中に隠れている部分を"前意識"と"無意識"に分けた．"無意識"は自分では意識できない心の深層の領域で，ここにある自分では制御できない欲求や願望が人の言動に大きな影響を与えている．"前意識"は，普段は意識していないが何かのきっかけで意識することができる領域のことである．

　またフロイトは，人の心を**エス**（**イド**），**自我**，**超自我**の三つで構成されていると考えた（図46・2）．エス（イド）は無意識的なもので，"〜がしたい""〜がほしい"といった本能的な欲求の満足や衝動の解放を求めており（快楽原則），制御することが難しい．自我は意識的・前意識的であり，本能的な欲求や衝動と超自我との均衡をとりもち，現実社会へ適応するよう制御している．超自我は"〜してはいけない""〜しなくてはならない"など親や社会の価値基準を内在化したもので（道徳原則），エス（イド）を抑え込もうとする．

フロイト　S. Freud

エス　Es（イド　id）
自我　ego
超自我　superego

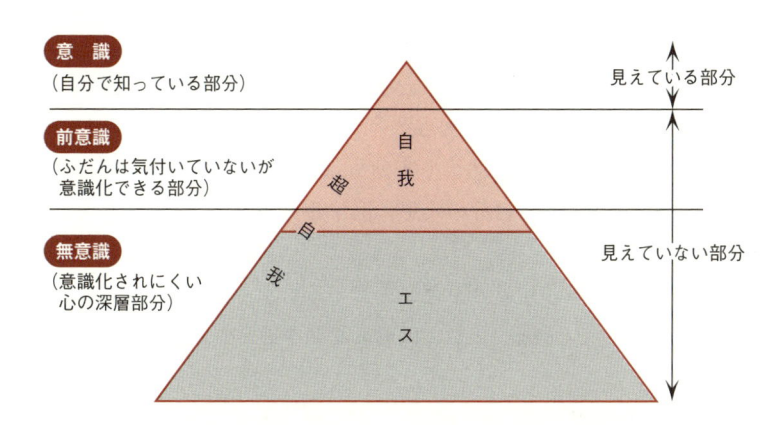

図46・2　意識と無意識（重野 純 著，"心理学入門"，北樹出版(1996), p. 129, 図7-3を参考に作成）

　よくエスはアクセル，超自我はブレーキ，自我はハンドルにたとえられ，自我には人に不安を起こさせるような危険や脅威を回避する役割もある．しかし，アクセルとブレーキの差があまりに大きくなると自我の制御が利かなくなり，自分では処理しきれないような葛藤や不安が生じてしまう．そのようなとき，健康な人には自分の精神的な安定を保つため，心の防御装置が備わっている．

46・1・2　防衛機制

　自分が対処しきれないような不安や脅威にさらされたときに，人には心の安定を保つために自動的に働く防御装置が備わっており，これを**防衛機制**という．無意識に行っていることだが，その人によって働きやすい防衛機制があるので自分の傾向を知っておくことも自分を理解するうえで大切である．また，臨床現場に出て患者と対応する際に，患者の行動の理解にも役立つ．以下に，代表的な防衛機制を紹介する．

関連する内容
薬学準備教育ガイドライン
(2)②3

防御機制

抑 圧　repression

① **抑圧**とは，不安を起こさせるような欲求や感情を無意識に抑え込もうとすることである．抑圧に成功すれば不安は意識されなくなるが，不成功に終わるとほかの防衛機制が必要となる．防衛機制の基礎となる．

反動形成
reaction-formation

② **反動形成**とは，ある対象に向けていた感情とは正反対の感情や振舞いを無意識に行うことである．たとえば激しい敵意を抱いている相手に過度に親切に振舞うことなど．

否 認　denial

③ **否認**とは，苦痛や不安なことを，まるでなかったかのようにしてしまうことである．たとえば，糖尿病と診断された患者が，まるでなかったかのように暴飲暴食をすることなど．

投 影　projection

④ **投影**とは，自分の抑圧された感情や欲求を他人がもっていると知覚することである．たとえば，自分が嫌っている相手に対して，相手が自分を嫌っていると思込むなど．

合理化　rationalization

⑤ **合理化**とは，本当の動機は隠して自分を納得させる口実をつくり出し，自分を正当化することによって不安を鎮めることである．

置 換　substitution

⑥ **置換**とは，ある対象に向けている感情や衝動を，ほかの対象に向けることである．たとえば，主治医への怒りを家族に八つ当たり的にぶつけることなど．

退 行　regression

⑦ **退行**とは，より幼い発達段階に戻ったような振舞いをすることによって，不安な状況を避けようとすることである．

知性化　intellectualization

⑧ **知性化**とは，抑圧されている感情や衝動を，知的に理解したり表現しようとすることである．たとえば，自分の疾患に関する専門的な情報を集めることで不安を解消することなど．

昇 華　sublimation

⑨ **昇華**とは，直接的に表現すると不都合を生じる欲求や衝動を社会的に認められた形で表現することである．たとえば過度な競争心をスポーツに打込むことで解消することなど．

例題 46・1　防衛機制　下記の防衛機制のうち現実適応性の高いものはどれか．
1. 置 換　2. 投 射　3. 退 行　4. 知性化　5. 反動形成
解 答　4．［解説］激しい感情や衝動を知的活動で表現する知性化は，現実社会への適応性が高いといえる．

46・2　自己理解を深める方法

自己理解を深めるためには自分一人で考えるだけでなく，自分をよく知る人から，自分について聞いたり，心理検査などの客観的な指標を用いるなどさまざまな方法がある．その際，自己判断をせずカウンセラーなど専門家の支援を得ながら自己受容を進めていくことが必要である．

ここでは交流分析理論とエゴグラムを紹介する．

46・2・1　交流分析理論とエゴグラム

交流分析理論（TA）
transactional analysis

バーン　E. Berne

交流分析理論（TA） は米国の精神科医バーンが 1950 年代中頃から提唱し始めた"人間関係や人の行動を理解するための理論"のことで，人間関係を理解する

ための方法として教育や医療の場でも広く活用されている．

バーンは，対人交流は自分と相手の自我の間でやりとりがされていると考え，自分の自我状態を知ることにより自己理解を深め，よりよい対人関係の構築に役立つと考えた．

自我状態とは，その人の思考や感情，行動の傾向を包括したもので**親（P）**，**大人（A）**，**子ども（C）**の三つに分類される．

親（P）の自我状態は，自分を育ててくれた親などの保護者的立場の人から影響を受けた部分で，さらに**批判的親（CP）**と**養育的親（NP）**の二つに分けられる．大人（A）の自我状態は，客観的事実をもとに物事を判断し対処する部分といわれている．子ども（C）の自我状態は，本能的な欲求や情緒にかかわる子ども時代に身につけた行動や感情の表現の部分で，さらに**自由な子ども（FC）**と**順応した子ども（AC）**の二つに分けられている．

バーンの弟子であるデュセイは，質問に答えることによって，五つの自我状態を定量的に表すことができる**エゴグラム**という質問紙法を考案した．エゴグラムの結果は，グラフで視覚的に示され性格傾向や対人交流パターンの分析に役立つため，教育，医療現場などで広く利用されている．エゴグラムによる尺度はどれが高いから良い悪いというものではなく，その人の特性を理解するための指標である．

五つの自我状態の尺度について，それぞれが高い場合の特徴と対人傾向について表46・1にまとめた．

P	parent
A	adult
C	child
CP	critical parent
NP	nurturing parent
FC	free child
AC	adapted child
デュセイ	J. Dusay
エゴグラム	

表46・1 エゴグラムによる五つの自我状態の尺度の特徴と対人傾向

尺　度	対人傾向
CP（critical parent）批判的親	・自分の考えや価値観を正しいものとしてそれを主張する側面 ・良心，理想などと深く関連 ・規則などを教える反面，支配的で命令調，ほめるよりも責める傾向 ・相手の気持ちを"聴く"姿勢を大切にすることで信頼関係が生まれる
NP（nurturing parent）養育的親	・思いやり，同情，寛容さなどの部分で，人を励ましたり世話をする側面 ・保護的で優しいが，度がすぎると押付けがましくなる傾向 ・相手に感情的に巻込まれずに，一歩引いて客観的な情報収集を心掛けることが大切
A（adult）大　人	・客観的事実をもとに物事を判断する側面 ・感情に支配されず，合理的かつ論理的で冷静な機能で，知性や理性と深く関連 ・この側面が強すぎると，情緒的に乏しく人間味に欠ける傾向 ・いろいろな人とかかわり，それぞれのもち味を尊重する姿勢をもつことが大切
FC（free child）自由な子ども	・親からのしつけの影響を受けない本能的で感覚的な側面 ・道徳や社会規範に縛られず，快感を求めて苦痛や不快なことを避け，自己を解放して楽しむことができる反面，過度になると自己中心的であったり，軽率になる傾向 ・自分の感情を抑え，相手の身になって考えることも大切
AC（adapted child）順応した子ども	・本来の自分の感情や欲求を抑えて，親などの期待に応えようとする，いわゆる親にとって"いい子"の側面 ・嫌なことを嫌と言えず，簡単に妥協してしまったり，自発性に欠ける傾向 ・アサーティブな態度*を学び，自分の意見を適切に主張していくことも大切

* アサーティブな態度については，SBO 49を参照.

例題 46・2　エゴグラム　下記の記述のうち，誤っているのはどれか．
1. CP が高い人は，自他共に厳しく，義務感や責任感の強い傾向がある．
2. NP が高い人は，自分に甘く他者に厳しい傾向がある．
3. A が高い人は，理性的で，合理性を尊重する傾向がある．
4. FC が高い人は，天真爛漫で自己肯定的な傾向がある．
5. AC が高い人は，協調性に富み，素直な反面，自己否定的な傾向がある．

解答　2．

46・3　自己理解を深める際の注意点

　最初に述べたように，人間関係は自分と相手との相互作用で成り立っており，相手を理解するためには，まず自分を理解することが大切である．一方で，自己理解を深めるという作業は非常に難しい作業でもある．最後に医療従事者として患者に接するときに起こる可能性のある心理的影響について触れる．

46・3・1　患者との関係

　医療従事者として患者との信頼関係を構築するために，患者の話を傾聴し，受容・共感する姿勢が望ましいことはすでに学んだ通りである．しかし相手との関係によっては共感と同情が混同されてしまうことがあるので注意が必要である．共感は，あくまでも患者を他者であると認識し，医療従事者である自分の役割も自覚したうえで，患者の立場に立って患者の気持ちを共に感じることであるのに対して，同情は，医療従事者が患者の感情に触発されて自分自身の経験やそのときの感情がよみがえり，自分の感情に置き換わってしまうことである．万が一，特定の患者に対して必要以上の同情や過剰な拒否感や嫌悪感が起こってしまうような場合には，医療従事者自身が相手に感情移入しすぎている（逆転移[*1]）可能性がある．

　相手に対して過剰な感情的反応が起こった場合は，その感情を無理やり抑え込んでしまうのではなく，そのような感情が起こってきた背景を考えていくことが必要である．ただし，これらの作業は医療従事者自身の成育歴や過去の経験などと関連することが多く，一人で対処しようとするのではなくカウンセラーなどの専門家と共に考えを深め，自分自身に起こった感情が相手との関係構築に対して建設的に働くよう心掛けるべきである．

46・3・2　自己理解を深める際の注意点

　意識と無意識の項（§46・1・1）で述べたように，通常，自分自身が意識している部分はわずかにすぎず，大部分は意識していない部分となる．通常，意識していない部分には，自分にとって知りたくない思い出したくない否定的な部分，たとえば自分のコンプレックス[*2]などが隠されている場合が多い．防衛機制の項でも述べたように，健康な人は心理的な均衡を保つために無意識のうちに防衛機制が働き自分自身で意識しないようにしている場合もあるので，自己理解を深める作業は慎重に行う必要がある．

　また，自分を知るためにはある程度自分を客観視することが必要であるが，自分に対する理想（理想自己評価）があまりにも高すぎると現実の自分に対する評

[*1] 逆転移とは，フロイト（S. Freud）が定義した精神分析理論の用語で，心理療法中に治療者から患者に向けられる非合理的な感情のこと．患者から治療者に向かう場合は転移という．

[*2] コンプレックスとは，ユング（C. Jung）が定義した精神分析理論の用語で，"何らかの感情に結ばれている心的内容の集まり" のこと．一般には抑圧されて無意識のうちにあるものをいう．

価（現実自己評価）が低くなり，自分に対して否定的になったり他人に対して嫉妬心を抱いてしまったりする．

自分自身について本格的に理解を深めたい場合は，安易に自己判断で行わず，心理の専門家などの適切な支援のもと段階を踏んで分析を行うことが重要である．

例題 46・3 自己理解を深める際の留意点として，適切でないのはどれか．
1. 自分理解を深めることにより，よりよい人間関係を構築することができる．
2. 自己理解を深めるには，自分一人で自分を分析することが一番効果的である．
3. 自己理解を深めるには，心理検査を用いることも意味がある．
4. 自己理解を深めるには，他者からの意見も有意義である．
5. 自己理解を深めることは，自分自身の否定的な部分にも触れる可能性がある．

解　答　2.

演習 46・1　入院していた鈴木さん（60代男性）の退院予定日が決まりました．服薬指導に行った薬剤師の佐藤さん（20代女性）が退院後の薬の飲み方について説明をしていると，鈴木さんが突然"薬の説明なんかいらないんだよ！"と大声で怒鳴りました．佐藤さんには心当たりがないので担当の看護師に聞いたところ，主治医に対して強い不満をもっているが，もうすぐ退院なので我慢しているらしいとのことでした．鈴木さんが薬剤師の佐藤さんに対してとった行動に該当するフロイトの心理的防衛機制をあげ，その概要を説明しなさい．

応用・発展 46・1
薬剤師の田中さん（30代女性）の担当入院患者は乳がんの再発で入院となった山本さん（60代女性）です．田中さんの母親はがんで早くに亡くなっていましたが，山本さんは生きていればちょうど田中さんの母親の年代にあたります．担当になってしばらく経つと個人的な話もするようになり，田中さんにとっては亡き母がわりのような存在になっていきました．しかし山本さんの病状が進行していくにつれ，田中さんは病室を訪れるのが辛くなり，ついに担当も変えてもらいたいと思うようになりました．

田中さんが山本さんとの関係で生じた心理状態の変化について討議し，自分の考えを述べなさい．

参考文献
1）川瀬正裕ほか 著，"これからを生きる心理学――"出会い"と"かかわり"のワークブック"，ナカニシヤ出版（2008）．
2）宮崎音弥 編，"岩波心理学小辞典"，岩波書店（1979）．
3）東 洋ほか 編，"心理学の基礎知識――整理と検証のために"，有斐閣（1978）．
4）志賀令明，岩崎祥一 編著，"看護のこころ 患者のこころ――看護職をめざす人のための心理学"，福村書店（1999）．
5）海保博之，次良丸睦子 編著，"患者を知るための心理学"，福村出版（1987）．
6）三谷惠一，菅 俊夫 編，"医療と看護の心理学"，ナカニシヤ出版（1979）．
7）ジョン・M・デュセイ 著，池見酉次郎 監修，新里里春 訳，"エゴグラム――ひと目でわかる性格の自己診断"，創元社（1995）．
8）重野 純 著，"心理学入門"，北樹出版（1984）．
9）森谷寛之ほか 著，"医療・看護系のための心理学――精神保健入門"，培風館（1991）．
10）日本ファーマシューティカルコミュニケーション学会 監修，"ファーマシューティカルケアのための医療コミュニケーション"，南山堂（2014）．

SBO 47　適切な聴き方，質問を通じて相手の考えや感情を理解するように努める．（技能・態度）
A(3)① 7

学生へのアドバイス
　相手の考えや感情を理解することは，社会における一構成員として重要な基本技能であるが，医療従事者という対人支援職を目指す者にとっては，その重要性はより一層高いといえる．相手の発するさまざまな言語，非言語メッセージをもとに相手を理解する，という過程においては，技能はもとより相手と向き合ううえでの態度が大きな影響を与える．本SBOでは，相手を理解するための話の聴き方，質問の仕方といった技能とともに，受容的態度，共感的態度とはどのようなものか，類似概念とどう異なるのかについて学ぶ．

■このSBOの学習に必要な予備知識
　本書にてこれまでに取上げたコミュニケーションを捉える視点，コミュニケーションモデル，異文化コミュニケーションの考え方，対人関係に影響を及ぼす心理的要因などについて十分に理解しておくことが望ましい．

■このSBOの学習成果
　本SBOは技能・態度項目である．したがってここで学んだ知識や枠組みを，実生活のなかで活用することを試みることが肝要である．相手を理解する手段としての"きく"という行為は，コミュニケーション行動のなかで最も重要な基本技能であるといってよい．日常生活において本SBOで学んだことが活用されて，はじめて学習の成果が得られたと判断できる．

関連するSBO
SBO 45

*1 ノイズ，概念フィルター，コンテクストについては，SBO 41を参照．

聞く　　hear
聴く　　listen

*2　R. Nelson-Jones, 1990年

47・1　話を"きく"ということ

　コミュニケーションにおいては，符号を介して情報を発信し，受信した符号を解釈することにより発信者の情報の意味を受止める．この過程においては，ノイズや解釈フィルター，コンテクストが影響している[*1]．私たちが一般にいう"きく"という行為は，相手が発信した情報を認識し，解釈し，その意味を理解するまでの一連の流れのことである．

　相手から発信された音声情報を受止める行為を表す"きく"という言葉には**聞**くと**聴**くの2種類の漢字があてられる．"聞く"とは英語でいうところのhearにあたり，一般に"受動的に聞く""耳から聞こえてきたものを認識する"といった意味合いで使う．メッセージが言語情報として伝わってきたときには，言語情報そのものの意味をそのまま受入れる．一方"聴く"とは，英語のlistenにあたり，"意識を傾けて聴く""注意深く聴く"ことを意味する．話を聴くことは，コミュニケーションの基本技能であるといわれる．ネルソン-ジョーンズは，"話を聴くこと"の重要な機能として，次の五つを掲げている[*2]．

　① 話し手を肯定する　　"話を聴く"という行為そのものは，相手の存在を肯定することにつながる．話し手は，自分の話を十分に聴いてくれる相手がいることにより自分の存在価値を確認し，自分の感情を確かめ，自分自身を表現することに安心感を抱き，自分が安全な環境にあることを確認できる．

　② 相手を理解する　　安心し，信頼できる聴き手に対しては，話し手は自分の社会的な役割を超えて"個人としての自分"を語ることができる．聴き手としては，話し手が率直に話してくれればくれるほど，より深く相手を理解することができる．

　③ 自分自身を理解する　　相手の話に耳を傾けることは，自分自身にとって価値のある情報を手に入れることにもつながる．また，話し手がどのように自分のことを語るかは，聴き手の聴き方に大きく左右される．相手の話し方や話す内容

は，聴き手である自分自身の"聴く態度"の鏡ともいえる．

④ 人間関係における信頼と安定を築く　自己開示に関する研究によると，二者間が互いに自己開示する場合，開示の親密さの水準は両者で一致する傾向にある．つまり，聴き手が自己開示することにより，話し手も自分自身のことを話そうという意識をもちやすい．そうすることで，相手をより深く理解することができ，互いの信頼感も高まる．

⑤ 年齢，性別，文化などの違いにかけ橋を架ける　自分が生まれ育った集団の文化と異なる文化に接したときには，ミスコミュニケーションが生じやすく，ストレスを感じて排他的になりやすい．話を聴くことは相手を認めることの第一歩であり，異なる文化をつなげる橋渡しの役割を果たしているといえる*．

* 異文化コミュニケーションについては，SBO 43 も参照．

例題47・1　ネルソン−ジョーンズによる"話を聴くこと"の重要な機能に関する記述について，正しいものをすべて選べ．
1. 相手を肯定する機能　2. 相手を理解する機能　3. 自分自身を主張する機能
4. 信頼と安定を築く機能　5. 文化の違いをつなげる機能

解　答　1, 2, 4, 5．[解説] 相手の話に耳を傾けることにより，自分自身にとって価値のある情報を手に入れるだけでなく，聴き手である自分自身の"聴く態度"を認識することができる．したがって，相手の話を注意深く聴くことは，自分自身を理解する，という機能をもつ．

47・2　話が聴けない要因

前節で述べたように，人の話を聴くことは，単に相手を理解するというだけでなく，相手の存在を認め，聴き手である自分自身を認識することにもつながる．話を聴くことの重要性は広く認識されているにもかかわらず，往々にして私たちは相手の話を"聴けない"ことがある．おもな要因として次の3点があげられる．

① 環境の要因　たとえば，話を聴く場面において周囲がうるさい（騒音），人目が気になる（プライバシー），次の予定が入っていて時間が気になる（時間）といった環境は，相手の話への集中を妨げる要因となる．このような場合には，静かな場所に移る，人目を避けられる個室に移る，改めてスケジュールを調整するなど，環境を変えることでのみ問題が解決される．たとえば，薬局の待合室で大勢の患者がいるなかで，バスの待ち時間を気にしながら服薬指導をしなければならない状況では，薬剤師，患者ともに話が聴けない状況にある，といったような場合である．

② 話し手の要因　相手の言葉遣いが乱暴で恐怖心を覚える，声が小さくて聴き取りづらい，話のつじつまが合わず，何を伝えたいのかわからない，方言が聴き取れない，といったように，相手の話し方が原因で，相手の伝えたいことが理解できないことがある．聴き手の側としてこうした問題を解決することは困難だが，相手に話し方を変えてもらうよう依頼する，自分が理解したことを相手に確認するなどによって対処することはできる．

③ 聴き手の要因　相手の話が聴けない理由の多くは，聴き手の側に問題があ

るといえる．たとえば，相手が話している間に次に自分が何を話すかを考えている，相手の話の結論を先読みしている，といったように，自分の意識が相手に向いていないときには，相手の話を注意深く聴くことはできない．また，相手の話を評価したり，相手に向ける聴き手の感情に影響を受けたりすることも要因となりうる．このように，対象に対してあらかじめ抱く何らかの印象を**先入観**といい，ネガティブな印象により自由な思考が妨げられることが多い．意識が相手に向けられていない，あるいは先入観により相手の話をありのままに受入れられない状況では，相手の話を聴ける状況にない．これを**ブロッキング**という．

先入観

ブロッキング blocking
（SBO 45・4 参照）

*1 シャノンらのモデルについては，SBO 41・2 を参照．

以上に述べたことは，シャノンらのモデル[*1]においてはメッセージ伝達におけるノイズの一部であると捉えることもできる．私たちは，自身の概念フィルターの影響も受けながら，無意識のうちに相手の話を"自分が聴きたいように"聴く傾向にあると考えてよい．だからこそ，自分の"聴き方"を意識し，意図的に相手に意識を向けて話を聴く姿勢が必要となるのである．

例題 47・2 相手の話が聴けない要因として正しいものをすべて選べ．
1. プライバシーが侵害されるおそれのある環境
2. 言葉づかいが失礼で気になるような相手の話し方
3. 論理構成が支離滅裂で，何が結論かわからないような相手の話し方
4. 相手の話を聴きながら，次に相手が何を話すのかを予測するような自分の聴き方
5. 相手の感情に対して，自分の経験を思い浮かべながら聴く姿勢

解　答　1, 2, 4, 5．［解説］話を聴くにあたり，相手の感情に意識を向けることは大切だが，相手の感情に影響され，自分の経験と照らし合わせて聴くと，意識は自分に向いてしまう．そうすると，自分自身の話の聴き方に経験のバイアスがかかり，相手の話を聴けなくなってしまう場合がある．

47・3　傾聴の態度と技能

表層的な言語情報をうのみにしてしまうと，相手が本当に伝えたいメッセージを理解できないことがある．特に医療現場においては，コンテクスト[*2]によっては，言語によって明示的に伝えられない場合もある．また，前項で述べたように，私たちはノイズや概念フィルターの影響を受けながら，自分が聴きたいように相手の話を聴いてしまいがちである．

*2 コンテクスト，SBO 41 を参照．

相手の話のみならず，話の背景にある感情や価値観など，相手自身のことをより深く理解しようとするときには，言語メッセージのみならず，話す声の調子や大きさ，スピードなどの音声情報，さらには話すときの表情や身ぶりなどの視覚情報も含めた非言語メッセージを手掛かりにして，コミュニケーションをとる．これを**傾聴**という[*3]．以下に，傾聴に必要な態度と技能をあげる．

傾　聴 active listening

*3 傾聴のための非言語メッセージについては，SBO 45 表 45・1 を参照．

受　容 acceptance

① 受容的態度　**受容**とは，相手の言葉・感情などを，自分の価値観で批判したり評価したりせず，ありのままに受け容れることである．受容においては，自分の価値観や考え方と異なっていたとしても，相手と合わせる必要はない．自分の価値観は脇に置き，相手の考え方をそのまま受止める，という態度である．

② **共感的態度**　カウンセリングにおいて来談者中心療法*を確立したロジャーズは，"クライアントの私的な世界を，あたかも自分自身のものであるかのように感じとること"を共感とよんだ．共感においては，相手の感じていることを自分のことのように感じようとしつつ，そこには厳然として"相手と自分"の区別がついていることが重要となる．類似した概念に同情がある．相手が感じていることを自分も同じように感じる，という点においては共感と類似しているが，共感が"相手の内側に入り込み，あたかも自分自身が感じるかのように"相手を理解しようとするのに対し，同情は自分自身の立場から相手を理解しようとする．したがって，同情には"同情する""同情される"関係が生じやすく，かつ相手の感情に巻込まれるリスクをも含む．たとえば，相手のつらい体験や感情を聴いたときに"それはつらい思いをされたのですね"という言葉や態度でかかわるのが共感的態度であるのに対し，同情した場合は"それはかわいそうに"という言動になる．

③ **相手の感情と思考を反射する**　傾聴の過程においては，相手に言語または非言語メッセージでより多くのことを語り，表現してもらうことにより，聴き手である自分はより深く相手を理解し，また相手自身も自分の感情や思考を再認識する．聴き手が"あなたの話をしっかりと受止めていますよ"という態度を明示的に示すと，相手は自分の感情や思考，さらには自分の存在そのものを認められていることを実感し，より自己開示が進展する．"相づち"や"うなずき""繰返し"は，傾聴の態度としてよく取上げられる．特に，相手の語りを受止め，"あなたは〜だから，〜と感じているんですね"のように，相手の語る言葉をそのまま，あるいは要約しながら，相手の感じていることを言葉にして相手に返すような対応によって，相手が自身をより深く理解されている，と感じることができる．このような対応をミラーリングという．

④ **適切な質問によって，相手の思考を整理し，より深く相手を理解する**　相手の話す事柄に対して質問することは，自分が相手に興味・関心を示している，というメッセージとなる．このとき，質問の仕方によっては相手の語りを妨げてしまうこともあるし，より相手の語りを促し，互いの理解を深めることもできる．質問の分類にはさまざまな視点があるが，ここでは次の二つの分類法を示す．

1) **"閉じた質問"と"開いた質問"**　閉じた質問とは，相手が"はい"または"いいえ"で応える質問であり，開いた質問とは相手がさまざまな応え方ができる質問である．たとえば"あなたは化学が好きですか？"という質問は，相手にとっては好きかそうでないか，という応えの選択肢しかなく，自分の考えを正確に相手に伝えるのは困難である．しかし，"あなたは化学についてどう思いますか？"と質問されると"好きというほどでもないけど，嫌いではない""どちらかといえば得意""有機化学は面白いと思う"など，さまざまな応え方ができる．したがって，相手の考え方をより深く理解しようとするときには，開いた質問が有効であるといえる．一方で，時間がなくピンポイントで相手の考えを知りたいとき，いろいろと相手の話を聴いたうえで，最終的に相手の意思を確認したいときなどは，むしろ閉じた質問のほうが効果的であろう．また，開いた質問に対しては，自分

*　**来談者中心療法**：1940年代に C. Rogers によって提唱された心理療法の一つ．具体的には，"無条件の肯定的関心"を相談者（クライアント）に寄せ，クライアントの感情的表現に対して"共感的に理解"し，表現された感情的内容をそのまま，もしくは要約して返すことによって伝える（感情の反射）．これにより，クライアントが明確には理解していなかった真の感情状態への気付きを可能とする非支持的なカウンセリングアプローチである．

共感　empathy
同情　sympathy

ミラーリング

閉じた質問　closed-ended question
開いた質問　open-ended question

の考えを言語化して相手に伝えるという過程を経るため，十分に考えがまとまっていない場合には"応えづらい"と感じることもある．また，自分自身についてより深く自己開示することになるため，十分な人間関係が構築されていない相手にとっては，やはり"話しづらい"と感じるだろう．状況に応じた適切な使い分けが重要となる．

2) **"広げる質問"と"狭める質問"** **広げる質問**とは，相手の思考を広げたり深めたりすることによって，より相手を深く理解するタイプの質問である．**狭める質問**とは，相手の思考をまとめたり，最も重要なものを認識したりすることを志向した質問である．たとえば，"化学の，特にどんな領域が好きですか？""化学以外に好きな科目はありますか？""なぜその科目が好きなのですか？"といった質問は，具体性を高めたり，視点を広げたり，理由や要因を深掘りしたりすることによって，より広く深く相手を理解することができる．一方で，"化学が好きな理由を一言で言うと何ですか？""あなたが好きな科目にはどんな共通点がありますか？"といった質問は，相手の思考を統合したり，昇華させたりすることを意図している．こうした質問は，聴き手が話し手のことをより深く理解することを目的として使う場合もあるが，話し手の自己認識（気付き）を促すことを目的とする場合もある．**カウンセリング**や**コーチング**のような対人支援のコミュニケーションにおいては，相手の自己認識を深め，問題解決や行動変容を促すために，これらの質問を効果的に用いている．

カウンセリング counseling
コーチング coaching

⑤ **不適切な対応を避ける** ネルソン-ジョーンズは，"相手に報酬を与える聴き方"をする際には，不適切な聴き方（表47・1）を避けるべきであると述べている．ここに示されているもののいくつかは，本章のなかですでに述べられてきた．こうした不適切な聴き方を避けるためにも，"受容的な態度""共感的な態度"で相手にかかわるという基本姿勢が重要となる．

表47・1 不適切な聴き方（ネルソン-ジョーンズ，1990）

指図や先導	安易な励まし
判断や評価	レッテル貼り
非難，攻撃	過剰な解釈
助言，教示	話をそらす
感情の拒絶	関心があるふり
尋　問	時間の圧力（急かすなど）

例題 47・3 傾聴に必要な態度，技能として正しいものをすべて選べ．
1. 自分の価値観を脇に置き，相手を受止めようとする態度
2. 相手と自分を区別しつつ，相手の気持ちを自分のことのように理解しようとする態度
3. 相づち，うなずき，繰返しにより相手の感情を反射する聴き方
4. 適切な質問による，より深い相手への理解
5. 相手の話を聴きながら，自分の知識や経験に基づき助言や指導をすること

解　答　1，2，3，4．［解説］助言や指導は，聴き手である自分の価値観や経験に基づ

き，自分自身の考えを相手に受入れてもらうよう提示することである．傾聴においては，自分の価値観を脇に置き，相手の考えをそのまま受止める態度（受容的態度）が求められる．助言や指導は，相手に了解を得て行う，傾聴とは別の介入である．

演習 47・1 §47・3 に示した五つの傾聴の態度と技能の観点から，自分自身の"話の聴き方"を振返ってみよう．また，普段よく話をする友人同士で，自己分析した"話の聴き方"を共有し，互いに気づいた点をフィードバックしよう．

応用・発展 47・1
§47・3 の傾聴の技能のうち，⑤ の表で示した不適切な聴き方の各項目について，"なぜこのような聴き方に陥ってしまうのか""このような聴き方を避けるためにはどうしたらよいか"を考えてみよう．また，そのような聞き方を，授業や日常生活のなかで実践してみよう．

応用・発展 47・2
これまで自身が経験した実習などにおいて，"傾聴の技能"や"不適切な聴き方"に関する体験を共有してみよう．

SBO 48　適切な手段により自分の考えや感情を相手に伝えることができる．
A(3)①8　　　（技能・態度）

学生へのアドバイス
　私たちが日常生活のなかで自分の考えを相手に伝える場面としては，一般的な情報の伝達（連絡など）のみならず，依頼や説得などさまざまな状況が考えられる．本 SBO では，これらの状況において相手に効果的なメッセージの伝達に影響を及ぼす要因と，具体的なコミュニケーションのとり方について考察する．

■この SBO の学習に必要な予備知識
　これまでに取上げたコミュニケーションを捉える視点，コミュニケーションモデル，異文化コミュニケーションの考え方などについて十分に理解しておくことが望ましい．

■この SBO の学習成果
　本 SBO は態度・技能項目である．したがって本書によって学んだ知識や枠組みを，実生活のなかで活用することを試みることが肝要である．相手への依頼や説得など，自分の考えを伝える場面は多々あるであろう．そういった場面において，本 SBO で学んだことが活用されて，はじめて学習の成果が得られたと判断できる．

48・1　"伝える"と"伝わる"
　自分の考えを相手に"伝える"という行為は自分自身で調整できるが，それが実際に"伝わる"ためには，伝える"相手"という，自身では調整できない要素を考慮する必要がある．以下にそのおもな要素を示す．

48・1・1　伝える手段

*1 竹内のコミュニケーションモデルについては，SBO 41 を参照．
*2 符号化とチャンネルについては SBO 41・2 を参照．

　竹内のコミュニケーションモデル[*1]において，相手に情報を伝える際に話し手として調整できるのは，符号化とメッセージを伝えるチャンネルの選択，すなわち伝える手段であるといえる[*2]．ここでは，伝える手段として"わかりやすい言葉"，"比喩"，"五感を用いた表現"について述べる．

　a. わかりやすい言葉　符号化（言語および非言語メッセージの選択）において重要となるのは，"自分の考えを伝えうるうえで，どのような言語表現，非言語表現を使えばよいか"である．"相手にとってわかりやすい言葉で""難しい表現は避けて"とよくいわれるが，"わかりやすい""難しい"という基準は個人によって大きく異なる．したがって，話し手が"この言葉なら相手は理解できるだろう"と思い選択した表現が，相手にとって伝わらなかったり，逆に相手が十分に理解しているがゆえに，過剰にわかりやすい表現となり"バカにされた"などと捉えられたりしてしまうこともある．話し手が"相手に合わせた言葉の難易度"を選択する背景には，自身の生育環境や受けてきた教育，コミュニケーション体験が大きく影響する．これは，メッセージを受取る相手にも同じことがいえる．したがって，自分の考えを伝えるときは，伝えたい相手とのコミュニケーションを通じて"相手にとってわかりやすい言葉"とはどのようなものかを推測しながら選択するのはもちろんのこと，伝えたあとの相手の反応を確認しながら調整していくことが重要となる．

直喩　simile
隠喩　metaphor

　b. 比　喩　相手に自分の考えを伝える表現の工夫として，自分が伝えようとするものを別のものにたとえる比喩がある．比喩の代表的なものに**直喩**や**隠**

喩があげられる．直喩とは"彼の情熱は炎のように熱い"といったように，たとえを明示的に表現したものである．一方"彼は炎の塊だ"のように，たとえを明示的に表現しないものを隠喩という．隠喩のなかには"すし詰め状態""マシンガントーク"など定型句となった表現もある．

　複雑なもの，専門的なものを，単純なもの，身近なものにたとえて表現することは，相手にわかりやすく伝える工夫として有効である．しかし，前述した"わかりやすい言葉"と同様に，たとえに用いる事柄が伝える相手の理解できるものでなければ，比喩は機能しない．どのような比喩を用いれば相手に理解してもらえるかは，相手の背景に大きく依存する．したがって，比喩を用いるうえでも，相手の理解の度合いを観察しながらの調整が重要である．

　c. 五感を用いた表現　人は外界から得られる情報の8割は視覚情報であるといわれる．伝える手段として，言語メッセージだけでなく，表情やジェスチャーなどの非言語メッセージ，図や表などの視覚的表現なども有効である．図や表などをスライドなどさまざまなチャンネルによって表現することによって，より相手の理解を深めることが期待できる．伝達の手段としては，視覚や聴覚のみならず，触覚や味覚などを通じた手段も用いられる．食品売場の試食などは，商品を"おいしい"という言葉で表現したり，盛り付け例を写真で示したりするだけでなく，実際の商品の質を，味覚を通じて伝達している例である．同様に，筆記用具売場における試し書きコーナーや，ハンドクリームの使用見本，シャンプーの香りサンプルなどは，製品の質を触覚や嗅覚により体感してもらうことを期待して設置されている．このように，何かを相手に伝えるうえでは，伝えたい事柄の性質により，適切な手段を選択することが大切である．

48・1・2　伝える順序

　自分の考えを相手にわかりやすく伝える要素として，伝える順序がある．"全体と部分""結論と経緯"の二つの視点から，どのような順序で相手に伝えるかを考える．

　a. 全体と部分　自分の伝えたい事柄の規模が大きく，いくつかの要素から構成されているときには，まず全体像を伝え，そののちに構成要素について伝えていくと，相手は理解しやすい．これは，書籍における目次と内容の関係を思い浮かべるとわかりやすい．目次とは，その書籍の全体像と構成要素である章立て，項目立てとその所在（ページ）を示したものである．書店などで本を手に取ったとき，その本に何が書いてあるのかを知るためには，まず目次で大見出しを確認し，それらのなかにどのような構成要素（中見出し，小見出しなど）があるかを見るなかで，全体像と構成要素の関係，構成要素間の関係を確認する．同様に，口頭で相手に何かを伝える際にも，"これから○○についてお話します．最初に，△△について，次に□□について，最後に××について話します""まず△△についてですが，…"といったように，まず全体像や項目立て，構成などを示し，そのうえで部分について説明することにより，相手は全体像のなかのどの部分について話しているのかが理解しやすくなる．

b. 結論と経緯　伝えたい事柄が時系列に沿って経緯と結論によって構成されている場合，何らかの要因があってその結果が導かれるなどの因果関係がある場合には，"自分の意見は○○です．そう考えるに到った経緯についてこれから話します．まずはじめに…""今回○○という事態が起こりました．こうなった原因には次の三つが考えられると思います．一つ目は…"のように，結論や結果を先に述べたあとに，経緯や要因を説明するとよいとされている．ただしこの順序は伝えたい要点が結論や結果に置かれる場合に有効であって，その経緯や要因に重点が置かれる場合，意図的に結論や結果を後で伝えることがメッセージ性を高めるうえで効果的である場合には，必ずしも当てはまらない．伝える内容やコンテクストにより，伝える順序を調整する必要がある．

48・1・3　配慮の表現

私たちは相手に何かを伝える際に，相手の社会的立場や場面（状況のコンテクスト[*1]）によって，伝えたい内容がきちんと相手に受止めてもらえるように表現を調整している．ここでは，相手への配慮に関して"敬語""依頼表現における配慮""情報伝達における配慮"について述べる．

a. 敬　　語　日本語の特徴の一つとして，専用の文法体系をもった敬語があげられる[*2]．敬語は尊敬語，謙譲語，丁寧語，美化語からなり，その使用にはきわめて明確な規範が存在する．私たちは相手の立場や会話がなされる状況，相手との関係性に合わせて適切な敬語を使用している．たとえば，友人に勉強を教えてもらうときには"この問題教えて"と話すが，教員に質問するときには"この問題について教えてください"という表現になるだろう．さらに硬い表現であれば"この問題の解き方についてご教示願います"などとも表現できる．敬語はメッセージを伝達するうえで相手を配慮するための要素となるとともに，相手との心理的距離感を示す手段としても用いられる．たとえば，ふだん敬語をあまり使わない相手に対して突然敬語を使う場合，そこには相手との心理的距離をとろうとする意図が含まれる．

b. 依頼の表現における配慮　本を借りる，窓を開けてもらう，勉強を教えてもらう，など私たちの生活においては，さまざまな依頼が行われる．こうした依頼表現においては，"勉強を教えてください"のような直接的表現もあれば，"勉強を教えてもらえますか？"のような疑問形の表現"勉強を教えてもらえませんか？"といった否定疑問形の表現，"勉強を教えてほしいのですが"といった願望形の表現が考えられる．疑問形，否定疑問形，願望形はすべて間接表現であるが，後者になるほど間接性は高くなる．こうした表現がとられるのは，依頼に応える相手のコスト（手間，時間など）に配慮しているからである．すなわち，後者になるほど，相手への配慮の度合いが高い表現であるともいえる．

こうした依頼内容の表現形だけでなく，依頼内容に付加される言葉"ちょっと悪いんだけど，"（断り文句），"明日試験なんだけど，"（事情説明）や"この問題だけでいいから，"（依頼内容の限定）なども，相手に配慮する表現として用いられる．こうした言葉は俗に**クッション言葉**ともいい，コミュニケーションのマナー

[*1] SBO 43・2 参照．

[*2] 久野暲, 1977 年

においても重視されている．また，"この問題わからないんですが"という状況説明の間接表現のみで，勉強を教えてほしいという直接的な表現を使わない場合もある．これは相手が目上である場合やそれほど親しくない間柄などの場合に用いる婉曲的で丁寧な表現として，しばしば用いられる．

c. 情報の伝達における配慮　自分自身の考えや意見を伝える場面においても，さまざまな対人配慮の表現が用いられる．たとえば自分自身にかかわる物事を表現するときには，自分がへりくだる言葉を付加することが多い（"つまらないものですが""むさくるしいところですが""何のお構いもできず"など）．また，自分の考えを伝えるにあたっても，相手の反応を見ながら語尾を間接表現にすることにより相手への配慮を示すこともある．たとえば，自分自身は"今日は寒い"と思っていてそれを相手に伝えようとするときに，"今日は結構寒い…"と言いかけながら相手の反応を見て，相手がそうでもないようなそぶりを見せたときに"…けっこう寒くなると天気予報では言っていましたね"というように，伝聞形の表現にする場合などである．これは，自分の考えを直接伝えるよりも周囲との調和を大事にする日本の文化において，否定や肯定の表現意図を文末まで保留することを可能にしている，日本語の文構造の特徴によるものといえる．

例題 48・1　相手に自分の意思を伝えるための表現に関する記述について，正しいものはどれか．すべて選べ．
1. 比喩を用いる際は，相手の理解度に合わせて表現を工夫する必要がある．
2. 伝えたいことがいくつかの部分から成り立っている場合には，まず各部分を説明したあとに，まとめとして全体像を伝えるとよい．
3. 敬語は，自分の伝えたいことを適切に相手に伝えるための配慮の一形態であるといえる．
4. 自分の伝えたいことを依頼の形で表現すると，内容が曲解されるおそれがあるため，避けるべきである．
5. いわゆる"クッション言葉"は，相手との関係に配慮した伝達の表現として有効である．

解答　1, 3, 5. ［解説］2. のように伝えたいことがいくつかの部分によって構成されている場合には，まず全体像を伝えることで，伝える内容がいくつの部分から構成されているかを相手に理解してもらい，続いて各部分に関する詳細な情報を伝えると理解されやすい．4. 相手に伝えたい内容がきちんと相手に受止めてもらえるように，相手の社会的立場や場面によって表現を調整することがある．敬語，依頼形での表現，クッション言葉などはその例である．

48・2　説　得

話し手が自分のメッセージを伝える目的の一つに，意見が自分とは異なる相手に対して自分の意見を伝え，相手の考えを変えようとするかかわりがあげられる．このかかわりを**説得**という．本節では，説得に影響を及ぼす"メッセージ""送り手""受け手"の三つの要因について考えてみたい．

48・2・1 メッセージの要因

説得におけるメッセージの要因には，メッセージそのものがどのような内容なのか，それがどのように伝達されるのか，の二つがある．

a. メッセージの内容　メッセージの内容は，説得において最も重要な要因である．次の五つの視点から，メッセージの中身が説得にどのように影響を及ぼすのかを考える．

① **論拠の質**　メッセージに含まれる論拠や論理構造が明確に示されることにより説得の効果は高まる．ただし，メッセージの受け手に，これらの論拠や論理構造を理解できるだけの能力がなければ，その効果は期待できない．相手の知識や理解レベルに見合った伝え方が重要となる．

② **明白な結論と暗黙の結論**　説得の最後に明確な結論を述べると，説得の効果は高くなる．逆に結論をあいまいにすると，メッセージの送り手の自信のなさや準備不足と受取られる可能性がある．

③ **反対論拠の無視と採用**　メッセージが送り手にとってポジティブな影響，ネガティブな影響の双方を含む場合，ポジティブな情報のみを示す"一面呈示"とネガティブな情報も合わせて示す"両面呈示"とがありうる．両者を比較した場合，一面呈示のほうが説得効果が高いといわれる．しかしながら，ネガティブな情報に対して，それを克服するだけの十分な反論とその論拠も合わせて伝える"反論あり両面呈示"と"一面呈示"を比較すると，"反論あり両面呈示"のほうが，説得効果が高いことが示された[*1]．薬の説明を例に考えると"薬の効果効能のみ"（相手にとってポジティブな情報のみ）を伝える場合，"効果効能と副作用の両方"（ポジティブな情報とネガティブな情報）を伝える場合，"効果効能，副作用および，副作用が起こらないための方法や起こったときの対処法，結果としての安全性など"（ポジティブ情報，ネガティブ情報，ネガティブ情報に対する根拠のある反論）を伝える場合では，最後の対応が最も説得効果の高い服薬指導となると考えられる．

[*1] Allen, 1991年

④ **恐怖喚起水準**　あるメッセージを伝えるうえで強い恐怖を与えることが効果的かどうかに関する研究報告[*2]によれば，虫歯に対する口腔衛生の重要性を伝える際に，虫歯の末期状態の画像など受け手にとって恐怖を感じる程度の強いスライドを見せた群，中程度のスライドを見せた群，弱い程度のスライドを見せた群，対照群を比較した結果，弱い程度のスライドを見せた群がもっとも説得効果が高かったという．ただし，その後の研究によれば，起こりえる結果に対する効果的な対処法（上記の例であれば，虫歯になってしまった場合であっても低コストで十分な治療ができることなど）がある場合には，強い恐怖を与えるメッセージのほうが説得効果が高いとされている．

[*2] I. Janis ら, 1953年

⑤ **圧力水準**　メッセージを伝える際に，"～するのが当然だ""～には疑問の余地がない"などのように高圧的な表現を用いると，受け手は自身の思考や行動の自由が脅かされたと感じて，メッセージに反発することがある．この現象は**心理的リアクタンス**とよばれ，説得の効果を低下させる要因となる．

心理的リアクタンス
reactance

b. メッセージの伝達方法　メッセージの伝達方法が説得の効果に影響を

及ぼす要因として，次の4点があげられる．

① 話す速度　　一般に，話す速度が速いほうが，知的で知識があって誠実であると認識される傾向にあるといわれている．ただし，受け手が認識できないほどの速度になると，受け手への配慮のなさを示すことになるため，相手に合わせた速度が大切である．説得も含め，相手にメッセージを伝える場合には，話し手の話す速度は，聴き手が話す速度に合わせるのが基本である．

② 比喩の使用　　比喩や隠喩*を効果的に使うことのできる送り手は"知的である"と認識される傾向にある．また，比喩や隠喩には，受け手の注意を喚起する効果もあるといわれる．

* §48・1・1b参照．

③ ポジティブな情報とネガティブな情報の伝達順序　　受け手にとってポジティブな情報とネガティブな情報の双方を伝える場合，ポジティブな情報から伝えたほうが，説得効果が高まるといわれる．これは，受け手にとって都合のよい情報を先に伝えることによって，相手の心を開きやすくするためと考えられる．

④ メッセージの反復　　メッセージを繰返し呈示することにより，より深く相手に印象づけられるため説得の効果が高まる．ただし多ければよいというわけではなく，3回程度が適切であるという研究結果もある．

48・2・2　送り手側の要因

同じメッセージであっても，そのメッセージを誰が発したか（送り手）によって説得の効果は異なる．説得に影響を与える送り手の要因として"信憑性"と"魅力"について述べる．

a. メッセージの信憑性　　送り手が発信するメッセージの信憑性が高いほど，説得の効果が高いといわれる．ここでいう信憑性には，メッセージに関する送り手の"専門性"，送り手が誠実に情報を発信しているかにかかわる"信頼性"といった要素が含まれている．たとえば新種のウイルスに対する新薬が開発された，というメッセージについて，公的な研究機関におけるウイルス専門の研究者が学会誌において発信したメッセージと，非専門家であるコラムニストが週刊誌で発信したメッセージでは，前者のほうが信憑性が高く，メッセージの受け手にとっての説得力が高い．

b. 送り手の魅力　　メッセージの信憑性には送り手の社会的な立場や権威が大きく影響するが，一方で送り手個人の魅力もまた説得力に影響する．送り手の魅力の要素として，受け手が感じる"好感度"と，受け手と送り手の"類似性"があげられる．

送り手の声や話し方，容姿などの身体的魅力，清潔感，服装，化粧などの外見から受ける印象に対して受け手が好印象をもつ場合，説得の効果が高まるといわれる．また，送り手の出身地や出身校，職業などの社会・文化的背景，イデオロギーなどの思想背景などにおいて受け手と類似性が高い場合，説得の効果が高まる．したがって，送り手が身だしなみや立ち振舞いに留意するとともに，対話により受け手との共通点や共通認識を見いだしたうえでメッセージを送ることにより，相手をより説得しやすくなる．

48・2・3 受け手側の要因

　説得に影響する受け手側の要因をメッセージの送り手が調整することは困難だが，理解しておくことによって対応を考えやすい．たとえば，メッセージの内容が受け手にとって重要性が高い（個人的関与が高い）のであれば，受け手が考えや行動を変えることに抵抗を感じやすいため説得を受けにくい．また，メッセージを受取ったときの受け手の身体的・精神的状況（体調が悪い，機嫌がよいなど）も，説得の効果に影響を与える．こうした受け手の価値観や思考，背景にも配慮してメッセージを送る必要がある．

例題 48・2　説得に関する記述のうち，正しいのはどれか．すべて選べ．
1. 明確な結論を最後に述べることにより，情報の信頼性が高まる．
2. 高圧的な表現は相手の心理的リアクタンスを高め，かえって反対の行動を誘引する可能性が高まる．
3. 相手にメッセージを受取ってもらいやすくするためには，ネガティブな情報のあとにポジティブな情報を伝えるとよい．
4. メッセージは繰返せば繰返すほど，相手に伝わりやすくなる．
5. 送り手のメッセージの信憑性が高いほど，説得の効果は高まる．

解　答　1, 2, 5．［解説］メッセージを伝えるうえでは 3. とは逆に，相手にとってポジティブな情報を先に示すことで相手の心を開き，情報を受止めやすい状態にしたうえで，ネガティブな情報を伝えるとよい．4. については，メッセージの繰返しは 3 回程度が効果的といわれる．

演習 48・1　§48・1 で学んだ，伝達の手段，順序，相手への配慮の観点から，自分自身の情報の伝え方（グループ討議における意見の発表，プレゼンテーションなど）を振返ってみよう．また，特徴，長所，改善点をあげてみよう．

応用・発展 48・1
本 SBO で学んだことが，医療現場においてどのような意味をもつのかについて考えてみよう．また，情報伝達や説得の観点から，今後，薬学生として自分自身が高めるべき能力，資質について列挙してみよう．

SBO 49　他者の意見を尊重し，協力してよりよい解決法を見いだすことができる．（知識・技能・態度）
A(3)①9

学生へのアドバイス
　人が他者とともに社会生活を営むなかで，自分の考えや価値観の異なる相手と行動を共にする場面がある．本 SBO では，このような場面で活用できる思考・行動様式としてのアサーションの考え方とその具体的な実践方法，集団において対立が生じた場合の解決方法，協力して対立を管理する手段としての CUDSA の 5 段階の枠組みについて学ぶ．

■この SBO の学習に必要な予備知識
　この SBO を学習するうえでは，SBO 48 までに扱ってきたコミュニケーションのプロセスやコンテクストの概念，対人関係に影響を及ぼす心理的要因，基本的な対人関係の技能としての傾聴，相手に配慮した情報伝達，依頼の表現などについて十分理解しておくことが望ましい．

■この SBO の学習成果
　本 SBO は態度・技能項目である．したがって学んだ知識や枠組みを，実生活のなかで活用することを試みることが肝要である．学内外の実習などでは他者と交わりながら自分の意見を主張し，相手の意見を受止め，何らかの共通認識を形成して実行に移すという場面が何度もあるであろう．そういった活動のなかで直面する価値観の違いに基づく対立の場面で，本 SBO で学んだことが活用されて，初めて学習の成果が得られたと判断できる．ここで扱う内容は，多職種連携とチーム医療（SBO 52〜56），さらには薬学臨床 F(4)において基盤となる内容であることに留意し，各 SBO を学ぶうえでも随時参照されたい．

49・1　相手を尊重しつつ自分の考えを主張する

　本項では，多様な価値観が存在するなかで，相手を尊重しつつ自分の考えを伝えていくための基本的な態度としてのアサーティブネス，アサーティブな態度を導くための思考プロセスである ABC 理論，アサーティブな表現のひな型の一つである DESC 法について学ぶ．

49・1・1　アサーション

　ウォルピらは，対人関係の様式を 1) 自分のことしか考えず，他人を踏みにじる言動，2) いつも自分のことは二の次で，他人を立てる行動，3) 両者の中間，自分のことも考えるが，同時に相手のことも考慮する行動，の三つの類型に分類している[*1]．3) のように，他者の価値観に配慮しつつ，自分の欲求，考え，気持ちを適切に表現することを**アサーション**といい，このような態度を**アサーティブな態度**という．これに対して，1) のように自分は大切にするが周囲の人は大切にしない，相手の意見を無視または軽視し，否定的感情や敵意を示すようなかかわりのことを**攻撃的な態度**という．自尊感情[*2]が高く，自己主張が強いタイプの人がこのような態度をとる傾向にある．また，2) のように，自分の意見はほとんど言わず，あるいは遠回しに述べるにとどまり，自分の考えや行動を相手にゆだねてしまうようなかかわりを**ノン・アサーティブな態度**という．自尊感情が低く，"自分さえ我慢すればよい" "賛成しないと嫌われる" "他の人と意見が違ってはいけない" といった思考にとらわれていることが多い．また，こうした態度をとることで，周囲から "いい人" と評価されることがある一方で，自分の意見を述べることが少ないため "何を考えているのかわからない人" と判断されることもある．

　多くの人は，価値観が異なる人への対応で 1) や 2) のいずれか，もしくは状況

[*1] W. Wolpe ら，1966 年
アサーション　assertion
アサーティブ　assertive
攻撃的　aggressive

[*2] §44・1・2 参照．
ノン・アサーティブ
non-assertive

により双方を使い分けている．しかしながら，結果として他者との関係がうまく構築できず集団のなかで孤立したり，ストレスを抱えながら人間関係に不信感を抱えたりすることが多い．ここに，アサーティブな態度を身につけ，行動することの意義がある．

49・1・2　ABC 理論

攻撃的な態度であれ，ノン・アサーティブな態度であれ，自分または他者に偏った態度をとる人には，アサーティブな態度をとることを阻む何らかの非合理的な思い込みに基づく感情にとらわれていることが多い．論理情動行動療法*（REBT）によれば，人間の感情や反応（consequence）は，あるできごと（activating event）そのものによってひき起こされるのではなく，その人ができごとをどのように捉えるか（belief）によって決まる．REBT においては，この考え方を，頭文字をとって **ABC 理論**とよぶ．B の部分で非合理的な思い込みがあると，C において限定的な感情や行動が導き出される．

たとえば"相手と意見が対立した"（A：できごと）→"意見の対立は避けねばならない"（B：信念，捉え方）→"自分の考えを主張して相手を説き伏せる（攻撃的言動）"または"自分の意見を取下げて相手に従う（ノン・アサーティブな態度）"（C：結果としての行動）という思考行動様式があるとする．この例においては，"意見の対立は常に避けなければならない"という信念が，攻撃的あるいはノン・アサーティブな態度を招いている．このような"〜しなければならない"という考え方には論理的な必然性があるわけではなく，何かの事実に基づいた結論でもない．しかもその信念にとらわれることによって，結果として周囲を困惑させて自分が孤立したり，自己否定的になってストレスを抱えたりしてしまう．このような信念を**非合理的な信念**という．この非合理的な信念（B）を"意見の対立は避けたほうがいいが，避けられないこともあってよい"という合理的な信念として捉えなおすと，対立を避けるとしたらそのための行動を，避けないとしたらどのような選択肢があるだろうと考えるなどの行動（C）をとることができる．このように，起こった事実（A）は変えられないが，その事実の捉え方は自分で変えることができる，すなわち，そこから生じる自分の感情や行動も変えることができる，という考え方である．

49・1・3　DESC 法

他者の価値観を尊重しつつ自分の意見を主張することが大切だと認識したとしても，普段そのような言動をとらない人にとっては，どのような言語表現をすればよいのか戸惑うことがあるだろう．このような場合，アサーティブな態度のひな形として活用できるのが DESC 法である．DESC 法とは，次の頭文字をとった呼び名である．

D：describe（描写する）　相手の言動や状況など，問題にしたいことを描写する．特定の状況を客観的，具体的に述べる．

E：express, explain, empathize（表現する）　相手の気持ちに共感を示しつ

---

*　**論理情動行動療法**
（REBT） rational emotive behavior therapy
A. Ellis によって 1955 年に提唱された心理療法の一つ．不合理な信念が心理的な問題の原因と考え，不合理な信念を合理的な信念に置き換えることにより，問題を可決しようとするアプローチである．

ABC 理論
A：activating event
B：belief
C：consequence

非合理的な信念
irrational belief

DESC 法
D：describe
E：express, explain, empathize
S：specify
C：consider, choose

つ，自分の気持ち，自分に与える影響を，冷静かつ建設的に，明確に述べる．
S：specify（**特定し，明確にする**）　具体的かつ現実的で，相手が受入れられるだけの小さな行動の変容，提案，解決策を伝える．
C：consider, choose（**考慮する，選択する**）　相手の肯定的または否定的な反応を予測しておく．たとえば，グループ討議において大きな声で乱暴な言葉づかいで自己主張するメンバーに対するアサーティブな態度を，DESC法を用いて考えてみる．

① "みんなが意見を出し合う場で，あなたは大声で乱暴な言葉づかいで自分の考えを主張している"（D）
② "自分の意見を伝えたいという気持ちはわかるが，そのような言い方をされると私は恐怖感を覚え，自分の考えを伝えづらくなってしまう"（E）
③ "もう少し丁寧な言葉で，声の大きさを抑えて発言してほしい"（S）
④ "そうすれば，私も含めグループメンバー全員が意見を出しやすくなり，活発なグループ討論ができると思う"（C）

こうしたひな形を活用することで，言語表現もしやすくなるであろう．

例題 49・1　アサーションに関する以下の記述のうち，正しいものはどれか．すべて選べ．
1. 相手の価値観に配慮しつつ，自分の欲求，感情，主張を適切に表現する態度をアサーティブな態度という．
2. 相手の価値観や感情を無視または軽視し，自分の主張を押通そうとする態度を，ノン・アサーティブな態度という．
3. 自尊感情が低い人ほどアサーティブな態度になりやすい．
4. ABC理論とは，原因となる事柄によってひき起こされるネガティブな感情や行動そのものを変化させようとする考え方である．
5. アサーティブな表現を考える方法の一つにDESC法がある．

解　答　1, 5．[解説] 2. このような態度を"攻撃的態度"という．一方，相手の価値観に合わせ，自分自身の考えや感情を押殺して，判断や行動を相手にゆだねてしまうような態度をノン・アサーティブな態度という．3. 自尊感情が低い人はノン・アサーティブな態度をとりやすく，高い人は攻撃的な態度をとる傾向にあるといわれる．
4. ABC理論においては，原因となるできごと（A）の捉え方（B）において非合理的な信念がある場合に，その結果としてネガティブな感情や行動（C）を導く傾向にあると考える．したがって，この非合理的な信念を捉え直すことにより，結果としての感情や行動を変えることができるとされている．

49・2　対立を克服する

前節では，個人間の価値観の違いが生じた場合における自己表現の方法について検討した．本節では，集団内において**対立**が生じた場合の問題解決・管理方法について考える．

対立　conflict

49・2・1　対立を解決する手段

対立が生じた場合の解決方法として，次の三つの手段が考えられる．

① 競　争　　競争による対立の解決とは，勝者と敗者を決めることである．この手段をとる人は，解決にあたって"正しい""間違い"を明確に区別し，攻撃的な言動により相手を言い負かすことによって勝利を手に入れる．この場合，勝者の意見が"正しい"と判断され，敗者の意見は"間違い"と判断される．この手段の欠点として，声の大きい者，弁の立つ者の主張が採用される傾向にあり，必ずしも最善の策が選ばれるとは限らないこと，敗者の感情を傷つけることがあるため，短期的な勝者が存在したとしても，集団全体としては解決の結果に大きな代償を払う可能性があることがあげられる．

② 迎　合　　この手段においては，対立する両者において，一方がノン・アサーティブな態度になる．両者は問題を直視し対立することによる心理的苦痛を回避しようとするという点において共通認識をもつ．したがって，ノン・アサーティブな態度になる側は自分の主張をなかったことにしようと試み，あたかも不安や不満がないかのように振舞う．結果として見かけ上は対立が収まるが，集団のなかには，解消しない対立の要因がそのまま存在し続けることになる．

③ 協　力　　この手段は，対立する両者が互いを尊重するという態度のうえに成り立つ．そこに存在する問題に向き合い，相手の主張を正しく理解しようと試み，互いにとって満足できる解決策を見いだすことを目標としている．すなわち，双方がアサーティブな態度で対立を管理することを試みるのである．

49・2・2　協力して対立を管理する

協力的な**対立の管理**の方法の一つにCUDSAという5段階からなる枠組みがあげられる*．この枠組みを実践するうえでは，これまでに掲げた傾聴（SBO 47），相手を配慮した情報伝達や依頼（SBO 48），アサーティブな態度（§49・1・1），が求められる．

対立の管理
conflict management

CUDSA

*　R. Nelson-Jones, 1990年

第1段階 C：confront（争いを直視する）　　この段階においては，対立する両者の間に争いが存在することを認め，これに立ち向かうかどうかを判断する．争いを解決するために行動を起こすことを共通認識とした場合には，いつどのようなタイミングで話合いを行うのかを決める．すなわち，争いの管理のための互いの協力を開始する．

第2段階 U：understand（互いの立場を理解する）　　双方が捉える現状，問題意識，感情，主張をアサーティブな態度で伝え合い，それぞれの主張に対して意見を交換し合うことにより，互いの立場を理解するように試みる．両者の認識に誤解があれば取除き，これを訂正する．

第3段階 D：define（問題を定義する）　　両者に共通の立場を見つけ，その存在を確認する．自分の誤りや相手を傷つける行動，争いの原因となっている相手の行動，そのほか話合うべき問題点を特定し，両者でその存在を確認し合う．問題となった行動を互いに認め，自分に必要な行動変容，問題点を明確に表現する．

第4段階 S：search（複数の解決策を探し，それを評価する）　　定義された問題点または問題行動に対する，複数の解決策を考える．おのおのの解決策がもたらす結果，それに対するおのおのの反応を確認し，選択する際の条件や妥協点を

探る.

第5段階 A：agree（最善の解決策に合意し，それを実践して評価する） 選択された解決策に対する合意を表明する．合意内容を明確にし，双方が理解しているかを互いに確認する．実践のための計画を立てて実行し，その結果を評価する．必要に応じて再交渉し，合意内容を修正する．

対立の内容や両者の関係，状況によっては，必ずしもこの5段階のすべてを必要としない場合もあるし，枠組み自体を使わなくとも解決する場合もある．ただし，この枠組みは，対立する両者が争いに対して合理的な判断能力をもっていること，相手を傷つけるような言語，非言語メッセージを用いないことが前提となる．どちらか一方のみがこの枠組みを活用しようとすることで有効に機能することもあるが，防衛的な信念をもつ相手には機能しない場合もある．一方的に相手を攻めたり，自分の考えを押殺して盲目的に相手に従ったりすることは，争いを避けるという点では簡単な手段である．しかし，それは一時しのぎにしかならず，結果として同じ対立が繰返されたり，集団全体の機能が低下したりすることが懸念される．CUDSAが円滑に機能するためには，双方がアサーティブな態度で向き合うことはもとより，自分の側からその段階に踏込もうとする勇気が求められる．

例題 49・2 組織内において対立が生じた場合の問題解決，管理方法に関する記述について，正しいものはどれか．すべて選べ．
1. 対立が生じた場合に協力して問題解決にあたる場合は，双方にアサーティブな態度が求められる．
2. 対立を管理する第一段階は，互いの立場を理解しようと試みることである．
3. 対立の原因となる双方の言動を特定し，おのおのが明示的に伝えることで，解決すべき事柄を理解し合うことが大切である．
4. 問題の解決策を決定するにあたっては，複数の案を考えるよりも，すぐに取組める案を採用し，至急取組むことを優先させるべきである．
5. 合意した解決策を実行に移した際は，その結果を評価し，適宜修正を加えていくことが重要となる．

解 答 1，3，5．［解説］2. 対立の管理法の一つCUDSAにおいては，第一段階として，現時点で双方の間に対立があることを両者が認識し（争いの直視），解決に向けて取組むことに合意することが重要であるとされている．4. 特定された問題点の解決策を検討するにあたっては，双方の主張をもとに複数の解決策を検討することが重要である．

演習 49・1 これまで，あるいは現在自分自身が置かれる集団（クラブ活動，授業でのグループ討議など）において意見の対立が生じたときの，自分自身あるいは周囲のメンバーの態度，対立を管理する方法について，アサーティブネスの観点から振返ってみよう．

応用・発展 49・1
自分自身，または周囲の人の判断や行動について，ABC理論の観点から分析してみよう．そのなかに非合理的な信念に基づくネガティブな判断や思考，言動がある場合には，どのような信念の捉え直しをすればよいか，考えてみよう．

第12章 患者・生活者と薬剤師

> **SBO 50** A(3)②1
> 患者や家族，周囲の人々の心身に及ぼす病気やケアの影響について説明できる．

学生へのアドバイス

医療従事者は，健康人とは異なった状況に置かれた人，すなわち患者およびその家族と接するわけであり，通常の心理状態とは異なっている人々に対応するには，まず患者や家族の気持ち，考え，これからの希望など病気に対する患者自身・家族の思いを聴き，明らかにする必要がある．病気とは何か，患者や家族がそれをどのように捉え，どうなってほしいと思うかをしっかりと理解し，支援していくことが医療従事者に求められる．よいコミュニケーションを成立させることは，健常人，患者にかかわらず常に目指すべきであるが，医療現場では特に配慮が必要であり，その善し悪しが治療効果を左右することもしばしばあることを明記しておきたい．

■このSBOの学習に必要な予備知識
1. "健康"の定義（WHO）を理解する．
2. 患者・家族・生活者のために薬剤師として果たすべき役割，遵守すべき倫理規範，守秘義務について理解しておく．

■このSBOの学習成果
医療の実践がどのような成果につながるかを予測し，適切で切れ目のないケアを提供することが可能になる．

関連するSBO
D 1(1)①

50・1 病気と疾病
50・1・1 病気とは何か，健康とは何か

病気を一度も経験したことがない人はほとんどいないだろう．そのときにどうであったかを思い出してほしい．状況はそれぞれ異なるだろうが，普段できていた日常生活の活動が，何らかの程度・形で障害されていたはずである．

人類100万年の歴史は，"病気"との闘いの歴史ともいえるだろう．初期の人類は比較的小さい集団で狩猟・採集生活を送っていたとされ，先天異常や感染の危険性を乗越えて乳幼児期を無事終えた者は，成人期には比較的健康だったと考えられる．寄生虫や病原体の感染が問題ではあったが，生活集団が比較的小さいため，大流行することはなかったようだ．その後，農業革命を経て都市化および交通の発達に伴い感染症，たとえばペストの大流行が発生し，産業革命後には都会における公衆衛生が発展した．感染症は20世紀初頭まで死因の最多であったが，20世紀はじめのインフルエンザ"スペイン風邪"の世界的流行を経て，20世紀後半には感染症は制圧されたように多くの人が錯覚するに至った．しかし，ウイルス性疾患は決して消滅したわけではなく，ヒト免疫不全ウイルス（HIV）や肝炎

表50・1 疾病と病気の比較[†]

疾 病（disease）	病 気（illness）
医師がとらえ，理解する	患者が体験し，感じる
所見（sign）	症候（symptom）
客観的（objective）	主観的（subjective）
共通に確認できる	直接に立証できない
複写できる	独特のもの（unique）
特定の部分を侵す	全人間に響く
不健康状態（being unwell）	不健康感（feeling unwell）

[†] 日野原重明，"人間医療学"，岩崎 榮，高柳和江 編，p.252, 南山堂 (1997) より

ウイルスの同定は新たな問題を提示し，2009 年の新型インフルエンザの世界的大流行（**パンデミック**），2014 年のエボラ出血熱やデング熱の集団発生は，ウイルスの変異や環境変化，人口増加が新たな問題をはらんでいることを示している．

では，何をもって"健康"とするか，これを説明するのは非常に難しく，世界保健機関（WHO）でも議論が続いている．"肉体的，精神的，社会的，スピリチュアル（spiritual）に良好である動的状態"という定義が提出されているが，最終的に決定してはいない．"spiritual"の取扱いについてまだ決着していないようである．

現代の医療は，いわゆる西洋医学による診断と治療が基本になっている．西洋医学的にいう"病気"は，病理学的には"疾病"とされ，病気に悩む人は"患者"と理解される（表 50・1）．

西洋医学は科学的知見の集積に基づく病態の客観的把握と科学的評価，つまり診断が行われ，それに対して合理的・科学的治療が行われる[*1]．もちろん，患者の主観的訴えは大切にされるが，客観的で合理的な理由が見いだせない場合は，西洋医学は打つ手なしとなることもしばしばある．加えて，チーム医療の概念が拡大し，患者をチームの一員と捉える考え方も定着しつつある[*2]．患者が自覚をもって，自主的かつ積極的に治療に取組むことが，治療を成功させるために必須であることは，多くの医療従事者が感じている．しかし，情報が氾濫しているため，患者が自分にとって都合のよい情報だけを集めて，治療に非協力的になることもあり，さらには過剰な権利意識や誤解に基づく被害者意識などによって，患者と医療機関の間で問題が生じることも多い．どのような治療を実施する場合にも，患者と医療従事者間の良好なコミュニケーションは必須であり，両者の意思疎通に基づく共同作業としての治療を実践してはじめて，双方とも満足できる医療が行えるのである．

50・2　患者や周囲の人々に及ぼす病気の影響
50・2・1　病気と患者の心理

前項で述べたように，病気になると，それまでできていたことができなくなったり，所有していたものを失うなど，患者は苦痛を味わうことになる．このいわゆる"喪失体験"が，肉体的・精神的・社会的苦痛を助長する．そこに，医療従事者からの"病名告知"が加わることで，場合によっては患者の衝撃や混乱がさらに高まり，恐怖と不安，自己存在の危機を感じるに至る．

パンデミック（pandemic）：2009 年の新型インフルエンザは H1N1 型というウイルスが原因であった．現在は季節性インフルエンザと同様の扱いになっているが，パンデミックに備えてさまざまな取組みが進められている．

[*1] 根拠に基づく医療（EBM: evidence-based medicine）"良心的に，明確に，分別をもって，最新最良の医学知見を用いる"医療のあり方をいう．専門誌や学会で公表された過去の臨床結果や論文などを広く検索し，時には新たに行った臨床研究結果などを比較して，科学的・客観的な治療結果をもとに，患者と共に方針を決めることを心掛ける．単に根拠を外に求めるだけではなく，"患者と共に"意思決定することが大切．SBO E 3(1)④ 1

[*2] チーム医療における患者の役割については SBO 54 を参照．

関連する SBO
F(1)② 2, 3, 5
F(2)④ 3, 10

表 50・2　死の五段階（死の受容のプロセス）†

第一段階	否認と孤立	"病気だなんて，そんなことはありえない" 自分だけが死に向かっているという孤独感
第二段階	怒　り	"なぜ自分だけがこんな病気に……" 忘れ去られるのではないかという恐怖も
第三段階	取り引き	"この病気が治るなら，何でもする"
第四段階	抑　鬱	"自分はもう役に立たない"
第五段階	受　容	すべてを受入れて，ある種の希望に至る

† E. Kübler=Ross による

* E.Kübler=Ross：ドイツの精神科医

がんの告知を受けたり，不治の病を宣告された患者の心理を表す有名な考え方として，エリザベス・キューブラー＝ロス*の説（死の五段階）は非常に有名であり，患者心理を理解するうえでの参考になる（表50・2）．

一方，病気に対する患者の一般的な心理として，表50・3のようなことがいわれている．

表50・3 病気に対する患者の心理

心理状態	説　明	補　足
退　行	子供に返った状態	自分はこの状態に対処できない，だから周囲に何とかしてほしいと助けを求める
抑　制	病気に対する感情をなくする心の働き	抑制：必要に応じて一時的に考えないようにする / 比較的健康な防衛機制
抑　圧		抑圧：無意識のうち嫌なことに対する感情を押し殺す / マイナス面もある
否　認		否認：嫌なことを認めない（がんの診断は医師の誤りだとする）/ 有害になりうる
不　安	先が見えないことによる心の動き	病気によって最も一般的に起こる反応 具体的には社会的能力の低下，離別，愛情喪失，身体機能低下，判断力低下，痛みなど
怒　り	"なぜ自分が！"という理不尽さに対する心の反応	怒りの矛先はしばしば医師など医療者に向かう
悲　哀	喪失体験に伴う一般的な心の動き	さらにうつ状態に進展することもある

† 国立保健医療科学院　Website　医師・歯科医師に対する継続的医学教育のための資料集　"第6章　患者の視点に立ったコミュニケーション"を参考に作成　https://www.niph.go.jp/entrance/pdf_file/chapter6.pdf

枠組み　framework

患者心理を把握するために最も必要なものは"関心をもった観察"である．患者と医療従事者の間には，互いがもっている目に見えない**枠組み**が存在し，それが重なり合わないときには意思疎通が難しいものとなる．患者は"ここまで話そう，ここまで聞いてもらいたい"と思っている範囲を医療従事者が的確に見極められないと，患者は相手とのコミュニケーションに対して満足感が得られない．

50・2・2　患者や家族，周囲の人々への配慮

長期にわたって治療を続けねばならない慢性疾患や難治性疾患，あるいは危険度が高く成功率が低い手術に直面したときなどは，患者本人はもちろんのこと，家族も衝撃と混乱に陥り，正常な思考や合理的な判断が困難な状態に陥るかもしれない．そのような場合には，医療従事者からの説明や助言がいかに的確かつ患者の利益につながるものであったとしても，患者や家族には受入れにくいかもしれない．医療従事者はよかれと思う気持ちから助言あるいは指示を出しがちだが，それよりも共感的な態度，一歩進めて受容的態度で，患者や家族が受けた衝撃や"がっかり"を共有するほうが，患者や家族からの安心や信頼を得やすい．初期の信頼関係構築に成功すれば，その後の対応も円滑に進む．

現在は急性の病気よりも慢性疾患への長期対応を迫られる例が多い．特に生活習慣病の多くは，初期には目立った症状や苦痛がないため，患者は治療を受けな

かったり，途中で放棄してしまうことがしばしばである．また，生活習慣病という名称でわかるように，日々の生活習慣を改善することも要求され，患者にとっては精神的にも身体的にもかなり負担になることが多い．最初はがんばって取組んだ食事の改善や運動も，無理している場合は続かなくなってしまい，できない自分に対して自己嫌悪に陥ったり，病気である事実を否定するようなこともある．生活改善については，家族や周囲の人々の協力は不可欠であるが，必ずしも条件が整っているとは限らない．家族だからといって，患者のためになるように常に行動するのが当然という周囲の見方が，患者や家族を追詰めることも，現在ではたびたびみられる．

50・3　患者や周囲の人々に及ぼすケアの影響

50・3・1　ケアとは何か

一般的に**ケア**とは"治療"のことだと解釈されるが，病気に対する治療だけをいうのではなく，保健サービス（健康づくり），在宅ケア，リハビリテーション，福祉・介護サービスのすべてを包含するものをいう．行政によって地域包括医療が推進されてきており，そこでは，ケア＝地域包括医療とみなすこともある．一方，ケアに対する概念としての**キュア**は，疾病が治癒することを第一の目的とするが，"ケア"は治癒すればそれで終わりというものではなく，患者や地域住民のQOL向上を目指すもの，継続して実践する活動である．

50・3・2　ケアの影響

急性疾患で，適切な治療が行われた場合には従来どおりの生活に復帰でき，機能の喪失もほとんどないような場合には，ケアよりもまずキュアを目指す医療が行われる．医療を受ける期間は，疾患にもよるがそれほど長くはない．患者も家族も，病気が"治る"状態になれば，不安感もなくなり満足度も高い．しかし，"治らない""治っても不具合が残る"とわかったとき，患者や家族の落胆には個人差があり，時としてもめごとに発展する．

日本においては，病院に入院した際には治療はもとより，食事・入浴・衣類などの日常生活の支援は当然のように病院機能の一部として提供される．しかし諸外国，特に発展途上国では，病院とはいえ治療以外の生活支援は，付添いの家族が行う例が少なくない．日本の場合は，家族や周囲の人たちの日常生活と切離されたところで患者は入院生活を送るわけであるから，その間の様子の詳細がすべて把握できるわけではない．そのため不具合が生じたら入院すれば，もとどおりピカピカの健康体になって戻ってくる，と錯覚する例もある．自動車の修理工場ではないのだから，部品を取替えて新品同様，というわけにはいかない．いわゆる大病院が多い急性期の病院では，入院期間が極端に短縮される傾向にあり，地域の医療機関と連携して，退院後の治療や介護を行っている．しかし，連携がうまくいかない例や，入院治療が必要であるにもかかわらず，退院を急かされる例もあり，患者や家族，周囲の人々にとって負担が大きい状態が続くこともある．

高齢社会では，多くの高齢者が複数の疾病をもち，その治療も長期にわたる．

> 関連するSBO
> B(4)② 1, 2
> F(1)② 3
> F(2)④ 11, 12, 13
>
> ケア
>
> キュア
>
> QOL

身体機能の低下により，介護を必要とする場合も少なくない．医療費の増大やベッド数の限界から，国は慢性期の治療や介護は在宅で行うことを進めているが，家族としては病院と同じ水準の治療を望む例もあり，また家族も高齢化しているために介護に限界がある場合も少なくないので，在宅医療はそれほど簡単に進められるものではないだろう．とはいえ，入院環境には限界があるので，在宅医療を望む患者・家族も増えており，それを支援する体制の整備が急がれる．現在も訪問診療，訪問看護，介護ヘルパーなど，多くの職種が在宅医療を支えているが，患者の要望に応えるために非常な努力を強いられる場合もあって，患者，家族，そして医療従事者，介護福祉担当者すべての人たちのストレス軽減や人権福祉の擁護が必要である（**レスパイトケア**）．虐待の問題，訪問医療を行う医療者や介護者への暴力や暴言など，解決すべき問題は多い．

50・3・3 解決の方向性

以上述べたような問題点を解決するには，医療従事者だけの努力では不十分であることがわかる．今後以下のような取組みを提案したい．

1) 病気とはどういうものか，どういった経過をたどるのかについて，患者を含めた一般人に教育する．併せて健康増進の意識づけや教育を行う．
2) 患者はもとより，家族や患者の周囲の人々，医療・介護専門職など，患者を支えるあらゆる人の心身のケアができる体制をつくる．
3) よいコミュニケーションを行う技術の修得，相手の望みを把握し解決策を考え実践する能力を培う．

> **レスパイトケア**（respite care）：介護が家族の肩にかかり，それが長期にわたる場合，患者も家族も疲弊してしまうことがある．そういった場合に，施設に短期間要介護者を受入れて，介護者の心身の負担軽減を行うことをレスパイトケアとよぶ．ただし，短期的な"預かり"にとどまらず，要介護者や介護者のよりよい生活を実践するための視点が必要であるとされる．（レスパイトケアの推進に資する短期入所生活介護のあり方に関する調査研究事業 報告書 要約版 2014年3月発行を参照）

演習 50・1 母親（85歳）の薬を薬局に取りに来た娘（56歳・パート勤務）．患者本人はしばらく薬局に顔を見せていない．降圧薬，経口血糖降下薬，睡眠誘導剤，H$_2$ブロッカー，非ステロイド性抗炎症薬（NSAID）が処方されている．本日通常の薬に加えて抗不安薬が加わったので，薬剤師が"ご本人のお話を聴きたいのですが，薬局にお越しいただけませんか"と言ったところ，"おばあちゃんは膝が痛くて連れて来られないんです"との答え．薬剤師"お薬が増えたのでちょっと気になることがあって，ご本人のお話を伺いたいのですけれど？"と言うと，娘は"おばあちゃんは夜中に何度も痛い痛いって私を起こすのよ．私も仕事があるし，いちいち対応できない．このままじゃ私が参ってしまうわ…"と泣き出した．

このような場合，薬剤師としてどう対応すればよいか．

ヒント：母親の普段の状況，娘さんの介護のストレスなどを聴き出すとともに，抗不安薬は誰のために処方されたのかを確認する必要がある．

SBO 51 患者・家族・生活者の心身の状態や多様な価値観に配慮して行動する．（態度）
A(3)②2

学生へのアドバイス
　薬剤師として求められる基本的な資質の第二番目に"（患者・生活者本位の視点）患者の人権を尊重し，患者及びその家族の秘密を守り，常に患者・生活者の立場に立って，これらの人々の安全と利益を最優先する．"とある．医療従事者は弱者のために働くことが義務であると考え，患者のケアに心血を注ぐ．しかし，人の価値観はそれぞれであり，患者やその家族が求めるものと，医療従事者の提供するものが必ずしも一致するとは限らない．その溝を埋め，双方が満足できる医療が提供されるために，よいコミュニケーションの成立が必須である．

■このSBOの学習に必要な予備知識
1. 患者の価値観，人間性に配慮することの重要性を認識する：SBO 34
2. 相手の心理状態とその変化に配慮し，対応する：SBO 45
3. 薬剤師として求められる基本的な資質：SBO 62 参照

■このSBOの学習成果
　望ましい医療の提供は，患者の治療と満足，家族の幸せ，医療従事者自身のやりがいと満足につながることを理解する．

51・1　価値観の多様性とは

　医療従事者の価値観と一般人の価値観の違いを理解することも必要だが，臨床の場では個人の価値観の違いを十分に理解し尊重する必要がある．価値観は多様であり，同じ結果が得られたとしてもそれに対する評価が真逆になることもしばしばである．患者・家族，周囲の人々の満足度を高めるには，それぞれの価値観に応じた医療サービスを提供することが求められる．

　患者の心理として，自己否定に傾く場合と，病気と和解して新たな自分らしい生き方を模索する場合に分けられる．病気を"内なる敵"と見なすことが多く，闘病という言葉が示すとおり，手を尽くして病気と闘い克服する，というのが治療の姿であることが多い．また患者＝patientは，"堪え忍ぶ人"という意味もあることから，患者は苦痛に苦しむ人であり，医療従事者はその苦痛を取除くために援助することが最善の行動と考えるが，必ずしもそうとは限らないこともある．

　たとえば，医療従事者の援助的態度を快く感じて，病気の状態にとどまることが患者にとって"心地よい"状況になってしまい，そこから抜け出ることを拒否する場合もある．特に病気になってはじめて，患者自身が求めているような接し方で周囲が自分に対して関心を示しだした，といった場合には，病気に固着するほうが以前の見捨てられた状態よりもずっとよい，ということになりかねない．医療従事者からみれば，治療に協力的で言われたことを守り，早く病気の状態から抜け出すよう努力する患者が"よい患者"と捉えられがちだが，それはあくまで医療者側からの見方であり，患者自身にとっては"よい患者"である必要は必ずしもないわけであり，そこに両者の溝が存在し，場合によってはもめごとに発展する可能性もある．患者が何を大切にし，どこに価値を置いているかをよく見極めなければならない．

　たとえば，患者が鎮痛剤の使用を拒否し，痛みを我慢する状況があったとする．この場合，患者が"鎮痛剤は副作用が強く，使い出したら二度ともとに戻れない""痛みを我慢したほうが，治るのが早い"といった間違った思い込みにとらわれて

patient "堪え忍ぶ人"という意味もある．

いる可能性や，痛みを我慢することが何らかの贖罪行為であるといった，特殊な心理が働いている場合がある．これらの心理は患者自身の生育歴や価値観，哲学，宗教観などと密接に結びついているため，他者からは理解できないことがある．そこで，医療従事者は，患者の思いを辛抱強く聴き取り，そのなかから患者自身の価値観を理解し把握して，そのうえで適切な対応をとる必要がある．大事なことは，患者には疾病の治療を受けて快適な生活を送る権利がある，ということを患者自身が理解できるように支援することである．その場合，自分が病気になったのは罰である，といった誤った思いを修正する，というよりも，患者自身が治療によってQOLを向上させる権利があり，治療を受けることが患者にとってよいことなのだと納得できるように，辛抱強く接する必要がある．

今日では"十分な情報を得るのは患者の権利"という考え方が一般化しており，

コラム 11　難しい患者対応の技法

難しいと一言でいっても，いろいろな難しさがある．真っ先に思い浮かぶのは"クレーム"の多い患者．そのほか急いでいるのを理由に話を聞かない患者，話しかけても反応がない患者，逆に話が長すぎる患者，などなど．最もたちが悪いのは，にこやかに，あるいは普通に対応してくるのに，インターネットやソーシャル・ネットワーキング・サービス（SNS）で特定個人や施設の誹謗中傷をする患者．クレームがなぜ生じるのかといえば，患者から医療従事者に対して"こうあってほしい"という期待が満たされないからである．患者個々人でその期待の大きさは違っており，期待を上まわればうれしいが，下まわると不満から怒りに至る人もいる．

クレーム対応の個別的な技法を全部述べるわけにはいかないので，基本的な考え方を示す．クレームが生じる背景には大きく分けて，医療従事者側の問題と患者側の問題があり，医療従事者側の問題としては，システム上の不備（プライバシーが守られないような構造・環境や，スタッフ同士の連携が悪く患者に二度手間をかけるなど）と，医療者個々人の問題（性格や体調，コミュニケーション力など）がある．クレームを未然に防ぐには，システム上の不備を改めることと，クレームは常に生じうるのだという準備を普段からしておくことである．患者の要求は常に変化する可能性があるので，それに対応できるだけの心・時間の余裕も必要である．

クレームが生じたときにまず行うべきは① **謝罪**（ミスに対して謝るというよりも，相手を不安にさせたことについて謝る）② **誠実な態度**（非言語コミュニケーションには本心が出てしまうので要注意）③ **言葉を慎重に選ぶ**（安請合いや，言質を取られることは避ける）④ **傾聴と確認**（問題点を明らかにすることが大切）⑤ **担当者にしっかりと伝える**，などである．ミスが明らかになってから謝るというのは，後まわしにされたという感覚を相手に与えてしまい，問題がこじれる原因となる．クレームが生じたことを嘆いたり，自分やスタッフを責めるのではなく，そこから新たな問題が発見できるきっかけになったと考え，前向きに取組む姿勢が組織の成長につながる．

とんでもない要求を突きつけるようにみえる患者も，言い分をしっかり聴いてみれば何か腑に落ちるものが必ずある．気付いたことが客観的に正しいかどうかは別として，そういった"相手とつながった"感覚をもった瞬間に，クレーマーともコミュニケーションが成立し，その結果問題が解決することもある．

（後藤惠子，井手口直子　編，"ファーマシューティカルケアのための医療コミュニケーション"，南山堂（2014），pp. 216～223 "クレームマネジメント"の項を参照）

以前のように医師は黙って診断と治療さえすればよいという時代ではなくなった．説明などせずに患者は医師の指示に従って治療を受ければよい，という**パターナリズム**[*1]はもはや存在しない．**インフォームドコンセント**という言葉が"IC"という略語で日常的に使われるようになり，医師は患者が納得して医療が受けられるよう，診断や治療内容を十分に説明する時間をとらねばならなくなっている．ただし，これも人それぞれで，医療従事者側が時間をとって丁寧に説明しても，まったく理解しようとしない患者もある．説明の仕方が下手というよりも，もともと説明を聞いて理解する必要性を認めていないからである．病気が治ればいい，今の不快な状態から一刻も早く逃れられたらそれでいいので，"説明なんぞする時間があればさっさと治療してくれ"というわけである．一方，優しくて人当たりはきわめてよいが，技術は心許ない医師と，腕は確かだがまったく無愛想で怖い医師とがいたときに，患者はどちらを選ぶだろうか．賢明な患者は，おそらく自身の病気の状態に合わせて医師を選んでいると考える．

51・2　患者の心身の状態把握とそれに対する配慮

患者は，その疾患特有の身体症状を示すとともに，精神的にもダメージを受けている．身体症状は外からの観察や検査などで客観的に把握できることが多いが，自覚症状や精神的な状態については本人の訴えが主であるから，正しく把握できないこともある．客観的にはどこにも問題はないのに疼痛を訴え続ける例もあり，"詐病"という言葉も浮かびかねない．しかし，本人にとって感じている"痛み"は本物であるわけだから，何らかの対処が必要であり，医療従事者は身体症状だけでなく，精神・心理状態も把握しなければならない．すなわち，詳細は専門家に任せるとしても，薬剤師としては身体症状の背景に精神・心理的な要因が存在する可能性について，常に配慮しておくことが大切である．

がんの告知など難しい患者への対応については，いくつかのモデルが提唱されており，医師向けのモデルではあるが薬剤師にとっても参考になるので下記に紹介する（コラム 12）．病気になった際の一般的な患者心理については，SBO 50 を参照してほしい．

51・3　家族の心身の状態把握とそれに対する配慮

家族の一人が病気になった場合，きわめて軽い不調を除いて患者以外の家族はそれまでと違った生活を送ることを余儀なくされる．医療従事者は，患者のケアだけでなく，家族への配慮を常に考えておかねばならない．家族は第二の患者，という考え方もあり，看病や介護に疲れた家族の体調管理，もともと持病のある家族に対する配慮が必要である．医療に携わる者として，家族や周囲の人たちの負担軽減，よい環境づくりのための**レスパイトケア**[*2]についても，必要な場合には相談にのれるように，何かあったときに相談を受けやすい信頼関係の構築，コミュニケーションの成立に努力するべきである．

ただし，家族だからといって患者の個人的な情報や疾病の内容を，患者の許可を得ずに伝えることは，のちに問題となることがあるので，注意が必要である．

[*1] 語源はラテン語の pater（父）．強い立場にある者が，弱い立場の者の利益になるよう考えるのはよいことなのだが，よかれと思うばかりに本人の意思に反して行動に介入・干渉すること．日本語では家父長主義，父権主義などと訳される．医療の場では専門知識において圧倒的な格差がある専門家（＝医師）と素人（＝患者）の関係に代表されるように，パターナリスティックな介入・干渉が起こりやすい．(SBO 1 も参照)

関連する SBO
SBO 34 ～ 37

インフォームドコンセント (IC)

[*2] レスパイトケアについては SBO 50・3・2 を参照．

コラム 12　難しい状況でのコミュニケーションの技法：SHARE，SPIKES モデルについて

● SHARE モデル

　国立がんセンター東病院臨床開発センター精神腫瘍学開発部の内富庸介医師（現・岡山大学医学部教授）を中心とするチームは，国立がんセンター東病院で，42名の外来通院がん患者および 7 名のがん専門医を対象とした"がん患者に悪い知らせを伝える場合のコミュニケーション"に関する面接調査を実施した．内容分析の結果，がん患者が"悪い知らせ"を伝えられる際に，望む，あるいは望まないコミュニケーションとして 70 の項目があげられ，内容の類似性から，以下の四つのカテゴリーにまとめられた．

　支持的な場の設定（Supportive environment）
　悪い知らせの伝え方（How to deliver the bad news）
　付加的な情報（Additional information）
　安心感と情緒的サポート（Reassurance and Emotional support）

以上の頭文字をとってこのコミュニケーションのモデルを **SHARE** と名付けた．
〈参照〉http://www.gi-cancer.net/gi/bnews/share.html
内富庸介，藤森麻衣子 編，"がん医療におけるコミュニケーションスキル"，医学書院（2007）．

● SPIKES——A six-steps protpcol for delivering bad news：Application to the patient with cancer（悪い知らせを伝える際の 6 段階のプロトコル：がん患者への応用）

　　STEP 1： SETTING UP the Interview
　　STEP 2： ASSESSING THE PATIENT'S PERCEPTION
　　STEP 3： OBTAINING THE PATIENT'S INVITATION
　　STEP 4： GIVING KNOWLEDGE AND INFORMATION TO THE PATIENT
　　STEP 5： ADDRESSING THE PATIENT'S EMOTIONS WITH EMPATHIC RESPONSES
　　STEP 6： STRATEGY AND SUMMARY

S： Setting——適切な面談環境を設定する：プライバシーに配慮した，安心して落ち着ける環境を準備する．
P： Perception——患者の認識を知る：患者が，自分の状態や，これからのことをどのように考えているのか，どのくらいまで理解しているのかを探る．
I： Invitation——どこまで知りたいかを把握する：告知は一般的になっているが，知りたくないという人の気持ちも尊重する．
K： Knowledge——診療情報を伝える：根拠に基づいた情報を，絵やわかりやすい資料などをうまく利用しながら提供，患者の理解を確認しながら話を進めること．
E： Empathy——共感を示す：悪い知らせを伝えられた患者がどんな気持ちになっているかに共感しながら，一方で客観的に，患者の様子を観察，評価する．沈黙には沈黙で返し，焦ってあれこれ話したりはしないこと．
S： Strategy & Summary——方針を提示する：話したことをまとめ，これからどうするかを提示する．最善の道を患者と医療従事者が一緒に考えていく姿勢を示す．

〈参照〉The Oncologist 原文 http://theoncologist.alphamedpress.org/cgi/reprint/5/4/302
"乳がん診療におけるコミュニケーションスキルを学ぶ"，じほうヴィゴラス（2007）．
乳がん診療 Tips & Traps ウェブサイト Q&A（福内敦医師）http://nyugan.info/tt/qa/q6_15.html より改変．

> **コラム 13　家族が患者に接するときの留意点**
>
> 1) **患者の気持ちを理解・共有する**　患者の気持ちの理解・共有のためには，口を挟みたくなっても少しこらえて，患者の話に耳を傾ける．自分の意見をいう前に，黙って患者の話に耳を傾けることで，患者は自分の気持ちが受入れられたと感じる．
> 2) **率直に語り合う**　患者が心配していることは何か，治療や退院後の生活などをどうしていきたいと考えているかなどを率直に話し合う．患者が話を避けるのでないかぎり，病気や死に関する話題について不自然に避けないことも大切．
> 3) **"がんばれ"と励ましすぎない**　患者はもう十分がんばって心が疲れているとき，さらに"がんばれ"という言葉をかけられると"これ以上何をがんばればいいのか"という気持ちになり，わかってもらえないとがっかりしてしまう．患者が"つらい"というと，力づけようとして"そんなこと言わずにがんばろうよ"と励ましてしまいがちだが，"そんなふうに思うほどつらかったんだね"という言葉が，時には安心感につながる．
> 4) **これまでどおりに接する**　病気をきっかけに特別扱いされることで，患者によっては家族のなかで孤立感を深める場合もある．主治医と相談し，患者ができることやしたいことを尊重し，家族や周囲の人間は可能なかぎり支援する．
> 5) **患者の対処法を尊重する**　ストレスに対する患者自身の対処法を尊重する．がんと診断され，治療を受けているにもかかわらず，症状が軽くなると"（がんというのは）冗談だった"などということもある．このような行動の背景には，自分にとって受入れがたいできごとに対してわき上がるさまざまな感情を処理するため，無意識のうちに心の対処機能が働いている可能性が考えられる．治療を拒否するといった明らかな患者の不利益につながらないかぎり，むやみに訂正するよりも，温かく見守る姿勢が患者にとってはよいこともある．
>
> （がん情報サービス Ganjoho.jp 家族向けの心のケアを参考に作成）

　患者と家族や周囲の人々との関係は，各人の事情によって異なっており，それを正確に把握できるよう，観察し理解しておくことである．情報を最初に伝える相手を間違えると，問題のもとになりかねない．患者が最も信頼を置いており，難しい問題が生じたとき，相談したり患者の意思決定を支援する人物を"キーパーソン"とよんでおり，患者の人間関係からそういう立場の人物を特定しておくことも役に立つ．

　家族として患者とどのように接するか相談を受けたときには，コラム 13 のような提案をするのもよい．また，医療従事者としての姿勢を考えるうえでも参考になる．

51・4　薬剤師としてとるべき態度

関連する SBO
F(1)② 2, 4, 5

　患者や家族，生活者の価値観をできるだけ正確に把握するために，客観的・科学的に正しいことであっても，医療従事者の価値観を先に打出してしまうのは避けたほうがよい．これは，患者，家族，生活者が，自らの考えや思いを表現するのを妨げてしまう可能性があるからである．また，専門職としての知識のほかに，日頃からさまざまな情報に接し，多くの人とコミュニケーションを円滑に行えるだけの話題を準備しておくこと，表面的な反応に惑わされず，人に対する洞察力

を常に磨いておくこと，などに常に留意していたい．観察力と相手に対して関心をもつことが重要であり，医療従事者としての対応は，客観的に見た"正しいか間違いか"という文脈よりも，その患者や家族にとって"必要か不必要か"という観点から判断されるべきである．

　患者や家族への情報提供が問題なく進んだり，副作用の早期発見，服薬に関する困難さの克服など，患者，家族，生活者の利益になる支援ができて感謝されることは，臨床活動の最大の喜びである．しかし，感謝が得られないからといって失望する必要はないし，能力不足と嘆くことも不要である．臨床においては結果も大切であるが，過程，すなわちどう行動するかも，同じくらいに重要だからである．

演習51・1　よくある相談：便秘薬が処方されている患者からよく受ける相談として，"この薬を飲み続けていいのでしょうか"というものがある．その答えとして適切なのはどれか．
1. "薬はどんなものでも副作用や習慣性がありますから，できれば飲まないに越したことはありませんね"
2. "飲み続けていいかどうか，迷っておられるのですか"
3. "薬もいいけれど，生活習慣を改善するほうが根本的解決になるとは思われませんか"
4. "人間の身体は，食べれば排泄するようにできていますから，心配いりません"

V 多職種連携協働とチーム医療

一般目標：医療・福祉・行政・教育機関および関連職種の連携の必要性を理解し，チームの一員としてのあり方を身につける．

　保健・医療・福祉・介護の分野では，患者・生活者のニーズが複雑かつ多様になってきており，これに応えるためにも，薬剤師を含め，多くの専門職の連携が必要不可欠である．行政や関係機関との調整や，教育機関が各専門職の生涯学習をサポートすることも連携協働につながる．多職種連携協働の目的は，ある専門職が他職種と単に一緒に働くことではない．患者やサービス利用者を中心にして定めた目標を達成するために，チームメンバーが互いに認め合い，協力し合うことである．
　チームとは，共通の目的のために共に行動する集団である．仲のよい友人同士の集まりとは異なり，全体を俯瞰するリーダーが存在し，チームメンバーには，チームの目標に沿って，自律した個人として能力を発揮する責任がある．そして，個々の能力が相乗的に働くことにより，最大の成果に向かってチームワークが発揮される．これこそ，チームの存在意義である．円滑に機能している医療チームでは，そのときどきで適切な専門職がリーダーシップを発揮するとともに，互いを尊重し合い，必要な情報を的確に共有するという，コミュニケーションが成立している．将来，あなたがリーダーとなり，その仕組みを構築する立場になったら，どのようなチームをつくることができるか想像してみてほしい．
　薬学教育モデル・コアカリキュラムの【F 薬学臨床】"(4) チーム医療への参画"には，医療現場・地域におけるチーム医療の実践を通して学ぶ目標が掲げられている．チーム医療では，薬剤師の専門性をどのように発揮すべきだろうか．他の職種から求められていることは，自分の認識と一致しているだろうか．逆に，他の職種の業務に対して，薬剤師としてどのような協力ができるだろうか．これを自分だけで考え，解決することは不可能であろう．多職種が連携するためには，互いの専門性を理解したうえで，自分の専門性を発揮すべき部分，必要な知識・技能が重なり互いに協力し合える部分，他の専門職に委ねるべき部分について理解しなければならない．そのためにも，患者のニーズ，地域のシステムを含めた全体を俯瞰する眼を養い，常に患者・利用者のために行動する意思が重要である．
　大切なのは，誰のために連携するのか，ということである．第V部では，多職種連携協働の意義を認識し，将来，医療人として，どのように多職種連携協働に貢献できるか，そのためにどのような態度を身につけるべきかについて考えてみよう．

〈石川さと子〉

第13章　多職種連携協働とチーム医療

SBO 52　保健，医療，福祉，介護における多職種連携協働およびチーム医療の意義について説明できる．
A(4)①1

学生へのアドバイス

　医療現場においては，目的に応じて複数の専門職が有機的にチームをつくり，問題を解決する．ここでは，複数の専門職で構成されるチーム医療の意義とそれがもたらす功績ならびに注意すべき点について学習する．

■このSBOの学習に必要な予備知識
1. チーム医療は現代医療の抱える問題を解決する手段として期待され，医療現場が自主的に取組んでいるだけでなく，厚生労働省が主導し国内での普及を目指している．
2. チーム医療の目的は協働によって成果を上げることであり，仕事の分担ではない．
3. チーム医療は，患者・利用者の状況に応じて保健，医療，福祉，介護の別なく連携する．

■このSBOの学習成果
　チーム医療の意義を理解し，参加する際の心構えが身につく．医療現場においては目的に応じ随所でチームを創造しなくてはならない．時間をかけてつくり上げるチームもあるが，チームとして即刻対応しなくてはならない場合もある．したがって，臨床現場では本SBOを身につけていることが前提である．

関連するSBO
F(1)③4
F(3)①，②，③，④
F(4)①，②
F(5)①，④

* 厚生労働省医政局発0430第1号平成22年4月30日"医療スタッフの協働・連携によるチーム医療の推進について"

多職種連携協働
collaborative practice

チーム医療

52・1　チーム医療の意義

　厚生労働省による通知"医療スタッフの協働・連携によるチーム医療の推進について"*において，チーム医療は"多種多様な医療スタッフが，各々の高い専門性を前提とし，目的と情報を共有し，業務を分担するとともに互いに連携・補完し合い，患者の状況に的確に対応した医療を提供する"と定義された．このなかで薬剤師は"医療の質の向上及び医療安全の確保の観点から，チーム医療において薬剤の専門家である薬剤師が主体的に薬物療法に参加することが非常に有益である"とされている．この通知により，日本国内にチーム医療という概念が臨床現場に定着し，これまでのステレオタイプの医師を中心とした組織の組立てから，医療のあり方そのものが大きく転換した．それに伴い，病院薬剤師は薬剤部内における調剤を主とした中央業務中心の業務形態から，病棟へと業務を展開している．また，保険薬局やドラッグストアの薬剤師も，近隣のクリニックや病院，保健・福祉施設の複数の専門職と連携を始めている．複数の専門職と連携し業務を遂行することを**多職種連携協働**（または専門職連携）といい，ある目的をもってチームを組み，目的を遂行することを**チーム医療**という．

　チーム医療という言葉は日本固有の言葉であり，その解釈や運営の仕方は国内で統一されておらず，患者に有益でありかつ円滑な運営を巡る議論は今後も大きく発展していく段階にある．では，なぜ，これまで以上にチーム医療を重視しなくてはならないのか．その理由として，1) 医療が高度化し，複雑化したこと，2) 医療の専門が細分化したこと，3) 超高齢社会となり，患者のリスクが高いうえ複数の病気を併発していることなどがあげられる．

　1) については，移植医療，複数の抗体医薬品や分子標的薬の使用，再生医療などが例としてあげられる．たとえば，肺がんの化学療法を行う際，医師は正確な診断のもと治療方針を決めて薬を処方する．診断するためには，胸部X線撮影や生化学検査を行うため，診療放射線技師や臨床検査技師が携わる．処方箋の監査や点滴ラインの確認，副作用のモニターには薬剤師が関与し，身体的・精神的ケ

アには看護師があたる．ほんの少し考えてみても，複数の専門職が一人の患者の一つの治療にかかわっていることがわかる（コラム14参照）．

2）については，医療技術の発展とともに，電子カルテや物流の電子化システムの導入，複数の治療法の提示や適切な選択，治療への複数専門職の多角的な参画など，医療現場は複雑化し，各職種の専門範囲が細分化してきた．これまでできなかった治療が可能になったという点では評価できるが，互いの仕事を理解できなくなり，治療上の漏れや職種間の連絡不行き届きなど負の側面が出てきたことは否めない．

3）については，日本は世界で類をみない速度で超高齢化が進んでいることが背景にある．超高齢化への対応は，高齢者が健やかな日常を送れるために，日本が乗越えなくてはならない大きな課題である．患者一人一人が満足度の高い治療を受けるため，別の言い方をすれば，患者によりよい医療を提供するため，チームで問題解決へ取組んでいくチーム医療が注目されている．

忘れてはならないのは，今後の社会では専門職の連携が医療現場にとどまらないことである．たとえば，急性期の患者が退院し，慢性期となれば療養型の病院へ移動するし，病気が治癒し治療の必要がなくなったが，高齢であるため介護や日常生活へのケアが必要な場合，保健，福祉，介護の支援を受けることになる．したがって，医療にとどまらず，保健，福祉，介護の関係者との間でも患者の情報を共有し，組織的にケアを続けていく必要がある．社会の仕組みをよく理解し，職種や所属の壁を乗越えて連携することが求められている．

52・2　チーム医療がもたらす功績と注意すべき点

チーム医療が定着してくると各職種の視点が反映され，業務が効率化し，質が向上する．その結果，疾病を早期に発見し，患者に適切な治療を提供でき，結果として，回復の促進，重傷化の予防が実現できる．また，過重労働とされる医師や看護師の負担軽減につながり，結果として質のよい医療が提供でき患者のQOL向上に貢献できる．患者のQOLが向上することで，医療従事者側は仕事に対するやりがいを感じ満足度も高まり，職場全体の質が向上する．

しかし，気をつけなければならないのは，チーム医療の推進力はあくまで"協働"であり，仕事の"分担"ではないことである．専門職として，遂行すべき任

コラム14　"点滴ラインの確認"について

一般に病棟における"点滴ラインの確認"というと，看護師の仕事と思い浮かべる方も多いかもしれない．確かに，看護師は患者の点滴ラインの確認を行う．その視点は，医薬品に間違いはないか，漏れていないか，点滴速度は指示どおりか，患者は痛がっていないかなどである．一方，薬剤師が点滴ラインを確認するときは何が違うのだろうか．薬剤師の場合，医薬品相互作用はないか，医療機器などの医療制御システムと医薬品の相互作用はないかといった化学的視点と，治療方針やガイドラインに準拠した薬物療法であるかという薬学的管理の視点から見ている．この二つの視点が入ることにより，より安心で安全な薬物治療を提供できる．

務はそれぞれ異なることは自明のことである．これらの力を調和し最大限活用するのがチーム医療である．もし，業務を分担するという意識が先行すると職種間の連携も手薄となり，医療過誤や医療事故を起こすリスクを生む可能性がある．その対策として，日常からのコミュニケーションを重視するだけなく，医療の標準化や医療安全を向上するための組織をつくり上げていくことが重要となる．視点を変えて見ると，チーム医療が推進されてきたことにより，医療機関内がより組織化され，組織内での業務が標準化されてきたと考えることができる．すなわち，組織内の人が変わっても継続的に一定レベルの医療の質が保てる仕組みができたといえる．

複数の専門職がかかわる真のチーム医療を学ぶために，教育現場では専門職連携教育（IPE）が始まっている．IPE は自律した医療人が，他の専門職とすみやかに連携しチーム医療を遂行するための知識や技能を身につける教育であり，積極的に取入れられている（コラム 15 参照）．

例題 52・1 チーム医療が重視されるようになってきた背景について述べなさい．

演習 52・1 チーム医療が十分に機能しないとどのような問題が生じるかについて討議しなさい．

コラム 15　IPE（専門職連携教育）

専職連携教育（IPE: interprofessional education）とは "複数の領域の専門職者が連携およびケアの質を改善するために同じ場所で共に学び，互いから学び合いながら，互いのことを学ぶこと" "Interprofessional education occurs when two or more professions learn with, from and about each other to improve collaboration and the quality of care"（CAIPE, Centre for the Advancement of Interprofesional education, UK, 2002）と定義される．

この背景には，2000 年に英国で起こったビクトリア・クランビア（Victoria Climbié）事件とよばれる虐待による児童殺害事件があり，医療職間の協働の欠如が一人の少女の命を奪ったと解析された．その後，英国ではこのような悲しい事件を起こさないために，さらには地域の健康問題に取組むために，ほかの専門職について学び，チームの創造と協働による業務の遂行を学ぶ IPE が教育に取入れられた．専門職連携協働（IPW, interprofessional work）はその実践をさし，IPW の遂行が，より安心で安全な医療を提供できるとされている．日本では，2005 年ごろから IPE を取入れた教育が開始され，現在では多くの大学がカリキュラムに取入れている．

IPE では一学部のみでは学ぶことのできない他の専門職種の特性や連携の実際を学ぶ．そのためには，適切なコミュニケーションの技能と医療人に欠くことのできない倫理観を日頃から意識し身につけていなくてはならない．さらには，薬物治療の観点だけでなく，患者や医療スタッフ各人の心の問題も常日頃から考慮するトレーニングが必要である．

SBO 53 多職種連携協働にかかわる薬剤師，各職種および行政の役割について説明できる．
A(4)①2

学生へのアドバイス

医療とは公共性の高い事業であり，多くの税金が投入されている．行政はさまざまな事業の支援をするだけでなく牽引（けんいん）する場合もある．ここでは，各専門職の専門性を理解したうえで，薬剤師の専門性を考える．また，チーム医療を推進する行政の役割を理解する．

■この SBO の学習に必要な予備知識
1. 医療に携わる職種には，それぞれの専門的特徴がある．
2. 他職種と比較すると，薬剤師の特徴は"化学を基盤としてものごとを理解する"ことである．
3. チーム医療は，行政が制度化することで日本国内に定着し，推進される．

■この SBO の学習成果
薬剤師の専門性を認識し，ほかの職種にない薬剤師の視点を整理できる．ほかの職種を理解することで，連携における業務の適切な依頼内容を理解する．行政がかかわる業務を列挙でき，その役割を説明できる．

53・1 各職種の専門性の相互理解

専門職連携（IPW）とは，複数の専門職が協働し，医療や福祉・保健サービスの利用者や患者の期待と要望に応えていくことを意味し，多職種連携協働と同義語として用いられることが多い．複数の職種がチームのメンバーとして参加することで医療の質が向上することは SBO 52 で述べた．医療現場では，目的に応じて臨機応変かつ有機的にチームを編成し問題解決にあたる．メンバーが互いに信頼してメンバーシップをとるためには，互いの職種の内容を理解していなくてはならない．医療現場は，国家試験を行い厚生労働省大臣のもとに資格を許可される職種と，都道府県や任意団体が資格を交付している職種が入り交じって協働して運営されている．表53・1に，各職種の業務内容を示した．

IPW
interprofessional work

関連する SBO
SBO 52
F(1)③ 4, 6
F(4)① 1, 2
F(4)② 1
F(5)① 3, 5 など

53・2 薬剤師の特徴とその役割

薬剤師の大きな特徴は"化学の視点からものごとを理解すること"にある．これは，医療現場で働くほかの職種にはない視点であることを忘れてはならない．過去にはこの視点が強すぎ，"薬剤師は薬しか見ていない"，"薬剤師は患者が念頭にない"，"薬局にこもっている"といった批判を受けてきた．これを反省し，現在では患者に寄り添うことを第一にし，ヒューマニティ教育やコミュニケーションを重視する教育に方向転換してきた．それでもなお，医療現場では，薬剤師は化学の視点をもって観察し，化学の知識をフル稼働させて業務に取組むことを忘れてはならない．たとえば，医師が，治療と患者の状態に即して複数の注射薬の処方を決定したとする．看護師は，患者の状況をより把握し，点滴ラインの組立てや投与時間など指示に忠実に従って投薬する．薬剤師は薬の物性に基づく配合変化を確認し，問題が予測される場合は，その問題点や回避策を指摘する．たとえば，点滴の場合は，ラインを確認したり，注射薬の pH による痛みを回避するための対策を提案したりする．また，錠剤を割って使うことが可能か，一包化は可能か，薬の在庫管理が正しく行われているかなど，病棟であっても薬局内であっ

表 53・1　医療現場での各専門職種の役割

職　種	役割の説明（法律で定められているものは条文に準じた）
医　師	医療及び保健指導を掌ることによって公衆衛生の向上及び増進に寄与し，もって国民の健康な生活を確保するものとする．（医師法）
歯科医師	歯科医療及び保健指導を掌ることによって，公衆衛生の向上及び増進に寄与し，もって国民の健康な生活を確保するものとする．（歯科医師法）
薬剤師	"調剤，医薬品の供給その他薬事衛生をつかさどることによって，公衆衛生の向上及び増進に寄与し，もって国民の健康な生活を確保する任務者"であり（薬剤師法第一条），医薬関係者（医薬品医療機器等法）・医療関係者及び医療従事者としての担い手である（医療法第一条の2）
看護師	傷病者若しくはじょく婦に対する療養上の世話又は診療の補助を行うことを業とする者をいう．（保健師助産師看護師法）
助産師	助産又は妊婦，じょく婦若しくは新生児の保健指導を行うことを業とする女子をいう．（保健師助産師看護師法）
保健師	保健指導に従事することを業とする者をいう．（保健師助産師看護師法）
臨床検査技師	医師又は歯科医師の指示の下に，微生物学的検査，血清学的検査，血液学的検査，病理学的検査，寄生虫学的検査，生化学的検査及び厚生労働省令で定める生理学的検査を行うことを業とする者をいう．（臨床検査技師等に関する法律）
診療放射線技師	医師又は歯科医師の指示の下に放射線を人体に対して照射することを業とする者をいう．（診療放射線技師法）
臨床工学技士	医師の指示の下に生命維持管理装置の操作及び保守点検を行うことを業とする者をいう．（臨床工学技士法）
救急救命士	救急救命処置（その症状が著しく悪化するおそれがあり，又はその生命が危険な状態にある傷病者病院又は診療所に搬送されるまでの間に，当該重度傷病者に対して行われる気道の確保，心拍の回復その他の処置であって，当該重度傷病者の症状の著しい悪化を防止し，又はその生命の危険を回避するために緊急に必要なもの）を行うことを業とする者をいう．（救急救命士法）
義肢装具士	義肢及び装具の装着部位の採型並びに義肢及び装具の製作及び身体への適合を行うことを業とする者をいう．（義肢装具士法）
理学療法士	医師の指示の下に，身体に障害のある者に対し，主としてその基本的動作能力の回復を図るため，治療体操その他の運動を行なわせ，及び電気刺激，マッサージ，温熱その他の物理的手段を加えることえを業とする者をいう．（理学療法士及び作業療法士法）
作業療法士	医師の指示の下に，身体又は精神に障害のある者に対し，主としてその応用的動作能力又は社会的適応能力の回復を図るため，手芸，工作その他の作業を行なわせることを業とする者をいう．（理学療法士及び作業療法士法）
言語聴覚士	音声機能，言語機能又は聴覚に障害のある者についてその機能の維持向上を図るため，言語訓練その他の訓練，これに必要な検査及び助言，指導その他の援助を行うことを業とする者をいう．（言語聴覚士法）
栄養士	1. 栄養士とは，栄養の指導に従事することを業とする者をいう． 2. 管理栄養士とは，傷病者に対する療養のため必要な栄養の指導，個人の身体の状況，栄養状態等に応じた高度の専門的知識及び技術を要する健康の保持増進のための栄養の指導，並びに特定多数人に対して継続的に食事を供給する施設における利用者の身体の状況，栄養状態，利用の状況等に応じた特別の配慮を必要とする給食管理，及びこれらの施設に対する栄養改善上必要な指導等を行うことを業とする者をいう．（栄養士法第一条）
社会福祉士	専門的知識及び技術をもって，身体上若しくは精神上の障害があること又は環境上の理由により日常生活を営むのに支障がある者の福祉に関する相談に応じ，助言，指導その他の援助を行うことを業とする者をいう．（社会福祉士及び介護福祉士法）
介護福祉士	専門知識及び技術をもって身体上もしくは精神上の障害があることにより，日常生活を営むのに障害があるものにつき入浴・排泄・食事，その他の介護を行い，並びにその者及びその介護者に対して介護の指導を行うことを業とする者をいう．（社会福祉士及び介護福祉士法）
精神保健福祉士	精神障害者の保健および福祉に関する専門的知識および技術をもって，精神病院その他の医療施設において精神障害の医療を受け，又は精神障害者の社会復帰の促進を図ることを目的とする施設を利用している者の社会復帰に関する相談に応じ，助言，指導，日常生活への適応のために必要な訓練その他の援助を行うことを業とする者をいう．（精神保健福祉士法）
臨床心理士	日本では，カウンセラー，心理士，心理療法士，心理判定員，相談員などさまざまな呼び方があるが，仕事の内容の基本は，こころの問題の解決を支援する"心理学に基づく援助専門職"ということで共通している．国家資格として法制化されていない．
保育士	登録を受け，保育士の名称を用いて専門的知識および技術をもって，児童の保育および児童の保護者に対する保育に関する指導を行うことを業とする者をいう．（児童福祉法）
ソーシャルワーカー	病院等の保健医療の場において，患者のかかえる経済的，心理的・社会的問題の解決，調整を援助し，社会復帰の促進を図る社会福祉専門職である．現在，わが国においてソーシャルワーカーの国家資格はない．しかし（公社）日本医療社会事業協会では，"医療ソーシャルワーカーとは，社会福祉士資格を持ち，保健医療分野で生活相談に応じる人，と整理された"とし，社会福祉士資格を所持することを推奨している．
介護支援専門員（ケアマネジャー）	要支援・要介護認定を受けた人からの相談を受け，居宅サービス計画（ケアプラン）を作成し，他の介護サービス事業者との連絡，調整等を取りまとめる者をいう．（介護保険法）
診療情報管理士	診療記録および診療情報を適切に管理し，そこに含まれる情報を活用することにより，医療の安全管理，質の向上および病院の経営管理に寄与するものである．四病院団体協議会（日本病院会，全日本病院協会，日本医療法人協会，日本精神科病院協会）および医療研修推進財団が付与する民間資格（資格称号）のこと

ても，薬に関する疑問は，化学を知らなくては解決できないのである．したがって，薬剤師の基本業務である調剤に関する力量が，そのまま多職種連携での活動に反映されるといっても過言ではない．

薬剤師の業務は，有機化学，生物化学，物理化学を基盤とした総合応用化学であり，基本的な力が身についていることがチーム医療を遂行していくうえで必須である．繰返すが，薬や病態を化学的視点で理解しているのが薬剤師であり，この自覚をもってチーム医療に参加することが大切である．

53・3 チーム医療推進に果たす行政の役割

厚生労働省による"医療スタッフの協働・連携によるチーム医療の推進について"*が示すように，現在は国を挙げてチーム医療を推進している．医療現場でチーム医療が医療安全に対して効果があると実証されると，行政が文書という形で全国に広がるきっかけをつくる．つまり，医療の改善については，医療施設が自主的に行うことから始まるが，それが定着し，他施設まで拡大していくには，行政の後押しが大きい．

＊ SBO52・1を参照．

医療機関への経済的サポートについてみると，SBO 54 に掲載した表54・1のような院内でのチーム活動については，診療報酬においてそれぞれ加算がついている．たとえば，感染制御チーム（ICT）の活動として，1週間に1回程度定期的に院内を巡回し，院内感染事例の把握を行うとともに院内感染防止対策の実施状況の把握・指導を行うなどの複数の規定業務を遂行し記録に残していくと，感染防止対策加算が点数として付される．このような診療報酬への加算は，医療機関における取組みに対して行政が評価し後押しすることと考えることができ，それによりチーム医療が定着し発展することになるだけでなく，これまで取組んでこなかった施設も新たに開始するようになる．なお，この加算の仕組みや具体的な手数は2年に一度見直しがあり，新規業務に加算がつくあるいは既存の点数について重みづけが変更される．

関連するSBO
SBO 54

感染制御チーム（ICT）
infection control team

演習 53・1 患者の疾病に対して診断が下されてから実際に医薬品が投与されるまでの間に，医薬品について薬剤師以外の専門職はどのような作業やかかわりをしているか？ また，これらの役割を薬剤師が担うことによってどのようなメリット，デメリットがあるか討議しなさい．

SBO 54 チーム医療にかかわる薬剤師，各職種，患者・家族の役割について説明できる．
A(4)①3

学生へのアドバイス
臨床現場では複数のチームが存在し，それぞれの目的を果たしている．薬剤師は薬学的管理の視点をもちながらチームに参加し，適切な薬物治療を提供し，医療安全を担保する．ここでは特に院内におけるチーム医療の活動を取上げる．各チームでの薬剤師の役割を理解するとともに，各職種の役割や患者・家族の立ち位置の変化について解説する．

■このSBOの学習に必要な予備知識
1. 病院内の医療チームには明確な目的があり，各専門職はそれぞれの特徴を活かして活動している．
2. 患者・家族と医療者とのかかわりについての考え方が変化し，患者の意見を尊重する医療に変遷している．

■このSBOの学習成果
病院内における医療チームの目的を理解，各専門職の役割を説明できる．このSBOを理解することで，医療現場でのチームのあり方や役割，さらには課題について深い理解につながる．

関連するSBO
F(1)③3,4
F(4)①1～9

* 院内での固定されたチームを医療チーム（healthcare team）と表現した．

関連するSBO
SBO 53

54・1 病院内の医療チームにおける各諸種の役割

チーム医療には，目的が明文化されメンバーもある程度固定され固有の名前をもっている医療チーム*によるものと，刻々と変わる求めに応じて有機的に運営されるチームによるものがある．前者のような固定化された医療チームにおける各専門職の役割を表 54・1 にまとめた．

薬剤師の役割は，SBO 53 で示したように化学の視点をもって物事を解釈し，チーム医療に貢献することである．また，薬剤師がチームを組む各職種については，表 53・1 を参照してほしい．

54・2 チーム医療における患者・家族の役割

患者中心の医療の実現に向けて，チーム医療のあり方も変化を続けている．従来は，患者中心の医療として，患者や家族が中心にいて，まわりからチームで支えているというチーム医療の考えが提唱されていた（図 54・1，左図）．しかし，近年，患者自身や家族が病気に関する情報を容易に入手でき，自分の症状や状況

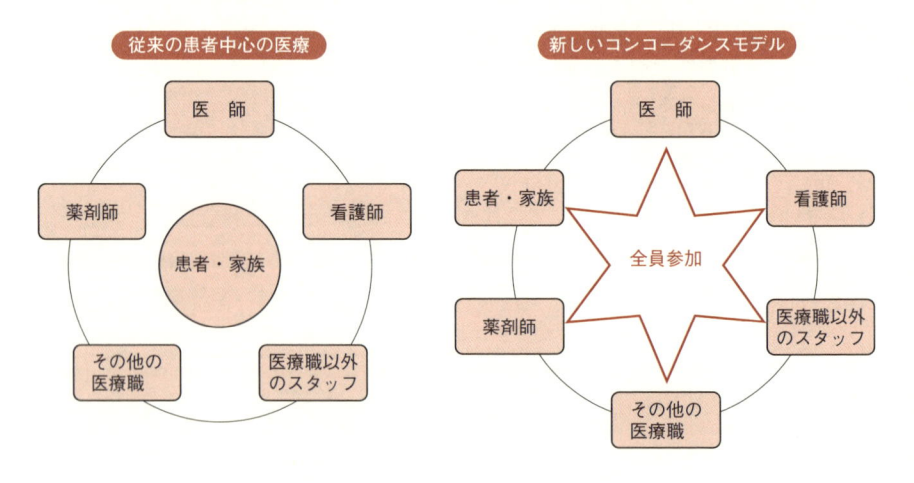

図 54・1 患者・家族と医療者の関係

は自身が一番理解しているなどの理由から，患者・家族も外側の輪に一緒に入るという考え方となってきた（図54・1，右図）．これを，**コンコーダンスモデル**とよぶ．コンコーダンスとは日本語では"調和"，"一致"という意味が該当する．このような考え方に立って治療を進めると，患者と医療従事者は対等な協力関係をもつことになり，医療従事者は情報を十分に提示しながら患者の意思を尊重し，患者と一緒になって治療の方針を進めていくことになる．

コンコーダンスモデルの考え方を用いて服薬に関して解釈した一つの例として，British medicines-partnership がある．そのなかで "A process of prescribing and medicines"（患者との協力関係に基づく薬の処方と使用のプロセス）と定義され，以下の3点が強調されている*．

1. Patients have enough knowledge to participate as partners.
   （患者がパートナーとして参加するうえで十分な知識をもつ）
2. Prescribing consultations involve patients as partners.
   （処方の際のコンサルテーションに患者がパートナーとして参加する）
3. Patients are supported in taking medicines.
   （患者による薬の使用を支援する）

医薬品の服用法が規則正しく守られていることを医療従事者側の視点から見た**コンプライアンス**，患者が積極的に治療の方針決定に参加し，それに従って医薬品を服用する**アドヒアランス**は，医療従事者もしくは患者のどちらか一方に重みづけがされている用語である．それに対して，コンコーダンスモデルを用いて考えると，患者・家族と医療従事者が協働して合意のもとで治療方針を決定し，医療従事者は治療に最前を尽くすとともに患者・家族も積極的に治療に参加するという相互関係が見いだせるだろう．

コンコーダンスモデル
concordance model

* 日本語訳は本島玲子，"患者を指導する時代からパートナーにする時代へ"，*Pharmavision*, 8 (10), 2 (2004) より．

コンプライアンス
compliance

アドヒアランス
adherence

例題 54・1 あなたは病棟薬剤師です．"薬が飲めない"と担当している患者からの訴えを聴きました．どのような理由で"薬が飲めない"場合があるのでしょうか．考えられるだけあげなさい．

演習 54・1 あなたはチーム医療を担う薬剤師として，"薬が飲めない"に患者に対してどのように対処すればよいと考えますか．討議しなさい．

表 54・1 病院内における代表的なチーム医療[†]

チーム名	対　象	目　的	各職種の役割（50音順に示す／点線以下は病院外で参加）
栄養サポートチーム (nutrition support Team, NST)	栄養状態の悪い，もしくは食欲が低下している患者	適切な栄養管理を行い，全身状態の改善，合併症の予防を目指す．	**医師**：栄養療法に関する計画の決定・評価を行う． **看護師**：① 食事摂取の状況や嚥下状態，血液検査や身体計測などから栄養状態を判定し，最も適切な食事や栄養補給ができるように援助する．② 患者や家族への説明，輸液や経管栄養の管理，口腔ケアなどを行う． **管理栄養士**：① 患者の摂取熱量や必要熱量の算出・栄養状態の評価ならびに栄養補給方法を計画立案する．② 患者の嗜好への対応，使用する食品や調理法の決定，栄養補助食品の選択，食事形態（普通食・きざみ食・とろみ食など）の提言，テクスチャー（口当たり・歯ごたえ・舌触りなど）の提言，水分管理の評価，経腸栄養剤における選別の提言を行う． **言語聴覚士**：① 嚥下機能を評価し，食事形態（普通食・きざみ食・とろみ食など）の提言，口腔清掃などのケアを行う．② 嚥下（食べ物を口から入れ咀嚼し唾液を飲み込むまで）の訓練を行う． **作業療法士**："食べる" という動作（姿勢の調節，箸の使用，咀嚼・嚥下など），家事動作の訓練を行う． **歯科医師**：咀嚼および摂食・嚥下機能の評価，および必要な歯科治療を行い，摂食・咀嚼などの口腔機能訓練について指導管理を行う． **歯科衛生士**：① 口腔衛生状態を観察・評価し，専門的口腔清掃を行う．② 摂食機能（食べ物を口から入れ咀嚼し唾液と飲込むまで）の訓練を行う． **ソーシャルワーカー**：治療方針や療養上の悩みの応需，活用できる制度の紹介，在宅療養生活の支援などを行う． **薬剤師**① 静脈・経腸栄養療法，処方設計支援，病態に応じた栄養製剤の選択，静脈栄養輸液の無菌調製などを行う．② 栄養療法の適正使用（静脈栄養剤・経腸栄養剤と医薬品・食品との相互作用回避，栄養療法に用いる器材の使い方，医薬品の経管投与に関する情報提供・リスク回避など）を確認する．③ 患者および家族への静脈・経腸栄養剤に関する情報提供，在宅栄養法に関する指導・支援を行う． **理学療法士**：病態に応じて食事や嚥下に適した姿勢になっているかを全身的な視点から評価し，必要に応じて助言や治療を行う．身体を動かす指導を行い，栄養の吸収力を高める． **臨床検査技師**：検査を行い，患者の栄養状態や消化吸収機能を評価し，栄養支援が必要な患者の抽出，栄養計画への助言，栄養介入による効果の判定などを行う． ------ **救急救命士**：在宅療養者に対して，経管栄養による誤嚥，注入困難，チューブ内の血液，チューブ抜去などの管理中心静脈栄養のカテーテル抜去などの処置をする．
緩和ケアチーム	余命が限られたと医師から宣告を受け，病院の緩和ケア病棟に入院中，施設や自宅で療養中の患者 （がん，エイズ，筋萎縮性側索硬化症などの患者が多くみられる）	生命を脅かす疾患に伴う問題に直面する患者と家族の生活の質（QOL）を改善するための方策で，疼痛および身体的，心理社会的，スピリチュアルな問題の早期かつ確実な診断・早期治療によって，苦痛の予防と軽減を図ることを目標とする．（WHOの定義）	**医師**：① 病態を把握し緩和ケアの評価，治療方針の決定および治療を行う．② 患者のQOLの改善を図り，患者の希望する最善の医療とは何かを共有する． **看護師**：① 病気とその治療方法，心身の状況，経過を理解したうえで，患者の価値観を尊重しながら，どんなケアが必要か，本人や家族と一緒に考える．② 身体の痛みや呼吸困難などの苦痛症状を緩和，心理的・社会的なサポートにより日常生活の充実をはかり，その人らしい終末期を過ごせるよう援助する．家族の悲嘆に対するケア（"グリーフケア" という）も行う． **管理栄養士**：① 患者の栄養状態を評価し，食事療法を中心とした栄養治療にかかわる．② 患者の摂食状況，口腔内の状態，嚥下機能に合わせた食事形態や，嗜好に合わせた食事や栄養補助食品を提案する．このようにして，患者が満足できる食事を提供することで，QOLの維持と向上を図る． **作業療法士**：① 身体の痛みなどの苦痛があるとき，姿勢の調整やリラクゼーションなどをすることで，日常生活を過ごしやすくできるよう，患者や家族に指導・援助をする．② 精神心理

[†] 病院内で構成される代表的なチームを示した．呼称については，これに限ったものでなく，院内で独自に定めた場合もある．また，これら以外でも，糖尿病チーム，救急医療チーム，医療安全対策チーム，医療機器安全管理チームなど必要に応じてチームが組織される．チーム医療推進協議会ホームページや各種学会が示すチームの目的ならびに認定制度の規定を参考に表をまとめた．

表54・1（つづき）

チーム名	対象	目的	各職種の役割（50音順に示す／点線以下は病院外で参加）
緩和ケアチーム（つづき）		①身体的症状（痛み,吐き気・嘔吐,身体のだるさ,呼吸困難など） ②心理・社会的問題（病気による落ち込み・悲しみ,仕事や家族などの悩みなど） ③スピリチュアルな症状（死や病気への恐怖,自己の存在意義や価値についての苦しみなど）	的な側面から生じる痛みなどに対し,適切な作業活動によって,患者や家族に生きがいや役割の自覚を促し,本人らしい生き方を表現できるよう援助する. **歯科医師**：患者と家族の意向を踏まえ,口腔機能の低下による経口摂取困難,口腔清掃不良による誤嚥性肺炎などの感染症の予防のための歯科治療および口腔衛生管理の計画・実施の方針を決定する．患者・家族を支えるとともに，口腔内の苦痛，不快感を緩和する口腔ケアの実施について指導管理する． **歯科衛生士**：専門的口腔清掃（歯垢,歯石などの除去）やうがい薬などの併用による口腔衛生管理を行うことで,痛みを緩和し,口腔環境の悪化を予防する患者さんのセルフケアを支援し,良好な口腔衛生状態を維持・管理する． **ソーシャルワーカー**：①患者や家族の不安や悩み（医療機関の選択,気持ちの整理,医療費,仕事,福祉サービス,患者会情報,病気や治療,セカンドオピニオンなど）の相談に対応する．②地域の社会資源を活用しながら,患者や家族と社会とをつなぎ,その人らしく闘病生活が送れるよう支援する． **診療放射線技師**：放射線を照射による骨転移部位の痛みを緩和する． **チャプレン（宗教家）**：患者のスピリチュアルペインに対応する．海外では多くの病院に常駐しており,日本でも注目されている． **薬剤師**：①患者の麻薬についての不安や誤解を取除き,効果のモニタリングを行うともに副作用についての対策を立てる．②医療スタッフに対して,薬物療法や医薬品情報の提供を行う． **理学療法士**：①患者の栄養状態を評価し,食事療法を中心とした栄養治療にかかわる．②患者の摂食状況,口腔内の状態,嚥下機能に合わせた食事形態や,嗜好に合わせた食事や栄養補助食品を提案する．このようにして,患者が満足できる食事を提供することで,QOLの維持と向上を図る． **臨床心理士**：患者の病状や先行きの不安,死の恐怖,家族が感じる喪失感など心的問題の支援を行う．
呼吸ケアサポートチーム	呼吸器疾患により呼吸障害のある患者（COPD＝慢性閉塞性肺疾患,喫煙による障害,肺炎など）,人工呼吸器を装着した患者,その他,呼吸に問題を抱える患者	呼吸に問題を抱える患者に対して,早期に呼吸状態の改善を図り,患者のQOLを改善する．	**医師**：呼吸器および全身状態の検査,診断,治療を行う． **看護師**：ベッドサイドで,呼吸機能および全身状態の観察・評価し,呼吸状態に合わせた排痰ケアや口腔ケアを行い,呼吸器症状の改善,合併症の予防,人工呼吸器の早期離脱に努める．息苦しさや痰詰まりの症状などを改善するために,呼吸や排痰方法,在宅での酸素療法の指導を行う． **管理栄養士**：①必要な栄養量を算出したうえで,実際の摂取栄養量・不足栄養素・栄養状態の評価をして,栄養補給方法を計画立案する．②患者の嗜好への対応,使用する食品や調理法の決定,栄養補助食品の選択,食事形態の提言,テクスチャーの提言,水分管理の評価,経腸栄養剤における選別の提言を行う． **救急救命士**：呼吸機能および全身状態の観察・評価を行い,呼吸器症状の改善,合併症の予防に努める．（在宅酸素療法の適応となる慢性閉塞性肺疾患患者の急変時に酸素を投与,気管切開患者の気管切開口周囲の壊死による出血に対し,止血処置と吸引,酸素を投与） **言語聴覚士**：摂食・嚥下機能（食べるときの一連の動作）を評価し,必要な方には訓練や指導を行い,肺炎の予防に努める． **作業療法士**：①患者が医療機器で呼吸を管理されているとき,早期離床や日常生活活動（ADL）の獲得を目指した治療・指導・援助を行う．②COPD患者に,楽に呼吸動作ができるような指導や援助を行う． **歯科医師**：人工呼吸器関連肺炎（VAP）を予防するため,口腔状態を評価し,必要な歯科治療を行い,口腔ケアの実施について指導管理を行う． **歯科衛生士**：口腔内のすべての場所,および人工呼吸器の周囲を安全に清掃し,誤嚥性肺炎の発症を予防し,口臭を軽減する． **診療放射線技師**：呼吸管理をするうえで必要な画像検査を医師

表54・1（つづき）

チーム名	対　象	目　的	各職種の役割　（50音順に示す／点線以下は病院外で参加）
呼吸ケアサポートチーム（つづき）			の指示のもとで実施する． ソーシャルワーカー：呼吸器や酸素を自宅に持ち帰る必要がある場合，退院後の生活にかかわる相談，活用できる制度の紹介，経済的な不安や生活に関する不安の相談を受ける． 薬剤師：① 感染症の予防や対策，感染症治療では抗生物質の有効性や安全性を確保するため，TDMと腎機能を考慮した処方提言を行う．② 呼吸管理されている場合は，限られた点滴ルートから多種多様な薬剤が投与されることが多くなるため，薬の配合変化や溶解後の安定性などの検討を行う．また，呼吸抑制を起こす薬剤の確認や副作用の早期発見に努める． 理学療法士：呼吸器の機能および全身状態を評価したうえで，楽に呼吸できるよう，呼吸理学療法（呼吸のタイミングや呼吸時の動作など）や日常生活上の助言・指導を行う． 臨床検査技師：肺活量検査など呼吸に関する検査を行い，診断や治療効果の判断を支援する．また，感染が原因となっている場合は，原因となっている微生物の特定する． 臨床工学技士：人工呼吸器の操作や動作確認を行い，常に適切な換気状態を維持する．
感染制御チーム （infection control team, ICT） 感染防止チーム，院内感染対策チームともいう	外来患者，入院患者および医療施設職員などすべての人	病院などの医療施設で，建物内の感染症に関する予防，教育，医薬品などの管理を行う．	医師：感染症の診断，治療方針の決定および治療を行う． 栄養士：病院給食の管理，食中毒の予防や対策について助言を行う． 看護師：① 感染および感染症患者の日常生活指導，排せつ物や嘔吐物の処理などの患者ケアを行う．② 家族や面会者への感染防止に対する説明・指導を行う．③ 診療等にかかわる患者情報（感染徴候の観察，バイタルサイン測定，感染した経緯など）を詳細に収集・報告する．④ 医師の指示により適切な抗菌薬などの投薬を行う． 歯科医師：口腔ケアの推進や，歯科領域における感染管理を行う． 事務職員：保健所などへの届け出，会議の運営，予算の管理を行う． 薬剤師：① 耐性菌出現防止のための抗菌薬の選択，用法・用量・投与期間のモニタリングと提言を行う．② 抗菌薬濃度を維持するためのTDMと処方設計を行う．③ 院内感染，および拡散を防止するのための消毒薬の選択，使用濃度などの助言を行う． 臨床検査技師：原因菌の特定ならびに，MRSA（メチシリン耐性黄色ブドウ球菌）などの薬剤耐性菌の検出状況をモニタリングし，院内感染の発生防止や拡大防止のための情報を提供している． 臨床工学技士：医療機器の細菌感染に対する厳格な管理を行う．
精神科リエゾンチーム	一般病棟に入院する患者のうち，せん妄や抑うつを有する患者，精神疾患を有する患者，自殺企図で入院した患者	① 重篤な精神症状をもつ患者が身体疾患の標準的な治療を早期から受ける可能性を開く ② 職員（一般病棟スタッフ）のメンタルヘルスを援助する	医師：① 精神症状を評価し，治療方針を決定する．② 週1回程度の定期的なカンファランスを実施し，治療を評価する．③ 多科職員とのコミュニケーションを図り，職員が精神疾患に対して理解を深めるための啓発活動を行う． 看護師：① 病棟への事前訪問と情報収集により患者の精神状態をアセスメントする．② 看護目標やケア方法を検討し，一般病棟看護師へ助言し，患者への直接的な介入も行う．③ 一般病棟看護師への精神科治療・介入に関して教育する．④ 燃え尽き，適応障害など個人的な職員へのメンタルヘルスをケアし，問題行動を起こす患者へのかかわり方を助言するとともに，病棟内に生じている葛藤を解決するための援助を行う． 作業療法士：① 個別あるいは他の人たちとのかかわりや，具体的・現実的な作業活動を利用し，精神機能の向上，対人関係能力の改善，作業能力の改善などを図り，その人にとってのよりよい生活が送れるように指導，援助を行う．② 作業療法の視点を多職種に還元し，対象者への支援の質を高める． 精神保健福祉士：① 患者，家族より患者の社会環境上の課題とニーズを把握する．② 退院後も外来などの精神医療が継続できるよう，病院外の医療，保健，福祉機関との連携および調整を図る． 薬剤師：① 主となる身体疾患および精神疾患の治療を阻害しな

表54・1（つづき）

チーム名	対象	目的	各職種の役割　（50音順に示す／点線以下は病院外で参加）
精神科リエゾンチーム（つづき）			いような薬剤を薬物動態学的観点から選択して処方を設計し，提案する．②薬物治療の効果を直接的および間接的にモニタリングするとともに，副作用発現の早期発見に努める．③一般病棟担当薬剤師へ情報提供と指導を行う． **臨床心理士**：①認知機能，性格傾向に対する客観的ツールを加味した患者の精神状態を査定する．②精神病理のより重い患者に対する体系的な心理療法を行う．③チーム内外の職員に対するメンタルヘルスを支援する．
褥瘡対策（管理）チーム	褥瘡を保有している患者 寝たきりおよび寝たきりに近い患者（運動量が少ない患者） 車いす常用者 栄養状況の悪い患者	褥瘡（床ずれ，皮膚の潰瘍）の予防・早期発見ならびに褥瘡管理の助言，提言をする．	**医師**：褥瘡の評価，治療方針の決定ならびに治療を行う． **看護師**：①全身状態（栄養状態，皮膚の状態，臥床時間，活動性など）の観察・評価ならびに予防のためのケア（オムツや寝具の選択，肌の乾燥を防ぐための保湿，皮膚への負担を軽減する身体の動かし方などについてのアドバイスなど）を行う．②褥瘡の適切な処置・ケアを行い，創傷の治癒を行う． **管理栄養士**：①患者の摂取熱量や必要熱量の算出・栄養状態の評価ならびに栄養補給方法を計画立案する．②患者さんの嗜好への対応，使用する食品や調理法の決定，栄養補助食品の選択，食事形態（普通食・きざみ食・とろみ食など）の提言，テクスチャー（口当たり・歯ごたえ・舌触りなど）の提言，水分管理の評価，経腸栄養剤における選別の提言をする． **ソーシャルワーカー**：家族を含めた患者状況の情報共有，早期退院への支援をする． **薬剤師**：①褥瘡の病態に適切な外用薬やドレッシング材（創傷被覆剤）の選定・使用法を提言・指導を行う．さらに，薬剤の効果を評価する．②薬効が現れにくい褥瘡周囲の皮膚のたるみなどの原因を改善し，治療期間の短縮を目指す．③褥瘡の発症に関係する使用医薬品の影響を把握し，副作用の防止を図る． **理学療法士**：①圧迫が少なくなるよう（除圧）に，自力での体位変換の練習や，除圧姿勢を患者や家族などに指導する．②除圧のためのベッドやマット，車椅子など用具の調整をする． **臨床検査技師**：検査を実施し，患者の栄養状態や全身状態について情報提供を行う．褥瘡の原因となっている細菌を特定する． ------- **義肢装具士**：車いす使用者の姿勢保持と褥瘡予防を目的としたシーティング（車いす上で正しい姿勢をとるための技術）やクッションの提供． **作業療法士**：①身体の特定の部分に圧迫を受けないようなベッドやマットなどの寝具の選定や見直しを行う．②褥瘡の治癒促進や予防をするため，福祉用具を用いて，治療・指導・援助を行う（車椅子や車椅子の座面のマットの調整）．

SBO 55　自己の能力の限界を認識し，状況に応じて他者に協力・支援を求める．（態度）

A(4)①4

学生へのアドバイス

薬剤師一人の力には限界があり，それを認識したうえで患者に対応することが求められる．しかし，自分一人で何もかも対応することは不可能である．また，適切な支援を依頼するには客観的な自己分析が必要である．ここでは自分に不足の点を分析に素直に受入れることを学び，適切な者に協力・支援を仰ぐことを理解する．

■この SBO の学習に必要な予備知識

医療にとって最も大切な姿勢は，正直なことである．患者にとって最良の医療を実現するために，自己の限界を素直に認め，他者に応援を求めなければならない．自己のできないことを受入れるのは精神的苦痛を伴うことがあるが，医療の目的は患者の QOL の向上にあること忘れてはならない．まず，自己の能力を客観的に評価し，できることとできないことを明確に整理しておく習慣をつけることが大切である．さらに，誰が何をできるのか，周囲の情報も常々更新する必要がある．

■この SBO の学習成果

日常の振返りができ，自己研鑽できる態度が身につく．他者との協力関係を円滑に形成することができ，目標への到達を容易にすることができる．

関連する SBO
SBO 46, 48
F(4)①4

55・1　自己の限界を認識し，他者の協力・支援を求める

人は誰でも他者との関係をもちながら過ごしている．まず，極端な例を考える．赤ちゃんは大人に依存しなければ生きていけない．おなかがすくと泣き，具合が悪いときも泣く．言換えれば，自己の限界を"泣く"という表現で伝え，それによって親が食物を与える支援活動を行い，赤ちゃんは無事成長できる．子供が成長し，行動範囲を広げ，家族以外の集団に属したとき，家族以外の人に支援を求めないと問題解決ができない場合が多々生じてくる．たとえば，運動会で組体操をしなくてはならない．力の強い生徒が力の弱い生徒を支えるよう体勢をとる．もし，力の弱い生徒が限界を認めずできると言張れば，大けがにつながることは間違いない．さらに成長し，所属社会が複数になり，問題が複雑になってきたとき，自分ができないことを冷静に判断し，課題に対して誰に支援を求めれば問題解決ができるのかを常日頃から考えておく必要がある．また，わからないことを相談したり任せることのできる関係を築いておくことも大切である．

薬剤師は，薬の専門家であり，その専門性をもって医療の一端を担っている．しかし，薬剤師といっても万能ではなく，駆出しの薬剤師もいれば，ベテランもいる．がん専門薬剤師の認定を受けている人もいれば，感染制御の専門家もいる．日常業務を行っていくなかでは，当然ながら知らないことがたくさん出てくる．薬の専門家としてほかの職種の期待に応えたいという気持ちは十分に理解できるが，あやふやな回答やその場しのぎの発言が医療事故につながる可能性があることを忘れてはならない．そのような場合は，自己の能力の限界を謙虚に認め，わからないことを素直に告げる態度が重要である．"すみません，今はわかりませんが，すぐに調べます"など調べる時間をもらう確認をとることも忘れてはならない．また，緊急性の高いときは，ほかの薬剤師に速やかに応援を求めるなど，適切に行動することが大切である．

このような協力・支援関係は薬剤師間にとどまらず，他職種との間にも成立する．たとえば，病棟へ服薬指導に行ったとする．患者の服薬状況が思わしくない

うえ，一向に口を聞いてくれない．しかし，たった一人の看護師にだけは話をするとしよう．自分とその看護師の対応の何が違うのかは理解できないが，患者のQOL改善のためには，薬物治療が必要であり薬を飲んでもらわなくてはならない．この場合は，どうしたらいいのか．看護師から情報をとる，看護師に薬を飲まない理由を聞いてもらうなどして，服薬状況を改善しなくてはならない．

55・2　振返りの重要性

　問題解決ができなかったときは，他者に応援を頼むなどの対処をしたのち，自分の限界点を振返り（リフレクションし）補う態度が必要である．たとえば，高齢で腎障害のある患者の処方に関して，医師に抗生物質の処方の提案を求められたとする．投与量を減少する必要は感じるものの，実際どれくらい減量すべきか，中止すべきかわからなかったとする．先輩薬剤師に応援を依頼し，問題が解決できたあと，自分はどうしたらいいのか．自分は，どんな点がわからなかったのか，先輩薬剤師の解決法は理解しているのか，患者にとって適切であったか，何を勉強したら今後は対応できるのかなど，丁寧に振返りを行うことが大切である．それによって，次回以降の意識の変化，行動の変化による仕事の質の向上が期待できる．

　医療現場の仕事は複雑であり，複数の職種が入り交じって業務を行っていることをこれまで述べてきた．ほかの専門職が何を理解し，どのような医療行為を行うことができるのかをよく理解していることも重要である．自分ができない内容の業務に対して，どの専門職に依頼するかが理解できていると，短時間で適切な職種を選択し業務を依頼することが可能となる．自分が行うべきかどうか，確信がもてない場合も，その判断について他者と確認するなども必要である．

　円滑な業務運営のために，日頃から複数のメンバーとコミュニケーションをとり，誰がどのような専門性をもち，どのような業務をしているのかなど，相互理解を深めておくことが必要である．当然ながら，コミュニケーションの内容は問題解決のために的確なものであることが求められる．問題を分析し，誰に何を聞いたらよいのかを整理し，適切な日本語で誤解のないよう相談し，支援を求める．この過程を経るとメンバー間の信頼関係ができ，組織内に人的ネットワークを構築できる．また，一度経験した問題は，次からは自分で解決できるよう実践から学習する態度が必要である．臨床現場での経験を振返り，深く考察することは成長の糧となり，生涯学習へとつながる．

> **SBO 56**　チームワークと情報共有の重要性を理解し，チームの一員として
> A(4)①5　の役割を積極的に果たすように努める．（知識・態度）

学生へのアドバイス
　チームワークがよくなければ，チームとしての成果は上がらない．ここでは理想のチームを理解し，そのあり方を学ぶ．また，チーム医療における情報共有の重要性を理解する．

■この SBO の学習に必要な知識
1. 理想のチームは，メンバー全員が相互作用し，よりよい成果を出すことができる．
2. リーダーシップとメンバーシップを理解し，チームに参加する．
3. チーム医療の質は情報共有の有無で決まり，その手段として電子カルテ，カンファレンス，お薬手帳などがある．

■この SBO の学習の学習成果
　チームの目標が明確であり，メンバーが同じであっても，患者の状態は刻々と変化し，医薬品情報などの医療情報も常々変化するため，情報の共有が生命線となる．理想のチームとは何か理解でき，臨床現場において有益なメンバーとして振舞うことができる．

関連する SBO
E(1)①, E3(2)①, ②
F(4)① 1～9
F(4)② 1～4
F(5)① 1～6

56・1　理想のチーム医療のあり方

　"チーム"と"グループ"は似て非なるものである．"チーム"とは各メンバーの成果の総和を超える成果をチーム全体で出すことを前提とした人々の集まりであり，グループとは各メンバーの成果の総和がグループ全体の成果となることを前提とした人々の集まりである．つまり，グループの成果は足し算であるのに対し，チームはかけ算の成果が求められる．したがって，==チームメンバーは単なる仲よし集団ではなく，異なる意見があっても議論を通して合意形成をし，より高い成果を目指すことが大切である==．そのためには，日常からの相互理解と尊重が重要となる．このようにチームが運営されると，チームとして相乗効果が最大化されるようなメンバー同士の協力態勢（**チームワーク**）を生み出す．この視点から考えると，リーダーはメンバー個々の力を最大限にひき出し，チームメンバー同士の相互作用を促すことが求められ，メンバーはチームに求められる個々の力を最大限発揮し，互いに貢献することが大切となる．これが**リーダーシップ**である．一方，メンバーは自分の役割をよく理解し，チームの目的達成のため最大限努力することが求められる．リーダーやほかのメンバーからの信頼に応えられるような力をもち，かつ態度として示さなくてはならない．これが**メンバーシップ**である．そして，リーダーやメンバーは共に高い倫理感をもち，チームの目標に向けて個々の役割を実践することが大切である．

　医療現場でのチームは目的が明確であり，問題を解決するために存在する．チームの運営法には複数あるが，ここでは**問題解決型チーム**と**自己管理型チーム**を紹介する．問題解決型チームとは，メンバーに共通の課題があり，役割分担が明確な場合，それぞれがそれぞれの職責を果たすことでチームが運営される．野球はピッチャーがボールを投げれば，キャッチャーが受止め，外野に飛んだボールは外野手が捕獲する，というようにその人の役割がしっかり決まっている．医療の場合でも，医師は診断し，薬剤師は処方箋の監査を行うように，明確な仕事は責任をもって行うことが大切である．しかし，実際の医療現場はこれだけではない．たとえば，患者は薬の服用に関して，医師には**アドヒアランス**がいいことを強調

チームワーク　teamwork

リーダーシップ
leadership

アドヒアランス

して述べるが，本当は飲んでいなかったことを看護師に告げることがある．病棟で業務中の薬剤師が患者から気持ちが萎えていることを相談されれば，メンタルヘルス[*1]の専門家でなくても対応するのが医療従事者である．チームで動いていても，究極は個の対応が評価されることも医療の特徴である．したがって，サッカーのように最前線で攻撃するのが得意な選手でも，相手に攻撃されれば自然と守備につく動きが求められる．**チームが果たすべき目的と現状をよく見極め，自分がとるべき行動をよく考えながら行動する**ことが大切である．このようなチームを自己管理型チームとよぶ．自己管理型チームは，自分の専門性を発揮でき他者とは自立的に行動できることを前提としている．しかし，図56・1に示すように，自己管理型チームは互いを補う機能をもっている．患者が医師に対して萎縮して何も意思表示をしないような場合，薬剤師が介入して患者から情報を得る場合もある．その情報をもとに医師は自分の職能を全うする．**互いに他を補いながら自分の職能を発揮できるチームである．**

*1 メンタルヘルス (mental health) とは心の健康，精神的健康のこと

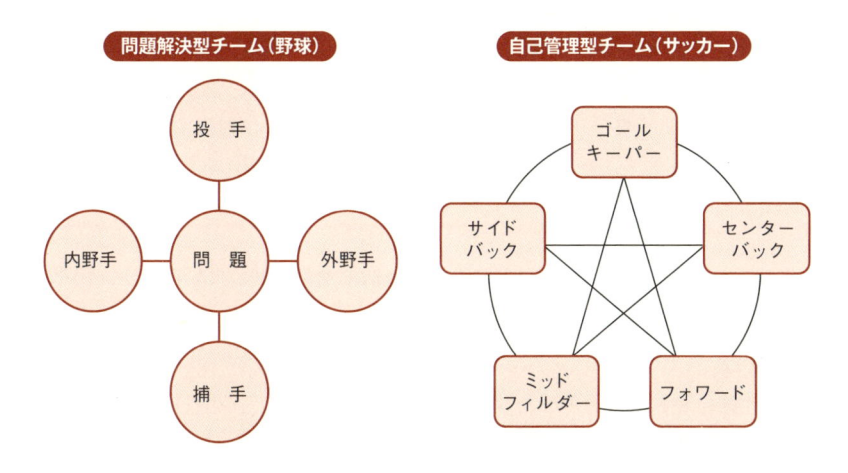

図56・1 チームのタイプの例[*2]

*2 スティーブン・ロビンス，"組織行動のマネジメント"

56・2 情報共有の重要性

どんなに優秀なメンバーが集まっても，ボールやルールがなくては，野球もサッカーもできない．また，個人の技能とチームとしての作戦が両立してゲームに勝つことができる．ここでいうルールや作戦が情報であり，そこに共通認識がなければ，勝負に言及することはおろかゲームすら成り立たない．

医療チームにおいても，個々のチームメンバーに力があっても，それぞれがばらばらの情報に基づいて動いていたのでは問題が解決できないばかりか，医療事故の危険さえ存在する．医療現場では必要に応じて構成されるチームもあるが，同じチームで活動していても患者の状態は刻々と変化する．そこで重要なのが情報の共有である．患者やそれを取巻く周囲の状態を速やかにチームメンバーが把握しておくことが医療の質を変えることになる．病院内においては，**電子カルテ**が情報共有の有効な手段とされ，医療従事者は日々変化する状況を常時記載することを習慣としなくてはならない．また，他職種も読むことを前提に院内での共

電子カルテ

通の形式（**SOAP**など*¹）に従って書くことも大切である．

カンファレンスなどで関係メンバーが一同に会して情報を共有することも重要な手段である．カンファレンスでは，一方的に情報を受取るだけでなく，各職種が意見を述べ，合意形成していく．そのためには，各自が日頃から自己研鑽し，しっかりと意見を述べることが求められる．カンファレンスのなかでリーダーシップをとる場合は，できるだけ多くの意見を求め，患者にとって最良の方法を討論する場をつくる工夫が必要である．特に退院前カンファレンス*² などは患者や家族も参加する場合があるため，当事者がどうしたいのかを的確に理解し，今後の方針を決めていかなくてはならない．

薬物治療に関しては，**お薬手帳***³ が大きな情報源となる．薬剤師同士だけなく医師や医療施設の関係者も患者の現在または過去の服薬の状況を知る手段となる．お薬手帳の維持は医療従事者側だけではできないため，患者や家族によく理解を求め，継続的にお薬手帳の活用を進めることが重要である．

以上示した情報共有は，確認の連絡をとるなどチームメンバーの日常の地味な努力とメンバー間のコミュニケーションの有無により大きく左右される．

例題 56・1 "お薬手帳の有効な活用法"について，グループ討議することになった．どのような情報を共有し議論を進めたらよいのか．また，討議を進めるにあたって司会としての心得を述べなさい．さらに，メンバーとしての振舞いを述べなさい．

演習 56・1 医療現場で薬剤師はどのような方法で連携を図っているのか．例を複数あげなさい．

応用・発展 56・1
医療現場で働く専門職は患者の利益（QOL の向上）という共通の目標達成のために働いている．実習終了後，専門職間の考え方の違いについて気付いたことをあげなさい．また，考えの違いによって生じる対立を解決するためにどのような取組みがなされていたか．さらに，どのようなことが必要か．

---

*1 SOAP（subjective objective assessment plan）：合理的な診療録の記載法

カンファレンス
conference

*2 退院前カンファレンスとは，患者や家族が安心して退院できるために，患者とその家族，病院の医療従事者や院外の関係者（ケアマネージャー・在宅主治医・訪問看護師・訪問薬剤師などの在宅ケアスタッフ）が，包括的な治療やケアのために，多職種間で情報を共有するためのカンファレンスのこと．

*3 **お薬手帳**：薬の服薬履歴を記載した手帳であり，患者個人が管理する．薬の情報以外にもアレルギーや健康食品の摂取など，医療に必要な情報も記載する．

VI 自己研鑽と次世代を担う人材の育成

> **一般目標**：生涯にわたって自ら学ぶことの必要性・重要性を理解し，修得した知識・技能・態度を確実に次世代へ継承する意欲と行動力を身につける．
>
> （ここでは下記の③，④について扱う．①，②は第Ⅰ部で）
>
> 【① 学習の在り方】……………………第Ⅰ部　第 2 章
> 【② 薬学教育の概要】…………………第Ⅰ部　第 1 章
> 【③ 生涯教育】…………………………第Ⅵ部　第 14 章
> 【④ 次世代を担う人材の育成】………第Ⅵ部　第 15 章

　薬学教育モデル・コアカリキュラムにおいて 6 年卒業時に必要とされる資質と位置づけられた"自己研鑽"は"薬学・医療の進歩に対応するために，医療と医薬品を巡る社会的動向を把握し，生涯にわたり自己研鑽を続ける意欲と態度を有する"，"教育能力"は"次世代を担う人材を育成する意欲と態度を有する"で，どちらも意欲と態度を醸成することが学習目標である．この"自己研鑽"と"教育能力"を身につけるための学習内容に相当するのが，薬学教育モデル・コアカリキュラム　A 基本事項 の"(5)自己研鑽と次世代を担う人材の育成"で，本書では【① 学習の在り方】と【② 薬学教育の概要】を第Ⅰ部，【③ 生涯学習】と【④ 次世代を担う人材の育成】を第Ⅵ部とした．

　第Ⅰ部で"薬学教育の概要"を把握し"学習の在り方"を身につけることは，第Ⅵ部 **第 14 章　生涯学習**の基本となる．"自己研鑽"に取組む意欲と態度は医療人として必須であり，卒業時まで 6 年間かけて醸成してほしい資質である．

　第 15 章　次世代を担う人材の育成は，後進を育成するための"教育能力"を身につける学習目標である．各 SBO に記載された内容を参考に自ら後輩のロールモデルとなるよう努め，また機会を活用して後輩などの指導を積極的に実践してほしい．

　"生涯学習"，"次世代を担う人材の育成"に記載されている内容は，生涯にわたって実践していくことが必要なものである．よき学習者，そしてよき指導者になることを目指し，各章の SBO の修得に取組んでほしい．

（中村明弘）

第14章 生涯学習

> **SBO 64** 生涯にわたって自ら学習する重要性を認識し，その意義について説明できる．
> A(5)③1

学生へのアドバイス

　生涯学習は資格をもつプロフェッショナルのあらゆる分野で必要とされている．薬剤師が医療の担い手として活躍するためには，最新の薬学的知識を常に身につけておく必要がある．そのためには常日頃から最新の情報を収集し，患者にわかりやすく加工して伝達する能力が要求される．その能力を身につけるためには，生涯学習を実行することが必須である．生涯学習は人から強制されて実行するものではなく，自らがその必要性を認識して実行しなければ成果を上げることはできない．なぜなら試験で合格点を取ればよいという単位取得とは異なり，薬剤師であり続ける以上，生涯にわたって続ける学習だからである．よって学習する分野や内容，到達する理解度，学習を進める速さなどは，すべて自分自身に任されている．しかし，それよりもっと大切なことは，継続することである．そのためには，学習したことが記録として残され，いつでも振返ることができ，その繰返しを体で覚えることが大切である．

■ このSBOの学習に必要な予備知識
　医療・福祉・医薬品にかかわる問題，社会的動向，科学の進歩に常に目を向けておく必要性：SBO 57

■ このSBOの学習成果
　日本や世界の生涯学習制度について理解を深め，生涯学習を実行する意欲と態度をもつ．

64・1　生涯学習の必要性

　誰もが薬剤師なら生涯学習するのは当然であると考えている．しかし，実行している薬剤師は日本ではまだまだ少ない．必要性は理解できるが，体が動かないという人が多いのではないだろうか．それでは生涯学習の必要性がわかっているとはいえない．生涯学習をしなければどうなるのかを考えてみるとよくわかる．薬剤師Aさんは研修会に参加したら，その内容を必ず記録する．研修会だけではなく自習したことも記録する．薬剤師Bさんも研修会には参加するが記録は残していない．Aさんは記録を残しているため，自分が過去にどのようなことを学んだのか振返ることができ，達成された部分とされていない部分に気付くことができる．これにより，何回も同じ内容を繰返し学習することを避けるだけでなく，次に学習する内容を目標として立てることができる．しかし，Bさんは記録を残していないので，学習したこととしていないことの区別をすることができず，繰返し同じ学習ばかりをしてしまう．それだけではなく，到達していない領域がわからないために計画が立てられず，無駄な時間を費やすこととなる．何年か経過すると，AさんとBさんでは学力に大きな差が生じてしまう．このことから，記録を残すことの重要性が理解できるだろう．前者が生涯学習であり，後者は研修会に参加しているだけである．現在では医療の進歩が著しいため生涯学習をしなければ，医療の進歩についていくことはできない．医療の担い手として相応しい仕事をしているかどうかは，自分で判断することではなく，患者や消費者あるいは社会が判断するものである．

　薬剤師は医療の担い手として患者への服薬指導や要指導医薬品*・一般用医薬品（OTC医薬品）の販売を通して消費者のセルフメディケーションの支援を行っているだけでなく，学校薬剤師としての公衆衛生活動や薬物乱用防止活動などさ

---

*　**要指導医薬品**：効能および効果において人体に対する作用が著しくないものであって，薬剤師その他の医薬関係者から提供された情報に基づく需要者の選択により使用されることが目的とされているものであり，かつ，その適正な使用のために薬剤師の対面による情報の提供および薬学的知見に基づく指導が行われることが必要なものとして，厚生労働大臣が薬事・食品衛生審議会の意見を聴いて指定するものをいう．

OTC 医薬品
over the counter drug

まざまな分野の活動を行っている．一つの専門分野に特化するのではなく，ジェネラリストとして幅広い分野の学習も大切である．

　生涯学習の必要性については，日本薬剤師会制定の薬剤師倫理規定の第4条（生涯研鑽）にも規定されているだけでなく，国際薬剤師・薬学連合（FIP）の七つ星薬剤師*の条件にLife-long learner（生涯学習者）であることが記載されている．日本には薬剤師免許の更新制度は存在しないが，薬剤師が薬のプロフェッショナルとして国民から信頼され続けるためには，自らが率先して薬剤師職能の更新をしなければならない．つまり日々研鑽を続けることが必要であり，それが生涯学習である．

64・2　生涯学習の方法

　生涯学習の方法に特に決まった方法はない．自主性と継続性が重要であるため自分自身に合った方法でよい．しかし記録を残して振返ることが重要であるため，自分自身の実践記録のようなものを作成することが望ましい．生涯学習は自主性が重要であるため，研修会や学会などの外部の学習プログラムに参加することが生涯学習と勘違いする人が多い．確かにそのような研修会などに参加することも重要であるが，それは学習のきっかけを得たにすぎず，そこから自己学習に結びつけることが重要である．そのようにしなければ，単に参加しただけで終わってしまう．

　日本薬剤師研修センターには，薬剤師業務全般に関する資質の向上を目的とした研修認定薬剤師制度がある．外部の学習プログラムだけでなく自己学習も評価するしくみとなっており，学習の記録を研修手帳に記載して一定の単位を修得すると認定される制度である．これは日本の薬剤師に生涯学習への道筋を示した．また，2012年の6年制薬剤師の誕生を機に，日本薬剤師会では**JPALS**という薬剤師のための生涯学習支援システムを公開した．これは学習の記録をWEB上に残すシステムである．自分の学習を評価できるように"薬剤師に求められるプロフェッショナルスタンダード"が公表されており，到達した領域を自ら確認できる．また，クリニカルラダーというレベルを評価するしくみも内蔵しているためモチベーションを維持することができる．このような制度を利用することも一つの方法である．

　欧米では**CPD**といわれる能動的な学習方法が主流となっており，日本は大きく遅れをとってしまった．CPDは図64・1のように自己査定 → 計画 → 実行 → 評価を繰返し行うシステムである．

　自己査定では自分がまだ到達していない分野や不得手な分野を探し出す．その分野をどのようにしたら効率よく到達できるか計画を立て，実行する．ここで終わらずにどこまで到達したか，むしろ何が到達できなかったかを自己評価する．このようなサイクルを繰返すことにより，より高い目標に到達できるとされている．

　2012年に始まったJPALSでは，このCPDを基本としている．そのため，このJPALSは自分自身の実践記録を記入することが柱となっており，研修会の参加だ

FIP
International Pharmacy Federation

*　七つ星薬剤師については SBO 25・3 を参照．

関連する SBO
SBO 57～61

JPALS
Japan Pharmaceutical Association life long Learning Support system

CPD（continuing professional development）：FIPが提唱する継続的な専門能力開発

けでなく，地域貢献や自己学習などを通じて薬剤師として学んだことであれば，すべて記入することができる．この実践記録シートは学習内容だけでなく，学習して理解できたものとできなかったものに整理することやこの学習で実践活用ができそうな例や実際に実践活用できた例があれば記入するようになっている．さらに学習目標が達成できなかった項目や今後学習が必要な項目についての記入欄も用意されている．実践記録を記入することでCPDを意識することなく能動的な学習方法を実行することができる．

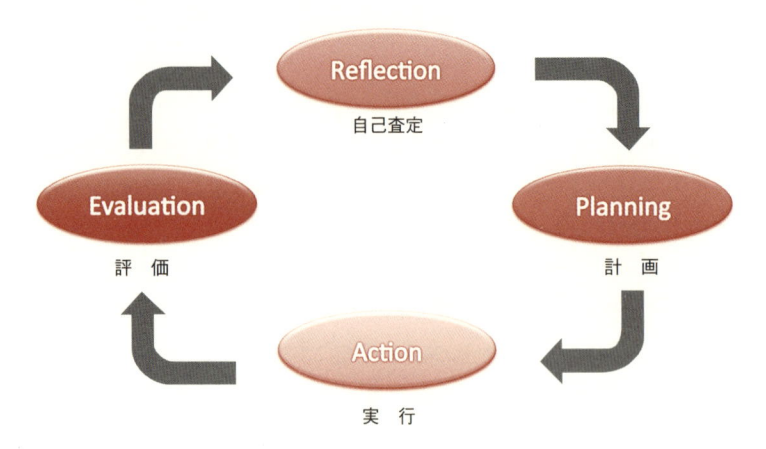

図64・1　CPDの概念図

64・3　世界の生涯学習

欧米ではCPD方式による生涯学習はすでに主流になっている．英国では薬剤師免許の更新制度があり，更新の際にCPDの記録を提出することとなっている（図64・2）．また，薬剤師が身につけるべき能力がはっきりしており，プロフェッショナルスタンダードも用意されている（図64・3）．このようにして薬剤師が定期的に評価を受けることで職能の向上につながっていく．1998年NHS（英国国

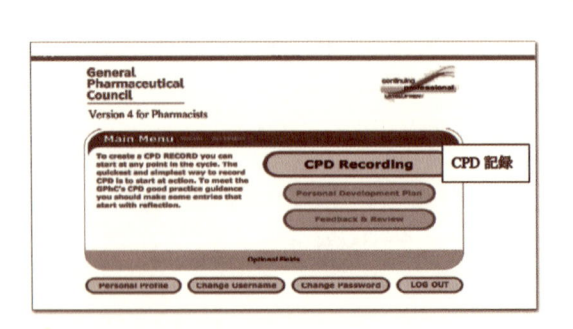

図64・2　英国の生涯学習制度で用いられるCPDの記録

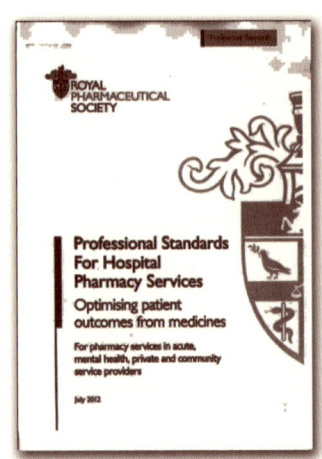

図64・3　英国の病院薬剤師向けのプロフェッショナルスタンダード

民保健サービス）が医師を始めとするすべての医療従事者に対して，質の高い医療を提供するための新しい生涯教育の原理（CPD）を提唱した．これは従来のように医療従事者個人の知識の習得にとどまらず，病院や診療所の施設全体を視野に入れた学習を意図したものである．これまでのような講義中心の学習ではなく，現在診ている患者に焦点を当てて医療スタッフ全員で患者の抱えている問題点を解決する形式を基本としている．

フランスでは 2002 年に薬剤師に対する継続研修が法律で義務化され，5 年ごとに資格を認定することになっている．またオーストラリアでは **CPD–PI** という CPD に業務改善プログラムを付加した制度で生涯学習が行われている．

CPD–PI continuing professional development & practice improvement program

64・4 ま と め

日本には薬剤師免許の更新制度がないため，医療の担い手である薬剤師は自らが率先して薬剤師職能の更新をしなければならない．つまり国民から信頼される薬剤師になるためには生涯にわたって研鑽し続けることが必要である．

例題 64・1 薬剤師に生涯学習が必要な理由を五つ書きなさい．
解 答 1) 最新の薬学的知識を常に身につけておくため．2) 患者へ最新の薬物療法を提供するため．3) 国民の信頼を得るため．4) 他の医療スタッフに質の高い医療を提供するため．5) 薬剤師としての能力を維持するため．

> **SBO 65** 生涯にわたって継続的に学習するために必要な情報を収集できる．
> A(5)③2　　（技能）

学生へのアドバイス

　薬剤師に特に必要とされる薬学・医学の進歩は著しく，新薬の開発，病気のメカニズムの解明，新しい治療法の開発，新たな副作用の発見など膨大な情報が日々更新されている．また，患者や社会も新しい医療へのニーズや意識も変化している．薬剤師はこのようなニーズに応えていかなければ医療の担い手としての役割を果たすことができなくなる．そのためには生涯学習が欠かせないが，自分自身にとってどのような分野の学習が必要なのか，また，どの程度のレベルが合っているのかなど，自分を振返り継続的に学習するためのコンテンツを選ばなければならない．そのためには，自分の置かれている立場や状況を考慮して，自分に必要な情報を選別して収集する能力が必要となる．

■このSBOの学習に必要な予備知識
　必要な情報を的確に収集し，信憑性について判断できる：SBO 58
■このSBOの学習成果
　継続的に学習していくために自分自身を振返り，自分に必要な分野や自分に合ったレベルの研修会や制度を見つけるための情報収集能力を身につけることができる．

65・1　薬剤師に必要な情報源

　薬剤師の職種は，薬局や病院だけでなく製薬企業，食品企業，行政など多岐にわたっている．よって自分の所属する職業によって学習に必要な情報もまちまちである．しかし，薬剤師という国家資格を取得したならば，どの職種であろうとも薬を通して国民の健康に貢献する必要がある．自己研鑽をどのような方法や手段で行うのかは，自分の住んでいる地域でも違ってくる．研修会を中心に考えるなら都市部のほうが便利であるが，e-ラーニングであれば地域に関係なく受講できる．まずは生涯にわたって学習を継続できる環境を考えてみる必要がある．学会や薬剤師会などに所属するのも有効な手段である．

65・2　学習方法の種類

　学習の方法については表65・1に示した情報があげられる．研修会はこのように主催する団体が数多く存在する．自分が学習したい内容を提供している団体に所属するのも一つの方法である．参考図書や教科書などを利用した学習は自己学習であるが，生涯学習の制度では自己学習を最も重要と認めている．学会や研究

表65・1　学習方法の種類

学習方法	内容例
研修会の受講	日本薬剤師研修センター主催 都道府県薬剤師会主催 薬学部・薬科大学主催の生涯研修会 製薬企業主催（新薬説明会など） 医師会との合同研修会
参考図書・教科書・専門雑誌による自己学習	薬学専門雑誌，各種教科書，文献調査など
学会・研究会への参加	年会への参加，発表，各種委員会活動
e-ラーニングの受講	医療教育研究所，ファーマストリームなど
見学研修	薬局見学，病院見学，製薬企業等の見学など
実習研修	在宅IVH調製など

会は，そもそも専門領域の研究を推し進める学術団体であるため，認定薬剤師制度や専門薬剤師制度など，より高度な資格と連動した学習の場を提供している．e-ラーニングについては自宅や職場で移動を伴わずに受講できるため，時間や交通費の節約などが期待できる．しかし，パソコン画面に集中するため長時間向き合うのは難しい．見学実習は実地に見学をして学習する方法なので印象に残り効果的であるが，予習・復習が重要になってくる．技能を身につけるためには実習研修が一番よい．IVHの調製などはそのよい例である．

IVH（intravenous hyperralimentation）：上大静脈から点滴により高カロリー溶液を注入して栄養を摂取する方法．

65・3　薬剤師が参加するおもな学術大会・年会

学習の場を与えてくれる学術大会・年会に参加することは，生涯学習を進めるうえで非常に効果的である．さまざまな学会や研究会などが年会やフォーラムを開催している（表65・2）．ホームページなどでその情報を知り，事前に予定を立てて学習することは重要である．

表65・2　薬剤師が参加するおもな学術大会・年会

学術大会・年会	特徴
日本薬剤師会学術大会	薬局薬剤師が中心，病院薬剤師，大学も参加
日本医療薬学会年会	病院薬剤師会が中心，薬局薬剤師，大学も参加
日本薬学会年会	大学が中心，基礎薬学から臨床薬学まで幅広い
日本医薬品情報学会学術大会	製薬企業，大学，病院薬剤師や薬局薬剤師のDI部門
日本社会薬学会年会	大学，薬局薬剤師，病院薬剤師
日本緩和医療薬学会年会	病院薬剤師，薬局薬剤師，大学
日本くすりと糖尿病学会学術集会	病院薬剤師，薬局薬剤師，大学
日本臨床腫瘍薬学会学術大会	病院薬剤師，大学
日本腎臓病薬物療法学会学術集会	病院薬剤師，大学
日本TDM学会学術大会	病院薬剤師，大学
日本化学療法学会学術集会	病院薬剤師，大学
日本静脈経腸栄養学会学術集会	病院薬剤師，大学
日本プライマリ・ケア連合学会学術大会	薬局薬剤師，開業医
日本ファーマシューティカルコミュニケーション学会年会	大学，薬局薬剤師，病院薬剤師
日本アプライド・セラピューティクス学会学術大会	大学，薬局薬剤師，病院薬剤師

65・4　薬剤師認定制度認証機構

薬剤師認定制度認証機構は，薬剤師に対する各種の生涯学習と認定制度を第三者が評価する機関で，基準に適合する優れた研修認定制度を認証し公表することによって，薬剤師の資質および専門性の向上に寄与し，それにより，国民の保健衛生の向上と生活の改善に貢献することを目的としている．次の事業を行っている．

薬剤師認定制度認証機構

- 薬剤師に対する各種生涯研修・認定制度の評価および認証
- 評価および認証を行うための基準の見直しや，チェックリストの改善
- 薬剤師の生涯学習体制の整備，育成，支援

この薬剤師認定制度認証機構が認証することにより次のことが期待できる．

- 日本における質の高い薬剤師生涯研修体制を確保することにより，薬剤師実務能力および適性の向上を図り，医療における薬剤師の貢献度と信頼性を高めることができる．
- 自己研鑽を目指す薬剤師に対して，受講すべき研修プロバイダーを選択するための，信頼性の高い情報を提供することができる．
- 生涯研修の履修単位の均質性を保つことにより，受講者の多様な研修実績を統合して記録できる状況を確立できる．
- プロバイダーに対して各種情報をフィードバックし，生涯研修の内容を常に改善し強化する努力を促がす効果がある．

つまり，認証を経ることによって，薬剤師は信頼できる研修プロバイダーの情報を得ることができる（表65・3）．

表65・3 薬剤師認定制度認証機構の研修プロバイダー

認証番号	研修プロバイダー名	認定制度
G 01	日本薬剤師研修センター	研修認定薬剤師制度
G 02	東邦大学薬学部	生涯学習認定制度
G 03	薬剤師あゆみの会	生涯学習認定制度
G 04	慶應義塾大学薬学部	認定薬剤師研修制度
G 05	イオン・ハピコム人材総合研修機構	認定薬剤師研修制度
G 06	明治薬科大学	認定薬剤師研修制度
G 07	神戸薬科大学	生涯研修認定制度
G 08	石川県薬剤師会	認定薬剤師研修制度
G 09	新潟薬科大学	生涯研修認定制度
G 10	北海道薬科大学	生涯研修認定制度
G 11	星薬科大学	生涯研修認定制度
G 12	昭薬同窓会・平成塾	生涯学習認定制度
G 13	薬学ゼミナール 生涯学習センター	生涯学習認定制度
G 14	北海道医療大学	北海道医療大学認定薬剤師研修制度
G 15	埼玉県病院薬剤師会生涯研修センター	生涯研修認定制度
G 16	日本女性薬剤師会	生涯研修認定制度
G 17	日本大学薬学部	生涯研修認定制度
E 01	東北大学大学院薬学研究科	MCS認定制度
P 01	医薬品ライフタイムマネジメントセンター	医薬品ライフタイムマネジメント（DLM）認定薬剤師研修制度
P 02	日本プライマリ・ケア連合学会	プライマリ・ケア認定薬剤師制度
P 03	日本在宅薬学会	在宅療養支援認定薬剤師制度
P 04	日本病院薬剤師会	日病薬病院薬学認定薬剤師制度

65・5 まとめ

生涯学習は人から強制されてするものではなく，自らの意志で行うものである．しかし，よほど意志が強くないかぎり継続的に学習していくことは難しい．しかし，学習の方法や場を与えてくれる学会や薬剤師会や研修プロバイダーなどの情報を収集することで，自分に合った効果的な学習が可能になるだけでなく，いろいろな刺激を受けることで学習意欲が高まり，学習の継続につながる．

第 15 章　次世代を担う人材の育成

> **SBO 66**　薬剤師の使命に後輩などの育成が含まれることを認識し，ロールモデルとなるように努める．（態度）
> A(5)④ 1

学生へのアドバイス

　日本薬剤師会が定めている薬剤師倫理規定第 4 条には，"薬剤師は，生涯にわたり高い知識と技能の水準を維持するよう積極的に研鑽するとともに，先人の業績を顕彰し，後進の育成に努める"と生涯研鑽として後輩などの育成について規定されている．また，文部科学省の薬学教育モデル・コアカリキュラム改訂に関する専門研究委員会において示された"薬剤師として求められる基本的な資質"として，10 の資質が掲げられており，そのなかの"教育能力"は，6 年卒業時に必要とされている資質のうち，薬学における特徴の一つである．この教育能力とは"次世代を担う人材を育成する意欲と態度を有する"ことを必要としているものである．後輩薬剤師を育成することは，薬剤師の義務でもあり基本的な能力として求められるものであると同時に，その態度が後輩へのロールモデル（模範となる対象）となりうることを意識する．

■この SBO の学習に必要な予備知識

1. 常に患者・生活者の視点に立ち，医療の担い手として相応しい態度で行動する：SBO 1
2. 現代社会が抱える課題（少子・超高齢社会など）に対して，薬剤師が果たすべき役割を提案する：SBO 15
3. 将来の薬剤師と薬学が果たす役割について討議する：SBO 26
4. 医療・福祉・医薬品にかかわる問題，社会的動向，科学の進歩に常に目を向け，自ら課題を見いだし，解決に向けて努力する：SBO 57
5. 生涯にわたって自ら学習する重要性を認識する：SBO 64

■この SBO の学習成果

　後輩などを育成することが，薬剤師の使命として含まれていることを説明することができる．そのうえで，模範となる行動をとるよう努力する態度を示すことができる．

66・1　学習の定着率

　1946 年に教育学者のデールは，学習経験を 11 の段階に分類し，"学習"は"経験"の一般化にあると定義した*．最も直接的かつ具体的な経験から，さまざまな抽象化の段階を経て，最後に最も抽象的な言語象徴である概念化に至ることを"経験の円錐"として提唱した．その後，1960 年代初期に，米国の国立訓練研究所（NTL）によって学習したあとに情報を記憶している平均割合が示され，現在は**学習ピラミッド**（図 66・1 左）として用いられている．すなわち，学習方法は，学習者の学習定着率に影響を及ぼしており，講義だけの記憶は 5% しか残らないが，具体的な経験を通すほど記憶の定着率が高くなることを示している．"教える"という経験では 90% の記憶が残ること示しており，人に教えることが学習に最も効果的であることから，改訂モデル・コアカリキュラムの趣旨に照らせば，図 66・1 右のように示すことになるだろう．受動的に教育を受けるのではなく，後輩などへの指導や地域での教育活動などを通じることで学習の定着に効果が期待できる．

*　E. Dale, 1946 年

NTL　National Training Laboratory

66・2　情報や技術を伝承する心

　医学の進歩，薬学の発展の裏には，先人が残した多くの知見，技術が含まれている．これらを実用していく役割を担っているのが今を生きている世代であり，未来につなげていくためには，次世代の人材（後輩）を育成していくことが求められる．

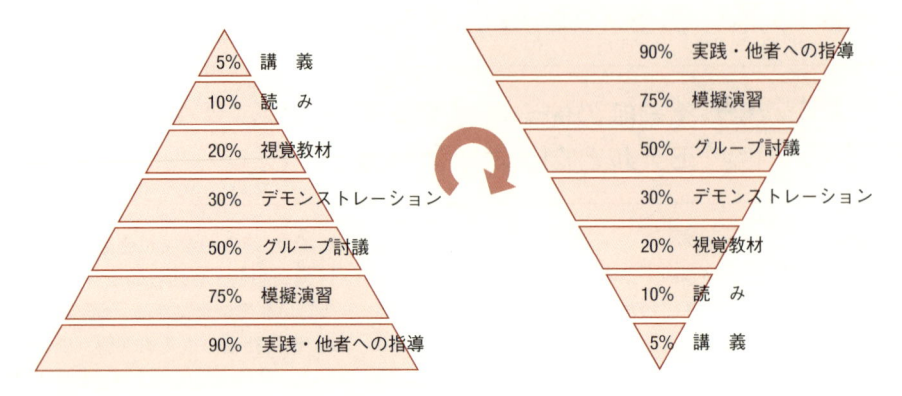

図66・1　学習ピラミッドからみた記憶の定着率　（National Training Laboratories（NTL）Institute for Applied Behavioral Science（USA）より）

老舗の由来に"創業宝永四年"といった歴史をあらわす文字が書かれていることがある．何を感じるだろうか．研究，発明して実用化されたものを後世に受継ぎ，広めるためには，その技術を伝えるだけでなく，さらに良質のものをつくりたいと考えるに違いない．暖簾（のれん）を守り受継いでいくためには，容易に他者に製法や材料を教えるようなことはしないが，200年以上も継続するためには，必ず創業時の理念とともに後継者を育てている．教えた結果，相手が自分を超えてしまったらどうしようと考え，教えるのを躊躇することがあるかもしれないが，簡単に超えられてしまうようなものであれば，大切に思っているその知識や技能は，そんなに大したものではない．コツが影響する場合，後輩が先輩を超えることは容易ではないが，教え育てることで，自分の知識や技能が減るわけではなく，むしろ後輩の反応や成長を感じることができ，自分も成長する機会が得られるばかりでなく，チームや組織の発展につながる．

66・3　人に教えるということ

たとえば，何かを伝える際に自分では理解しているつもりでも，それを人に説明しようとするとうまく説明できないことがある．また，普段使い慣れている機械やソフトウェアの使い方を説明する場合でも，誰かに教えるという場面では緊張してしまったり，言葉が出なかったりした経験があるのではないか．相手に理解してもらうためには，わかりやすい表現に置き換えたり，順序立てて説明したり，ゆっくり時間をかけるなど，個々に合わせて説明する方法も異なってくる．そのような経験のなかから，自分の弱点や理解できていない点に気付くことがある．人に教えるためには，知識のあいまいなところや理解の不十分なところがないように調べたり，勉強しなければならない．勉強することで，自分の知識や技能が向上していき，教えることを通じて知識が定着し，自分自身が成長していくのである．

66・4　後輩を育てれば自分も成長できる

今まで薬剤師は，自らの後継者を育てることにあまり力を注いでこなかった．

後輩は，先輩たちの仕事ぶりを必ず見ており，自分が意識したり，思っている以上に後輩に影響を与えているものである．いつか先輩のようになりたい，先輩を超えてみたいなど，常に先輩の行動や言動を観察しており，目標にしたり，反面教師にしたりするものである．後輩たちは，先輩のなかから自分の目標に近いあこがれの姿を**ロールモデル**（模範とする対象）として，先輩の行動や言動を模倣しながら，少しでも目標に近づこうと考える．ロールモデルとされることは先輩冥利に尽きる．ただし，格好をつけたり，威張ったり，知ったかぶるような態度を示すべきではない．

ロールモデル　role model

66・5　命令や指示だけは指導ではない

人に何かを教えたり，後輩を育てたりする状況下では，ただ相手と向き合うだけではなく，指導者側が自分自身と向き合うことも必要である．マニュアルに書かれていることを伝えるだけ，聞いたことを伝えるだけでは，"なぜそうしなければならないのか？"と後輩から聞かれた場合，たとえルールや聞いたことであっても，その理由や経緯を知っていなければ明確に答えることはできない．その場をしのぐために適当に答えていては，暖簾を守ることはできない．人手を使って一度に大量のものを生産しなければならないときには，作業手順を整えて，マニュアルを整備し教育していく．組織のなかで仕事をする場合は業務手順書や内規に従って実践する必要はあるが，自分で考えなければならないこともある．薬剤師は，単なる作業を行う職種ではなく，自分がもっている知識をもとに，さまざまな場面で対応すべく判断につなげる能力が備わっていなければならないが，人に教えるには理由，根拠，経緯，背景なども深く理解しておくことが必要である．教えるために自分のあいまいな部分を補填すべく，学び直すこともあるかもしれない．そのような態度，姿勢を後輩は必ず見ているものであり，まわりの誰かも必ず見ているものである．ロールモデルとして模範となる振舞いを実践する必要がある．

66・6　気付きを与えるには

初めて自転車に乗れたとき，初めて泳げたときを思い出してみよう．おそらく，親が補助者となって自転車を支えてくれたり，水泳教室で泳ぎ方を学んだりしたことを思い出すだろう．

ただ，最終的に自転車に乗るのも，泳ぐのも自分自身である．技術やノウハウを同じように教えてもらっても，皆がそこから有効な何かをつかみ取ることは困難であり，皆が一斉に一様に身につくものではない．できる瞬間というのは，何らかの解決のヒントが自分のなかに見いだされ，自分のものとして定着する瞬間でもある．指導者はあくまで学習者の支援者であり，解決するのは学習者自身である．

後輩などの育成でも同じことがいえる．薬剤師としての自律性をもたせるためには，単に指導者，先輩からの指示や命令などによる作業に終始しては，後輩などを育成していることにはならない．気付きを与えるためには，コーチングセンス（質問型の会話）を取入れることが最も有効であると考える．

関連するSBO
SBO 15

例題 66・1　薬剤師の使命　薬剤師の使命には何があるかをあげなさい．
解答例　医薬品の供給，法令等の遵守，医薬品の適正使用，生涯研鑽，教育，研究，地域医療・公共福祉の増進への貢献，品位の保持，など

関連するSBO
SBO 1

演習 66・1　ロールモデルにしている先輩や薬剤師について，どんな人のどのようなところをモデルにしているのか，具体的にあげて説明しなさい．

関連するSBO
SBO 15，SBO 26

応用・発展 66・1
薬剤師の使命に含まれる後輩などの育成が，将来につながる意義について討議し，自分の考えをまとめなさい．

応用・発展 66・2
例題66・1であげた使命について，後輩などをどのように育成していくか討議しなさい．

関連するSBO
SBO 57，SBO 64

応用・発展 66・3
自分の卒業後の目標，将来の目標を立て，目標を達成するための手順を作成しなさい．

SBO 67 後輩などへの適切な指導を実践する．（技能・態度）
A(5)④2

学生へのアドバイス

　自分が苦労したから，後輩や他者にも同じ苦労を経験してもらう．一昔前までは，このような考え方も指導の一つとして扱われていたこともあったが，現在このような考え方はトラブルやハラスメントに発展しかねないので注意が必要である．

　機械や器具の設置場所・使い方，電子カルテや電子薬歴の使い方，業務手順など，自分で考えるよりは聞いたほうが早い場合には，指示や説明といった方法が有効といえる．

　しかし，実験などで得られた結果が，自分の結果と異なるような場合を想定してみよう．なぜ結果が異なったのか，方法が間違っていなかったか，自分の指導に間違いがなかったか，試薬が間違っていなかったか，計算が間違っていなかったかなど，いろいろな視点で振返ることで気付く力をひき出すことができる．本 SBO に述べる内容はあくまで一つの考え方であることに留意し，実践する．何かを学ぶためには，自分で体験する以上によい方法はない．

■この SBO の学習に必要な予備知識
1. 対人関係に影響を及ぼす心理的要因について：SBO 44
2. 相手の心理状態とその変化に配慮し，対応する：SBO 45
3. 自分の心理状態を意識して，他者と接する：SBO 46
4. 適切な聴き方，質問を通じて相手の考えや感情を理解する：SBO 47
5. 適切な手段により自分の考えや感情を相手に伝える：SBO 48
6. 他者の意見を尊重し，協力してよりよい解決法を見いだす：SBO 49

■この SBO の学習成果
　実際に後輩などへの指導を実践できる．

67・1　指導を実践するためのポイント（留意すべき事項）

　指導は，一方向ではなく，常に双方向の関連性が重要である．そして，他者に対して指導する場合，基本的な指導の技能を身につけながら，指導を実践するよう心掛ける必要がある．

　指導を実践するうえで，心掛けておきたい 10 のポイントをあげる．

ポイント1　先輩，後輩という意識にこだわらない

　教えようとする内容に関しては，一般に後輩よりも先輩のほうが経験が豊富かもしれない．しかし，先輩だからうまくできる，後輩だからできないということはない．もしかすると後輩などのほうが素質をもつ場合がある．よりよい結果を見いだすためには，上下関係に基づいた指導にこだわるのではなく，客観的な視点で接することが求められる．特に，チーム，組織で取組む場合は，互いがチーム，組織の一員として対等であるという意識をもつことが大切である．

ポイント2　相手を承認する

関連する SBO
SBO 49

　人は，それぞれ育ってきた環境も異なれば，言葉づかいも違うように，個性がある．どうしても，自分の価値判断の基準に照らして人を評価しようとする傾向がある．そのような場合，先輩や指導者の意向とは異なる行動や態度，言動があると叱ったり，怒ったりといったネガティブなメッセージを発しがちである．ネガティブなメッセージに対しては，自分は認められていないと感じ，自信を喪失させたり，自己肯定感を低下させてしまうことになりかねない．人は評価されることで動くのではなく，相手の意図を知り，結果を出し，その結果が褒められる，認められることで動くものである．ポジティブに人の存在や行為を認めることで，

安心感を生み，信頼関係を築くことにもつながるばかりでなく，自主的な行動をひき出すことにつながる．

> 関連するSBO
> SBO 47

ポイント3　相手の話を聴く（自分の考えを押付けない）

後輩などは，少しでも先輩に近づこう，追い抜こうと考えている．そんななかで話を聞いてほしいと思っているものである．指導だからといって，一方的に先輩のやり方や考え方を押付けられては，後輩の鬱憤がたまるだけでなく，先輩の成長も望めない．先輩は，上手な聴き手になることが重要である．上手な聴き手になるためには，時間がないからあとでといったような対応をせず，腕組み，足組み，頬杖をせず，途中で話に割込んだり，遮ったりせず最後まで笑顔でゆったりと聞くことである．また，ゆったりとうなずき，ときどき相づちをうつことなども有効である．日ごろから，話しかけやすい雰囲気をつくるよう心掛けることが大切である．

ポイント4　命令や指示のみで終わらせない（提案する）

機械や器具の使い方などは，まずは，命令，指示から行うこともある．しかし，命令，指示ばかりで指導をしていると，自分の意見や考えを押殺して従うだけになっていく．これでは，一昔前の軍隊と同じである．意志をもった人間である以上，当然個々に意見や考えがあるはずである．指導者としての先輩は，それらが提案できるように場の雰囲気をつくり上げていくよう心掛けることが必要である．

ポイント5　知ったかぶりをしない　格好つけない

誰でも後輩や他者の前では，恥をかきたくないものである．恥をかきたくないために，人前で知ったかぶりをしたり，格好つけたりするかもしれない．また，自分の立場を上位に置いたり，正当化したくなるものである．しかし，そんな様子は必ず誰かに見られているもので，のちのちミーティングや会議などでの会話にも影響が出てくるものである．先輩だからといって何でもできるわけではない．後輩の前でも一人の人間としてしっかり向き合えばよい．知らないこと，できないことは，けっして恥ずかしいことではなく，知らなければ調べて学べばよい．できなければできるようになるまで努力をする．そして，他者に教えることで自分自身も成長できるのである．

> 関連するSBO
> SBO 47

ポイント6　質問上手になる

よい質問は，気付きを与えてくれる．一般に，質問の形にはオープンクエスチョンとクローズドクエスチョンがあるが，それぞれに役割がある．何か事実をはっきりさせたいときや，答えがすぐに必要なときには，クローズドクエスチョンが有効である．もともと答えの選択肢がYesかNoか，○か×かといったように二つしかないため，結果が確実であるが，相手の思考に広がりがないのが特徴といえる．一方，オープンクエスチョンは，相手に自由に考えさせたいときや意見を問うときなどに有効である．質問するタイミングや組合わせによって，どちらもよい質問になるため，最初のうちはあらかじめ質問を意識的に用意しておくのがよい．

ポイント7　挨拶をする

当然のことかもしれないが，朝は"おはようございます"，帰宅時は"お先に失礼します""お疲れ様でした"などときちんと挨拶することが大切である．挨拶はコミュニケーションを図るうえでの基本でもある．後輩が挨拶をしても先輩は，当然のごとく無反応だったり，"おう"とか"よし"と返事するのみの場合があるが，先輩もきちんと返事や挨拶をすることが必要である．ちょっとしたことではあるが，挨拶がきちんとできるかどうかで場の雰囲気も変わり，互いが気持ちよく仕事や研究にとりかかれるものである．

ポイント8　失敗を人のせいにしない　失敗をとがめない

失敗をしてうれしく思う者はいない．ましてや，自分のせいで失敗したことを認めたくないものである．しかし，自分の失敗を他人のせいにするのは恥ずべき態度である．先輩や指導者は役割分担を明確にしたうえで，個々が役割を果たせるような環境づくりが必要である．誰かのせいで失敗したなどという感覚で考えないようにしたい．

ポイント9　指摘やフィードバックはP・N・Pで

関連するSBO
SBO 48

失敗のなかから成功へのきっかけや新たな発見があるものである．体育会系だからとか，伝統だからといって，失敗に対する非難，指摘や注意だけでは，表面的にはしっかりしているように見えても，けっして生産性が高いとはいえない．このことは，上述の"相手を認める"ことにもなっていない．たとえ，失敗してもそれは結果であり，それまでの過程のなかで貢献した点や何かよい点があるはずであり，そういった点を積極的に探すとよい．指摘やフィードバックを通じて伝えるためには，ネガティブ（negative）な指摘のみで済ませるのではなく，どうすればもっとよくなるかなど積極的にポジティブ（positive）によかったところを探し，Positive・Negative・Positiveでメッセージを伝えたり，"私は〜と思う"といったようなI（アイ）メッセージで相手のやる気とモチベーションの向上につなげることができる．

ポイント10　常に振返る

指導は，後輩の成長のみならず，自らも成長できる機会であることを常に意識することが必要である．そのためには，自分で見直してよりよくしていくために振返り，自己評価を行うことが有効である．

例題67・1　指導時の心掛け　A研究室では，6年生が4年生を指導することとなっている．新たに配属になった4年生B君の指導を任された．指導時のポイント（留意すべき事項）をあげなさい．

解　答　1．先輩，後輩という意識にこだわらない．2．相手を承認する．3．相手の話を聴く．（自分の考えを押付けない）4．命令や指示のみで終わらせない．（提案する）5．知ったかぶりをしない．格好つけない．6．質問上手になる．7．挨拶をする．8．失敗を人のせいにしない．失敗をとがめない．9．指摘やフィードバックはP・N・Pで．10．常に振返る．

関連する SBO
SBO 47，SBO 48，SBO 49

演習 67・1 "最近，失敗したこと（恥ずかしかったこと）"
方法：① 3 人一組で，話し手，聴き手，観察者（司会，タイムキーパー）を決める．
② 3 分間，話し手の話を聴き手が聴き，終了後 5 分間で気付いたこと，感じたことをグループで互いにフィードバック（観察者 ⇒ 話し手・聴き手，話し手 ⇒ 聴き手，聴き手 ⇒ 話し手）を行い，振返りなさい．

関連する SBO
SBO 48

演習 67・2 メッセージの伝え方
方法：演習 67・1 の終了後，三つのパターン① "あなたは〜だ"，② "みんな〜と思っている"，③ "私は〜と思う" で感想を伝え，コミュニケーションがどのように変わるかグループで話し合いなさい．

応用・発展 67・1
実践している指導について，自己評価を行いなさい．

応用・発展 67・2
実践した指導例についてグループで同僚に紹介し，同僚からフィードバックを受け，指導目標を立てなさい．

関連する SBO
SBO 44，SBO 45，SBO 46

応用・発展 67・3
ここであげた 10 のポイントのほかに指導に有効と考えられる事項を話し合いなさい．

付録1. ヘルシンキ宣言——人間を対象とする医学研究の倫理的原則

1964年 6月　第18回WMA総会（ヘルシンキ，フィンランド）で採択
1975年10月　第29回WMA総会（東京，日本）で修正
1983年10月　第35回WMA総会（ベニス，イタリア）で修正
1989年 9月　第41回WMA総会（九龍，香港）で修正
1996年10月　第48回WMA総会（サマーセットウェスト，南アフリカ）で修正
2000年10月　第52回WMA総会（エジンバラ，スコットランド）で修正
2002年10月　WMAワシントン総会（米国）で修正（第29項目明確化のため注釈追加）
2004年10月　WMA東京総会（日本）で修正（第30項目明確化のため注釈追加）
2008年10月　WMAソウル総会（韓国）で修正
2013年10月　WMAフォルタレザ総会（ブラジル）で修正

序　文

1. 世界医師会（WMA）は，特定できる人間由来の試料およびデータの研究を含む，人間を対象とする医学研究の倫理的原則の文書としてヘルシンキ宣言を改訂してきた．
本宣言は全体として解釈されることを意図したものであり，各項目は他のすべての関連項目を考慮に入れて適用されるべきである．

2. WMAの使命の一環として，本宣言は主に医師に対して表明されたものである．WMAは人間を対象とする医学研究に関与する医師以外の人々に対してもこれらの諸原則の採用を推奨する．

一般原則

3. WMAジュネーブ宣言は，「私の患者の健康を私の第一の関心事とする」ことを医師に義務づけ，また医の国際倫理綱領は，「医師は，医療の提供に際して，患者の最善の利益のために行動すべきである」と宣言している．

4. 医学研究の対象とされる人々を含め，患者の健康，福利，権利を向上させ守ることは医師の責務である．医師の知識と良心はこの責務達成のために捧げられる．

5. 医学の進歩は人間を対象とする諸試験を要する研究に根本的に基づくものである．

6. 人間を対象とする医学研究の第一の目的は，疾病の原因，発症および影響を理解し，予防，診断ならびに治療（手法，手順，処置）を改善することである．最善と証明された治療であっても，安全性，有効性，効率性，利用可能性および質に関する研究を通じて継続的に評価されなければならない．

7. 医学研究はすべての被験者に対する配慮を推進かつ保証し，その健康と権利を擁護するための倫理基準に従わなければならない．

8. 医学研究の主な目的は新しい知識を得ることであるが，この目標は個々の被験者の権利および利益に優先することがあってはならない．

9. 被験者の生命，健康，尊厳，全体性，自己決定権，プライバシーおよび個人情報の秘密を守ることは医学研究に関与する医師の責務である．被験者の保護責任は常に医師またはその他の医療専門職にあり，被験者が同意を与えた場合でも，決してその被験者に移ることはない．

10. 医師は，適用される国際的規範および基準はもとより人間を対象とする研究に関する自国の倫理，法律，規制上の規範ならびに基準を考慮しなければならない．国内的または国際的倫理，法律，規制上の要請がこの宣言に示されている被験者の保護を減じあるいは排除してはならない．

11. 医学研究は，環境に害を及ぼす可能性を最小限にするよう実施されなければならない．

12. 人間を対象とする医学研究は，適切な倫理的および科学的な教育と訓練を受けた有資格者によってのみ行われなければならない．患者あるいは健康なボランティアを対象とする研究は，能力と十分な資格を有する医師またはその他の医療専門職の監督を必要とする．

13. 医学研究から除外されたグループには研究参加への機会が適切に提供されるべきである．

14. 臨床研究を行う医師は，研究が予防，診断または治療する価値があるとして正当化できる範囲内にあり，かつその研究への参加が被験者としての患者の健康に悪影響を及ぼさないことを確信する十分な理由がある場合に限り，その患者を研究に参加させるべきである．

15. 研究参加の結果として損害を受けた被験者に対する適切な補償と治療が保証されなければならない．

リスク，負担，利益

16. 医療および医学研究においてはほとんどの治療にリスクと負担が伴う．
人間を対象とする医学研究は，その目的の重要性が被

＊日本医師会の訳による

験者のリスクおよび負担を上まわる場合に限り行うことができる.

17. 人間を対象とするすべての医学研究は，研究の対象となる個人とグループに対する予想し得るリスクおよび負担と被験者およびその研究によって影響を受けるその他の個人またはグループに対する予見可能な利益とを比較して，慎重な評価を先行させなければならない.

　リスクを最小化させるための措置が講じられなければならない．リスクは研究者によって継続的に監視，評価，文書化されるべきである.

18. リスクが適切に評価されかつそのリスクを十分に管理できるとの確信を持てない限り，医師は人間を対象とする研究に関与してはならない.

　潜在的な利益よりもリスクが高いと判断される場合または明確な成果の確証が得られた場合，医師は研究を継続，変更あるいは直ちに中止すべきかを判断しなければならない.

社会的弱者グループおよび個人

19. あるグループおよび個人は特に社会的な弱者であり不適切な扱いを受けたり副次的な被害を受けやすい．すべての社会的弱者グループおよび個人は個別の状況を考慮したうえで保護を受けるべきである.

20. 研究がそのグループの健康上の必要性または優先事項に応えるものであり，かつその研究が社会的弱者でないグループを対象として実施できない場合に限り，社会的弱者グループを対象とする医学研究は正当化される．さらに，そのグループは研究から得られた知識，実践または治療からの恩恵を受けるべきである.

科学的要件と研究計画書

21. 人間を対象とする医学研究は，科学的文献の十分な知識，その他関連する情報源および適切な研究室での実験ならびに必要に応じた動物実験に基づき，一般に認知された科学的諸原則に従わなければならない．研究に使用される動物の福祉は尊重されなければならない.

22. 人間を対象とする各研究の計画と実施内容は，研究計画書に明示され正当化されていなければならない．研究計画書には関連する倫理的配慮について明記され，また本宣言の原則がどのように取り入れられてきたかを示すべきである．計画書は，資金提供，スポンサー，研究組織との関わり，起こり得る利益相反，被験者に対する報奨ならびに研究参加の結果として損害を受けた被験者の治療および／または補償の条項に関する情報を含むべきである.

　臨床試験の場合，この計画書には研究終了後条項についての必要な取り決めも記載されなければならない.

研究倫理委員会

23. 研究計画書は，検討，意見，指導および承認を得るため研究開始前に関連する研究倫理委員会に提出されなければならない．この委員会は，その機能において透明性がなければならず，研究者，スポンサーおよびその他いかなる不適切な影響も受けず適切に運営されなければならない．委員会は，適用される国際的規範および基準はもとより，研究が実施される国または複数の国の法律と規制も考慮しなければならない．しかし，そのために本宣言が示す被験者に対する保護を減じあるいは排除することを許してはならない.

　研究倫理委員会は，進行中の研究をモニターする権利を持たなければならない．研究者は，委員会に対してモニタリング情報とくに重篤な有害事象に関する情報を提供しなければならない．委員会の審議と承認を得ずに計画書を修正してはならない．研究終了後，研究者は研究知見と結論の要約を含む最終報告書を委員会に提出しなければならない.

プライバシーと秘密保持

24. 被験者のプライバシーおよび個人情報の秘密保持を厳守するためあらゆる予防策を講じなければならない.

インフォームド・コンセント

25. 医学研究の被験者としてインフォームド・コンセントを与える能力がある個人の参加は自発的でなければならない．家族または地域社会のリーダーに助言を求めることが適切な場合もあるが，インフォームド・コンセントを与える能力がある個人を本人の自主的な承諾なしに研究に参加させてはならない.

26. インフォームド・コンセントを与える能力がある人間を対象とする医学研究において，それぞれの被験者候補は，目的，方法，資金源，起こり得る利益相反，研究者の施設内での所属，研究から期待される利益と予測されるリスクならびに起こり得る不快感，研究終了後条項，その他研究に関するすべての面について十分に説明されなければならない．被験者候補は，いつでも不利益を受けることなしに研究参加を拒否する権利または参加の同意を撤回する権利があることを知らされなければならない．個々の被験者候補の具体的情報の必要性のみならずその情報の伝達方法についても特別な配慮をしなければならない.

　被験者候補がその情報を理解したことを確認したうえで，医師またはその他ふさわしい有資格者は被験者候補の自主的なインフォームド・コンセントをできれば書面で求めなければならない．同意が書面で表明されない場合，その書面によらない同意は立会人のもとで正式に文書化されなければならない.

　医学研究のすべての被験者は，研究の全体的成果について報告を受ける権利を与えられるべきである.

27. 研究参加へのインフォームド・コンセントを求める場合，医師は，被験者候補が医師に依存した関係にあ

るかまたは同意を強要されているおそれがあるかについて特別な注意を払わなければならない．そのような状況下では，インフォームド・コンセントはこうした関係とは完全に独立したふさわしい有資格者によって求められなければならない．

28. インフォームド・コンセントを与える能力がない被験者候補のために，医師は，法的代理人からインフォームド・コンセントを求めなければならない．これらの人々は，被験者候補に代表されるグループの健康増進を試みるための研究，インフォームド・コンセントを与える能力がある人々では代替して行うことができない研究，そして最小限のリスクと負担のみ伴う研究以外には，被験者候補の利益になる可能性のないような研究対象に含まれてはならない．

29. インフォームド・コンセントを与える能力がないと思われる被験者候補が研究参加についての決定に賛意を表することができる場合，医師は法的代理人からの同意に加えて本人の賛意を求めなければならない．被験者候補の不賛意は，尊重されるべきである．

30. 例えば，意識不明の患者のように，肉体的，精神的にインフォームド・コンセントを与える能力がない被験者を対象とした研究は，インフォームド・コンセントを与えることを妨げる肉体的・精神的状態がその研究対象グループに固有の症状となっている場合に限って行うことができる．このような状況では，医師は法的代理人からインフォームド・コンセントを求めなければならない．そのような代理人が得られず研究延期もできない場合，この研究はインフォームド・コンセントを与えられない状態にある被験者を対象とする特別な理由が研究計画書で述べられ，研究倫理委員会で承認されていることを条件として，インフォームド・コンセントなしに開始することができる．研究に引き続き留まる同意はできるかぎり早く被験者または法的代理人から取得しなければならない．

31. 医師は，治療のどの部分が研究に関連しているかを患者に十分に説明しなければならない．患者の研究への参加拒否または研究離脱の決定が患者・医師関係に決して悪影響を及ぼしてはならない．

32. バイオバンクまたは類似の貯蔵場所に保管されている試料やデータに関する研究など，個人の特定が可能な人間由来の試料またはデータを使用する医学研究のためには，医師は収集・保存および／または再利用に対するインフォームド・コンセントを求めなければならない．このような研究に関しては，同意を得ることが不可能か実行できない例外的な場合があり得る．このような状況では研究倫理委員会の審議と承認を得た後に限り研究が行われ得る．

プラセボの使用

33. 新しい治療の利益，リスク，負担および有効性は，以下の場合を除き，最善と証明されている治療と比較考量されなければならない：

証明された治療が存在しない場合，プラセボの使用または無治療が認められる；あるいは，

説得力があり科学的に健全な方法論的理由に基づき，最善と証明されたものより効果が劣る治療，プラセボの使用または無治療が，その治療の有効性あるいは安全性を決定するために必要な場合，そして，最善と証明されたものより効果が劣る治療，プラセボの使用または無治療の患者が，最善と証明された治療を受けなかった結果として重篤または回復不能な損害の付加的リスクを被ることがないと予想される場合．

この選択肢の乱用を避けるため徹底した配慮がなされなければならない．

研究終了後条項

34. 臨床試験の前に，スポンサー，研究者および主催国政府は，試験の中で有益であると証明された治療を未だ必要とするあらゆる研究参加者のために試験終了後のアクセスに関する条項を策定すべきである．また，この情報はインフォームド・コンセントの手続きの間に研究参加者に開示されなければならない．

研究登録と結果の刊行および普及

35. 人間を対象とするすべての研究は，最初の被験者を募集する前に一般的にアクセス可能なデータベースに登録されなければならない．

36. すべての研究者，著者，スポンサー，編集者および発行者は，研究結果の刊行と普及に倫理的責務を負っている．研究者は，人間を対象とする研究の結果を一般的に公表する義務を有し報告書の完全性と正確性に説明責任を負う．すべての当事者は，倫理的報告に関する容認されたガイドラインを遵守すべきである．否定的結果および結論に達しない結果も肯定的結果と同様に，刊行または他の方法で公表されなければならない．資金源，組織との関わりおよび利益相反が，刊行物の中には明示されなければならない．この宣言の原則に反する研究報告は，刊行のために受理されるべきではない．

臨床診療における未実証の治療

37. 個々の患者の処置において証明された治療が存在しないかまたはその他の既知の治療が有効でなかった場合，患者または法的代理人からのインフォームド・コンセントがあり，専門家の助言を求めたうえ，医師の判断において，その治療で生命を救う，健康を回復するまたは苦痛を緩和する望みがあるのであれば，証明されていない治療を実施することができる．この治療は，引き続き安全性と有効性を評価するために計画された研究の対象とされるべきである．すべての事例において新しい情報は記録され，適切な場合には公表されなければならない．

付録 2. ASHP Statement on Pharmaceutical Care*

The purpose of this statement is to assist pharmacists in understanding pharmaceutical care. Such understanding must precede efforts to implement pharmaceutical care, which ASHP believes merit the highest priority in all practice settings.

Possibly the earliest published use of the term pharmaceutical care was by Brodie in the context of thoughts about drug use control and medication-related services. It is a term that has been widely used and a concept about which much has been written and discussed in the pharmacy profession, especially since the publication of a paper by Hepler and Strand in 1990. ASHP has formally endorsed the concept. With varying terminology and nuances, the concept has also been acknowledged by other national pharmacy organizations. Implementation of pharmaceutical care was the focus of a major ASHP conference in March 1993.

Many pharmacists have expressed enthusiasm for the concept of pharmaceutical care, but there has been substantial inconsistency in its description. Some have characterized it as merely a new name for clinical pharmacy; others have described it as anything that pharmacists do that may lead to beneficial results for patients.

ASHP believes that pharmaceutical care is an important new concept that represents growth in the profession beyond clinical pharmacy as often practiced and beyond other activities of pharmacists, including medication preparation and dispensing. All of these professional activities are important, however, and ASHP continues to be a strong proponent of the necessity for pharmacists' involvement in them. In practice, these activities should be integrated with and culminate in pharmaceutical care provided by individual pharmacists to individual patients.

In 1992, ASHP's members urged the development of an officially recognized ASHP definition of pharmaceutical care.9 This statement provides a definition and elucidates some of the elements and implications of that definition.

---
* Medication Therapy and Patient Care: Organization and Delivery of Service—*Statement*, p. 266–268 より一部抜粋.

The definition that follows is an adaptation of a definition developed by Hepler and Strand.

Definition

The mission of the pharmacist is to provide pharmaceutical care. Pharmaceutical care is the direct, responsible provision of medication-related care for the purpose of achieving definite outcomes that improve a patient's quality of life.

Principal Elements

The principal elements of pharmaceutical care are that it is *medication related*; it is *care* that is *directly provided* to the patient; it is provided to produce *definite outcomes*; these outcomes are intended to improve the patient's *quality of life*; and the provider accepts personal *responsibility* for the outcomes.

Medication Related. Pharmaceutical care involves not only medication therapy (the actual provision of medication) but also decisions about medication use for individual patients. As appropriate, this includes decisions *not* to use medication therapy as well as judgments about medication selection, dosages, routes and methods of administration, medication therapy monitoring, and the provision of medication-related information and counseling to individual patients.

Care. Central to the concept of care is caring, a personal concern for the well-being of another person. Overall patient care consists of integrated domains of care including (among others) medical care, nursing care, and pharmaceutical care. Health professionals in each of these disciplines possess unique expertise and must cooperate in the patient's overall care. At times, they share in the execution of the various types of care (including pharmaceutical care). To pharmaceutical care, however, the pharmacist contributes unique knowledge and skills to ensure optimal outcomes from the use of medications.

At the heart of any type of patient care, there exists a one-to-one relationship between a caregiver and a patient. In pharmaceutical care, the irreducible "unit" of care is one pharmacist in a direct professional relationship with one patient. In this relationship, the pharmacist provides care directly to the patient and for the benefit of the patient.

The health and well-being of the patient are paramount. The pharmacist makes a direct, personal, caring commitment to the individual patient and acts in the patient's best interest. The pharmacist cooperates directly with other professionals and the patient in designing, implementing, and monitoring a therapeutic plan intended to produce definite therapeutic outcomes that improve the patient's quality of life.

Outcomes. It is the goal of pharmaceutical care to improve an individual patient's quality of life through achievement of definite (predefined), medication-related therapeutic outcomes. The outcomes sought are
1. Cure of a patient's disease.
2. Elimination or reduction of a patient's symptomatology.
3. Arresting or slowing of a disease process.
4. Prevention of a disease or symptomatology.

This, in turn, involves three major functions: (1) identifying potential and actual medication-related problems, (2) resolving actual medication-related problems, and (3) preventing potential medication-related problems. A medication-related problem is an event or circumstance involving medication therapy that actually or potentially interferes with an optimum outcome for a specific patient. There are at least the following categories of medication-related problems:

- *Untreated indications.* The patient has a medical problem that requires medication therapy (an indication for medication use) but is not receiving a medication for that indication.
- *Improper drug selection.* The patient has a medication indication but is taking the wrong medication.
- *Subtherapeutic dosage.* The patient has a medical problem that is being treated with too little of the correct medication.
- *Failure to receive medication.* The patient has a medical problem that is the result of not receiving a medication (e.g., for pharmaceutical, psychological, sociological, or economic reasons).
- *Overdosage.* The patient has a medical problem that is being treated with too much of the correct medication (toxicity).
- *Adverse drug reactions.* The patient has a medical problem that is the result of an adverse drug reaction or adverse effect.
- *Drug interactions.* The patient has a medical problem that is the result of a drug–drug, drug–food, or drug–laboratory test interaction.
- *Medication use without indication.* The patient is taking a medication for no medically valid indication.

Patients may possess characteristics that interfere with the achievement of desired therapeutic outcomes. Patients may be noncompliant with prescribed medication use regimens, or there may be unpredictable variations in patients' biological responses. Thus, in an imperfect world, intended outcomes from medication-related therapy are not always achievable.

Patients bear a responsibility to help achieve the desired outcomes by engaging in behaviors that will contribute to—and not interfere with—the achievement of desired outcomes. Pharmacists and other health professionals have an obligation to educate patients about behaviors that will contribute to achieving desired outcomes.

Quality of Life. Some tools exist now for assessing a patient's quality of life. These tools are still evolving, and pharmacists should maintain familiarity with the literature on this subject. 10,11 A complete assessment of a patient's quality of life should include both objective and subjective (e.g., the patient's own) assessments. Patients should be involved, in an informed way, in establishing quality-of-life goals for their therapies.

Responsibility. The fundamental relationship in any type of patient care is a mutually beneficial exchange in which the patient grants authority to the provider and the provider gives competence and commitment to the patient (accepts responsibility). Responsibility involves both moral trustworthiness and accountability.

In pharmaceutical care, the direct relationship between an individual pharmacist and an individual patient is that of a professional covenant in which the patient's safety and wellbeing are entrusted to the pharmacist, who commits to honoring that trust through competent professional actions that are in the patient's best interest. As an accountable member of the health-care team, the pharmacist must document the care provided. The pharmacist is personally accountable for patient outcomes (the quality of care) that ensue from the pharmacist's actions and decisions.

Copyright © 1993, American Society of Hospital pharmacists, Inc. All rights reserved.

演習と応用・発展の解答，解説

第Ⅱ部　第4章

SBO9

演習9・1　表9・2を参照．

演習9・2　表9・3を参照．

SBO 11

演習11・1　$0.004 \times 0.8 / (0.004 \times 0.8 + 0.996 \times 0.1)$，すなわち3％である．一方，乳がんでない確率は97％と推測される．

SBO 12

演習12・1　正解2, 3, 5

SBO 13

演習13・1　健康寿命とは，日常的に介護などを受けずに自立して生活できる期間のことである．平均寿命と健康寿命の差が拡大すると，医療や介護給付の費用を要する期間の増大による公的医療保険制度の維持の困難や，生活の質の低下が懸念される．

演習13・2　"国民の健康の増進の総合的な推進を図るための基本的な方針"に，栄養・食生活，身体活動・運動，休養，飲酒，喫煙，歯・口腔の健康に関する生活習慣などと記載されている．薬局薬剤師は，一般用医薬品などを用いた地域住民の健康管理支援，一般用医薬品である禁煙補助薬を用いた禁煙支援，自己検査機器（血圧測定など）などを用いた健康チェックの支援，食生活に対するアドバイスや，特定保健用食品や栄養機能食品の活用，栄養士との連携などによる栄養・食生活支援，歯磨き粉や歯ブラシの販売を通して歯・口腔の健康の支援，児童・生徒，地域住民への医薬品適正使用教育，薬物乱用・依存防止活動，アンチドーピング活動，こころの健康支援，これらの生活習慣改善に関する情報の提供や各サービスへのアクセス支援などを通して健康増進にかかわっている．

応用・発展13・1　薬学教育モデル・コアカリキュラムのなかで関連するのは，以下のような知識・技能である．

　　B 薬学と社会－(4) 地域における薬局と薬剤師
　　D1 健康－(2) 疾病の予防
　　D1 健康－(3) 栄養と健康
　　D2 環境－(1) 化学物質・放射線の生体への影響
　　D2 環境－(2) 生活環境と健康
　　E2 薬理・病態・薬物治療－(9) 要指導医薬品・一般用医薬品とセルフメディケーション
　　F 薬学臨床－(5) 地域の保健・医療・福祉への参画　など

また，これらの知識を基礎とし，受診勧奨すべきかどうか，あるいは一般用医薬品で対処すべきか，生活習慣改善のアドバイスで対処すべきかといった薬局トリアージにかかわる知識・技能，プライマリーケアにかかわる知識・技能，高いコミュニケーション能力，最新情報の継続的な収集，医療機関や行政機関と連携する能力などが必要となる．

応用・発展13・2

- **薬事衛生**：医薬品，医療機器などの品質，有効性および安全性確保のための，製造施設や薬局，医薬品販売業などの許可・監視指導，麻薬・覚醒剤などの不適正使用防止と薬物乱用防止啓発，輸血用血液の確保のための献血推進，薬剤師会との連携による地域住民を対象とした医薬品等に係る講習会の開催など．
- **食品衛生**：食品の生産から流通・消費における食の安全確保のため，食品製造業者や飲食店などに対する衛生管理指導や食中毒予防のための啓発，食中毒などが発生した際の調査など．
- **生活衛生**：旅館やクリーニング店，理容所・美容所，公衆浴場などの衛生水準の向上を図るための衛生管理指導や温泉資源の保護と適正利用を図るための許可・届出・監視指導など．
- **健康危機管理**：大規模災害時の医薬品，食料，医療機器等の全国的調整・供給対策，緊急被ばく医療における正確な情報を迅速に提供できる初期体制や，除染の施設整備・基剤の配備，安定ヨウ素剤の備蓄の対策など．
- **水道衛生**：水道業者の監視，プールなどの水をおもに使用する施設の指導など．
- **生活環境保全**：国民が快適に生活できるように，届出施設や土地，大気や水質の調査・監視．また，騒音対策や悪臭対策．
- **廃棄物衛生**：廃棄物取扱い業者に対して，廃棄物の減量や再生利用などの推進・管理など．
- **試験検査**：食品中の添加物などの規格基準検査や放射性物質等の検査など．

SBO 14

演習14・1　正解3．［解説］覚醒剤乱用者の再乱用する確率は60％と高い．

演習 14・2　正解 2．［解説］日本人の 15 歳から 34 歳までの死因の第 1 位は自殺，第 2 位は不慮の事故となっており，世界の先進国 7 カ国のなかで日本の若者の自殺率がほかの国に比べて高いものとなっており，きわめて深刻な状況にある．

応用・発展 14・1　薬物に耐性が生じ，長時間にわたり大量の薬物を摂取することによって，急性中毒や精神障害が発生し，さらには薬物の摂取の中断によって離脱症候群が発現する．このことにより日常生活・社会生活に支障が生じる．慢性的な脳の異常状態であり，薬物乱用を継続するうちに，薬物に対するコントロールを失い，やめようと思ってもやめられない状態をいう．その後，使用者は離脱症状を避けるために薬物をさらに摂取するようになる．

応用・発展 14・2　自殺対策基本法は，自殺対策の基本理念を定め，国，地方公共団体，事業主，国民のそれぞれの責務を明らかにするとともに，自殺対策を総合的に推進して，自殺防止と自殺者の親族などに対する支援の充実を図り，国民が健康で生きがいをもって暮らすことのできる社会の実現に寄与することを目的として施行された．

SBO 15

演習 15・1　正解 5．［解説］リハビリの推進は該当しない．地域包括ケアを実現するためには，① 医療との連携強化，② 介護サービスの充実強化，③ 予防の推進，④ 見守り，配食，買い物など，多様な生活支援サービスの確保や権利擁護など，⑤ 高齢期になっても住み続けることのできる高齢者住まいの整備まで利用者のニーズに応じた継続的なサービス提供を行う必要がある．

応用・発展 15・1　日本は 2025（平成 37）年を目標として，"高齢者の尊厳の保持と自立生活の支援の目的のもとで，可能なかぎり住み慣れた地域で，自分らしい暮らしを人生の最期まで続けることができる"よう，地域の包括的な支援・サービス提供体制（地域包括ケアシステム）の構築を打出した．

応用・発展 15・2　少子・高齢化の急速な進行により高齢化率が上がると，2040（平成 52）年ごろには，"国民 2 人で 1 人の高齢者を支える時代"となり，さらに急速に高齢化が進み，やがて，"1 人の若者が 1 人の高齢者を支える時代"となることが予想される．

第Ⅱ部　第 6 章

SBO 24

演習 24・1　正解 1．
演習 24・2　正解 4．

第Ⅲ部　第 7 章

SBO 27

演習 27・1　正解 3．［解説］他は生命の発生にかかわる生殖細胞や胎児の生死，パーソンとしての人間の死など生命の尊厳問題に直接かかわるが，医療資源の配分は配分の正義・平等・公正の問題にかかわるものであり，直接に生命の尊厳にかかわるわけではない．

演習 27・2　正解 4．［解説］世界人権宣言では，基本的人権・人間の尊厳と価値・男女の同権についての信念を確認することが表明されている．種差別は，ヒトという種をほかの動物種と差別して優越すると考える人間中心主義的観点を意味する．製造物責任法は欠陥製造物による被害者救済のための法律である．コンプライアンスは服薬の遵守や遵法精神を意味し，人間機械論は，人間を一種の機械と見なして，そのメカニズムを解明しようとする思想である．

演習 27・3　正解 2．［解説］パーソン論は自律性・自己意識・理性・人生設計能力などをパーソンとしての人間がもつ能力として考えて，そのようなパーソンにのみ道徳的地位を認める立場である．

演習 27・4　正解 3．［解説］パーソンを厳密に考えるパーソン論では，動物も胎児もパーソンとしての資格を欠く．動物にパーソンを認める功利主義，パーソンを胎外生存可能性があるとみなされる 22 週以後の胎児に認める立場，受精した瞬間からパーソンと考える立場などがあるが，いずれも厳密な意味でのパーソン論ではない．

応用・発展 27・1　［解説］生命の始まりに関する先進医療技術は，特に生殖細胞を操作する医療技術が生命の尊厳を毀損するものとして問題視される．ES 細胞作や体外受精における剰余受精卵の廃棄の問題がそれである．また，出生前診断によって望ましくないとされた胎児の中絶や受精卵の廃棄は，生命を選別するものとして，生命の尊厳問題をひき起こしている．また，非配偶者間人工授精における精子・卵子の売買，代理母問題は，人間の身体およびその一部を営利行為として使用することが人間の生命の尊厳に反する行為と考えられ，多くの国では認められていない．これは子供をもつ権利との関連でその是非が議論される．これと関連して，臓器の国際的売買も問題として浮かび上がってきている．さらに生命の終わりに関する問題としては，無理な延命治療が人間の尊厳を毀損するものとして，尊厳死の問題が問われる．これと関連して，安楽死をどこまで認めるかが尊厳の問題と関連して議論される．これらは生命を神聖視すると SOL の立場と，自己決定権をはじめとするパーソンとしての人間のあり方を重視する QOL の立場を，具体的な臨床医療の現場においてどのように調整するかが問われることになる．

応用・発展 27・2　人間の尊厳と人権に関する世界的宣言

については，まず本文で言及されている諸宣言（国連憲章・世界人権宣言・ヒトゲノムと人権に関する宣言・バルセロナ宣言・生命倫理と人権に関する宣言）について調べてみよう．とりわけバルセロナ宣言で示された人間に関する"統合性（integrity）"と"傷つきやすさ（fragility）"の概念は，人間の尊厳と権利を考えるうえで重要である．前者は尊厳ある人間の生の基盤となる不可侵性と一貫性を意味し，後者は人間がもつ自律性，尊厳，統合性が傷つきやすく脆弱で侵害されやすいことを意味していて，これに対する配慮が人間の尊厳などを考えていくうえで不可欠であることが示されている．日本の法令では日本国憲法で示されている人間の尊厳と人権概念を確認しておくことが重要である．これらの概念が医師・薬剤師・看護師などの医療専門職の倫理綱領にどのように取込まれ，位置づけられているか調べてみよう．

応用・発展 27・3 パーソン概念の多様性は，医療において何が重視されて取組まれるべきであるかの違いを示している．たとえば着床前診断で重度の遺伝病の因子をもっている受精卵を着床させないという選択は，将来生むことになるかもしれない可能的パーソンをパーソンとして認めることを意味する．人工妊娠中絶を正当化するとすれば，パーソンとしては狭義の現実的パーソンのみを認めて，女性のリプロダクティブライツを尊重することになる．植物状態の患者へのケアを医療行為とみなすかどうかなどの問題は安楽死・尊厳死問題ともつながってくる．医療的文脈に即して何が重視されるべきかをパーソンと関連させて具体的事例において検討してみよう．

応用・発展 27・4 SOL 原則では人間の生命の神聖不可侵性が絶対視されるのに対して，QOL 原則では人間の生のあり方が問われる．すなわちパーソンとしての人間の自律性が尊重されて，その人自身の価値観・人生観に基づく自己決定の権利が原則として重視される．この二つの原則の対立を避けようとすれば，尊厳の意味を担いうる"人間の生命"を胎児がもちうるのかどうか，もつとすればどのような条件においてなのかを明らかにする必要がある．ローマカトリックの教義では，受精した瞬間から尊厳ある人間の生命は誕生したとされる．その根拠は神聖な神の御業による．生殖過程においてすでに神の介在があるという信仰に根拠が置かれている．この立場に立てば SOL 原則は即 QOL 原則となる．胎外生存可能性を重視して妊娠 22 週以後は胎児も母体から独立したパーソンとして権利の主体者であるとみなして生存権を認めて，以後の人工妊娠中絶を認めないという立場は，女性のリプロダクティブライツを認める立場との妥協点と考えることができる．

SBO28

演習 28・1 正解 4．［解説］ヒポクラテスの誓いは生命倫理が成立する前の医の倫理としての役割を果たしてきたもので，医師のパターナリズムに立脚している．

演習 28・2 正解 2．［解説］パターナリズムは医師中心の医療倫理を代表する立場であり，患者の自己決定権を中心とする生命倫理とは対立する．

演習 28・3 正解 5．［解説］タスキーギ梅毒実験は，米国で 40 年間にわたってなされてきた梅毒に関する非人道的な臨床研究で，この事件を受けてベルモントレポートが提出された．

演習 28・4 正解 2．［解説］4 原則のどれが絶対的に優先されるというものではない．対立する原則の間を調停したり，事例に即して制限的にある原則を優先して解決を図る．

応用・発展 28・1 生命科学とバイオテクノロジーの応用によって先進医療の多くが成立・発展してきている．ゲノム科学の発達による遺伝子診断・遺伝子治療をはじめとして，出生前診断・人工授精などの生殖医療技術，ES 細胞・iPS 細胞研究の再生医療への応用などがその例である．生命の尊厳にかかわる倫理問題としては，特に生殖細胞の操作に関する問題がある．iPS 細胞による再生医療への応用が期待されているのは，ES 細胞を使っての研究と違って，受精胚を破壊しない点にある．これは人間の尊厳にかかわる倫理問題がどのような研究を優先させるかということに本質的にかかわっていることの一例である．

応用・発展 28・2 米国では 1960 年代に展開された公民権獲得運動・ベトナム反戦運動・フェミニズム運動・消費者運動が背景となって生命倫理が成立したが，日本で生命倫理が医療の倫理として成立するのは，米国発の生命倫理を受容することを通してである．1975 年に世界医師会のヘルシンキ宣言の修正が東京総会でなされて，生命倫理の諸原則が盛込まれたこともあり，生命倫理原則は世界的に医療倫理原則として受入れられてきた．日本では医療専門職の中で医師の権限が強く，患者中心の生命倫理原則が徹底するには，チーム医療における医療専門職間の対等の専門的関係性の構築，さまざまな患者の権利を尊重するシステム構成など課題は多い．医薬分業の徹底化も大きな課題となっている．

応用・発展 28・3 非人道的な人体実験としては第二次世界大戦中のナチス医師団によるユダヤ人，ロマ人，精神病者に対する実験や日本の 731 石井部隊による中国での人体実験，九州大学医学部での戦争捕虜に対する実験などがあげられる．米国での人体実験としては，本文にあげた黒人を対象としたタスキーギ梅毒実験のほかに，知的障害児を対象としたウイローブルック事件，放射線人体実験，オーストラリアでの孤児院でのワクチン開発の人体実験の対象となった事件などがあげられる．いずれも被験者の尊厳と人権を尊重するという姿勢の欠如によってひき起こされた事件である．特に弱い立場の人，差別の対象となっている人を被験者として非人道的な臨床研究が実施されている．また薬害などで明らかにされているように，臨床試験の

データなどが産官学の癒着構造によってねつ造されたり，隠匿されたりして被験者および患者への犠牲を強いる事件が続いている．臨床研究の遂行者が製薬企業の資金提供を受けるなどの利益相反の状況にあるとすれば，それを避けるような努力がなされる必要がある．

応用・発展28・4 日本における医療専門職の倫理綱領，すなわち日本医師会による"医の倫理綱領"，"医師の職業倫理指針"，日本薬剤師会による"薬剤師倫理規定"，日本看護協会による"看護者の倫理綱領"を調べてみよう．そのなかに生命倫理4原則の内容が，とりわけ自律性尊重原則・正義原則がどのように組込まれているか検討してみよう．また，日本国憲法で医療に関係する箇所，医療法・医師法・薬剤師法などの医事関係法規も調べて検討してみよう．できれば世界の医療専門職の倫理綱領も調べて，生命倫理4原則がどのように活かされているかどうか検討してみたい．

SBO29

演習29・1 正解4．［解説］尊厳死は終末期医療に関係している．

演習29・2 正解2．［解説］改正によって本人の意思表示がなくても，遺族・家族の同意で移植が可能となった．

演習29・3 正解5．［解説］WHO憲章は健康の定義など，健康に関する諸規定が宣言されている．

応用・発展29・1 生殖医療に関する法的規制としては，中絶に関するもの，体外受精・胚移植，精子・卵子提供，代理母に関するもの，胚・ES細胞研究に関するもの，クローニングに関するもの，着床前診断に関するものその他に分かれる．国際レベルでの規制と各国における規制それぞれについて調べて，相互に比較検討を加えてみよう．できれば，それぞれについて禁止や規制されていたり，あるいは許容されているその論拠を調べてみよう．

応用・発展29・2 インドでは臓器売買が合法的に行われている．その実態について調べてみよう．また，臓器提供がドナーの自発的意思によって行われていると考えにくい例が中国の死刑囚からの臓器提供である．臓器移植が営利目的で，しかも国家規模でなされるとしたら，さまざまな問題をひき起こすことになる．その危険性について話し合ってみよう．また，国境を越えて臓器移植を容易に行うことができる国に出かけて行うとすれば，これも倫理的にさまざまな問題をひき起こすことになろう．これらの問題にどのように対応して行けばよいか，臓器移植の是非も含めて話し合ってみよう．

応用・発展29・3 積極的安楽死については，それを法的に許容しているオランダ，ベルギー，ルクセンブルクと米国のオレゴン州について調べてみよう．尊厳死・治療の停止に関しても日米欧各国や世界での取組みについて調べて比較検討してみよう．

SBO30

演習30・1 正解2．［解説］ギリシャ神話における癒しの神であり，古代ギリシャの神殿医療の伝統を象徴する．

演習30・2 正解3．［解説］生命科学の発展と倫理とは相互に密接に関係するのであって，生命科学の医療への応用が問われる時代にあって，倫理なしの生命科学の無条件の展開と応用は許されない．

演習30・3 正解4．［解説］終末期医療の中心をなすケアである．

演習30・4 正解3．［解説］Evidence-based medicine で臨床研究のエビデンス（科学的根拠）に基づく医療をさす．

応用・発展30・1 近代医学はデカルトの心身分離の哲学的基礎づけを得て，人間機械論を基礎的人間観として成立して発展してきている．機械論の立場から近代から現代にかけての医学・生命科学の発展の歴史を調べてみよう．また，機械論に対立する生気論についても調べて，生命現象をどのように理解すればよいか議論してみよう．

応用・発展30・2 生命科学研究の倫理に関して，まず臨床研究にかかわらない研究倫理規定についてどのようなものがあるか調べてみよう．そのような非臨床的研究倫理のうえにさらに臨床研究の倫理が問われることになる．生命科学とバイオテクノロジーの医療への応用という側面において，その倫理が生命倫理として問われている．したがって，生命倫理として医療倫理を捉える場合，医療政策や環境・生物多様性の問題とのかかわり，動物の福祉の問題などが，被験者の人権と尊厳の尊重などの臨床研究上の問題とともに問われることになる．

応用・発展30・3 遺伝子診断・治療では遺伝子改変や生命の選択問題が優生思想との関連で問われる．生殖医療に関しては生殖のプロセスへの人為的介入などにより，子供のペット化・代理母などの親子関係に関する人間の尊厳の問題にかかわる問題が生じる．脳死・臓器移植問題も人間の生と死に関する根本了解を大きく変える問題をはらんでいる．また，クローン技術は人間のアイデンティティーを揺るがす問題を提起している．どこまでこのような先進医療技術を発展させていってよいか議論してみよう．

応用・発展30・4 脳神経科学研究が人間の心身能力の開発に応用されるようになり，単に医療倫理としてだけでなく，エンハンスメントとして健康な人の能力の増強が問題とされるようになってきている．その場合のベネフィットとリスクの評価は，医療におけるベネフィットとリスクの評価とは違う考察が必要となろう．知能の増強のためにある種の薬物を投与する場合のベネフィットとリスクを具体的に考察して，脳神経倫理学としてどのような視点が新たに導入されるべきか議論してみよう．

第Ⅲ部　第8章

SBO31

演習31・1　正解4．［解説］既存の規律に単に従うのではなく，自律的に倫理規範・規律を創設して，それを自らに課して遵守することが専門職の倫理的姿勢である．

演習31・2　正解2．［解説］医師の側からのパターナリズムを脱しているとはいいがたく，患者の自己決定権を第一に置くという明確な姿勢はとられていない．

演習31・3　正解4．［解説］リスボン宣言のような患者の権利宣言としての倫理綱領としては成立していない．

演習31・4　正解5．［解説］ヘルシンキ宣言のような被験者・患者の尊厳と権利を基礎に置く宣言とはなっていない．

演習31・5　正解3．［解説］国際薬剤師・薬学連合である．

応用・発展31・1　日本弁護士連合会による"弁護士倫理規定"は，国家資格の必要な専門職の倫理規定である．ほかに教育者の倫理として，日教組による"教師の倫理綱領"，日本私立大学連盟の"私立大学教員倫理綱領"などがある．また一般に，専門職の倫理として科学者・技術者の倫理があり，たとえば原子力関係の科学研究者・技術者の倫理など高度に科学と技術が結合し，しかも危険性の高い分野での専門職の倫理がどのように規定されているかを調べてみよう．

応用・発展31・2　ジュネーブ宣言が医療専門職の一員として認められるためのイニシエーションとしての倫理的宣言という性格のためか，その宣言のまなざしが患者ではなく同僚者の方に向いている感は免れがたい．"患者の健康を第一に考慮すべきこととする"という宣言は，ほかのWMAの倫理宣言と共通しているが，ヘルシンキ宣言，リスボン宣言のような被験者・患者の立場に立ってその権利を中心に倫理を組立てている姿勢との間に大きな開きがある．同じWMAの宣言としてこの落差をどう考えるか話し合ってみよう．患者中心の倫理的立場に立脚しているかぎり，医師・薬剤師・看護師・その他のコメディカルの医療者はそれぞれの専門性を活かして対等に患者のケアにあたることになろう．医師中心の医療システムが維持されるのはなぜなのか，医師-薬剤師関係などを想定しながら考えてみよう．

応用・発展31・3　世界的基準としての医師の義務を全体として把握しておこう．医療倫理4原則およびリスボン宣言における患者の権利と照らし合わせて，何が欠落しているか検討してみよう．

応用・発展31・4　"医師の職業倫理指針"は，最先端の医療も含めて，現代の医療において医師が基本的に理解しておくべきことと医師の責務について簡潔にまとめられたものである．これに薬剤師・看護師としての役割と責務を加えて，"医療専門職の職業倫理指針"を構想してみよう．

応用・発展31・5　看護師の倫理綱領において患者に対する看護師の視点は，患者中心の視点となっているか検討してみなさい．医師の倫理綱領に比べて看護師の倫理綱領の特徴を話し合ってみよう．

SBO32

演習32・1　正解5．［解説］患者中心の倫理が目指されている．

演習32・2　正解2．［解説］ファーマシューティカルケアについての明示的な言及がない．

演習32・3　正解5．［解説］研究倫理では明記される利益相反には言及されていない．

応用・発展32・1　薬局・医療機関に従事する薬剤師がおよそ全体の7割を占めているが，そのほかに，大学・研究所，医薬品関係企業（医薬品の製造業・輸入販売業［研究・開発，営業その他］と医薬品販売業），衛生行政機関・保健衛生施設などに従事している．また，学校薬剤師としての役割も果たさなければならない．大学・研究所・医薬品開発に関しては研究者としての倫理が要求されるし，企業に従事する場合，企業活動に対する固有の倫理的責務を果たす必要がある．行政職においては広い社会的見識に基づいた社会的責任意識が要求されるであろう．具体的にどういう倫理が要求されるか調べてみよう．

応用・発展32・2　FIP薬剤師倫理規定を基にして，ファーマシューティカルケア概念を中心として構想されている米国の薬剤師倫理規定，社会福祉が充実している英国の薬剤師倫理規定，薬剤師義務規範として法令のなかに組込まれているフランスの倫理規定，それと対照的なドイツの規定などを参照して課題に応えてみよう．

応用・発展32・3　まず医師・薬剤師・看護師の国際倫理綱領それぞれの倫理規定を比較して，共通なものとそうでないものを整理して，医療者として共通の倫理事項として不足しているものを考えてみよう．そのうえで，薬剤師固有の倫理規定をFIP薬剤師倫理規定に加えてみよう．これからの時代にふさわしい倫理規定を構想するとすれば，患者中心の医療とチーム医療，ファーマシューティカルケアの推進を参照軸として考えていくことが不可欠である．

SBO33

演習33・1　正解4．［解説］患者の人格の尊厳と権利の尊重が患者中心の医療の要点である．

演習33・2　正解3．［解説］患者アドボカシーは患者をケアの主体と考える立場であるから患者の人格の尊厳と自己決定権の尊重にかかわる．地域医療はまた別の観点である．

演習33・3　正解4．［解説］チームとして統合された方針，基準などが専門的協働と情報の共有がなどによってもたらされる．

演習33・4　正解2．［解説］エビデンスは臨床研究による統計学的エビデンスである．

演習33・5　正解5．［解説］動的平衡は伝統医療であるユナーニ医学の健康観である．

応用・発展33・1　具体的に，たとえば乳がんの治療を想定して考えてみよう．どのような治療法を選択するか，外科的手術なのか，それも乳房温存療法か全摘手術か，あるいは放射線治療か，それとも抗がん剤治療なのか，あるいはそれらの複合的治療なのか，さらには代替医療，無治療の選択もありうる．これらの選択は患者のQOLの改善を目指してなされるのであるが，まずどれが最も有効で安全なのかを決定するには，臨床試験によるそれぞれのエビデンスの比較に基づかなければならない．そのなかで患者自身の価値観も踏まえた選択がなされる．医師も専門の違う複数の医師の意見が必要であるし，臨床試験のエビデンスに関して専門の薬剤師の意見も必須である．看護の立場，そのほかのコメディカルの専門職の立場からの意見も要請される．そのような意味で，医療が高度化すればするほど，一人の医師のパターナリズムで治療法を選択することは不可能である．命が患者自身の命であることから，治療法を最終的に責任をもって決定しうるのは患者自身以外にはありえない．

応用・発展33・2　見学する医療機関全体で患者アドボカシーの精神が生かされているか，医師ではどうか，薬剤師・看護師ではどうか，チーム医療としてはどうか，またどのような点でそうなのかなどに関して確認してみよう．

応用・発展33・3　もしチーム医療でのカンファレンスなどが実施されていれば，見学させてもらって，どのような議論と検討がなされているか知るのも一つの方法である．

応用・発展33・4　まずNBMを実践している医療専門職を調査する必要があろう．精神医学やカウンセリング関係の専門職の人から意見を聞いてみよう．またNBMに関する文献も調べてみよう．

応用・発展33・5　たとえばインドでの公的な認可による臓器売買と代理母問題で，グローバルな規模で生殖医療と臓器移植医療が公然と営利目的で行われるようになってきている．貧困な国の人間がドナーとなり富裕な国の人間がその恩恵を享受する構造が浮かび上がってくる．この問題に関してどのようなことが考えられるか検討してみよう．これらを防ぐ倫理として，人間の尊厳の概念が重要になってくる．それをどのように具体化して，人権の思想へと連結することによって，先進医療の倫理を構築できるか考えてみよう．

第Ⅲ部　第9章

SBO 34

応用・発展34・1　医療従事者は，患者の価値観や人間性を尊重する真摯な態度，社会の価値基準を把握する能力が必要である．具体的には患者とのコミュニケーション能力，あらゆる価値観に対して共感する態度，患者から学ぶという謙虚な姿勢，これらを支える患者情報の把握が重要である．

SBO 35

演習35・1　正解1．［解説］現代における患者の権利の歴史は，第二次世界大戦中にナチスが行ったユダヤ人に対する反倫理的，反社会的な人体実験の反省により生じた"ニュルンベルク綱領"から始まっている．

応用・発展35・1　医療人としてプロフェッショナリズムを発揮するだけでは十分な医療は行えず，患者の基本的権利を遵守し，患者自身が自分の選択に責任をもつことが"患者を中心とした医療"には必要である．

SBO 36

演習36・1　正解4．［解説］セカンドオピニオンとは，患者と主治医との間で最善・最良の治療を決断するために，別の医師の意見を聴くことであり，医師を変えることではない．はじめから医師を変えたい場合は，転院・転医となる．

応用・発展36・1　HIV感染症の告知は，感染者にとってとても大きなできごとだが，告知する医療従事者自身にも緊張を強いられる行為である．告知の際に動揺したり差別的な態度をとったりすることはHIV感染症に対する負のイメージを植えつけることにつながるため，毅然とした態度で思いやりをもって正しく告知することが重要である．

検査結果の説明は，その結果にかかわらず，まず，検査を受けた本人に行うのが原則である．プライバシーに配慮した告知環境を用意し，診療拠点病院や告知後のカウンセリング体制を確保したうえで，HIV感染症には有効な治療法が存在すること，早期に専門家の診察を受けることが望ましいこと，日常生活では他者に感染させることはないことについて，十分に説明する必要がある．

SBO 37

演習37・1　正解1．［解説］薬剤師はプライバシー侵害などの不法行為に該当するか否かをめぐり，民事上の責任が問われることもあるが，正当な理由なく職務上知りえた秘密を漏らした場合，刑法により処罰される．

応用・発展37・1　自分が患者の気持ちになって，"リスボン宣言"が記している，患者の"知る権利"と"知らされない権利"を受入れながら，"知りたいこと"と"知らされたくないこと"についてまとめる．

第Ⅲ部 第10章

SBO 38

演習38・1

1. 正　ヘルシンキ宣言はニュルンベルク綱領に基づき，被験者に利益がない人体実験以外の臨床研究を包括する意図でつくられている．
2. 正　個人情報保護法50条は，学術研究機関に関して，学術研究目的での個人情報取扱いについて，個人情報保護法の義務規定の適用を免除している．
3. 誤　人格の尊重，善行，正義の3原則からなる．
4. 正　本訴訟では，すでに市販されて診療に用いられている医薬品に対する臨床研究であっても，治療のインフォームドコンセントだけではなく，研究に対するインフォームドコンセントが必要であると訴えた患者側原告が勝訴した．
5. 誤　ヘルシンキ宣言では，"人間を対象とする医学研究に関与する医師以外の人々に対してもこれらの諸原則の採用を推奨する．(2013年　フォルタレザ改訂版)"とされている．

応用・発展38・1

- プラセボ群に割り当てられた妊婦の子供に"感染させた"という非難 → 無関係な人間まで重篤な健康被害をこうむるリスクを押付けた．
- 発展途上国では医療環境が十分に整備されておらず，高価な新薬を入手できる環境，経済力がないという先進国と途上国の医療水準の違いを利用し，研究コストの安い途上国で臨床試験を行い，被験者にリスクを負わせたことは不当である．
- この試験後も，途上国では薬剤が利用できないままであるならば，途上国の被験者は先進国のために利用されたことになり，搾取に相当する．
- 本事件を契機にヘルシンキ宣言でのプラセボ使用制限が強化されることとなった．

SBO 39

演習39・1

1. 正
2. 誤　GCPが最も早い．1990年
3. 誤　観察研究であっても，人体から採取された試料などを用いる場合には，対象者からインフォームドコンセントを受けるべきである．
4. 誤　GCPの適用となる臨床研究はおもに治験であるが，医師が主体となって実施する臨床研究に適用することも可能であり，実際にGCPを遵守し実施されている多数の研究事例がある．
5. 正　がん細胞における遺伝子変異は体細胞変異であり，次世代に受継がれない．そのため，ゲノム・遺伝子解析研究に関する倫理指針の対象である，次世代に受継がれる生殖細胞系における遺伝子変異や多型を解析する研究には該当しない．この研究の場合は，人を対象とする医学系研究に関する倫理指針の対象となると考えられる．

演習39・2

1. 誤　倫理審査委員会は，研究計画を倫理的および科学的観点から審査しなければならない．科学的妥当性を欠いた研究は，社会的価値がないため，単に研究対象者にリスクを押付けるだけであり，同時に非倫理的であることを理解する．
2. 誤　研究機関の長は，倫理審査委員会に研究実施許可に関する意見を聞くことから，自らは倫理審査委員会の審議および意見の決定に参加してはならない．そのため，倫理審査委員会の委員長になることはできない．
3. 誤　人体から採取された試料などを用いない．たとえば過去のカルテ情報だけを使用する観察研究では，同意取得が免除される場合はあるが，倫理審査を免除されることにはならない．
4. 誤　研究対象者が少ないことは，倫理審査を不要とする理由にはならない．
5. 正　研究者の所属機関に倫理審査委員会がない場合，所属研究機関の長が，ほかの研究機関に設置された倫理審査委員会の設置者（おもに病院長など）に倫理審査を依頼し，その研究機関の倫理委員会による倫理審査を受けることができる．

応用・発展39・1　以下に想定される論点を示す．

【許可，もしくは計画変更の立場の意見】

- エビデンスがなく，医療現場で漫然と使用されていることは医療資源の消費，経済的観点からも問題である．厳密な試験計画で効果を証明すべきである．
- ビタミンの効果はそれほど強くないと考えられる．そのため，プラセボと比較しても大きく違うとは予想されないため，いずれかの投与に強制的に割付けても問題はないのではないか．また，プラセボ投与患者では，プラセボ投与終了後に薬剤Xを投与することで救済可能ではないか．
- すでに臨床現場で使用され，ある程度の効果が認知されている現時点では，希望する患者全員に投与し，データを収集することでよいのではないか．

【不許可の立場の意見】

- 余命3カ月のがん末期患者は，社会的弱者であり可能なかぎり保護されなければならない．臨床研究に組込む科学的必然性があるのか，ほかの患者ではどうか．
- 比較のためだけにプラセボを投与することは，患者にわずかに残された時間に希望する治療を受ける権利を取上げることとなり，非人道的と考えられる．

SBO 40

演習 40・1
1. 正　本文参照．
2. 誤　たとえ，調べようとしている医薬品が，すでに承認された医薬品であろうとなかろうと臨床研究においては，研究参加に対する本人の自発的同意が必要とされる．
3. 誤　廃棄されるはずの血液検体であったとしても，患者に研究利用することを知らせる必要がある．
4. 正　人を対象とする医学系研究に関する倫理指針では，研究を実施するための資金源や，研究に用いるあらゆる資材に関して，その提供元がどこかを明らかにし，研究実施計画書および同意説明文書に記載することを求めている．
5. 誤　2003 年に臨床研究に関する倫理指針が公布され，すでに 8 年が経過した 2011 年になって，手術時に患者からの同意を得ずに切断した骨の骨髄から検体を採取し，研究利用した事件がある．

応用・発展 40・1　いずれの事例でも，他人である研究者の利益・名誉のために，弱者である患者の人権や福祉が侵害されていることが共通している．研究倫理は，弱者である患者を研究の名目で研究者が自らの利益のために利用する，つまり搾取を抑止する目的で定められる規律でありメカニズムである．人を対象とする研究において，研究者は患者，被験者の人権，福祉を保護する能力を備えることが必須である．

第IV部　第11章

SBO 44

応用・発展 44・1　SEM モデル　[視点]昨今，患者の QOL 向上を目指して，多職種で意見交換を十分行うとともに，相互に補完し合い治療を行う相互乗入れチームモデルが推奨されている．このモデルでは，自分より優れた提言がほかの職種からなされる可能性も高い．たとえば，オールラウンド型の医療従事者の存在は，自分の関与度の低い場合には，その人と共に働くことは誇りとなる．しかし，薬剤師が薬物治療に対して自分よりも優れた提言をされてしまうと，おおむね自己評価は下がる．自己評価維持に向けてとられる策は，ネガティブなものとして 1) なるべく患者との面談を控えて問合わせのあった医薬品情報の観点からのみ提言を行う（臨床の場への関与度を低下），2) チームの一員としての帰属意識を低下させる（心理的近さの変更）などがあり，一方ポジティブなものとしては，3) その人がチームメンバーであるうちにできるだけ多くの視点を学び，自分の遂行レベルを向上させるといったものが考えられる．

留意しておかなくてはならないのは，自分の提言も誰かの SEM モデル発現のきっかけになりうるということである．よかれと思ってしたことから，チームのなかで疎外感を味わうこともあるかもしれない．しかしながら，その提案の方法についても同時に学ぶ（SBO 48）ことで，よりよいチーム形成に貢献できるようになる．

応用・発展 44・2　[視点]物理的に同等であるものを見ても，私たちの目は錯覚から誤った判断を起こしてしまう．図はエビングハウスの大きさ錯視とよばれるものだが，人に対しても同じような錯覚を起こしがちである．たとえば，肥った人も，自分よりも肥った人たちのなかにいれば，普通に見えるし，人と出会った場所の雰囲気や一緒にいた人によっても印象形成は大きく影響を受ける．人の認知にはさまざまなバイアスがかかっていることを前提に，一面から相手を捉えるのではなく，さまざまな角度から人を知る努力が必要である．

応用・発展 44・3　教師に伝えられた"この子たちは伸びる"という情報は，先行情報として教師に印象づけられる．教師が抱く熱い期待は，無意識のうちに教師の声や表情，態度によって子供たちに伝えられる．子供たちはこのメッセージを受取って応えようとした結果，"この子たちは伸びる"という教師の予測は当たることになる．予測の自己実現のメカニズムが働いた結果と考えられる．

（補足）この効果はギリシャ神話の登場人物ピグマリオンにちなんでピグマリオン効果（pigmallion effect）とよばれている．自分のつくった彫刻に恋をしたピグマリオンが，神に祈りを捧げて彫刻を人間にしてもらい，幸せに暮らしたという神話に由来している．

SBO 45

応用・発展 45・1
1. "そんなこと言わずに，がんばりなよ"という返答であれば，自分の話をさえぎられたように感じ，これ以上話を続けることができないだろう．
2. "私も同じなの．気になっちゃうよね〜"という返答では，聞き手は完全にブロッキングを起こしている．自分も同じ悩みを抱えているといった自己開示をする場合にも，まず相手の話を十分に受止め，自分の話が相手にとってもプラスになるか吟味する必要がある．
3. "気のせいよ，大丈夫だよ"と励ますのは，一見，相手のことを思っているようだが，結局は相手の不安を受入れずに否定していることになる．ここで，話し手が話すのをやめてしまえば，なぜ，どのように心配なのかがわからないままになってしまう．十分に話を受止めたうえで，具体的な根拠をあげて言う場合には説得力をもつ．
4. 事実はどうあれ，相手が"もうダメかもしれない"と思っているという事実を受止めたことの応答としてこのように返す方法は，精神科医が用いる方法とされている．こ

のように，相手の考えを否定せずに受止めたうえで，"何があったの，詳しく話してよ"と開いた質問をし，傾聴を続けていくことで，相手も自分の気持ちを整理することができるようにもなる．

SBO 46

演習 46・1 置換　[解説]本来は主治医にぶつけるはずの不満や怒りの感情を，若い薬剤師の佐藤さんにぶつけることで解消しようとする防衛機制が働いたと考えられる．

応用・発展 46・1 田中さんが山本さんに亡くなった母親を重ねて見るようになったころから，田中さんは山本さんを担当患者である他者として客観的に見ることが難しくなり，自分自身の体験と重ね合わせるようになったと考えられる．そのため山本さんの病状が悪化してくると母を失ったときの感情がよみがえり，病室を訪れることすらつらくなってしまったことが推測される．

第Ⅳ部　第12章

SBO 51

演習 51・1 患者への対応について書かれているものでは，たいてい 2. がよいということになっているが，はたしてどんな場合でもそうなのだろうか. 1. から 4. は，どれも間違ってはいないが，最も患者の気持ちに近い言葉がどれかはわからない．何かを話したい患者の場合は，2. の言葉に反応して，語り始めるであろうが，誰もがそうだとは限らない．必要とする言葉が，他人の口を借りて語られるのを求める人もいる．大切なことは，患者をよく観察して，どう言ったら言葉や対応に反応してくるかを見極めることである．医療従事者の対応は"（客観的にみて）**正しいか間違いか**"という文脈よりも，"（その患者にとって）**必要か不必要か**"という観点から判断されるべきであろう．

索　引

あ

IRB　240
挨　拶　347
ICH　126, 240
ICH-GCP　241
ICN　201
ICMJE　250
相手に寄り添う　17
IPE　318
iPS 細胞　194
IPW　319
アサーション　299
アサーティブな態度　299
アスピリン　150, 154
アセチルコリン　156
アート　43
アドヒアランス　66, 323
アドボカシー　179, 211
アトルバスタチン　152
アドレナリン　156
安全管理　104
安全管理委員会　116
AND 検索　27
アンメットメディカルニーズ　166
暗黙のパーソナリティー理論　273
安楽死　189

い

ES 細胞　194
生きることの意味　58
育　薬　77, 85
意　識　281
意思決定　17
意思疎通　16
医師中心の医療　210
一塩基多型　193
一次情報　25
一次資料　25
一般目標　1, 2, 3, 37, 169, 253, 315, 333
一般用医薬品　29, 66, 70, 77
遺伝カウンセリング　193
遺伝子診断　193, 221
遺伝子治療　194, 221
医の倫理綱領　201
EBM　40, 212, 305
異文化コミュニケーション　264
違法コピー　34
医薬情報担当者　72, 204

医薬品　124
　──の適正使用　75
　──の臨床試験の実施の基準に関する省令　224, 240
医薬品医療機器総合機構　145, 146
医薬品医療機器等法　70
医薬品・医療機器ヒヤリ・ハット事例等検索システム　121
医薬品情報　25, 29
医薬品情報担当者　204
医薬品情報提供　66, 67
医薬品製造販売業　70, 72
医薬品副作用被害救済制度　130
医薬品リスク管理計画　105
医薬分業　70, 72, 162
医薬分業率　71
医療過誤　16
医療機関　72
医療技術評価　166
医療事故情報収集事業　122
医療人　14
　──としての力量　53
　──の使命　54
医療プロフェッショナル　4
医療法　224
医療倫理　16
医療倫理国際綱領　200
イレッサ　140, 144
インシデント　116, 121
印象形成　273
インターネット　22, 26, 27, 28, 33, 35, 36
インデント　32
インフォームドコンセント　179, 218, 220, 223, 234, 236, 237, 243, 247, 311
インフォームドチョイス　179
隠　喩　292
引　用　31, 34
引用の要件　34

う，え

ヴィクトール・E・フランクル　58
ウイルス対策　36
受取率　71

A（大人）　283
栄光浴　271
ASHP　77
ANA　201
ALS　195
エイズ　135
衛生行政　73

エゴグラム　282, 283
AC（順応した子ども）　283
エス（イド）　281
SNS　34, 35, 36
SOL 原則　173
SOAP　18
SJS　128, 129
SBO　2
X-Y 折れ線グラフ　31
NNT　81
NBM　40, 212
ABC 理論　300
エビデンス　43, 66
FIP 薬剤師倫理規定　207
FFP　248
FC（自由な子ども）　283
エホバの証人　225, 226
MR　72, 204
MMR　137
エラー事例　119
エンコーディング　256
エンドオブライフケア　187
エンハンスメント　196

お

OR 検索　27
お薬手帳　332
教える　341, 342
オーダーメイド医療　66
OTC　15
OTC 医薬品　29
大人（A）　283
OPAC　25
OBE　2
オフライン　25
オープンクエスチョン　346
親（P）　283
オランダ安楽死法　189
折れ線グラフ　31
卸売販売業　72
オンライン　25, 26

か

解決策　16
介護保険制度　99
改ざん　248
解　釈　19
開設者　71
解　読　256

介　入　242
介入研究　243
概念フィルター　255
カウンセリング　290
科学革命　191
科学的根拠　27
科学の公正さ　235, 238, 248
科学の進歩　14
化学療法　155
かかりつけ薬剤師　71
かかりつけ薬局　71
学習者　343
　　自立した――　19
学習成果基盤型教育　2
学習定着率　341
学習ピラミッド　341, 342
学習方法　19
学術雑誌　26
学術情報　26
学術データベース　26
学術論文　19, 22, 27, 30
化合物ライブラリー　84
過　失　67
貸し腹　183
価値観　61
学会発表　26
活動分野　74
カプトプリル　157
借り腹　183
過量服薬　96
ガレヌス　149
カレン・アン・クインラン事件　188
がん患者　226
観　察　276
観察研究　243
監　視　108
患　者　65
　　――の権利の確立に関する宣言　221
　　――の諸権利を定める法律要綱案　221
　　――の自律性に関する原則　43
　　――の福祉優先の原則　43
患者アドボカシー　211
患者安全　105, 17
患者インタビュー　67, 68
患者カリキュラムガイド　111
患者・生活者本位の視点　5
患者中心の医療　102, 198, 210
感　情　64
緩和ケア　187

き

機械論　79, 191
疑義照会　48, 66, 67
聴き手　32, 346
危険ドラッグ　93
帰　属　271
基礎的な科学力　5
気付き　343
技　能　19
キーパーソン　313
帰無仮説　80
逆転移　284

客観性　27
キュア　187, 307
救急患者　226
QOL　134, 173, 212, 215, 242 307, 310
QOL原則　173
キューブラー＝ロス　188, 306
教育活動　341
教育能力　6, 341
教科書　21
共　感　39, 284, 289
協　働　47
恐怖感　215
業　務　74
許　諾　34
キーワード　27
筋萎縮性側索硬化症　195
近代ヒューマニズム　171
緊張感　47

く

偶発的所見　245
薬の正しい知識　14
薬の適正使用教育　94
薬を管理　14
クッション言葉　294
クライアント　210
グラフ　31
クリニカルファーマシー　161
クロイツフェルト・ヤコブ病　137
クローズドクエスチョン　346
クローン技術　194

け

ケ　ア　187, 307
敬　意　39
経過観察　106, 108
経験の円錐　341
経験論　79
継続的な専門能力開発　334
傾　聴　276, 284, 288
経皮吸収製剤　68
刑　法　228
KJ法　30
結　論　30
ゲートキーパー　96
ゲートキーパーの養成　96
ゲルシンガー事件　249
研究者の利益相反　235
研究成果　29
研究能力　6
研究の信頼性の確保　242
研究不正　248
健　康　87, 96
　　――の定義　87, 88
健康介護まちかど相談薬局　101
健康支援拠点　101
健康寿命　88
健康食品　66
健康増進法　91

言語メッセージ　259
検索エンジン　27
現実自己評価　285
現実的パーソン　172
研修認定薬剤師制度　335
研修プロバイダー　340
原著論文　26

こ

講　義　20
後期高齢者医療制度　99
好奇心　14
後継者　342
攻撃的な態度　299
高コンテクスト文化　266
公衆衛生　89, 91
向精神薬　94
　　――の過量投与　95
　　――の乱用・依存　94
抗体医薬　152
行動哲学　102
後　輩　342, 343, 345
　　――の育成　341
合理化　282
功利主義　172
交流分析理論　282
高齢化率　98
高齢社会対策基本法　99
高齢者への配慮　277
コカイン　154
国際医学雑誌編集者会議　250
国際看護師協会　201
国際連合憲章　171
個人情報　33, 35, 36
個人情報の保護に関する法律　230
個人情報保護法　230
個人の尊厳　170
コーチング　290
コッホ　150
子ども（C）　283
個別化医療　66, 154, 166
コミュニケーション　47, 254, 33
コミュニケーション能力　5
根拠に基づく医療　40, 212, 305
コンコーダンスモデル　323
コンテクスト　265
コンパニオン診断薬　152
コンプライアンス　66, 323
コンプレックス　284
根本原因　105

さ

サイエンス　43
再生医療　194, 221
詐　取　118
査　読　27
サリチル酸　150
サリドマイド　126, 132, 141
サリドマイド事件　132

サリドマイド胎芽病　132
サルゴ判決　220
サルバルサン　151
サルファ剤　151
サロゲートマザー　183
三次情報　25
三次資料　25
サンシャイン条項　250
散布図　31

し

C（子ども）　283
GIO　2
CRC　72
JNA　201
JPALS　335
COI　43, 236
自　我　281
視覚的情報　20, 32
事　故　67
自己概念　270
事後確率　81
自己決定権　223
自己研鑽　6
自己実現　280
自己受容　282
自己達成感　44
自己評価　270, 347
自己評価維持モデル　271
自己防衛的帰属　272
自己理解　280, 282
自殺者　95
自殺総合対策大綱　95
自殺対策　96
自殺対策基本法　95
自殺対策の推進　95
自殺念慮　95
自殺の背景　95
自殺防止　95
自殺率　95
指　示　343, 346
GCP　84, 224, 240, 242
GCP省令　241
死生観　61
事前確率　81
事前指示　188
自然死法　188
自尊感情　270
自尊心　215
実践記録　335
実務実習　18, 36
質問上手　346
指　導　345
指導時の心掛け　345
死の基準　55
死の受容の5段階説　188
自発性　15
CP（批判的親）　283
CPD　334
ジフェンヒドラミン塩酸塩　126
使　命　44
シメチジン　152, 157
社会正義（公正性）の原則　43

社会的　65
社会的弱者　238
社会的動向　14
社会的ニーズ　67
社会的パーソン　172
シャノンのコミュニケーションモデル　256
CUDSA　302
重篤と重症の違い　126
重篤な副作用　126
自由な子ども（FC）　283
終末期医療　173, 187
主作用　124
受診勧奨　66, 96
出生前診断　184
受動的学習　19
ジュネーブ宣言　199
守秘義務　228, 36
受　容　61, 284, 288
順応した子ども（AC）　283
昇　華　282
生涯学習　334
小グループ学習　17
少子高齢化　98
肖像権　35
承　認　345
承認申請　83, 85
情　熱　53
情　報　24, 33
　──の受け手　24
　──の加工　31
　──の加工・提供　29
　──の収集　29
　──の仕分け　30
　──の信憑性　24
　──の非対称性　15, 17
情報源　19, 24, 25, 26, 27, 31, 33, 35
情報検索　25
情報社会　25
情報収集　24, 27
情報収集の目的　24
情報提供　32
情報モラル　34
情報リテラシー　24
情報量　20
情報倫理　34
情報を整理　31
ジョハリの窓　272
処方設計　66
処方箋受取率　71
処方箋監査　66, 67, 76
序　論　30
自立した学習者　19
自律性　171, 237, 343
自律性の尊重　38
自律尊重原則　178
シルデナフィル　126
仕分け　30
人格権　35
人格の尊厳　170
人工授精　181, 221
人工妊娠中絶　185
人口の推移　98
人　材　341
新三種混合ワクチン禍　137

侵　襲　242
信　条　61
新生気論　191
人生と選択　56
心臓死　55, 186
人体実験　58
陣痛促進剤による被害　137
神農本草経　149
心肺死　186
信憑性　27, 28, 297
新ミレニウム医師憲章　42
信頼性　27
心理状態　16
心理的リアクタンス　296
診療情報の管理　118

す，せ

推測統計学　79, 80
スティーブンス・ジョンソン症候群　128, 129
ストレプトマイシン　155
スモン　134, 139
スライド　20, 32

生活者　38, 65
生活の質　134, 173, 212, 215, 242, 307, 310
正義原則　179
生産年齢人口　98
精子銀行　183
脆弱性　34, 36
生殖医療　181
生殖革命　182
生殖細胞系遺伝子治療　194
精神病患者　226
製造業　72
製造販売後安全管理　70
生の基準　55
生命科学　176, 192
生命の質　173
生命の神聖性　173
生命の尊厳　170
生命倫理　176, 192
生命倫理と人権に関する宣言　171
生命倫理の4原則　178
生命倫理百科事典　176
世界医師会　199
世界人権宣言　171
世界保健機関（WHO）　96, 304
セカンドオピニオン　227
責　任　67, 68
セキュリティー　36
セキュリティホール　34
積極的安楽死　189
窃　盗　118
セデーション　188
ゼルチェルネル　149
セルフメディケーション　72, 90
前意識　281
先行研究　26
善行原則　179
全国薬害被害者団体連絡協議会　139
潜在的パーソン　172
先進医療　213

全人医療　212
全人的ケア　187
選択的中絶　185
先入観　216
全脳死　186
先　輩　342, 343
専門職連携　319
専門職連携教育　318
専門性　46

そ

総括製造販売責任者　73
想　起　19
臓器移植　56, 186, 221
臓器提供意思表示カード　226
総合科学としての薬学　8
総　説　26
双方向コミュニケーションのプロセス
　モデル　257
創　薬　83
ソーシャルネットワーキングサービス
　　　　34, 35, 36
訴　訟　142
蘇生拒否指示　221, 226
卒業研究　23, 32
ソリブジン薬害事件　136
尊厳死　188
ソンダース　188

た

第一印象　216, 273
第Ⅰ相試験　84
対応マニュアル　127
体外受精　181, 182, 221
胎外生存可能性　186
退　行　282
体細胞遺伝子治療　194
第Ⅲ相試験　85
胎児診断　184
対人距離　262
対人認知　273
体性幹細胞　194
体制省令　70
態　度　19
第Ⅱ相試験　85
第二薬局　163
大脳死　186
第四次薬物乱用防止五か年戦略　93
代理出産　183
対立の管理　302
代理母　183
タキソノミー　19
他者理解　280
多職種連携協働　316
多数決　64
タスキーギ梅毒実験　178, 234
WHO　96, 304
WMA　199
ダブルバインド　261
ターミナルケア　173, 187
多様性　16

団塊の世代　98
短　報　26
段　落　32

ち

地域に貢献する　101
地域の保険・医療における実践的能力
　　　　　　6
地域包括ケア　102
地域包括ケア圏域　101
地域包括ケアシステム　100, 101
地域包括ケアの理念　100
チェイン　151
置　換　282
治　験　84
治験コーディネーター　72
治験GMP　245
治験審査委員会　240
知　識　19
　――のつながり　21
知性化　282
チーム医療　46, 204, 212, 305, 316
　――の推進に関する検討会報告書
　　　　　　101
　――への参画　5
チーム基盤型学習　17
着床前診断　184
着　服　118
チュートリアル　17
超高齢化の進展　98
超高齢社会　98
調　剤　67, 70
　――の概念　76
調剤業務　71
調剤業務の変化　71
調剤事故　67
超自我　281
直　喩　292
著作権　34
著作権者　34
著作権法　34
著作者　34
著作物　34, 35
治療の研究　235
治療必要数　81
沈　黙　279

つ〜と

伝える技能　29
強い側が譲る　63
DESC法　300
TA　282
DNR　221, 226
ディオスコリデス　149
低コンテクスト文化　266
DCM　210
定常開放系　177
TBL　17
デコーディング　256
データベース　22, 26

デュセイ　283
テーラーメイド医療　66
転　載　31
電子ジャーナル　26
店舗販売業　70, 72

投　影　282
To Err is Human　104
東海大学附属病院事件　189
凍結受精卵　182
同　情　289
到達目標　2
盗　用　248
毒性試験　84
閉じた質問　289
図書館　24, 25, 26
ドネペジル　156
ドーマク　151, 155
ドリエル　126

な行

七つ星薬剤師　101, 335
二次情報　25
二次資料　25
二重束縛的　261
日米EU医薬品規制調和国際会議
　　　　　　126, 240
日本医師会　201
日本看護協会　201
日本国憲法　87, 171
日本十進分類法　26
日本薬剤師綱領　205
ニュルンベルク綱領　199, 218, 234
人間性　53
人間の尊厳　170

ネガティブ　345
ねつ造　248

ノイズ　257
脳幹死　186
脳　死　55, 186
脳神経科学　195
脳神経倫理学　195
能動的学習　19
ノート　23
ノルアドレナリン　156
ノン・アサーティブな態度　299

は

バイアグラ　126
バイオ医薬品　154
バイオテクノロジー　177
バイオバンク　236, 245
配偶者間人工授精　181
ハイスループットスクリーニング　84
配付資料　20, 32
ハイリスク薬　106
パーソン　172

パーソン論　172, 173
パターナリズム　38, 177, 210, 218, 223, 311
発　表　30, 32
パブリック　52
バルビタール　154
ハロー効果　273
バーン　282
犯罪への対策　117
板　書　20
パンデミック　304
反動形成　282

ひ

P（親）　283
ピアレビュー　27
P・N・P　347
BMI　195
PMDA　145, 146
PMDA医療安全情報　121
非加熱血液製剤による薬害　134
非言語メッセージ　259, 276
非合理な信念　300
PCM/PCHC　210
ヒスタミン　156
p値　80
非治療的研究　235
ヒト・クローン技術に関する宣言　194
ヒトゲノム・遺伝子解析研究に関する倫理指針　242, 244
人を対象とする医学系研究に関する倫理指針　224, 242
否　認　282
非配偶者間人工授精　181
批判的親（CP）　283
PBL　17
誹謗中傷　35
ヒポクラテス　148, 199
ヒポクラテスの誓い　42, 52, 199, 218, 237
ヒヤリハット　121
比　喩　292
病院薬剤師業務　73
評　価　66
表現の構成　30
標的分子　84
剽　窃　33
開いた質問　289
非臨床試験　84
品質管理　70

ふ

5 Rights　106, 114
ファイル共有ソフト　34
pharmacist-scientist　10
ファーマシューティカルケア　77, 102, 208
不安感　215
フィードバック　347, 347
不確実さ　79

副作用　104, 124
　──の定義　125
服薬指導　66, 67, 68
服薬説明　29
符号化　256
不正コピー　35
プライバシー　34, 36
プライバシー権　35
プライバシー侵害　228
プラセボ　235
ブラック　151
プリオン　137
フリードリヒ2世　160
フルオロウラシル　136, 156
ブレインマシンインターフェース　195
フレミング　151, 155
フロイト　281
プロカイン　154
プロチョイス　185
ブロッキング　276
プロフェッショナリズム　42
プロフェッショナル　42
プロプラノロール　151
プロライフ　185
フローリー　151, 155
ブロントジル　151
文化間の距離　265
分類学　19

へ

米国看護師協会　201
米国ヘルスシステム薬剤師会　77
ベイズ確率　81
ベイズ統計学　82
ペニシリン　151, 155
ペニシリンショック　131
ヘルシンキ宣言　58, 211, 218, 235, 236, 240, 349
ヘルスケア　176, 192, 210
ベルモントレポート　178, 216, 236

ほ

防衛機制　281
棒グラフ　31
報　道　25
保健所　91
ポジティブ　345
ポスター　32
ホストマザー　183
ホスピスケア　188

ま行

マインドマップ　30
学び続ける　15
マルチメディア資料　25

ミスコミュニケーション　257
未成年患者　225
ミュルレルの建白書　162
ミラーリング　289
民主主義のルール　63
無意識　281
無危害原則　179, 237
無線LAN　36
命　令　343, 346
メッセージ　345, 348
メディケーションエラー　104, 105
メラービアンの公式　260
メンバーシップ　319, 330
目　的　48
モニタリング　106, 108, 241
物語に基づく医療　40, 212
模　範　341, 343
モルヒネ　149, 154
問題解決　19
問題解決能力　15, 17
問題基盤型学習　17

や

薬　育　77
薬　害　131
　非加熱製剤による──　134
薬害エイズ　135, 141
薬害肝炎　135
薬害スモン　134
薬害被害　142
薬害被害者　139
薬害ヤコブ病　137
薬学モデル・コアカリキュラムの概要　3
薬剤師　96
　──としての心構え　5
　──として求められる基本的な資質　2
　──の活動分野　69
　──の使命　341
　──の将来像　9
　──の誕生　159
　──の任務　89
　──の役割　101
薬剤師行動規範　205, 228, 230, 231
薬剤師綱領　90
薬剤師数　69
薬剤師認定制度認証機構　339
薬剤師法　231
薬剤師法第1条　96, 101
薬剤師倫理規定　204
薬物依存　94
薬物誌　149
薬物送達システム　68
薬物動態試験　84
薬物投与計画　66
薬物有害反応　125
薬物乱用　93
薬物乱用防止教育　93
薬物療法における実践的能力　6
薬理試験　84

役割　65, 68
薬局医薬品　70
薬局ヒヤリ・ハット報告・検索システム
　　　　　122
薬局・薬剤師の役割　101
八つ星薬剤師　161

ゆ，よ

有害事象　67, 125
優生思想　183
尤度　81

養育的親（NP）　283
要指導医薬品　70
要点をつかむ　21

抑圧　282
予測の自己実現　273
夜と霧　58

ら 行

ランダム化比較臨床試験　247

利益相反　43, 249
理解促進　29
リスク評価　106
リスクマネジメント　116
リスボン宣言　218, 229, 231
理性　63
理想自己評価　285
リーダーシップ　330

リドカイン　154
リード化合物　84
リビングウィル　188, 221
リプロダクティブヘルス　185
リプロダクティブライツ　185
臨床試験　84
臨床試験コーディネーター　72
倫理観　14
倫理3原則　236
倫理指針　242
倫理審査委員会　244, 245

レスパイトケア　308

ロールモデル　341, 343
論文　26
論理情動行動療法　300
論理的過誤　273

第 1 版 第 1 刷 2015 年 4 月 1 日 発行
第 6 刷 2020 年 10 月 1 日 発行

スタンダード薬学シリーズⅡ 1
薬 学 総 論 Ⅰ. 薬剤師としての基本事項

編 集 公益社団法人 日本薬学会
ⓒ 2015 発行者 住 田 六 連
発 行 株式会社 東京化学同人
東京都文京区千石3丁目36-7（〒112-0011）
電話 03-3946-5311・FAX 03-3946-5317
URL：http://www.tkd-pbl.com/

印刷・製本 株式会社 木元省美堂

ISBN978-4-8079-1700-6 Printed in Japan
無断転載および複製物（コピー，電子データなど）の無断配布，配信を禁じます．

日本薬学会編 スタンダード薬学シリーズII

全9巻 26冊

総監修 市川 厚

編集委員 赤池昭紀・伊藤 喬・入江徹美・太田 茂
奥 直人・鈴木 匡・中村明弘

電子版 教科書採用に限り電子版対応可．詳細は東京化学同人営業部まで．

1 薬学総論
編集責任：中村明弘
- I．薬剤師としての基本事項　4800円
- II．薬学と社会　4500円

2 物理系薬学
編集責任：入江徹美
- I．物質の物理的性質　4900円
- II．化学物質の分析　4900円
- III．機器分析・構造決定　4200円

3 化学系薬学
編集責任：伊藤 喬
- I．化学物質の性質と反応　5600円
- II．生体分子・医薬品の化学による理解　4600円
- III．自然が生み出す薬物　4800円

4 生物系薬学
編集責任：奥 直人
- I．生命現象の基礎　5200円
- II．人体の成り立ちと生体機能の調節　4000円
- III．生体防御と微生物　4900円

5 衛生薬学 ―健康と環境―
6100円
編集責任：太田 茂

6 医療薬学
- I．薬の作用と体の変化および薬理・病態・薬物治療（1）　4100円
- II．薬理・病態・薬物治療（2）　3800円
  I・II 編集責任：赤池昭紀
- III．薬理・病態・薬物治療（3）　3400円
- IV．薬理・病態・薬物治療（4）　5500円
  III・IV 編集責任：山元俊憲
- V．薬物治療に役立つ情報　4200円
- VI．薬の生体内運命　3200円
- VII．製剤化のサイエンス　3500円
  V・VI・VII 編集責任：望月眞弓

7 臨床薬学
日本薬学会・日本薬剤師会
日本病院薬剤師会・日本医療薬学会 共編
編集責任：鈴木 匡
- I．臨床薬学の基礎および処方箋に基づく調剤　4000円
- II．薬物療法の実践　2500円
- III．チーム医療および地域の保健・医療・福祉への参画　4000円

8 薬学研究
2900円
編集責任：市川 厚

9 薬学演習 ―アクティブラーニング課題付―
- I．医療薬学・臨床薬学　3400円
  編集責任：赤池昭紀
- II．基礎科学
  編集責任：市川 厚
  2021年3月刊行予定
- III．薬学総論・衛生薬学　3800円
  編集責任：太田 茂

記載の価格は本体価格，定価は本体価格＋税（2020年10月現在）